第一次当爸爸妈妈

怀孕全放心

〔日〕安达知子　编
张冬梅　译

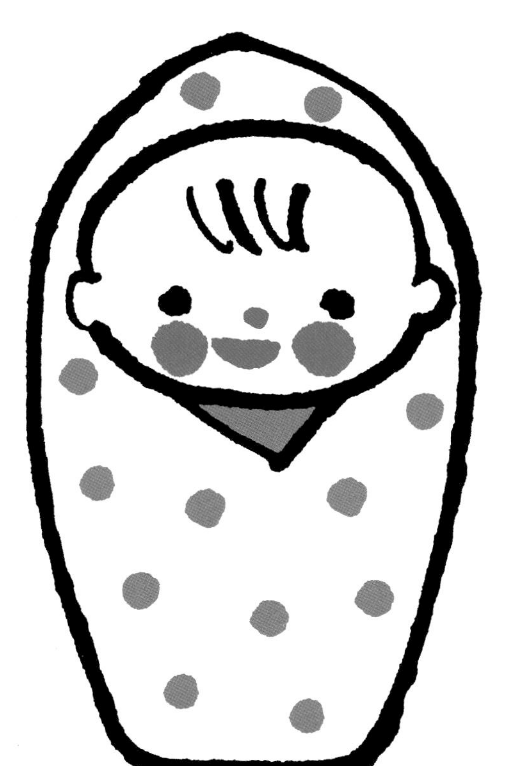

南海出版公司

第一次当爸爸妈妈

怀孕全放心

CONTENTS

PART 3 顺利分娩，做个漂亮妈妈

PART 4 缓解孕期焦虑

PART 5 顺利度过阵痛和分娩

PART 6 产后妈妈的身心护理

PART 7 婴儿用品 & 照顾新生儿

前言

首先，祝贺你怀孕。刚刚得知怀孕时，你是怎样一种心情呢？充满喜悦又有些害羞，应该是一种无法言喻的复杂心情吧？

同时，你心里或许也会浮现出诸如“肚子里的宝宝健康吗？”“身体不舒服时我能不能吃药？”等问题，夹杂着太多的不安。

不论是谁，一旦有了担心的问题，就会立刻想去咨询医生，但这显然不太现实。

本书希望在这段非比寻常的日子里，为你解答一些不必去医院就可以解决的疑问，消除你的不安，让你更快乐地度过这段独一无二的时光——这也是我们最大的心愿。

期待着你顺利迎接宝宝的到来。

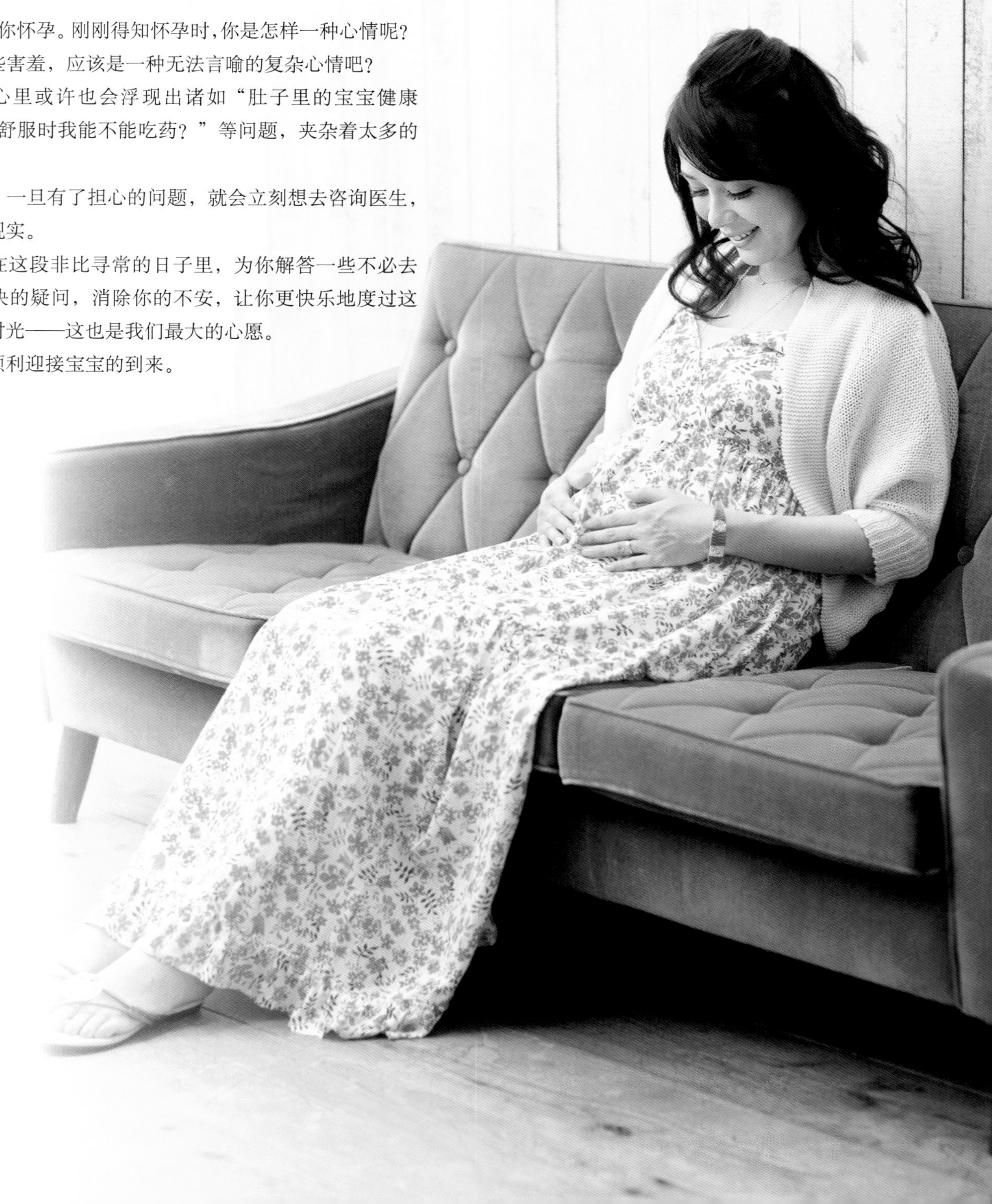

首先，希望准妈妈们一定要记住这几件事。

1

不论怀孕还是分娩，每个人的情况都不同

从怀孕到分娩，通常有一个比较固定的流程，但实际上因人而异。正如人和人的长相不同，在比较了上千位孕妇孕期和分娩的情况后，我们也没有发现情况完全相同的两个人。年龄、体重的差异，是否有子宫肌瘤等，是否在工作……各种各样的原因都会造成个体差异。不要过分担心自己与他人的不同，也不要过分自信地认为“既然别人没问题，我就肯定没问题”，要以平常心度过孕期，迎接分娩。

关于主编

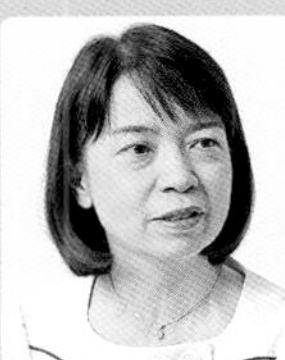

综合母子保健中心
爱育医院副院长
妇产科主任
安达知子医生

1978年毕业于东京女子医科大学医学部，同年进入本校妇产科任教。在美国约翰·霍普金斯大学留学后回到日本。她从2004年起就职于爱育医院，担任妇产科主任一职；2006年担任东京女子医科大学客座教授，2013年兼任爱育医院副院长。同时，安达知子在日本卫生部、教育部等部门担任委员职务。

2

希望有什么样的分娩，自己可以思考、想象一下

你想象中的分娩是什么样的？怎样的分娩方式适合你？可以把自己的想法写下来，制定一个分娩计划。“希望先生一直陪在身边”“在宝宝出生的一瞬间不希望先生看到”等，每个人的想法都不一样。

尽管理想和现实会有差别，有时还是很大的差别，但医务人员如果能了解你的想法，就能更好地帮助和照顾你。

3

分娩并不是到达了终点

不要认为怀孕并成功分娩就到达了终点，胜利完成了任务——其实这仅仅是育儿的起步。一个宝宝的出生，代表着下一代的延续。因此，我们要尽可能为宝宝提供一个好的出生环境，而宝宝也享有这项权利。不要太执着于“理想的分娩过程”；更应该思考的是，“对宝宝来说，什么最重要”。教育孩子也是同样的道理。首先要记住，孩子不可能完全按照我们的设想、规划去成长。

第一次怀孕的准妈妈最关心的16个问题

我们参考孕期杂志和育儿杂志的调查问卷，综合了大家关心的问题，并进行了解答。

孕初期（2~4个月）关心的问题

孕初期是一个喜悦而又困惑不安的时期，即使只是一件小事，也会让你的心七上八下。

Q 孕吐严重 孕吐到什么时候才能缓解？

A 怀孕2~3个月是孕吐最严重的时期

孕吐是孕初期最常见的妊娠反应。准妈妈可能总感觉胃不舒服，出现恶心等症状。孕吐的原因目前尚不明确，不过症状会因人而异，既有完全不会孕吐的孕妇，也有孕吐一直持续到孕中期的孕妇。一般来说2~3个月是孕吐的高峰期。这个时期腹中的宝宝几乎不需要吸收母体的营养，因此由孕吐造成的食欲不振、体重下降不会影响宝宝的成长，准妈妈也不需要有太大的心理压力。但过于严重的孕吐有时会造成脱水，这时要到妇产科就诊，与医生商量是否有必要输液。

→（参见P34页）

妈妈们的数据统计

孕吐从什么时候开始？

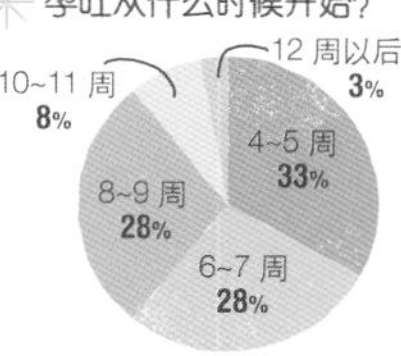

孕吐到什么时候结束？

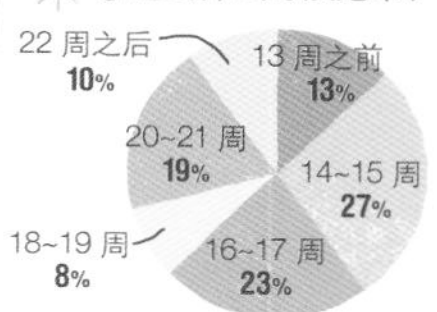

怀孕2个月（4~7周）开始出现孕吐症状的占到半数以上。孕吐结束的时间比较分散，大多结束于怀孕4个月到6个月前半段。有些准妈妈的孕吐会持续到孕后期。

孕吐的不同反应

1. 对气味敏感
2. 对食物敏感
3. 呕吐
4. 嗜睡

约90%的孕妇都会经历孕吐，而其中约半数以上都是对食物或调料的气味敏感不适而孕吐。有些孕妇在空腹或有饥饿感的情况下会产生孕吐反应，为了缓解不适，她们可能会不停进食，从而造成体重增加过快。

Q 已经计划好的旅行，还可以成行吗？

A 并非绝对不可以，但最好安排在怀孕5个月后

孕初期不必绝对禁止旅行，但刚怀孕到怀孕4个月是胎盘和胎儿各个器官形成的重要时期，容易流产。最好将旅行安排在孕中期，也就是16周以后。即使进入了稳定期，孕期的旅途时间也不宜过长。旅行时也要注意别让身体负担太重，行程不要过于紧凑。

→（参见P42页）

Q 怀孕期间不适宜吃哪些东西？

A 最好不要吃生的或是未经加热的加工食品

怀孕期间没有明确规定什么东西绝对不能吃。不过孕妇因为免疫力下降，更容易受到病毒或细菌的感染，有些感染会对胎儿造成影响。此外，准妈妈担心的维生素A和汞，只要没有过量摄入就没问题。怀孕期间绝对禁止摄入酒精，咖啡因的摄入也要适量。

→（参见P44页）

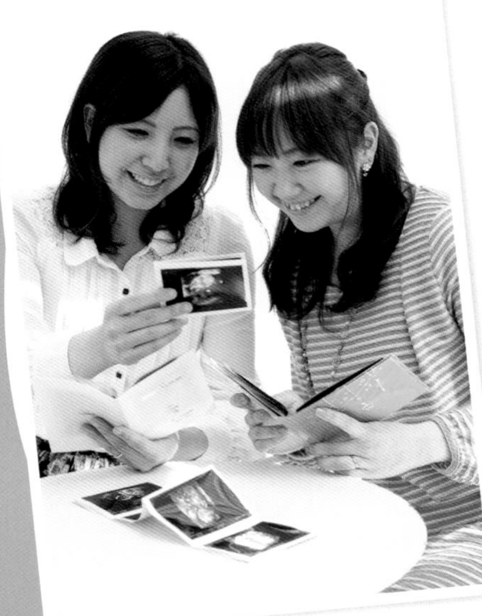

Q 总是担心宝宝会不会有先天畸形等问题

A 即使在产前进行各种检查，也不能完全确诊

独自苦恼和猜测解决不了问题，如果真的非常担心宝宝有先天性疾病，可以和妇产科医生商量进行排畸检查。但要注意，不是所有疾病都能检查出来，也没有任何一位医生可以百分之百地保证，检查没有问题，宝宝就肯定没问题。有些产前检查不是一定要做的，其中的部分检查还存在一定的风险，因此夫妻双方要在充分沟通后再做决定。此外，也要想好万一检查出宝宝有问题时的应对方案。

什么是产前筛查

通过检查来判断胎儿是否有染色体异常或先天异常。除了彩超检查外，还有羊膜穿刺、唐氏筛查、无创DNA检查（NIPT）等。

唐氏筛查是在怀孕15~19周进行的一项血液检查，可检查胎儿有无唐氏综合征。如果做这项检查，就要在怀孕10~13周进行子宫内绒毛膜采样，或是羊膜穿刺检查。不管哪种方法都有因破水或感染而造成早产或流产的风险。2013年4月，日本开始开始推行NIPT检查，通过母体血液中含有的胎儿DNA来诊断染色体是否异常。这项检查在怀孕10~13周进行，但孕妇要在35周岁以上，并且有一些附加条件，不是所有医院都能进行这项检查，需要事先确认。

注：目前我国对接受NIPT检查的孕妇没有年龄限制，NIPT检查在我国也更普遍。高龄孕妇的胎儿患遗传病的风险较高，更应考虑做NIPT检查。

孕中期

(5~7个月)关心的问题

孕吐已经告一段落，随着宝宝长大，妈妈的腹部逐渐隆起。这个时期也会有很多担心的事情。

Q 为什么会"腹胀"

A "腹胀"其实是子宫变得很硬的状态

子宫突然收缩变硬，摸一下肚子就可以感受到。随着宝宝长大，子宫也在逐渐增大。子宫收缩一般不需要担心，但伴随着腹痛和出血的子宫收缩需要引起注意，应及时到妇产科就诊。

→（参见P126页）

妈妈们的数据统计

✳ 除了常规孕检，因为腹胀专门去过医院吗？

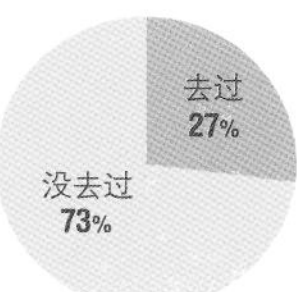

✳ 通常在什么情况下会腹胀？

1. 活动的时候
2. 疲劳的时候
3. 睡觉的时候
4. 做爱的时候
5. 比较冷的时候

腹胀的时候应该尽量休息。一般来说，休息后有好转就不需要担心。在运动后、疲劳时、睡眠不足或寒冷时，孕妇要注意多休息。

Q 都说孕妇要积极运动，什么强度的运动比较合适？

A 不会让你太疲惫的有氧运动

如果孕程比较顺利，适度的运动对身心非常有益。运动时，应该尽量别让心跳过快，也不要太疲惫。像散步这种有氧运动就非常适合孕妇。散步既容易进行，又利于转换心情。怀孕前坚持的运动在进入稳定期后若要继续坚持，一般问题不大；不过为了慎重起见，还是要和妇产科医生沟通后再决定是否继续。

→（参见P114页）

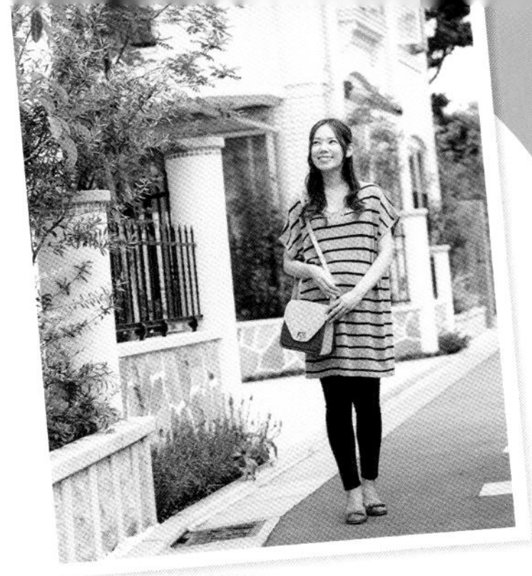

妈妈们的数据统计

据统计，散步是孕期最受欢迎的运动。也有很多准妈妈在练习瑜伽或游泳的过程中结识了不少新朋友，这些运动也是不错的选择。

✳ 怀孕期间的运动

1. 散步
2. 瑜伽
3. 游泳
4. 孕妇体操

Q 在定期检查时，被告知宝宝个头比较大

A 不管个头偏大还是偏小，只要宝宝的体重呈正常增长的趋势，就不需要太担心

腹中宝宝的生长发育从第27周开始就会出现很大的个体差异。孕检时，准妈妈经常会被医生告知宝宝比较大或是个头有些小，这些都非常正常，不需要太担心。成年人有高矮胖瘦，宝宝也一样。无论个头大小，只要估重每个月都在增加，就不必担心。如果真有什么问题，医生会给出相应建议。

→（参见P141页）

妈妈们的数据统计

✳ 医生是否说过宝宝有些大或有些小？

个头大 23%
个头小 21%
没有说过 56%

近一半的人都曾被医生说过宝宝偏大或偏小。但是宝宝未出生前的体重都是估重，是通过各种数值推算出来的，与实际体重相比会有10%左右的误差。

Q 自从怀孕后，经常觉得烦躁，变得爱哭

A 多与丈夫沟通，让对方理解准妈妈的身心变化

怀孕后，孕妇的身心都会产生很大变化。因为腹中孕育着一个小生命，激素的变化也非常剧烈。人和人的身体变化会有不同，但心理上的不安是共同的。这种不安和变化，首先需要丈夫的理解。如果孕妇对分娩和产后的生活有任何不安或担忧，不要一个人苦恼，而应该向丈夫倾诉，寻求理解和帮助。

妈妈们的数据统计

✳ 怀孕后是否变得比以前烦躁

约60%以上的孕妇会感到"身心不安"。除了家人、朋友外，妇产科的医生和护士都是可以倾诉的对象。

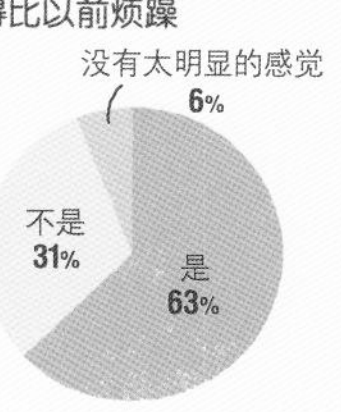

Q 孕期性生活安全吗？肚子里的宝宝会听到吗？

A 如果身体状况比较稳定，做爱没有问题

如果孕期情况比较稳定，比较轻柔的正常性生活一般没有问题。但是孕中期肚子会越来越大，做爱会比较困难；此外，过于激烈的性生活有时会引起早产，需要注意。还要注意不要采用压迫腹部的体位，不要过于强调快感。腹中的宝宝有子宫和羊水的保护，外界的声音和刺激没那么容易传递过去，这一点可以放心。

→（参见P60页）

妈妈们的数据统计

✳ 性生活次数的变化

孕前：平均一个月5.09次

孕期：平均一个月1.21次

✳ 怀孕后，对性生活的兴趣

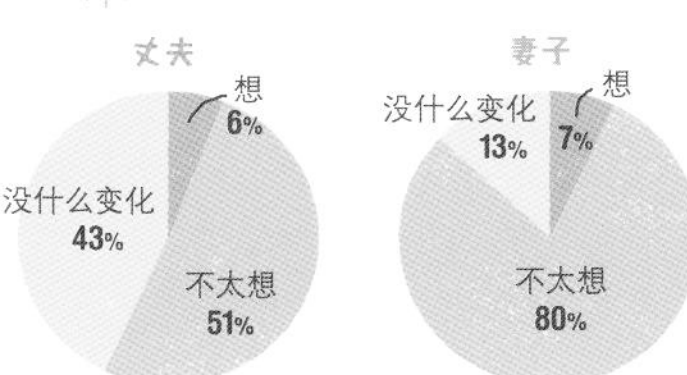

孕期身体上的变化会明显影响妻子的"性趣"。丈夫因为妻子怀孕而认为"在此期间应该减少性生活"的人数有了明显增加。想做爱但是不得不忍耐的丈夫人数呈现出下降的趋势。

孕后期 (8~10个月) 关心的问题

很快就可以和宝宝见面了！但是一想到分娩，又觉得很恐怖……

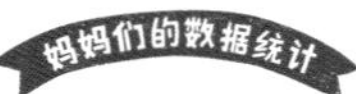

✳ 分娩的开始

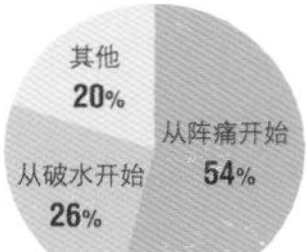

有半数以上的孕妇都是阵痛开始后分娩的。其他情况包括"紧急剖宫产""预约剖宫产""预产期过了很久都没有分娩迹象，催产"等。

Q "马上就要分娩了"是什么感觉？

A 阵痛会越来越强烈，即使是第一次分娩的人也不用担心，一定能感受到

分娩的前奏就是"阵痛"。阵痛10分钟1次，或1小时6次左右，同时还能够感觉到宫缩——这就可以视为分娩的开始了。临近分娩时，会有不规则的腹胀或者腹痛，称为前期阵痛。慢慢地，这种不规则的疼痛会变得较有规律，痛感会越来越强，间隔也会越来越短，即使是第一次做妈妈的人也能体会到这种变化和感觉。有时在阵痛开始前会"破水"。如果羊水量大，马上就能意识到这是"破水"，但如果只有少量水一样的分泌物出现，准妈妈会很容易认为是漏尿。自己无法判断时，要和预约分娩的医院联系。

→（参见P162页）

Q 不确定自己是否能够忍受阵痛

A 尽量放松，深呼吸，一定可以战胜自己

缓解分娩疼痛，最重要的一点就是尽量放松。放松的方法有很多，比如让丈夫始终陪在身边，或是用香薰，也可以试着听自己喜欢的音乐，等等。在阵痛没有开始之前，不要让身体过度紧张，以自己感觉最舒服的姿势迎接阵痛的到来。阵痛其实是宫缩带来的，疼痛来临时，送到胎盘的氧气也会减少，腹中的宝宝也和妈妈一样经历着痛苦。阵痛时，妈妈要尽量用鼻子用力吸气，尽可能地为腹中的宝宝输送氧气。

→（参见P168页）

妈妈们的数据统计

✳ 分娩真的很疼吗？

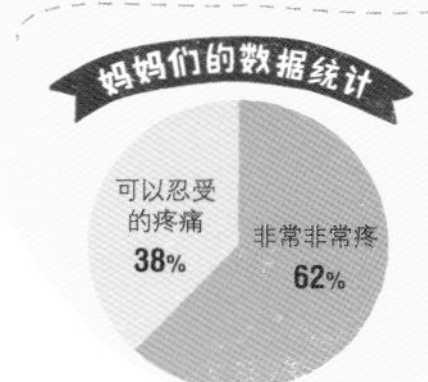

超过60%的准妈妈都觉得非常非常疼。也有一部分妈妈通过调整呼吸、自我暗示等方法，或是在准爸爸的陪伴下相对轻松地度过了分娩期。

Q 一般是在预产期分娩吗？

A 早于预产期分娩的情况比较多

预产期是在孕9~10周时根据超声波检测出的胎儿头臀长来测算的，只是一个估算值。实际上，在预产期前分娩的孕妇占大多数。进入临产期，必须做好"不管什么时候分娩都很正常"的准备。通常，在预产期的前三周和后两周分娩都是正常的。

妈妈们的数据统计

✳ 是否在预产期分娩？

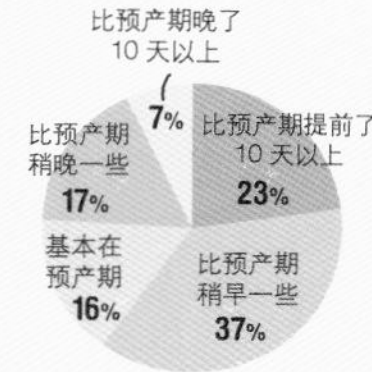

在预产期当天或前后一天内分娩的孕妇比想象中要少。提前分娩的占到一半以上，提前10天以上分娩的孕妇超过了20%。

Q 听说分娩过程中会排便，这是真的吗？

A 这是很正常的情况，不要太介意

随着分娩进行，在宝宝就要从腹中出来的时刻确实要像排便一样用力，因此排出大便很正常。有些医院会在分娩前灌肠，但也无法完全避免会有像水一样的大便排出。护士们会做相应的处理，不必太介意。

妈妈们的数据统计

✳ 在分娩过程中是否排便？

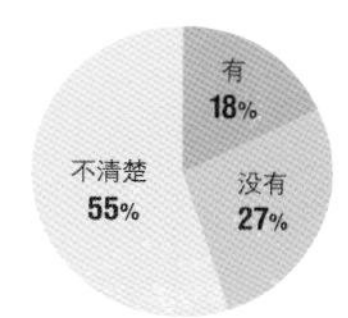

自己有感觉的只是少数，也许很多孕妇在阵痛过程中排便，却无暇顾及或者自己没有感觉到。

妈妈们的数据统计

✳ 是否剖宫产

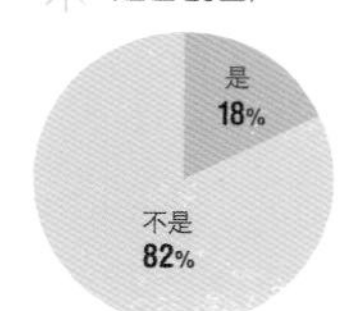

剖宫产的统计每年都有很大变化，无法得出一个准确的平均值，不过近几年来，约有超过20%的孕妇都经历了剖宫产。

Q 如果是剖宫产该怎么办？

A 所有孕妇都有可能剖宫产，产前稍作了解就不会那么紧张

最近几年剖宫产的比例逐渐增加，在日本大约每10位孕妇就有2位会剖宫产。胎位不正或是多胞胎的孕妇一般在分娩前就会决定剖宫产；而有很多原本打算自然分娩的孕妇也会因为这样那样的突发状况，由医生紧急改为剖宫产。不管孕期多么顺利都无法避免突发状况。如果事先掌握一些剖宫产的知识，就不会太紧张。

→（参见P176页）

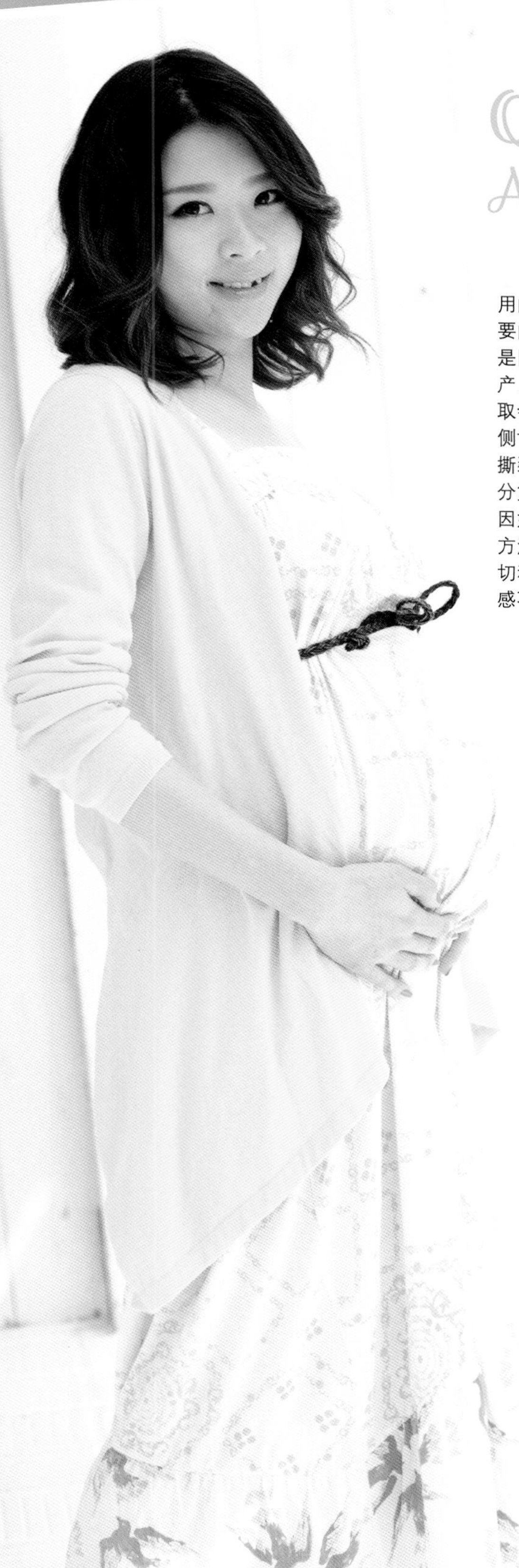

一想到侧切就觉得特别恐怖

侧切并没有想象中那么疼，而且侧切伤口通常比撕裂恢复得更快

每个医院的理念和医生不同，采用的方法也不同，但原则上在“有必要的情况下”会进行会阴侧切。如果是阴道开口不够大而导致宝宝无法顺产、心跳减弱的危急情况，就必须采取会阴侧切。在很多情况下，即使不侧切，分娩也会造成会阴的自然撕裂。撕裂的伤口非常不规则，缝合起来十分复杂，恢复的时间也相对较长。正因如此，很多孕妇都直接采取侧切的方法以避免自然撕裂带来的痛苦。侧切和缝合时都会使用麻醉，因此疼痛感不会那么强烈。

→（参见P173页）

妈妈们的数据统计

分娩时侧切了吗？

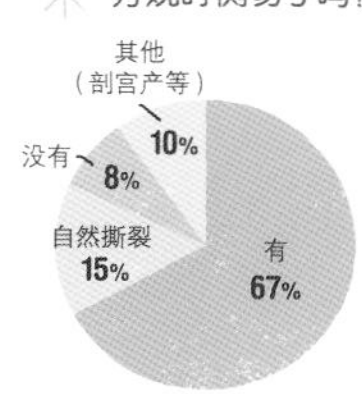

近70%的妈妈经历过侧切。大部分人认为“打麻药了，没感觉特别疼”，或者是“比起阵痛，侧切实在算不了什么”。

会阴侧切非常疼吗？

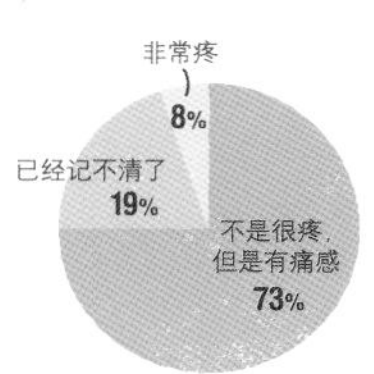

大多数产妇都认为侧切不是很疼。如果需要侧切，也不必太过担心。

分娩后，会感到侧切处疼痛或别扭吗？

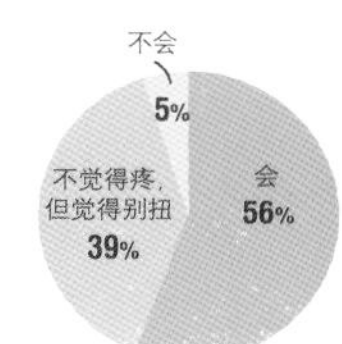

伤口的深浅和长短不同，每个人的感受也不一样，一般来说产后1个月就基本痊愈了。

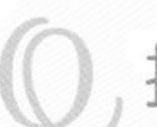

担心母乳不够宝宝吃

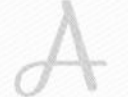

即使母乳不够多，也要让宝宝多吮吸

产后马上有很多母乳，刚出生的宝宝就会吮吸妈妈的乳头？实际情况并不是这样。母乳开始正常分泌大概需要3天左右的时间。宝宝吮吸乳头的过程，也是刺激乳房制造母乳的过程，即使刚开始母乳不太够，也要让宝宝频繁地吮吸乳头。另外，还可以在孕期按摩乳房，刺激乳腺。但刺激乳腺会引起宫缩，因此不建议有早产倾向的孕妇按摩乳房。此外，产后需要马上工作，或是因为身体原因不能母乳喂养的孕妇，不必太执着于母乳喂养，奶粉喂养的宝宝同样很健康。

→（参见P192页）

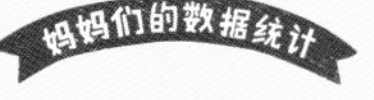

产后1个月时，采用哪种喂养方式？

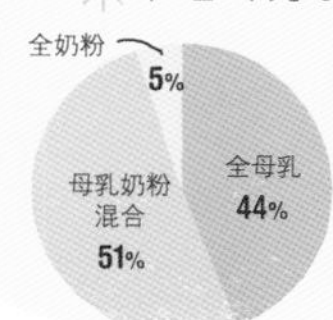

产后1个月，生活基本进入正轨。喂养方式各种各样，在混合喂养的妈妈中，有大部分是母乳、母乳不够时补充奶粉的情况，也有一半母乳、一半奶粉喂养的情况。

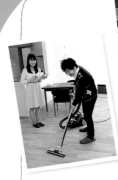

给第一次当爸爸的你

孕期 分娩当天 产后 初次当爸爸的你可以为妻子做这些事情♥

怀孕、分娩是男性完全无法涉足的未知领域。面对准妈妈越来越大的肚子，是不是有很多准爸爸只能傻傻地看着？其实，准爸爸需要做的事情有很多很多。

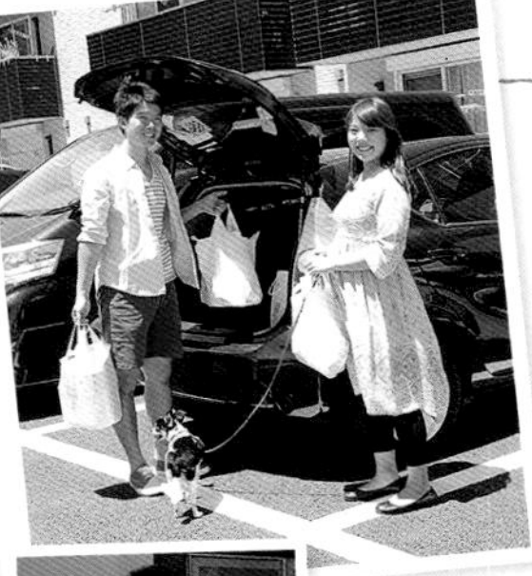

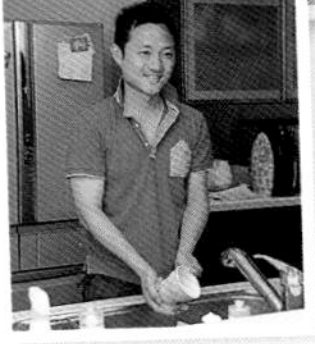

为了妻子和宝宝，这些体力劳动就靠爸爸啦！

在孕初期，外表上还看不出改变的准妈妈，身体已发生了翻天覆地的变化。孕吐会使人体力下降、身体不适，渐渐隆起的腹部也会让行动更困难。丈夫要帮忙分担日常购物、打扫卫生等体力活，并多为妻子做按摩。

10 件准妈妈希望丈夫为自己做的事情

1. 打扫浴室
2. 购物(特别是买比较重的东西)
3. 按摩脚部和腰部
4. 晾衣服
5. 开车
6. 负责照顾大孩子
7. 洗碗
8. 尽量早些回家，减少在外聚餐
9. 大扫除
10. 扔垃圾

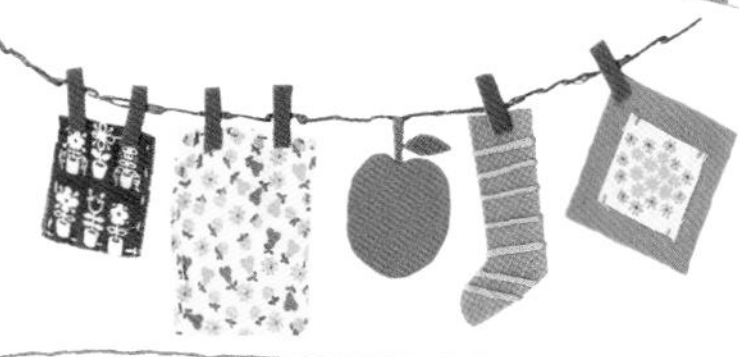

怀孕中

一切准备就绪？

随着预产期临近，要确认：

☆医院的情况
- □ 如何从家到达医院（最好确定几条路线）
- □ 医院周围停车场的情况

☆住院要带的东西
- □ 住院物品放在哪儿
- □ 住院手续的办理等事项

☆联络方式
- □ 医院的电话号码
- □ 紧急联系人的电话号码

☆如果已有大孩子
- □ 孩子交给谁照顾
- □ 孩子的衣物和日常用品都放在哪儿

设想分娩当天及住院后可能发生的状况

终于到了分娩的时刻！丈夫首先要做的就是带妻子去医院。分娩可能会在深夜或假日，因此要多准备几种交通预案。最好把可能的情况都写下来。如果家里还有孩子，一定要事先安排好照顾事宜，做好充分的准备。

在妻子怀孕期间绝对不能说的话！

1 “你怎么变得没有女人味了”

绝不能对妻子身材变化作出诸如“胖得像个大西瓜”“怎么像头牛一样”“像个相扑选手”“变得像保龄球瓶子一样”“像头大象”等评论。

2 “你就是什么都担心！”

怀孕的妈妈们会有很多担心，丈夫不可以随意说“不用那么担心吧？”或是“真拿你没办法”等忽视妻子感受的话。

3 “你怎么那么懒！”

“看你整天那副吊儿郎当的样子”“看你每天过得真是悠闲自在”等，这些话很不尊重正在努力的妻子。

4 “你到底想说什么？”

“行了，你告诉我想说什么就行了！”尽管丈夫或许只想知道一个结论，但对怀孕的妻子来说，无论自己说什么丈夫都认真倾听才最令她安心。

站在对方的立场考虑自己的措辞

腹部越发隆起，体形越发臃肿，身心也更加紧张……怀孕后妻子也许就像变了个人。但丈夫要始终牢记，你们共同的宝宝此时正在妻子的腹中，妻子正在付出前所未有的努力，独自承受所有痛苦。也许她会说些无关紧要、甚至毫无意义的话，但她此时最需要丈夫的倾听，以缓解自己不安的心情。丈夫要站在妻子的立场上去体会和考虑，并告诉妻子：“你辛苦了！”

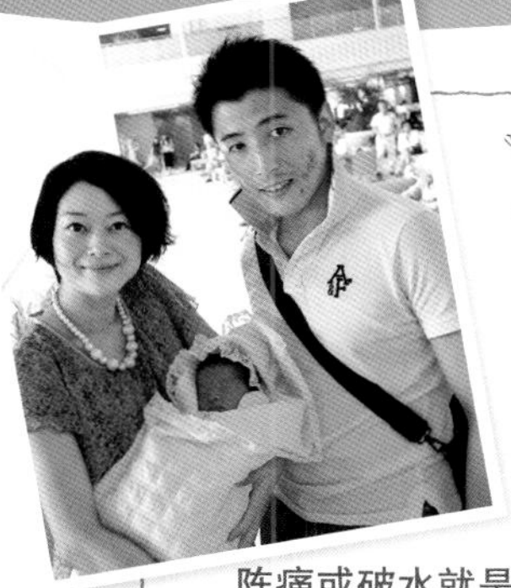

分娩来临时丈夫能做的事情

可以预演分娩，了解自己在分娩中能做的事

在疼痛和不安的分娩中，很多孕妇都会陷入恐慌。作为丈夫，如果比妻子还要慌乱、不知所措，甚至出现身体不适，就只能帮倒忙。丈夫可以在妻子分娩前，预演一下分娩的过程，尽量不要慌乱。

阵痛或破水就是去医院的信号

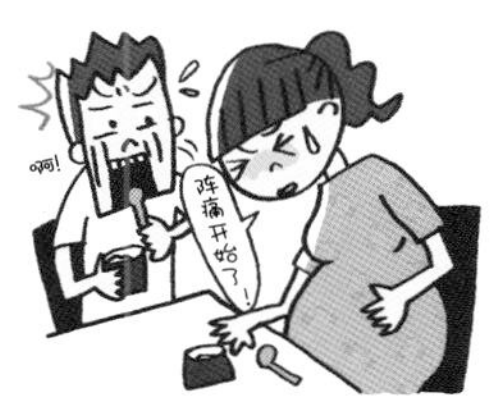

间隔 10 分钟有规律的阵痛一般是即将分娩的信号，但最初不会那么强烈。有的孕妇会在阵痛前就破水，即羊膜破裂、排出羊水。不管是哪种情况都不要惊慌，及时告知医院，等待医生指示。

从阵痛到宝宝出生的时间，情况因人而异

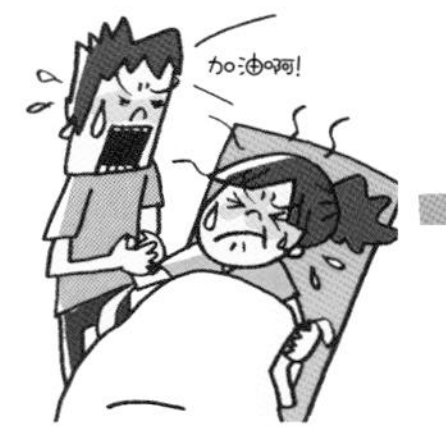

阵痛的间隔会越来越短，疼痛感会越来越强烈。宫颈口开到约 10cm 就足够让宝宝顺利通过，宝宝就会很快降生。在阵痛的间隙用力可以帮助宝宝更快出生，而这可能会花上几个小时到几十个小时。

分娩后也要观察一下妻子的状态

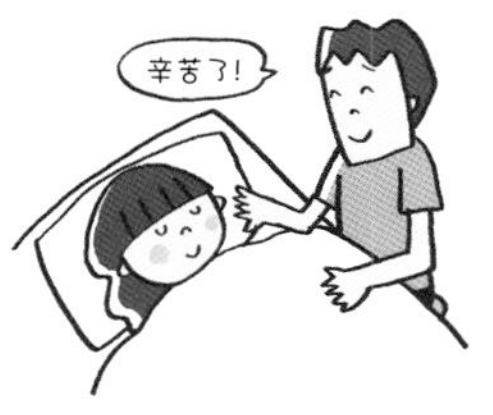

宝宝出生后还要排出胎盘，还会伴随疼痛。在医生和护士进行必要的处理后，要继续观察 2 个小时，看看有没有异常情况。孕妇在产后 2 小时不能活动，因此给宝宝拍照的工作就交给爸爸啦。

阵痛来临时，最希望丈夫为自己做的事

☐ 填好各种资料

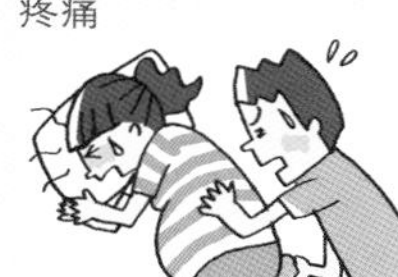

代替妻子做力所能及的事情。像"你的生日是哪天来着？"这样的傻问题就不要问了。

☐ 为妻子按摩，缓解疼痛

阵痛来临时，用手或网球顶住妻子的肛门可以缓解疼痛，也可以按压妻子的后背、腰部等。

☐记录分娩过程

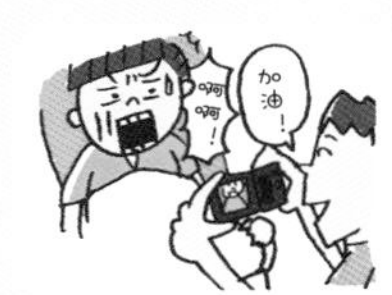

丈夫可以拍下分娩这一难忘的过程。事前一定要确认设备是否已经充好电。

☐给妻子补充必要的营养和水分

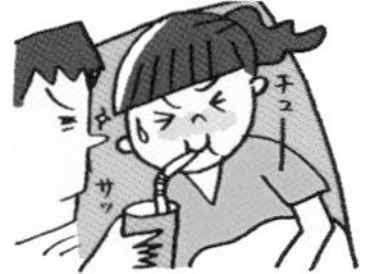

分娩中，给妻子适时递上水或一些食物非常有帮助。但要注意，打麻药的情况下不能进食固体食物。

分娩当天 → 住院 → 出院

当爸妈的日子开始啦!

各种申请和手续千万不要忘记

☐报户口

➡ 我国对报户口的时限没有硬性要求，但应尽快为宝宝上户口，一般最好在宝宝出生后一个月内到派出所申请办理。

☐儿童补贴的申请

➡ 如果所在地有相关的儿童补贴政策，需要及时了解和申请。

☐新生儿医保

➡ 一定要加入健康保险。如果是在分娩过程中经历医疗程序的宝宝，更要尽快办理。

☐在公司及户口所在地等办理相应手续

➡ 如果父母所在公司或户口所在地提供生育补助，要及时了解相关政策并前去办理申请手续。

☐保险理赔的申请及住院补贴的申请

➡ 确认是否有剖宫产手术的费用补助及住院补贴，并确认自己投保的理赔范围。

宝宝出生后，办理各种手续是爸爸的工作

家中添丁后会添不少事，而妈妈此时还无暇顾及。照顾孩子、办理手续等都需要爸爸完成。

妻子住院期间丈夫需要承担的责任

家务

- ☐ 倒垃圾
- ☐ 整理冰箱
- ☐ 正确使用洗衣机、洗碗机、微波炉等
- ☐ 将衣裤等叠好归位
- ☐ 及时购买日用品

各种手续

- ☐ 及时处理医保等重要事项
- ☐ 及时缴纳住院费等各种费用

照顾大孩子

- ☐ 注意孩子的一日三餐，保持正常的生活规律
- ☐ 参加学校或幼儿园的各种活动

妈妈分娩前后爸爸的必要装备

☆款式简单的婴儿背带和背包

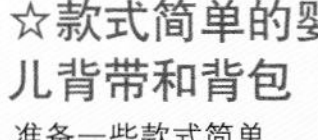

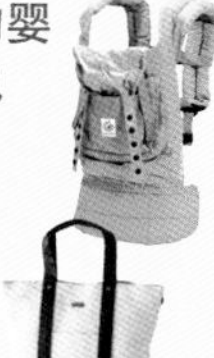

准备一些款式简单，颜色朴素，即使爸爸用也很适合的婴儿背带和背包。

☆准备一些方便食品

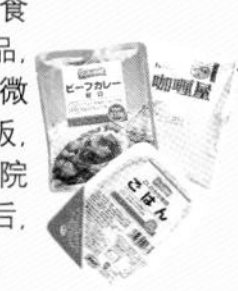

储存一些方便食品、微波食品，如咖喱或只需微波加热的米饭，不管在妻子住院期间还是出院后，都会方便不少。

☆哺乳枕

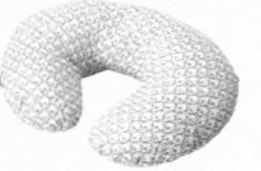

有了这样的哺乳枕，爸爸也可以很快掌握喂奶的技巧，帮妈妈分担一些育儿工作。

无论是谁，当爸爸妈妈都是从毫无经验开始的。

让我们陪伴初次为人父母的你们，学习关于怀孕、分娩、育儿的知识，希望本书可以帮你们消除不安，更从容地迎接宝宝的到来。

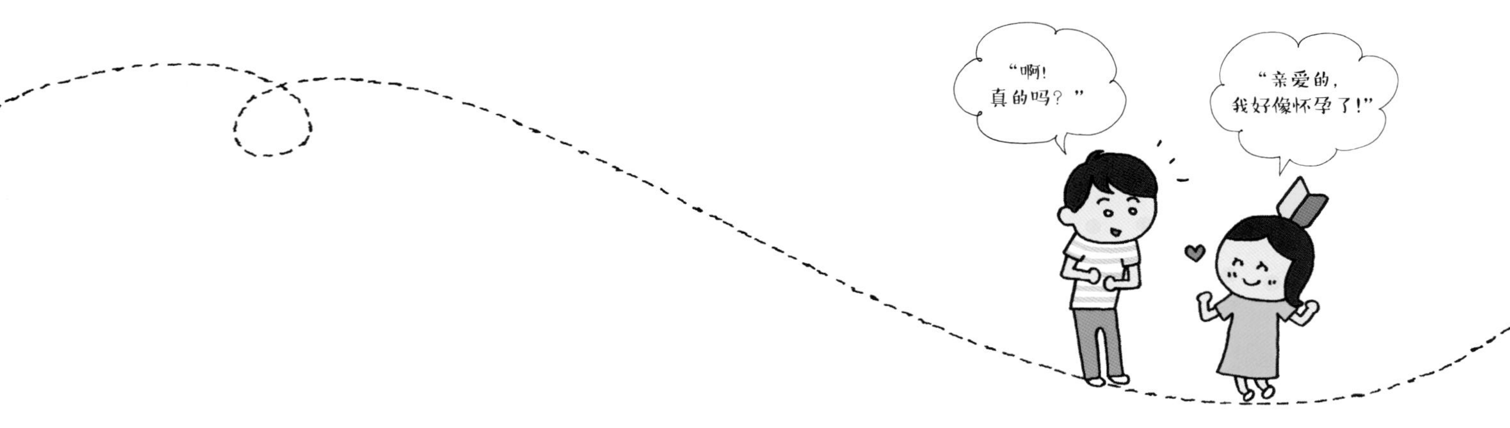

PART 1

因为是第一次，所以有太多不了解。

确认怀孕！这时应该知道的基本知识

在妈妈确定怀孕之前，小小的生命就已经在妈妈腹中悄悄地成长了。
这是宝宝发育最重要的时期，
我们将在此解答大家关心的孕期日程、工作、开销等问题。

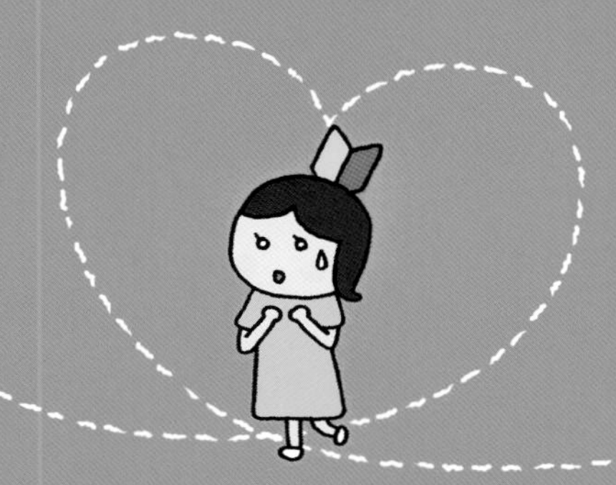

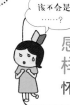

“为什么月经没来？”
“感觉出血量和平时不太一样？”这也许是怀孕的征兆

「我是不是怀孕了？」

怀孕后身体会有各种征兆，比如一直很有规律的月经突然不来了，等等。觉得己可能怀孕后，应尽快到医院检查。

该不会是……？

感觉身体和平时不大一样，是不是怀孕了？
怀孕会有很多征兆。

☐ 无缘由地焦躁不安
由于激素的变化，有人会毫无理由地感到焦燥不安、心情不好。

☐ 分泌物增加，皮肤变粗糙
怀孕后阴道分泌物增加，有些人的皮肤会变得粗糙、失去光泽。

☐ 月经迟了
月经原本很有规律的人，如果发现月经迟了一周以上，就可能是怀孕了。

☐ 总是恶心、想吐
这就是我们常说的孕吐。但这个情况因人而异，也有完全不孕吐的人。

☐ 身体发热，感觉无力
孕初期最明显的征兆就是总感觉像感冒一样，身体发热、低烧一般的感觉会持续一段时间。

☐ 乳房肿胀，乳头变大
就像月经前的征兆一样，有人会感觉乳房肿胀、乳头变大且颜色变深。

☐ 总觉得困倦
因为激素变化的影响，有人总感觉困倦乏力、睡不醒——这也是身体表现出的要求休息的信号。

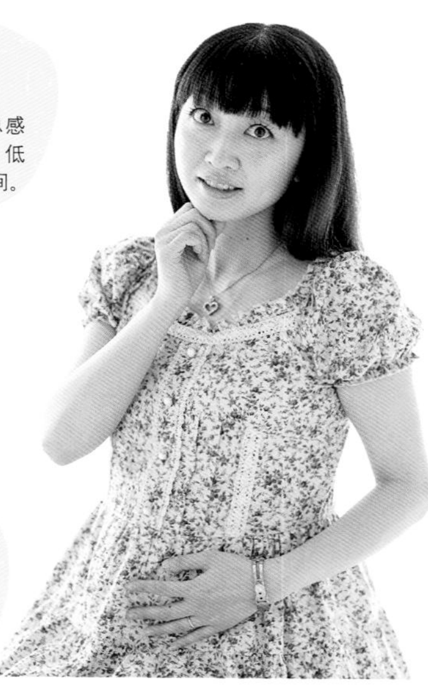

☐ 基础体温的变化
非妊娠期的基础体温基本分为高温期和低温期2个明显的阶段。怀孕后，会使体温升高的黄体酮会持续分泌，使高温期延长。非妊娠期的高温期大约持续2周，一旦高温期超过3周还未下降，月经又迟迟不来，就很可能是怀孕了。

一个月经周期内的体温曲线

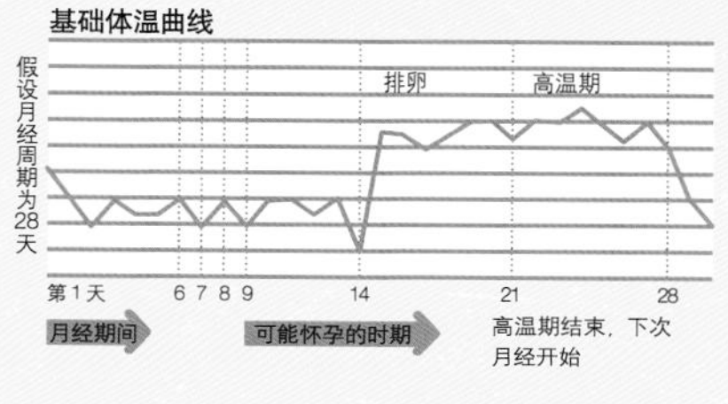

怀孕的体温曲线

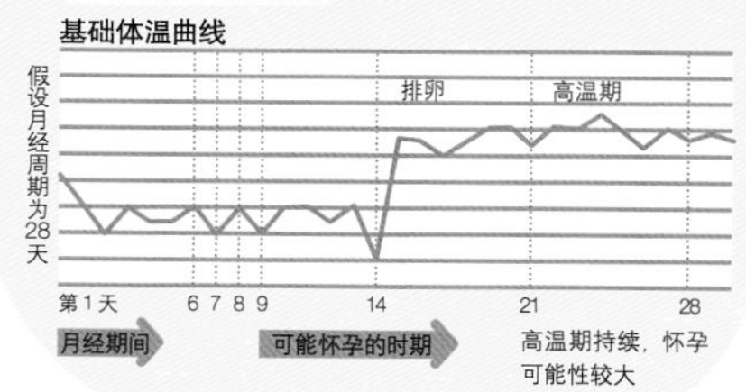

感觉身体状态跟平时不同时，要到医院检查

可能意味着怀孕的最明确信号就是月经迟了。不过女性的身体状况很容易受环境影响，有时压力也会导致月经推迟。

对本就月经不调的人来说，月经没来并不一定意味着怀孕。但如果月经推迟并伴随上述一些征兆，也应尽快到妇产科检查。

在怀孕的过程中，偶尔也会出血。如果出血并未伴随腹痛，就无需太担心。不过有时，这种出血会被误认为月经，造成更晚发现怀孕。

有时尽管月经来了，但感觉跟平时不太一样，也可能是怀孕。

另外，出血有时可能是流产的前兆。当出现了伴随着腹痛的出血或出血量及颜色异常时，也应尽快到医院检查。

"我是不是怀孕了？"从产生这个想法的那天起，就必须注意的事

吸烟和饮酒

烟酒会对宝宝造成不良影响！

吸烟容易造成胎盘机能不全，增加宝宝在子宫内发育迟缓的概率。饮酒会造成宝宝酒精中毒，出现发育障碍、中枢神经障碍等。因此，孕期应禁酒、戒烟。

药物及保健品

一定要跟主治医生确认后再服用

一些药物在孕期最好不要服用。如果是处方药，医生一定会提醒；如果是非处方药，就一定要在服用前向医生咨询、确认。保健品也应该在服用前请医生确认其成分。

X 光检查

尽量避免胸透等检查

在孕初期或认为自己可能怀孕时，要尽可能避免 X 光检查。必须要做检查时一定要向医生说明情况，医生会为你安排腹部防辐射服。另外，在孕后期，为了检查骨盆的形状，也可能会进行 X 光检查。

运动

孕初期不要过度运动

在孕初期，准妈妈可以根据自己的身体状况适当运动，但不可运动过度。等到怀孕 5 个月左右、胎盘基本形成后，准妈妈可以开始适量运动，锻炼身体并保持心情舒畅。

生活规律

早睡、早起、吃好早餐

为了腹中的宝宝，准妈妈要养成规律的生活习惯。"早睡、早起、吃早餐"尤其重要。孕期很容易焦虑不安，为了保证平和的好心情，规律的生活习惯十分重要。

咖啡因

每天可以喝一杯咖啡或两杯红茶

咖啡因容易造成钙的流失。此外，吸烟和每天摄入咖啡因都很容易造成宝宝发育迟缓，甚至增加早产的可能性。为了宝宝，准妈妈应把咖啡因的摄入量控制在每天一杯咖啡或两杯红茶以内。另外，也可以选择孕妇专用的水果茶。

饮食

含铁、钙的合理饮食

孕吐严重时，不必在饮食上勉强自己。度过孕吐期后，准妈妈就应该保证营养丰富的合理饮食，特别要保证足够的铁、叶酸、钙的摄入，因为它们对宝宝和妈妈的健康至关重要。

传染病

预防感冒和流感

怀孕期间，人体的免疫力会降低，很容易感染疾病。准妈妈应注意保暖，保证充足的睡眠，尽量不到人多的地方去。条件允许的准妈妈应该接种流感疫苗。

Q&A 孕初期

Q 应该什么时候使用验孕试纸？

A 月经延迟后的几天

怀孕后人体会分泌一种叫作人绒毛膜促性腺激素的物质。验孕试纸通过检测这种激素来判断是否怀孕。将试纸的指定位置在尿液中浸湿便可检测。验孕试纸在月经推迟后的几天中都可以使用，其准确度很高，如果反应呈阳性，就应尽快到医院检查。

Q 为什么知道怀孕时会被告知"已经怀孕 5 周了"？

A 卵子大约在月经周期第 2 周受精，第 4 周在子宫着床

怀孕周数从上次月经开始的日子算起，因此怀孕 0~1 周时其实还没有宝宝。月经两周后开始排卵（即通常所说的孕 2 周），如果卵子和精子相遇成为受精卵，那么受精卵在子宫内着床的时间就是通常所说的孕 4 周。因此赴医院检查、确认怀孕时，准妈妈一般会被医生告知已经怀孕 5~6 周了。

0周	▶ 1周	▶ 2周	▶ 3周	▶ 4周	▶ 5周
最后一次月经开始		排卵→受精		下一次月经预期开始的日子，怀孕的第2个月开始了	

实际上，宝宝是从约第 4 周起才开始存在的

爸爸们也要注意！

吸烟

二手烟对宝宝非常有害

吸二手烟对宝宝的危害非常大。应尽可能在准妈妈怀孕期间全家戒烟，如果有困难，准爸爸至少应在吸烟时自觉离开准妈妈所处空间。

应酬

减少在外聚餐，尽早回家

准妈妈常会身心不安。无论孕期多么顺利，仍有发生突发状况的可能。在此期间，爸爸们应该尽量少加班、少聚餐，下班后尽早回家——这是给准妈妈们最大的支持。

第一次去妇产科，都会做什么检查

去医院之前先行了解相关知识，对检查的流程有个概念，才不会过于紧张。

月经迟了1~2周，应到妇产科检查

即使认为自己已经怀孕，也不用太早去医院检查（如在预期的经期之前），因为这时的检查结果可能会不准确。经期较规律的人在月经推迟了1~2周时，就可以到医院检查。

现在的验孕试纸种类繁多，非常便利。但有时像宫外孕这样较危险的情况也会使试纸呈阳性反应，因此在使用试纸后最稳妥的做法还是到医院进行必要的检查。另外，在验孕试纸呈阴性反应但月经迟迟不来的情况下，也要到妇产科做相应的检查。

最好提前了解医保和生育保险可报销的范围，也可以事先向医院咨询需要的大概费用。确定怀孕的检查包括一系列的内科检查和尿检等，待检查出结果后，医生会明确告知是否怀孕了。

如果确定怀孕，医院会为你详细介绍怀孕周数、预产期、今后的定期检查日程等相关内容。为了保证妈妈和腹中宝宝的健康，一定要按照安排好的日程定期检查。

去医院检查时的穿着

上衣

方便穿脱的上衣

腹部检查会比较多，因此建议穿上下分开的服装和开衫。另外，为了方便测量血压，建议穿质地柔软、容易卷起袖子的衣服。

化妆

能清晰看出脸色的淡妆

内科检查时，要从气色上判断孕妇的健康状况。因此不要化浓妆，淡妆或素颜最合适。

内衣

便于穿脱的内衣

内衣同样要选穿脱方便的。尤其是在腹部逐渐隆起后，有的妈妈会使用托腹带，这在穿脱时非常耽误时间，可以在检查的日子事先在家拿掉托腹带，换上普通内衣。

下装

最好穿裙子

在B超检查时，裙子比较方便穿脱。另外，医生还要检查腿部是否有水肿，因此建议穿普通的短袜。

鞋子

容易穿脱的鞋

不要穿高跟鞋。另外，由于要测量体重，建议避开靴子或需要系带的鞋。

提前了解可以节省时间

第一次内科检查时，医生要问的问题比较固定，因此可以提前准备一下。另外，有什么要问医生的问题也可以事先准备好。

- 最后一次月经的时间
- 初潮的年龄，月经周期
- 是否做过大手术，既往病史，过敏史
- 自己和家人是否有慢性病史
- 现在是否在服药；如果有，是什么药物
- 如果有过分娩经历，以前的分娩过程是否顺利
- 如果有过流产、死产、人工流产经历的，此前具体的怀孕周数
- 是否接受过不孕治疗

提前准备！

需要带的东西

- □ 医保卡
- □ 如果测过基础体温，可以带上基础体温表
- □ 纸和笔
- □ 现金（初诊费用会相对高些）
- □ 卫生巾

在定期检查时，别忘带上就诊卡、母子健康手册等。有时检查后会有分泌物增加或出血的情况，随身带上卫生巾可以避免尴尬。

怀孕检查的大致流程是什么？

去医院前最好先预约

由于医院体系不同，也有很多不需要预约的医院。可以先给医院打个电话，询问一下检查当天需要带什么。

建议 还可以在电话里事先咨询费用及医保报销范围。

1 挂号→填写问诊单

挂号后，如果是首次到医院检查，就要填写问诊单。填写项目大致有月经初潮的时间，最后一次月经的时间，是否有过怀孕、分娩、流产的情况，既往病史，是否做过大手术，以及过敏史，等等。

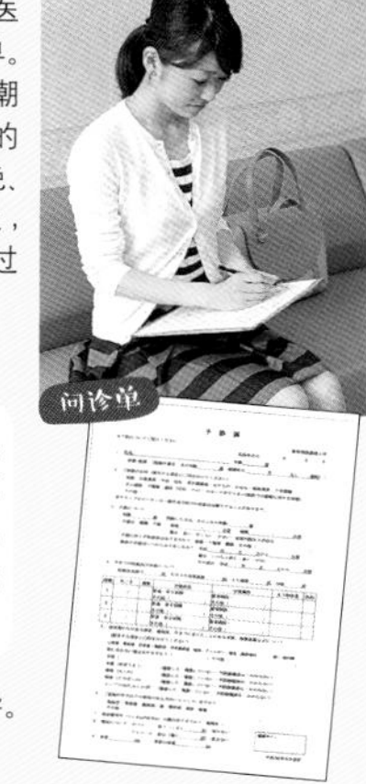

建议 "是否流产过？"确实是不太好回答的问题。不过医院都有保密义务，为了今后的诊断和检查，应该如实回答。

问诊单

医院的问诊单都大同小异。

2 检查

尿检

检查怀孕后尿液中激素的含量。定期产检还会测量尿蛋白指数以确认是否有妊娠高血压或肾脏疾病。此外，还要测定尿糖指标，以便尽早发现是否有患上妊娠糖尿病的可能。

测量体重

穿着衣服测量体重。如果孕期体重增加太快，会增加患上妊娠高血压或妊娠糖尿病的风险；另外，如果脂肪过多，也会有难产的风险。

测量血压

可能由护士用手动血压计测量，也可能是自动血压计测量。测量血压是为了检查是否有妊娠高血压的征兆。（参见P132）

建议 如果在尿检前摄入大量甜食，很可能出现尿糖的结果。另外，因为身体活动等会使血压上升，最好在稍微休息后再测量血压。

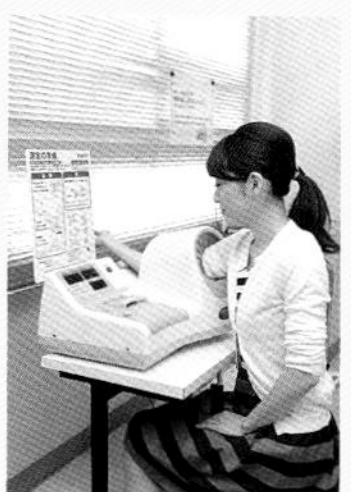

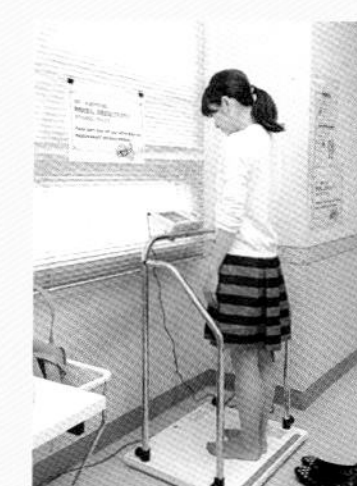

建议 有人会刻意不吃测体重之前的那顿正餐，这绝对不行，因为这样做可能会使检查结果出现贫血等情况。

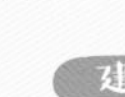

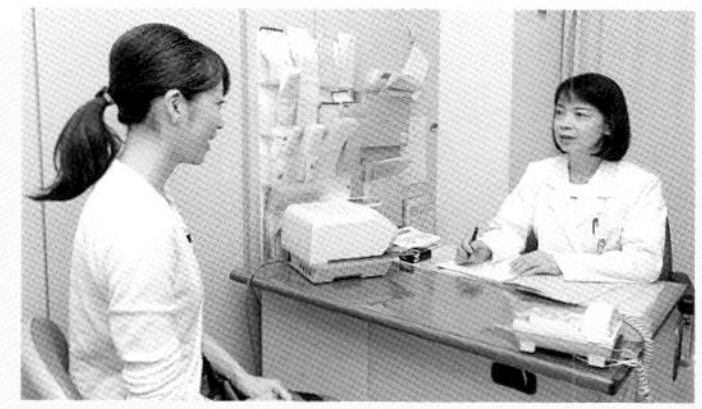

3 问诊（诊室）

如果是初诊，医生会根据填写的问诊单提问。如有关于孕期、分娩等方面的问题，也可以在这个时候向医生咨询。

建议 和医生的问答最好都记录下来以防忘记。如果有不好意思问医生的问题，也可以向护士或助产士咨询。

4 内诊与B超检查（检查室）

内诊

脱下内裤，躺在专门的检查台上进行各项检查。怀孕初期要检查子宫和卵巢是否有异常，怀孕中期要检查宫颈口的柔软度及开口状态，以确认是否有早产或者流产的征兆，到了怀孕后期则可以根据检查确认大致的分娩时间。

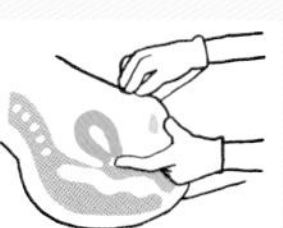

医生将手指插入阴道，另一只手放在腹部稍作压迫。

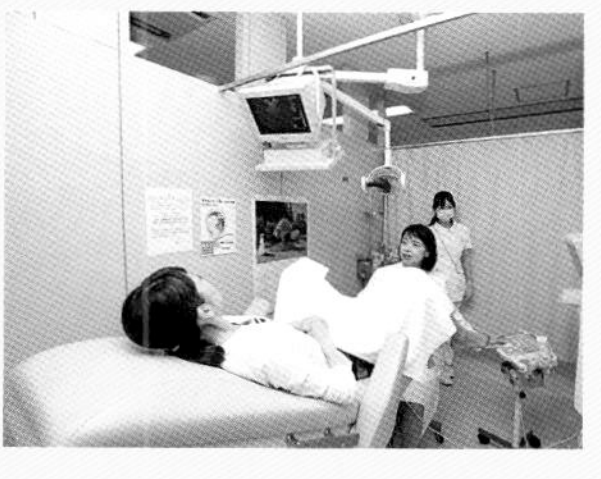

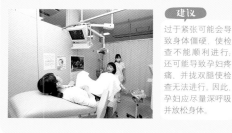

建议 过于紧张可能会导致身体僵硬，使检查不能顺利进行；还可能导致孕妇疼痛，并拢双腿使检查无法进行。因此，孕妇应尽量深呼吸并放松身体。

B超

在初诊和孕初期会通过阴道插入的B超检查方式来确认是否怀孕、怀孕是否正常、是否有子宫肌瘤等症状。到了孕中后期，就会进行腹部B超检查以确认宝宝的生长发育状况和胎盘位置等。

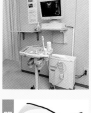

阴道B超

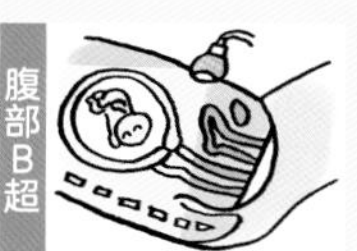

腹部B超

建议 怀孕早期B超检查需要憋尿，3个月之后就不需要了。

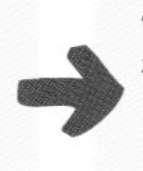

5 说明检查结果（诊室）

各项检查出结果后，医生会在诊室向你说明是否怀孕、怀孕估算周数及预产期等。在日后的定期检查中，医生会向你说明宝宝生长发育的情况。

建议 如果确定怀孕了，就要确认好下次检查的日期，并向医生咨询日常生活中的注意事项。

6 检查结束及缴费

怀孕的各项检查可能不完全涵盖在医保及生育保险报销范围内。初诊的费用会相对贵些，要准备好足够的资金。

建议 从确认怀孕到分娩都要接受定期检查。有些医院可以直接预约下次检查，可以向医生咨询一下。

认真接受定期产检

产检内容会随孕程发生变化。不要因为觉得身体很好或太忙没时间就不去检查。为了自己和宝宝的健康，一定要定期产检。

每次都要认真检查

虽然大家都说“怀孕不是生病”，但身体的确因为孕育着一个小生命而发生了各种变化。宝宝在腹中是否顺利成长发育，妈妈的身体是否健康……这些问题靠自己的感觉无法判断，必须要通过每次检查的结果才能确定。

孕期的问题如果能够及时发现、及时处理，一般都不会有太严重的后果。

产检都包括哪些检查？

测量腹围和宫高

腹围是以肚脐为起点和终点、绕腹部一周的长度，宫高则是从耻骨上部到子宫底的长度。医生可根据这两个指标和B超检查结果来确认宝宝的发育程度并测算羊水量。

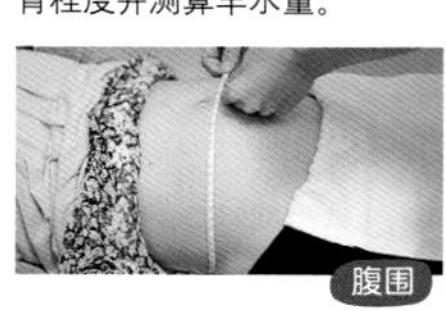
腹围

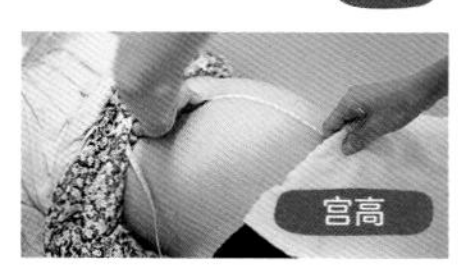
宫高

建议　最好穿容易拉起的衣服。

检查水肿

在检查台上平躺，按压脚跟检查是否有水肿及水肿的程度。按压后如花费很长时间才能恢复，就要在饮食上多加注意（如减少盐分摄入等）。

建议　因为要直接触碰脚部，穿着高筒袜或连裤袜时最好事先脱下以节省时间。

触诊

在检查台上平躺，医生通过触碰腹部来确认宝宝在腹中的位置。可在触诊时向医生咨询腹部是否胀气。

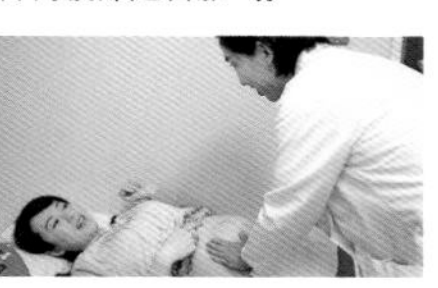

建议　触诊是咨询医生的好时机。

无刺激胎心监护 NST

怀孕36周后进行的一项检查。医生会给孕妇的腹部安上一个电子监测仪，以监测腹部的胀气程度及胎心等情况。

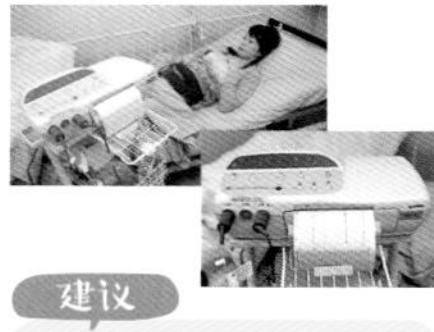

建议　时间较长，如果一直平躺会有不适，也可以侧卧或随时变换姿势。

关于测量体重、血压、内科检查及B超检查的内容，参见P19。

血液检查的主要项目

传染病（孕初期）

- 乙肝：通过HBs抗体检查来确认是否携带乙肝病毒
- 丙肝：通过HCV抗体检查来确认是否携带丙肝病毒
- HIV：确认是否携带艾滋病毒
- 梅毒：确认是否感染梅毒。若是梅毒携带者，需要及时治疗
- 风疹：确认是否有风疹抗体
- 弓形虫：通过血液检查确认是否有抗体
- 巨细胞病毒（CMV）：是疱疹的一种，可以通过血液检查确认是否被感染
- 人类T淋巴细胞白血病病毒：通过HTLV-1抗体检查来确认是否带有ATL抗体

血型（孕初期）：孕期或分娩时，可能会碰到需要紧急输血的情况，因此有必要在产检时确认孕妇的血型。如果孕妇是Rh阴性血型，出现血型不合的风险会增加。

血糖（孕初期、中期及后期）：为了确认是否有妊娠糖尿病，需要检查血糖值。孕中期会进行葡萄糖筛查，如果数值较高，医生将配合尿检结果来判断是否要食疗以控制血糖。

贫血（孕初期、中期及后期）：孕期容易缺铁，因此一般要进行3~4次检查以监测铁含量。如果确认贫血，医生会开出铁剂或建议食疗以帮助铁的摄入。

不规则抗体（孕初期和后期）：即使血型完全相同，给孕妇输血的血液中也可能会携带引起敏反应的抗体。为了以防万一，会进行不规则抗体的检查。

产检日程（例）

每次产检都要做的检查：测量体重　测量血压　尿检（尿蛋白、尿糖）　测量腹围及宫高　听胎心　有无水肿　B超　内诊　问诊

	周数·月数	频率	检查内容
孕初期	怀孕2个月（4~7周）	每4周1次产检	**阴道B超检查** 确认是否子宫内着床及怀孕周数 **宫颈癌检查** 提取子宫颈细胞
	怀孕3个月（8~11周）		**血液检查** 血型，血常规（白细胞、红细胞、血小板），凝血检查（针对第一次怀孕的孕妇），血糖，糖化血红蛋白HbA1c
	怀孕4个月（12~15周）		**传染病检查** 梅毒，乙肝抗体，丙肝抗体，HIV抗体，ATL抗体，风疹抗体
孕中期	怀孕5个月（16~19周）		**阴道B超检查** 检查宫颈长度 **细菌检查** 阴道及宫颈细菌、衣原体 **腹部B超检查** 宝宝发育状况、胎盘的位置
	怀孕6个月（20~23周）		**阴道B超检查** 检查宫颈长度
	怀孕7个月（24~27周）	每2~4周1次产检	**血液检查** 血常规，糖耐量检查，不规则抗体检查
孕后期	怀孕8个月（28~31周）	每2周1次产检	**腹部B超检查** 宝宝发育情况，胎盘位置，羊水量
	怀孕9个月（32~35周）		**血液检查** 血常规，凝血检查等 **细菌检查** 阴道内B型链球菌检查等
	怀孕10个月（超过36周）	每周1次产检	**无刺激胎心监护（NST）**

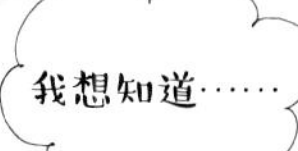

预产期是怎么算出来的

预产期只是一个大概的日子

一般说的 280 天孕期是针对月经周期为 28 天、月经比较规律的人。如果月经周期小于 28 天、大于 28 天或月经不太规律，预产期会有偏差。

一般在怀孕 9~10 周时，可以通过 B 超检查测量出宝宝的身长，并测算出相对准确的预产期。不过“预产期”只是一个推算的日期，跟实际分娩日期有误差也很普遍。

计算自己的预产期

最后一次月经的日期　　月　　日

用月份减去 3（如果本身月份小于 3，就先加 9），用日子加上 7，结果就是预产期。

预产期　　月　　日

[例] 比如最后一次月经为 7 月 25 日，7-3=4 月，25+7=32→下个月的 2 日，得出预产期为 5 月 2 日。

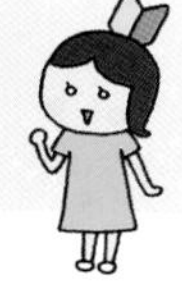

预产期快速查询表

先在纵坐标上查找最后一次月经的月份，再在横坐标上查找最后一次月经的第一天，横纵坐标的交叉点即为预产期。如果正好赶上闰年，又在 2 月 29 日以后，用显示出来的日期减 1 天就可以了。

末次月经月份＼最后一次月经月份（日）	1	2	3	4	5	6	7	8	9	10	11	12	13	14	15	16	17	18	19	20	21	22	23	24	25	26	27	28	29	30	31
1	10月																								11月						
	8	9	10	11	12	13	14	15	16	17	18	19	20	21	22	23	24	25	26	27	28	29	30	31	1	2	3	4	5	6	7
2	11月																								12月						
	8	9	10	11	12	13	14	15	16	17	18	19	20	21	22	23	24	25	26	27	28	29	30	31	1	2	3	4	5		
3	12月																										1月				
	6	7	8	9	10	11	12	13	14	15	16	17	18	19	20	21	22	23	24	25	26	27	28	29	30	31	1	2	3	4	5
4	1月																										2月				
	6	7	8	9	10	11	12	13	14	15	16	17	18	19	20	21	22	23	24	25	26	27	28	29	30	31	1	2	3	4	
5	2月																								3月						
	5	6	7	8	9	10	11	12	13	14	15	16	17	18	19	20	21	22	23	24	25	26	27	28	1	2	3	4	5	6	7
6	3月																								4月						
	8	9	10	11	12	13	14	15	16	17	18	19	20	21	22	23	24	25	26	27	28	29	30	31	1	2	3	4	5	6	
7	4月																								5月						
	7	8	9	10	11	12	13	14	15	16	17	18	19	20	21	22	23	24	25	26	27	28	29	30	1	2	3	4	5	6	7
8	5月																								6月						
	8	9	10	11	12	13	14	15	16	17	18	19	20	21	22	23	24	25	26	27	28	29	30	31	1	2	3	4	5	6	7
9	6月																							7月							
	8	9	10	11	12	13	14	15	16	17	18	19	20	21	22	23	24	25	26	27	28	29	30	1	2	3	4	5	6	7	
10	7月																								8月						
	8	9	10	11	12	13	14	15	16	17	18	19	20	21	22	23	24	25	26	27	28	29	30	31	1	2	3	4	5	6	7
11	8月																								9月						
	8	9	10	11	12	13	14	15	16	17	18	19	20	21	22	23	24	25	26	27	28	29	30	31	1	2	3	4	5	6	
12	9月																								10月						
	7	8	9	10	11	12	13	14	15	16	17	18	19	20	21	22	23	24	25	26	27	28	29	30	1	2	3	4	5	6	7

孕周快速查询表

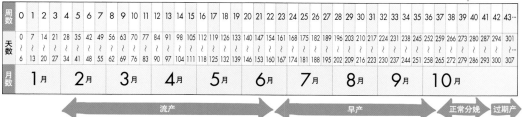

周数	0	1	2	3	4	5	6	7	8	9	10	11	12	13	14	15	16	17	18	19	20	21	22	23	24	25	26	27	28	29	30	31	32	33	34	35	36	37	38	39（预产期）	40	41	42	43…
天数	0~6	7~13	14~20	21~27	28~34	35~41	42~48	49~55	56~62	63~69	70~76	77~83	84~90	91~97	98~104	105~111	112~118	119~125	126~132	133~139	140~146	147~153	154~160	161~167	168~174	175~181	182~188	189~195	196~202	203~209	210~216	217~223	224~230	231~237	238~244	245~251	252~258	259~265	266~272	273~279	280~286	287~293	294~300	301~307…
月数	1月				2月				3月				4月				5月				6月				7月				8月				9月				10月							

流产　早产　正常分娩　过期产

根据自己的想法和
实际状况来选择

如何选择分娩地点

选择在什么医院分娩非常重要。要多比较、多考虑，再慎重地做决定。

分娩可选的医院种类

妇产医院及诊所

更容易和医护人员建立信任

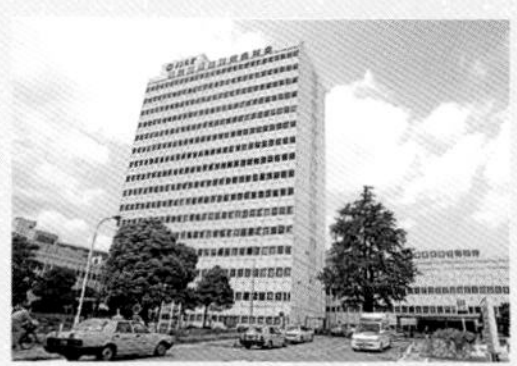

在这类医院，从怀孕到分娩一般会有一位专门的医生进行检查和诊治，因此很容易和医生建立信任。住院部的各种设备和配餐都很周到，还会开设一些孕产妇培训班。另外，这类医院也支持多种分娩方式。但如果在分娩过程中出现紧急情况无法处理，需要联系综合医院进行转院。

综合医院

出现紧急情况时会更安心

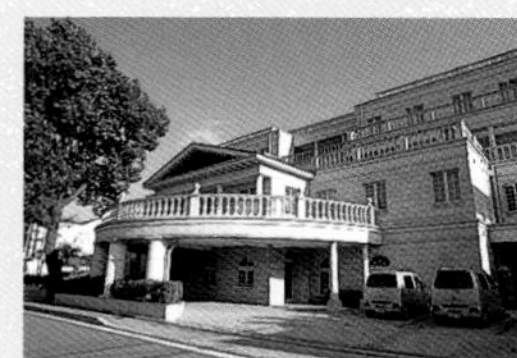

这类医院科室很多，会让有慢性病的孕妇更加安心。如果医院设有新生儿科，那么新生儿的一些突发状况也能得到快速处理。不过大型综合医院的妇产科医生较多，不会每次产检都是同一位医生。

大学附属医院、围产期医学中心

医疗技术、设备、医护人员的配置更完善

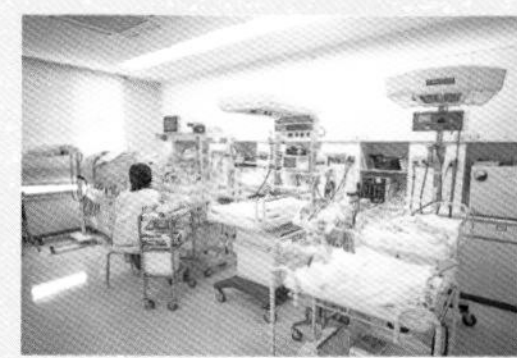

这类医院的医疗技术和医护人员配备完善，在发生危险情况时能够迅速处理。如果是早产儿，也可以在新生儿监护病房(NICU)得到各种必要的诊治。不过在大学附属医院产检花费的时间会比较长，而且还可能有实习学生在场。

助产院

氛围较为轻松

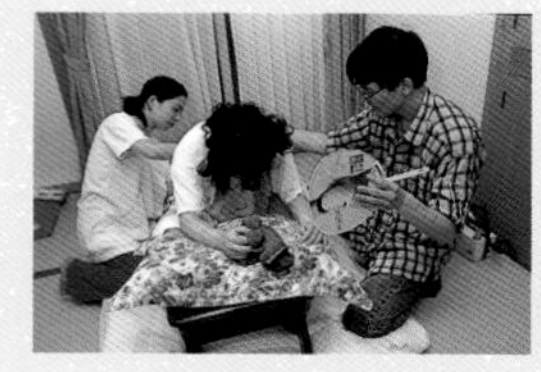

这类机构在日本较为常见，助产士会给孕妇做包括孕期生活、分娩注意事项在内的详细指导，整体氛围较为温馨。但分娩中若出现紧急情况，则必须转至合作医院。

想想自己关注的重点是什么

得知怀孕后，就要开始考虑分娩地点。你也许会觉得离分娩还早，但在孕期要做产检，所以必须及时选择医院。

选择医院最关键是要看自己希望怎样分娩。“希望分娩时丈夫也在场”“希望尽可能顺产”“比较怕疼，最好是无痛分娩”“希望可以母婴同室”等，准妈妈应该根据自己的希望和要求来选择医院。

可以分娩的场所，有像大学附属医院、围产期医学中心、综合医院这样规模较大的医院，也有像妇产医院、诊所这样规模较小的地方。任何地方都有其优势和劣势，要在足够了解的基础上选择。如果是有慢性病的准妈妈，或是因某些问题而无法按个人意愿分娩的妈妈，都要事先了解分娩地点的情况。

此外，谁也无法预测分娩具体会在何时开始，因此建议选的医院不要离家太远，最好在车程1小时以内。

医院选择三部曲

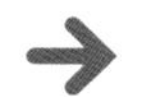
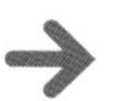

STEP1 收集资料

可以上网收集信息，也可以参考医院的宣传手册，或者听听周围妈妈的意见。

STEP2 实际体验

根据自己的想法大致确定几所医院，再到每所医院去看一看，体验一下医院的氛围、医护人员的态度，以及从家到医院的交通情况。

STEP3 确认费用，预约

分娩方式的不同、房间的不同等会造成费用的差别。豪华医院的费用肯定更高，有名气的医院常常会满床，因此在决定之后要尽快预约以确保床位。

如果选择回家乡分娩

转院时间最晚不能超过怀孕 35 周，应携带孕妇状况说明进行转院

有名气的医院需要尽早预约。同时，要向之前产检的医院说明自己要在其他医院分娩的计划。

选择医院时的注意事项

1 分娩方式

有家人陪同的分娩、无痛分娩、在预定日期分娩等。决定好自己希望的分娩方式，再去医院确认是否可行。

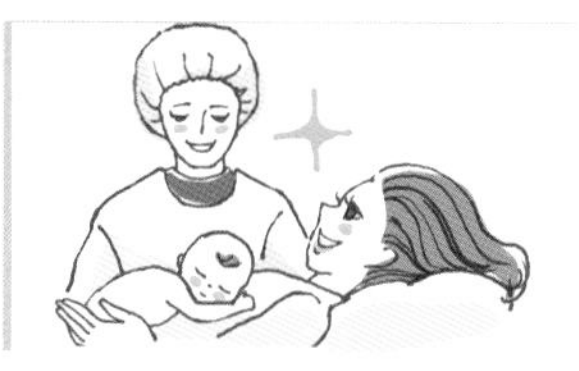

2 与医护人员的相处

与医护人员的相处也十分重要，最好能有一种“觉得医生护士都特别亲切，不管什么问题都可以自然提出”的安心感。

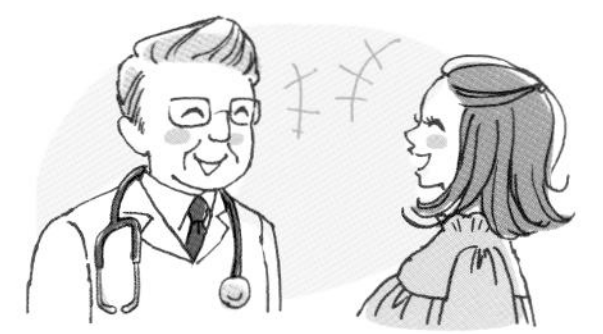

3 产后如何和宝宝相处

产后妈妈与宝宝的相处方式也多种多样。有允许 24 小时母婴同室的医院，也有允许白天母婴同室的医院。任何方式都各有利弊，应根据自己的需要选择。

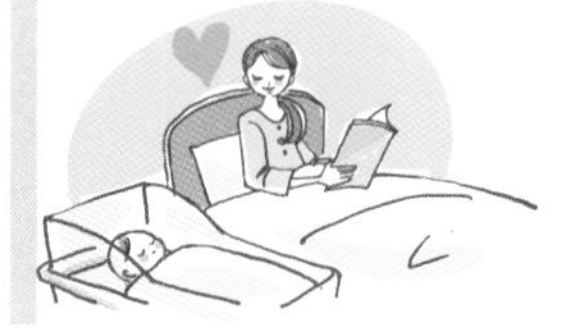

4 房间类型及设备

单间或是多人间；有美容室或是有家属房间……在设施、服务等方面，医院之间的差别也很大。

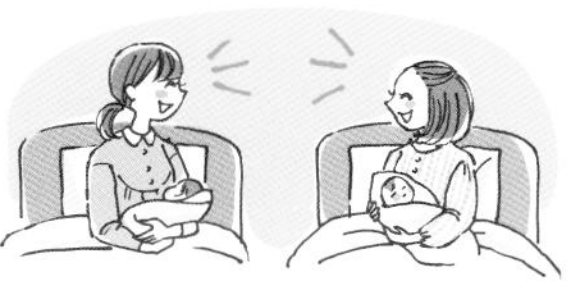

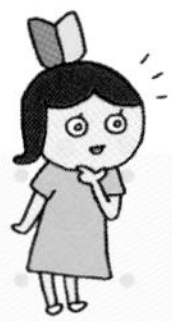

经验之谈

这样选医院

综合医院有较完备的医疗团队，万一出现紧急情况会比较安心

“万一出现紧急情况会更稳妥”，听取母亲的建议后我选择了综合医院分娩。综合医院医护人员相对较多，不管何时分娩都不用担心医护人员忙不过来。不过即使综合医院也提供“母婴同室”“袋鼠式护理”等服务，在半夜分娩时还是会有很多服务并不适用。因此在选定医院之前，最好先去实地考察一下。

横田乡子女士（32 岁）小响和铃音的妈妈

私立产科医院有家的氛围；对他们的母乳喂养指导及一日三餐非常满意

我想进行比较自在的分娩，也不希望侧切，所以在比较之后选择了一家评价较高的私立产科医院。这家医院的助产士非常有经验。万一遇到紧急情况，会立刻将产妇转到合作的综合医院，让人非常放心。无论是在孕期、分娩还是产后住院期间，都能体会到一种家的感觉。产后负责照顾我的助产士还非常耐心地教给我很多母乳喂养的知识和方法，感觉帮助很大。

原田爱子女士（29 岁）梨沙子的妈妈

什么时候告诉公司和同事自己怀孕了？怎么请产假？

如何在孕期更好地继续工作

孕期继续工作确实非常辛苦，但在工作中也会有很多收获。我们来了解一下如何在孕期更好地工作吧。

首先要尽早告知公司自己怀孕了，以便公司根据实际情况调整工作

孕吐和逐渐隆起的腹部会让孕期的工作十分辛苦。但继续工作可以保证自己的经济来源，也可以积累更多的经验，还是很有意义的。

还有一个很现实的问题是，专业性较强的工作或事务性工作，一旦辞职就很难再找到合适的机会。

如果决定继续工作，就要注意在精神和身体上尽量别给自己太大压力。如果觉得体力实在跟不上，可以和上司商量是否能缩短工作时间，或是否能在家工作等。

总之，建议在确定怀孕后尽快向直属上司汇报。如果是要接触到化学物质、放射线或体力劳动较重的工作，都不宜继续，要马上调整。

怀孕期间准妈妈的身心比较脆弱，但尽量别有“我是孕妇，大家必须迁就我、照顾我”的想法，而是要对为自己提供帮助的朋友、同事心怀感恩。

特别注意

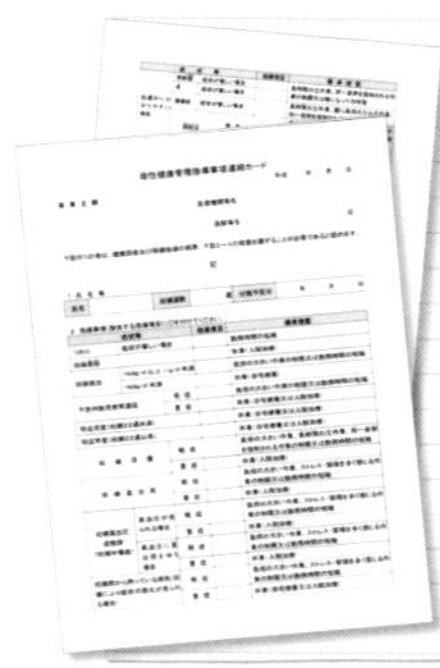

如果孕妇有较严重的妊娠反应、不适或妊娠高血压等，可以请医生开具证明交给公司，公司会根据实际情况采取缩短工时、允许病休等措施。

怀孕—分娩—产后

可以设想一下自己从怀孕到分娩、再到产后生活的过程。

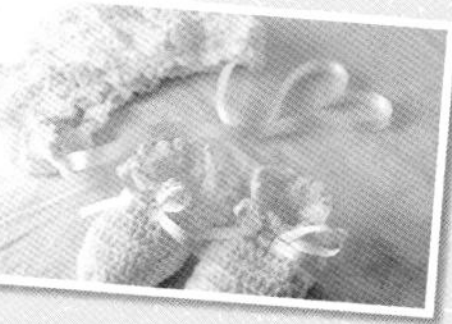

确认怀孕

怀孕4~8周

在医院检查确认怀孕后，要和家人商量，决定是继续工作还是对工作稍作调整。

建议

“我是一家综合医院的护士，怀孕后领导将我调到了不用上夜班的门诊工作，极大地减轻了我的负担。怀孕后告诉领导真的太明智了。”（K·S女士）

报告怀孕

怀孕8~16周

考虑自身的身体状况和工作内容，告知公司怀孕的事。也可以在胎心确认之后再说，报告时间自己决定，但最先告知的人最好是上司。

建议

“孕吐期间，每天的通勤最辛苦。和上司商量后我用早来早走的方法避开高峰期。等孕吐结束、进入稳定期后，我恢复了正常的工作时间，直到最后休假。”（Y·Y女士）

进入产假、育儿假

产假：98天
晚育假 +30天
剖宫产 +15天

为了不影响工作，自己也能安心休假，休假前一定要认真完成工作交接。为了以防万一，要给公司留下自己的联系方式。

建议

“生育险可以拿到补贴，一定要向公司的相关负责人确认清楚相关的生育补贴。另外，为了能让孩子顺利进入幼儿园，应该尽早开始着手准备。”（I·S女士）

恢复工作

假期结束

幼儿园的接送、孩子生病……不管是年幼的宝宝还是刚刚恢复工作的妈妈，在这一时期都会有很多不适应，要争取得到公司的理解和支持。

建议

“孩子刚刚入园几天就感染了诺如病毒，接着把我也传染了。在那次经历之后，我发现照顾孩子不仅仅要靠幼儿园。”（S·H女士）

休产假前，为了更好地工作，应该这样做

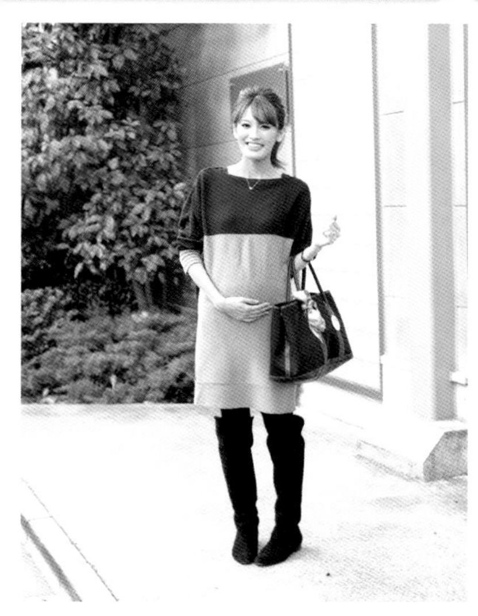

在公司

✳ 不要长时间保持一个姿势

对着电脑工作很容易长时间保持一个姿势，这样非常容易疲劳。即使非常繁忙，也要注意每隔一段时间改变一下姿势或休息一下。另外，为了防止形成下肢血栓，要经常有意识地走动一下。

✳ 注意不要受凉

很多人长时间待在开着空调的办公室，很容易受凉。孕期在空调房里最好多穿几层袜子，膝盖上盖条毯子等。

✳ 有意识地活动身体

准妈妈可以利用午休等时间活动活动腕关节、肩关节，小范围走动一下，有意识地活动身体。有条件的话最好躺下放松一会儿，就算时间很短也行。

上下班

✳ 留出富余时间，不要卡点出门

匆忙出门很容易摔倒或和别人挤碰并受伤，所以上下班都要留出富余时间。

✳ 尽量避开高峰

在拥挤的车厢内，准妈妈很容易感觉不适。可以设法避开高峰，如提早出门或到终点站坐始发车等。

在家里

✳ 尽量放松休息

在公司总有做不完的工作。如果周末在家还要做大量家务，休息不足的身体会很让人担忧。为了腹中的宝宝，稍微偷懒休息一下，利用周末好好放松身体吧。

✳ 丈夫必须帮忙

丈夫理应帮忙分担家务。打扫浴室、清理垃圾……那些需要体力的工作就交给丈夫吧。

✳ 减轻家务负担

在日常采购方面，可以选择送货上门的服务。从日用品到食材，现在的购物体系已经非常完善。还可以委托家政公司。

尽早开始寻找托儿所

寻找托儿所要从怀孕开始着手。可以通过社区等渠道收集资料，也可以在一些托儿所的官网上查到其托管时间及招生计划。但有时网上信息会更新不及时，前往实地询问得到的消息会更加准确，还可以拿到更多托儿所的资料。

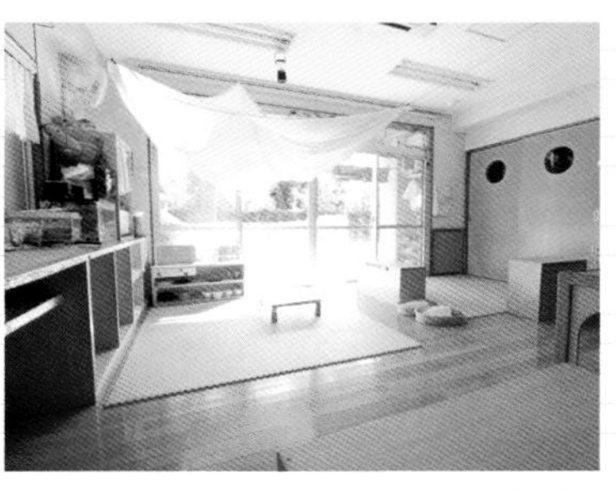

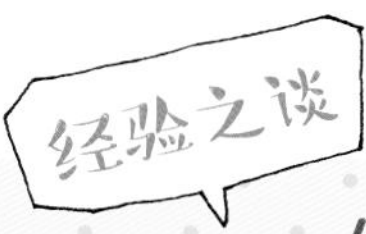

休产假前，我们这样工作

缩短工作时间，产检当天请半天假，不给身体造成太大负担

怀孕的时候，我正好作为派遣员工在做事务性的工作，工作时间是早上9点半到下午5点半。怀孕后，我和派遣公司的上司沟通，得到了缩短工作时间、在产检的日子可以休假半天的特批。孕吐厉害时，也会偶尔请假休息，这确实给公司造成了一定麻烦。但我认为，正是为了能更好地工作，才要爱惜自己的身体。

加藤桃子女士（32岁）翔马的妈妈

周围的同事给予我很大帮助，让我能轻松工作

以前一直做销售工作，经常开车出去。怀孕后，上司和同事都说“你已经是个孕妇了，一定要小心自己的身体”，于是我的工作内容就调整为主要留在公司的事务性工作。在我身体不舒服时，上司还特意交代我可以晚些到公司，或是让我提前回家休息。公司的男员工占绝大多数，但大家对我照顾有加。直到分娩前2个月我都坚守在工作岗位上，现在正在休产假。

正田百惠（26岁）贤人的妈妈

如果身体允许，工作也是锻炼身体的好方式

我是一个美发师，每天站着的时间比较长，脚部的水肿也比较严重。不过在孕期我几乎都像以前一样工作，因为总觉得这份工作是很好的锻炼身体的方式。在孕吐比较严重或身体非常不舒服时，我会和其他同事沟通，不让身体超负荷运转。我一直工作到分娩前一个月；在孩子满一岁后，我就重新回到了工作岗位。

大竹惠美子女士（28岁）优斗的妈妈

怀孕、分娩的花费

怀孕、分娩、育儿，自己要负担的费用也不少。我们可以制定一个开销计划，更好地把握收支状况。

补贴需要自行申请

产检、分娩、宝宝的衣服、尿不湿……怀孕、分娩、育儿的开销极大。此外，在分娩及住院的费用中，也可能有医保报销不了的部分。

为了减轻家庭负担，我国设有生育险，部分地方还设有生育补贴。不过有些补贴可能需要个人提交申请才能领取，因此要多关注相关政策，及时了解和申领。

根据是否在职、是否参加了生育保险及其他实际情况的不同，所得补贴也会不同。

在申请补贴前，首先要弄清以下几点：有哪些补贴，自己可以申请哪些，需要准备什么资料，到哪里去提交申请。不明白的事情要跟相关部门确认清楚，需要的资料可以从孕期就开始慢慢准备，而不要等到最后。

如果出现先兆流产、早产或剖宫产等需要住院并手术的情况，一些保险公司的保险也可以理赔，因此要事先确认一下自己都购买了哪些保险。

产检费用

生育补贴可减轻家庭经济负担

从孕初期到分娩，大概要进行15~16次产检，可能会产生不在医保或生育保险范围内的开销。此时，生育补贴就可以减轻家庭的经济负担。

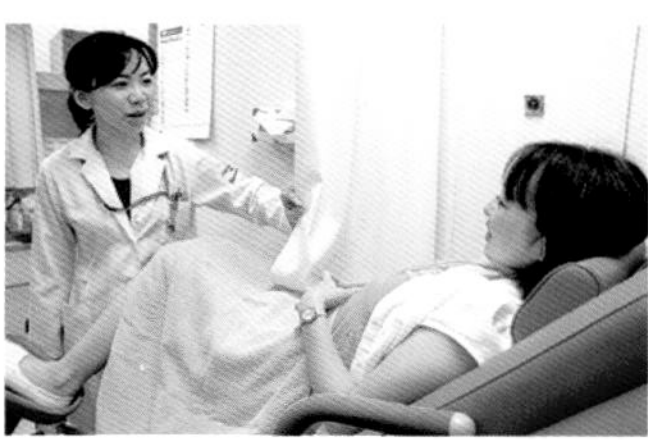

生育险可报销部分正常产检费用。

分娩的准备

借用、二手更节省

第一次迎接宝宝的诞生，要购置的东西很多。在购买之前我们可以列个清单，先准备必需品，当下用不到的东西可以以后再准备。

如果希望节省一些不必要的开支，可以考虑向亲友借用或购买一些二手用品。像婴儿床等不会用太长时间的东西，也可以选择租一个。

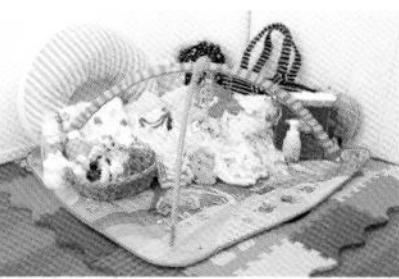

宝宝出生后可能会采购的物品。

分娩住院费用

同样涵盖在生育险中

分娩、住院也是一笔不小的开销。如果选择了无痛分娩或是住单间，费用就会更高。正常分娩及住院费都涵盖在生育保险报销的范围内，但超出规定的医疗服务费、医药费和营养费等则需要个人承担。

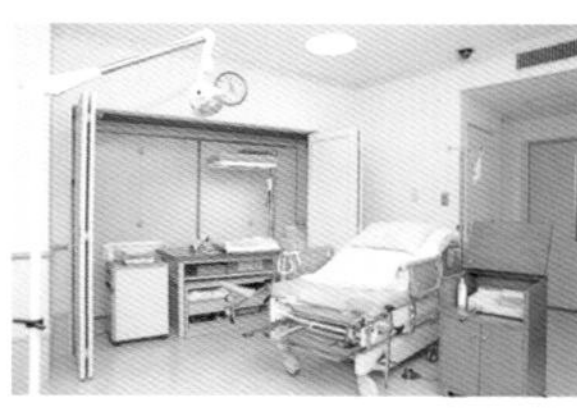

从阵痛到分娩都在同一间病房里的LDR产房。部分医院可能会有追加的费用。

妈妈们的经验之谈（日本）

Q 分娩前后觉得哪些花销较大？

1. 住院、分娩的费用：平均自费12万日元
2. 给朋友和亲人购买礼物的费用：平均10万日元
3. 回家乡分娩的交通费：平均9万日元

其中住院和分娩的费用在去除一次性补助(42万日元)后，90%以上的人都会有自费的支出。而回乡的交通费里也包括了丈夫的一份。

没有人觉得孩子出生后经济条件反而更宽裕了。

觉得压力非常大：4%

感觉压力增大：35%

没有太大变化：61%

!! 孩子出生后，约40%的家庭都感觉经济压力增大了

孩子出生后，水电煤气的使用量都会增加，还增加了尿不湿等日用品的购入；同时，很多妈妈因为怀孕而离职，造成家庭收入减少，所以很多家庭感到经济压力增大了。

PART 2

逐周逐月详解孕期！

妈妈与宝宝共同度过的9个月

从怀孕到分娩的9个月，腹部会隆起多大？
宝宝在腹中会发生怎样的变化？
这部分将对这些问题作详细的介绍。
针对准父母们在不同时期关注的不同内容，
我们也会给出相应的建议，希望对你们有所帮助。
愿准妈妈们能够更加轻松、愉快地度过这段无可取代的孕期生活。

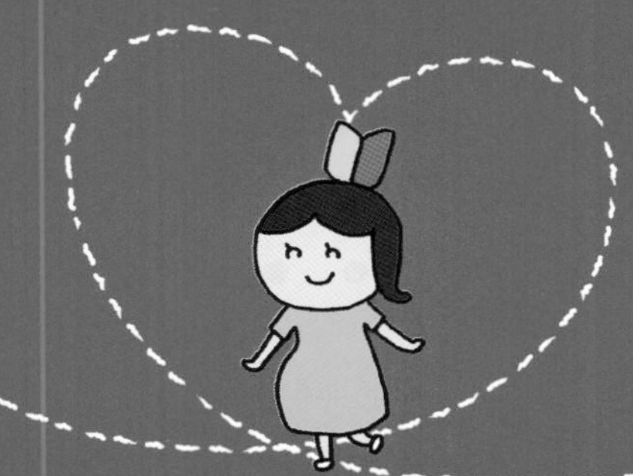

与腹中宝宝在一起的 280 天

准妈妈的身材会如何变化？腹中的宝宝是怎么发育的？

确认怀孕了！之后应该做些什么？在此我们将详解准妈妈的身体状况、体型变化及腹中宝宝的生长发育。

怀孕 2 个月　4~7 周

确认怀孕后，身体会有剧烈变化

月经停止，基础体温始终保持在高温状态。从外表看没什么变化，但准妈妈会有恶心、反胃等感觉，并开始出现孕吐的征兆。

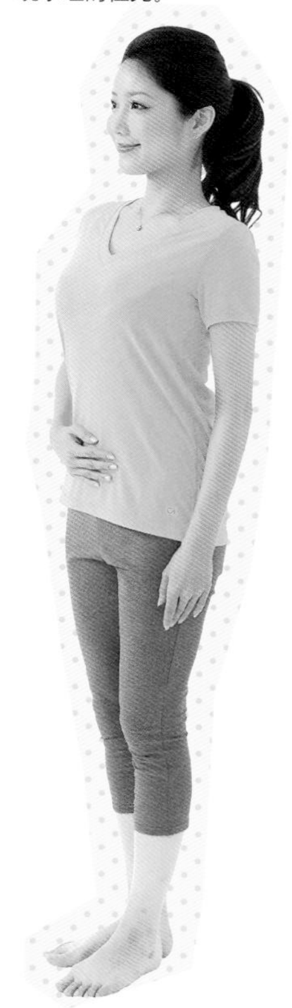

腹中的宝宝

腹中的宝宝还处于胎芽期，像条小鱼一样。但实际上宝宝的心脏已经开始跳动，嘴巴、眼睛、脑、神经等已经开始形成。

怀孕 3 个月　8~11周

出现孕吐等各种不适，非常难熬

部分妈妈此时出现了妊娠反应。尽管腹部隆起还不明显，但子宫已有拳头那么大，尿频、便秘、分泌物增多等各种不适都会在这个时期出现。

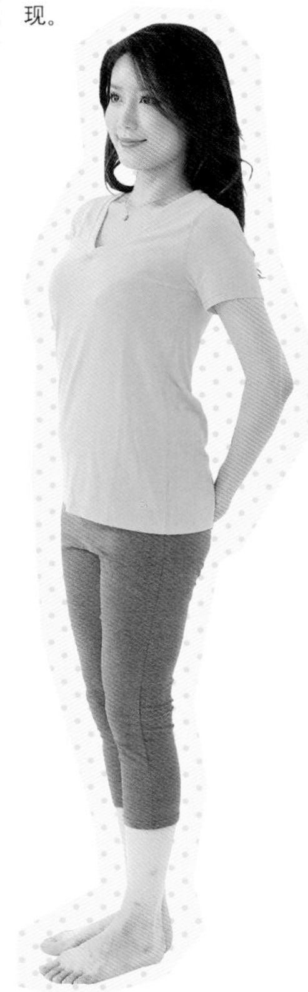

腹中的宝宝

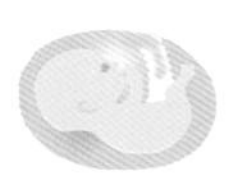

构成胎盘的绒毛膜开始在子宫内生长，宝宝也开始在子宫内发育。此时宝宝已经完成从胎芽到胎儿形态的转变。

怀孕 4 个月　12~15周

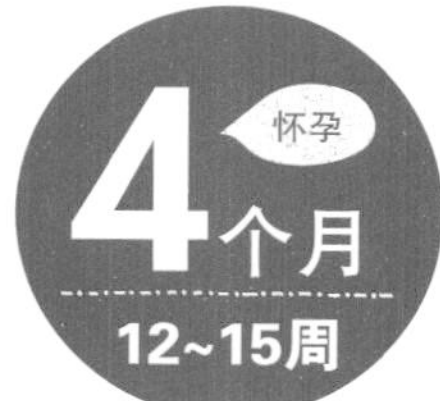

宝宝成长发育的“小床”——胎盘基本形成

维系妈妈和宝宝的胎盘此时已基本形成，流产的概率也随之降低。大部分妈妈的妊娠反应会相对减轻，也会感觉下腹部稍稍隆起。

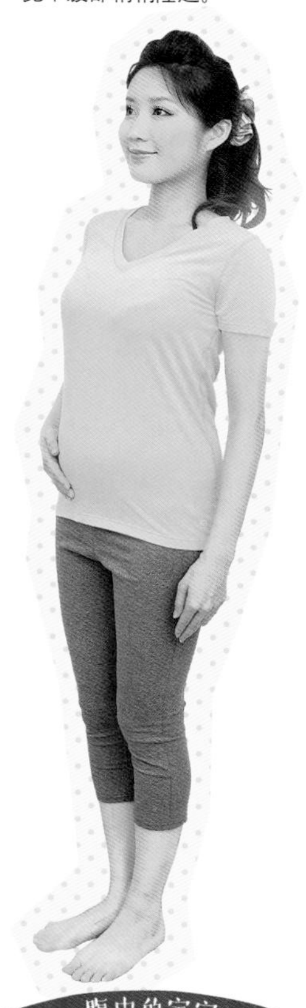

腹中的宝宝

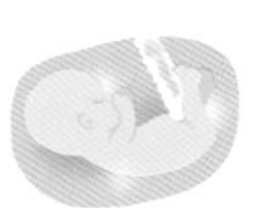

在 B 超检查时，会发现宝宝已经有了人形。胃、肾脏、膀胱等内脏器官已基本形成。

怀孕 5 个月　16~19周

进入稳定期，开始感觉到胎动

这应该是怀孕最稳定的一段时期。腹部的隆起越来越明显，有些妈妈已经开始感觉到宝宝在腹中动来动去了。

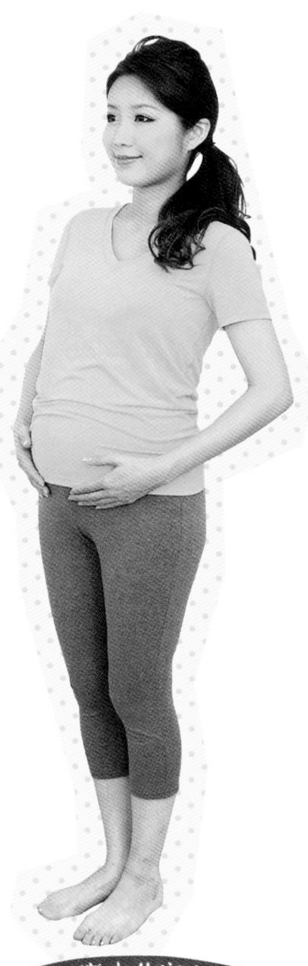

腹中的宝宝

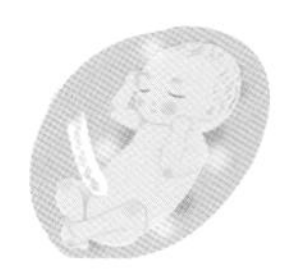

控制五官的脑前额叶形成，宝宝在羊水中的动作也越来越发达。保护皮肤的胎毛也已经形成。

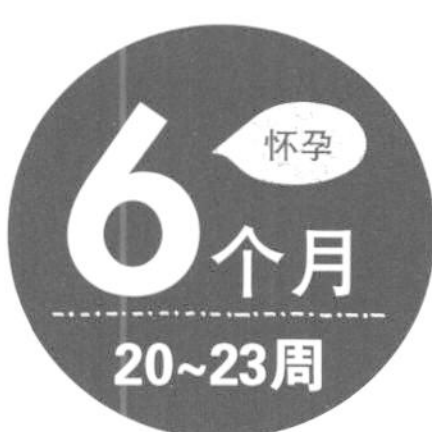
怀孕
6个月
20~23周

下腹部隆起更加明显，会出现腰痛和静脉曲张

如果孕期的前半程比较顺利，可以在此时开始适度运动或旅行。但随着下腹部的隆起，准妈妈容易出现腰痛或静脉曲张等症状。

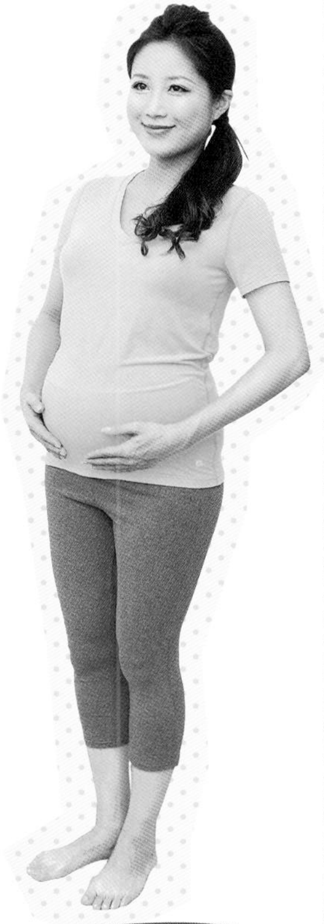

腹中的宝宝

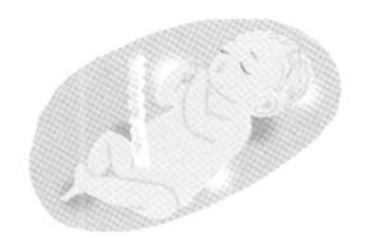

宝宝的骨骼和肌肉发育得更加成熟，胎动的力量也越来越强。在B超中可以清晰地看到宝宝用小嘴吸吮的样子。

怀孕 7个月 24~27周

肚子越来越大，行动也越来越不方便

腹部的隆起更加明显，开始影响日常行动。另外，不少妈妈会饱受便秘或痔疮的困扰，也越来越容易腹胀。

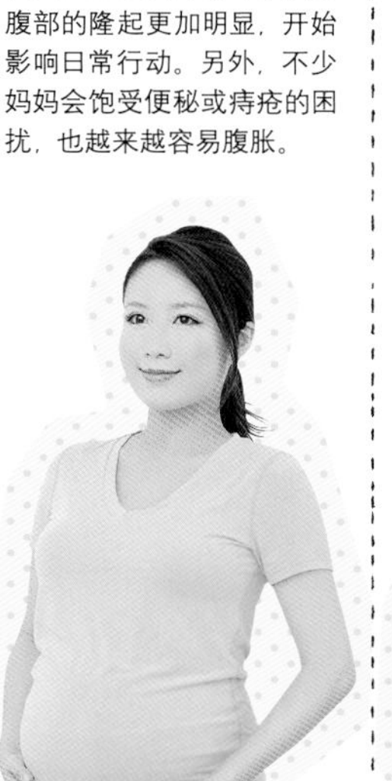

腹中的宝宝

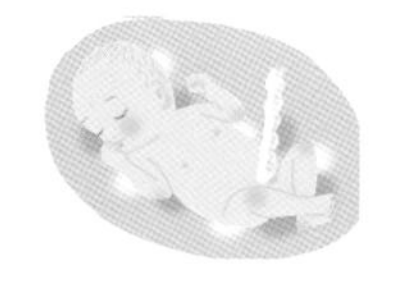

宝宝可以听到妈妈心跳的声音。心肺功能和内脏也在进一步发育。

怀孕 8个月 28~31周

开始出现各种问题

肚子越来越大，会持续出现诸如胀气、手脚水肿等不需要就医的所谓“孕期问题”。另外还需注意是否有妊娠高血压或妊娠糖尿病的征兆。

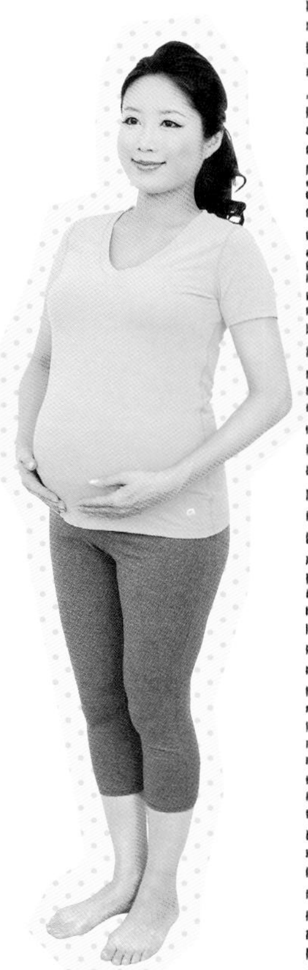

腹中的宝宝

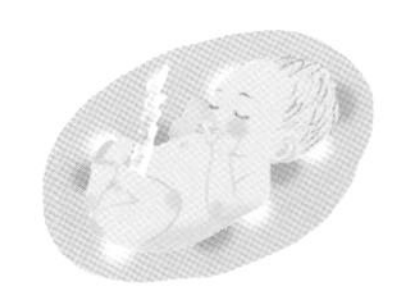

此时宝宝的骨骼已基本形成，脂肪也开始产生。宝宝的个头越来越大，在子宫内的姿势也基本固定了。

怀孕 9个月 32~35周

身体已经开始为分娩做准备

越来越大的子宫开始压迫胃、肺、心脏等部位，容易造成心悸或气喘，胃胀也更加严重。在行走时，会感觉到脚后跟或耻骨疼痛。

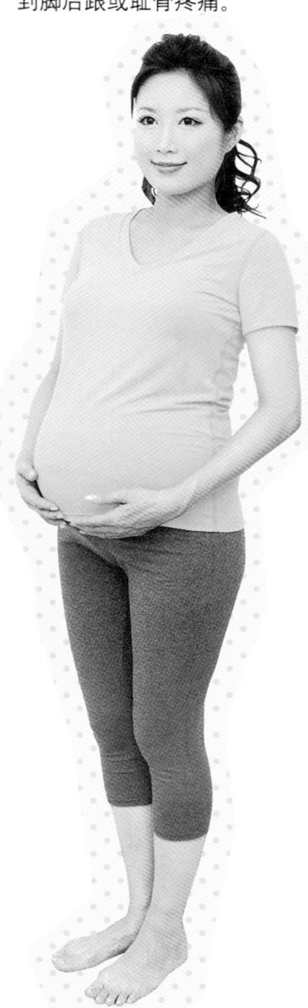

腹中的宝宝

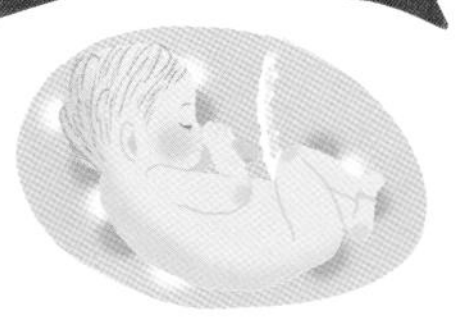

宝宝的皮下脂肪更加发达，身体也会更加柔软。覆盖身体的胎毛会逐渐变浅，皮肤也会更接近粉色。

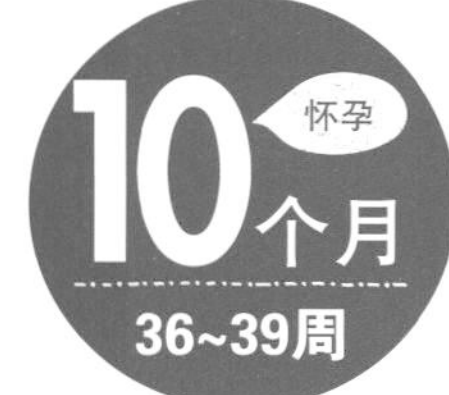
怀孕
10个月
36~39周

出现即将分娩的征兆

越来越频繁的腹部胀气说明此时离分娩越来越近了。为了让宫颈口更柔软、更容易打开，这个阶段的分泌物也会越来越多。

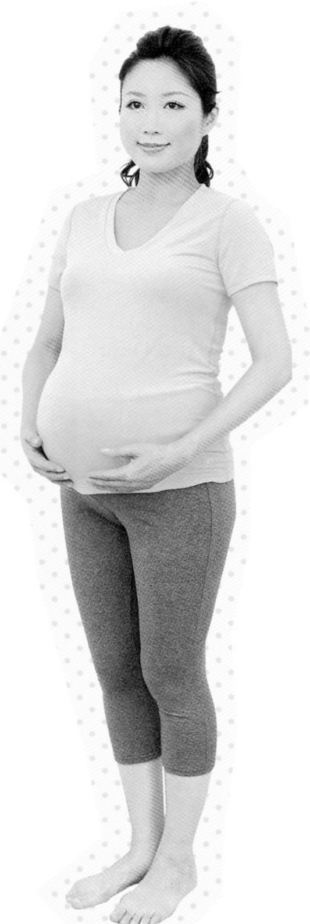

腹中的宝宝

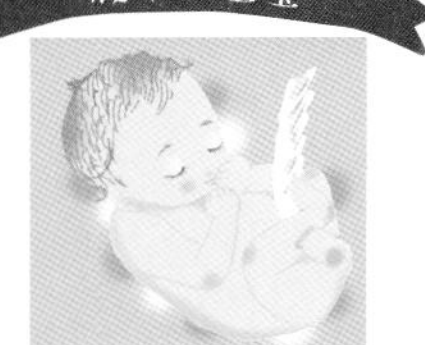

宝宝此时已经处于头部朝向宫颈口的位置，为分娩做好了准备。为了能在出生后立刻用肺呼吸，宝宝的肺功能已发育得更加完善。

怀孕2个月
4~7周

月经推迟、身体变化，怀孕征兆的多方面体现

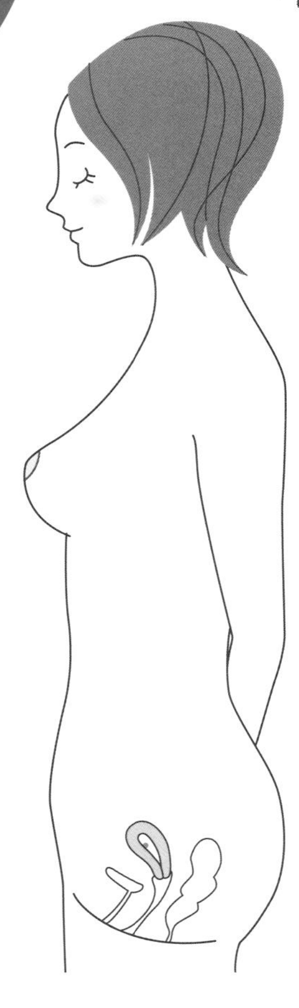

准妈妈的变化

也许会出现这些变化

- 孕吐
- 总感觉很热
- 困倦、疲惫、乳房肿胀等
- 尿频或便秘

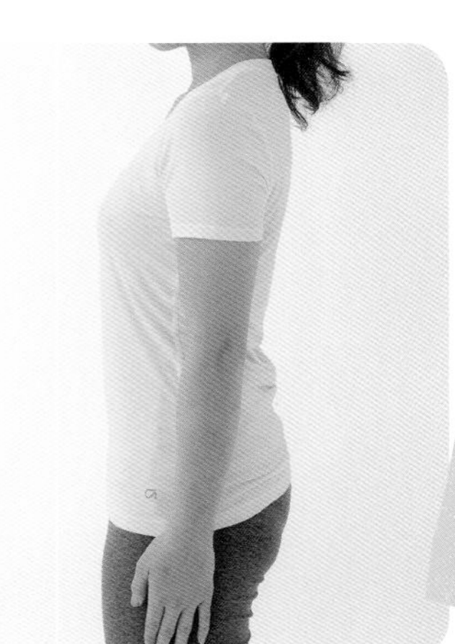

宫高
在这个时期还无法测定

体重增加值
在这个时期，体重的变化还不是很明显

怀孕2个月时要做的事

【必须要做的】

- [ ] 到妇产科检查➡参见P18
- [ ] 领取母子健康手册➡参见P36

【争取做到】

- [ ] 改掉不良生活习惯➡参见P104
- [ ] 准备一个保存B超照片的相册➡参见P37

开始出现恶心或困倦等症状

很多人都是这样觉察到怀孕的："月经迟迟不来，是不是……"，再买来验孕试纸检测一下，发现真的是阳性！在这个时期，有人已经开始出现恶心、困倦等孕吐期的征兆。如果月经已经推迟 2 周以上，建议尽快到医院就诊，检查是否怀孕了。最理想的情况是从初次产检到分娩都在同一家医院。当然，将是否有慢性病、交通是否便利、费用是否合理等各项因素都考虑进去后，再决定最终的分娩医院，这样才最保险。

宝宝的成长

也许会出现这些变化

- 宝宝现在还是肉眼看不到的大小，所以只能用“胎芽”而不是“胎儿”来称呼
- 心脏的整体形状形成并开始跳动
- 80% 的大脑和神经都已形成
- 约 7 周左右可以辨认出宝宝的脸，身体和手脚

怀孕 2 个月时宝宝的情况

身长 约9~14mm

体重 约1~4g

重量相当于 约一粒葡萄的重量

宝宝有个小尾巴，就像小鱼一样 宝宝的心脏已经开始跳动

在妈妈腹中孕育的小生命在这个时期用肉眼还看不到，因此只能称之为“胎芽”。这时的宝宝带着一条小尾巴，像条小鱼一样。尽管很小很小，但宝宝的心脏已经开始鼓动。这还是大脑、神经、脊髓等身体基础部分开始形成的重要时期，即器官形成期。约 7 周左右时，宝宝的尾巴开始消失，可以分辨出脸、身体、手脚等部位。虽然妈妈的外表看不出怀孕了，但腹中正发生着翻天覆地的变化。

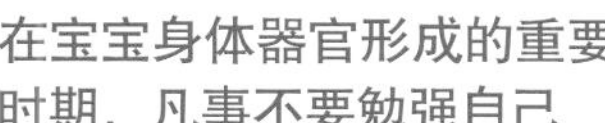

在宝宝身体器官形成的重要时期，凡事不要勉强自己

这个月是宝宝的身体器官及胎盘形成的重要时期，也是一个非常不稳定的时期。病毒感染、药物、酒精等都非常容易给宝宝带来不好的影响，因此凡事不要勉强自己，要尽量避免受伤或生病。

给爸爸的信：

根据妻子的身心变化，随时给予最大帮助

准爸爸必须意识到，尽管从表面上几乎看不出妻子的任何变化，但此时她的腹中正在孕育一个小生命。丈夫要尽量理解和体谅妻子，并且给予她需要的帮助。

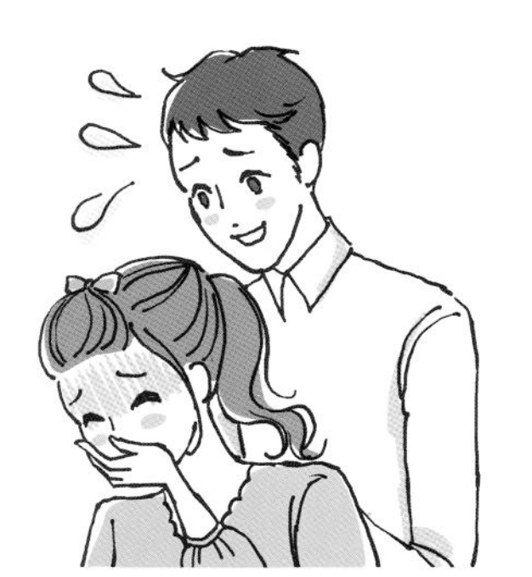

怀孕 2个月 4~7周

孕期建议

怀孕4周

距离分娩还有252天

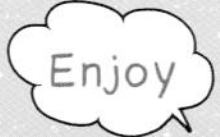

妈妈 很多人还意识不到自己怀孕了。不过那些生理周期比较规律的人，已经可以通过验孕试纸来做怀孕测试。一般在月经日前后很多人会有少量出血，这样的出血要引起注意，不要自己妄下结论，应尽快到妇产科检查。

Enjoy 期待已久的怀孕！开始有不适

很多人是因为有了恶心、胸闷等孕吐症状才意识到自己怀孕了。在这个阶段，平时的一日三餐不用太强求，尽量吃些让自己有胃口、不那么难受的食物就好。

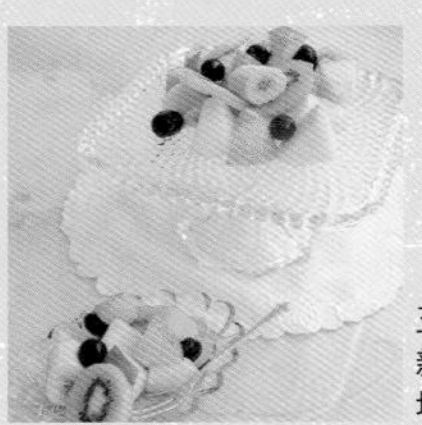

可以只吃蛋糕上的水果。

五颜六色的新鲜水果会增加食欲。

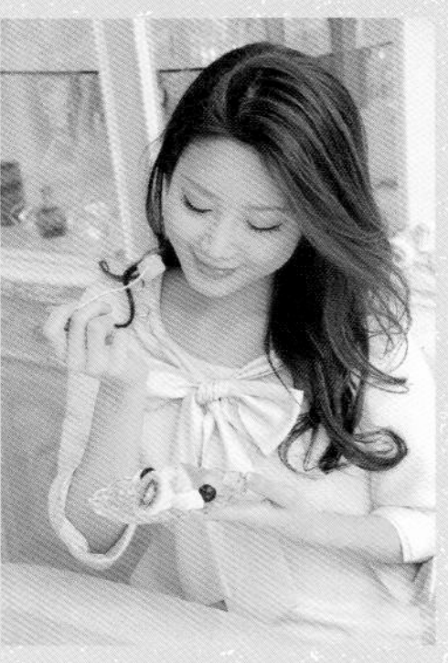

宝宝 这个时期宝宝的状态

一个小小亮亮的黑点，就像天空中闪烁的星星！

你会在B超照片里看到一个像豆子那么大的黑色小袋子，这个小袋子被称为“胎囊”，而宝宝正在这个小小的胎囊里成长。很多认为自己可能怀孕了的人，拍下的第一张B超照片应该就是这样的吧？很多妈妈感动地把这个小小的胎囊比喻成“天空中闪烁的星星”。而胎心此时还无法通过B超显示。

B超照片

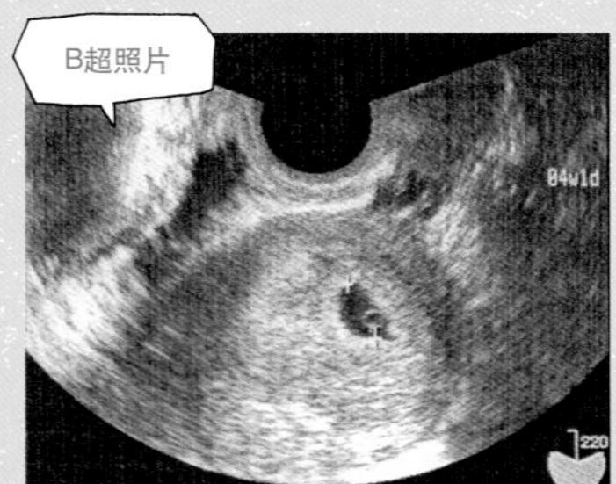

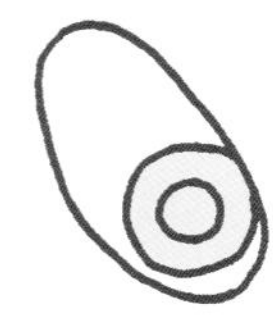

宝宝的样子还无法辨认，但可以看到一个很小的圆袋子。

怀孕5周

距离分娩还有245天

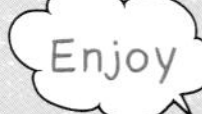

妈妈 宝宝的身体器官此时正以不可思议的速度成长发育。药物、烟酒会对宝宝产生巨大的危害，必须戒掉。如果在不知情时服用了某些药物，一定要及时和医生沟通并进行必要的检查。也许少量药物并无大碍，但疏忽大意却很可能造成一辈子的遗憾，千万不要掉以轻心。

Enjoy 累了就要及时休息

即使没做什么体力劳动，也很容易觉得疲惫，因为孕期的身体状态会发生很大变化，时刻提醒着你现在是个准妈妈了。在这个非常关键的时期，不要勉强自己。

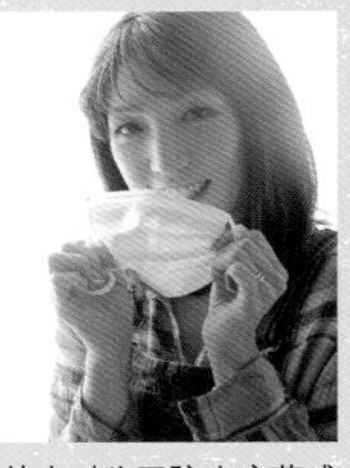

外出时为了防止病菌感染，最好带上口罩。

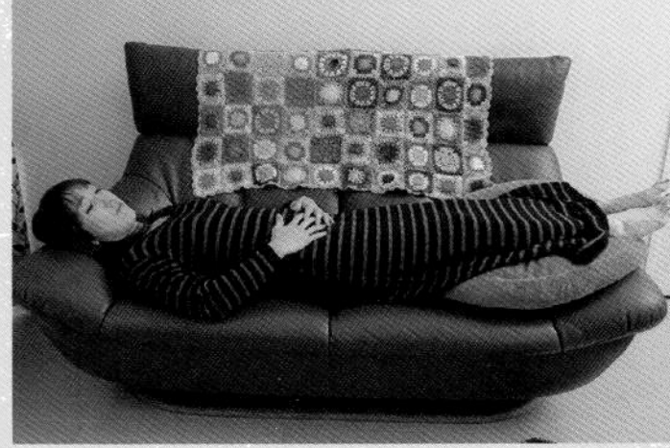

感觉累了就小憩一下吧。

宝宝 这个时期宝宝的状态

看到胎囊周围环绕的白色光环，不禁感动……

在孕4周看得不太清楚的胎囊，现在已经清晰可见了，是不是终于有了“宝宝真的在发育成长啊”这种感觉？环绕着胎囊的白色光环只有在这个时期才可以看到。这个像月亮一样的圆形光环，会不会让你感觉到生命的神秘呢？很多准爸爸在看到这样的B超画面时也会不由得感动。

B超照片

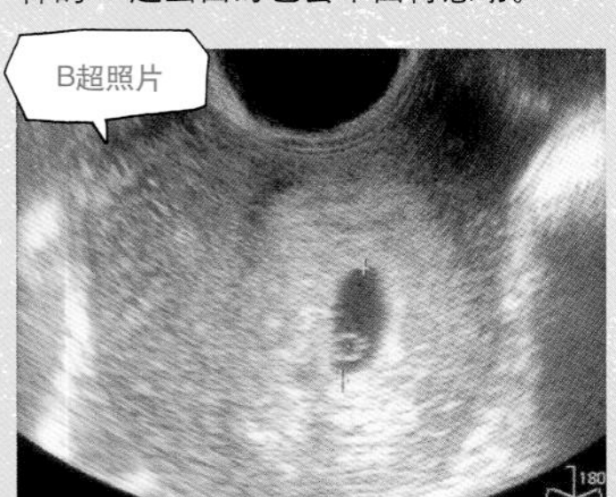

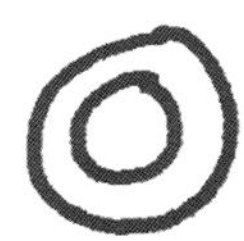

在胎盘形成前，宝宝的营养就是通过胎囊传输的。这个时期的B超一般还看不到宝宝的样子。

怀孕6周

距离分娩还有238天

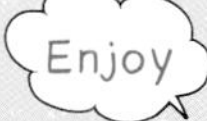

妈妈 不是只有恶心呕吐才叫作妊娠反应。困倦、乏力、总觉得睡不够等，都属于妊娠反应。躺卧时血液会先到达子宫，因此疲倦也可看作是宝宝传给妈妈“快休息一下吧”的信号。疲倦乏力等症状和感冒初期的症状很像，不要粗心地误服感冒药。

Enjoy 按照喜好的口味自己下厨，孕吐期也能吃到可口饭菜

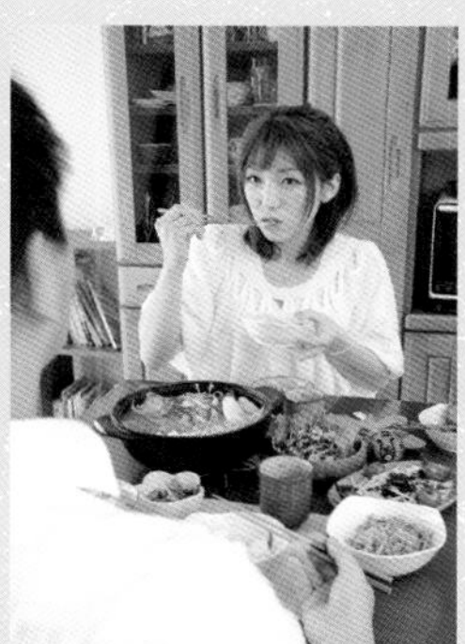

“就是想吃没烹饪的生蔬菜！”“特别想吃辣的”……孕吐期的口味会发生很大变化。如果自己下厨，就可以随时吃到自己想吃的口味，同时控制热量和盐分。

特别想吃辣的，所以做了泡菜火锅。

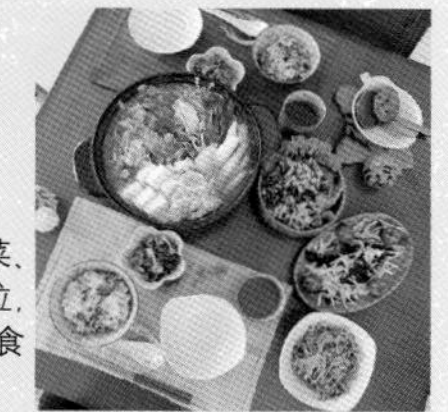

火锅、烫菜、蔬菜沙拉，美味的素食宴。

宝宝 这个时期宝宝的状态

可以听到宝宝的心跳

在B超画面上可以看到闪烁的部分，那就是宝宝跳动的心脏。根据个体差异，在这个时期也可能还看不到心跳，不要太在意。在孕初期确认了胎囊和心跳后，就可以判断为正常怀孕；而是否为多胞胎也可以在这个时期确定。

B超照片

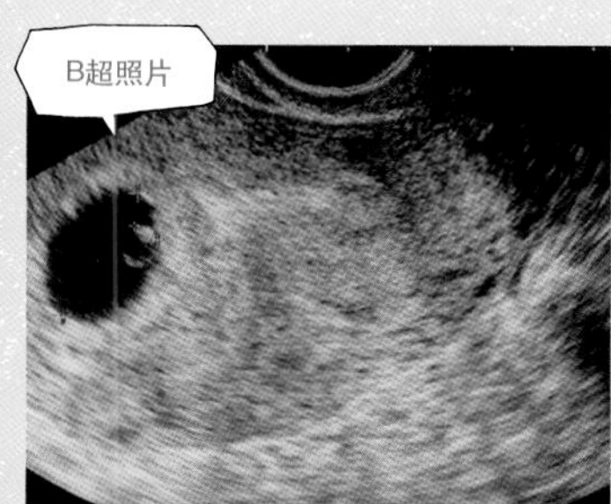

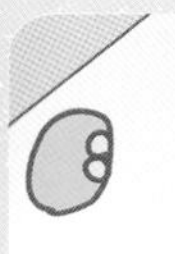

可以看到胎囊变大，能清楚地看到宝宝的样子。在这个时期，确认心跳后还可以听到胎心。

怀孕7周

距离分娩还有231天

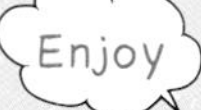

妈妈 在孕初期，比起腹部，乳房的变化更加明显。就像生理期前的症状一样，乳房会变得肿胀，乳头也会变得敏感，触摸后会感觉像针刺一样。这是怀孕后体内大量分泌激素的影响。同时，乳腺的发达也有利于产后的母乳喂养。

Enjoy 控制咖啡因的摄入

孕期不能摄入大量咖啡因。每天应该将咖啡因饮料的摄入量控制在1杯咖啡或2杯红茶。现在市面上有很多不含咖啡因的饮料，可以趁这个机会品尝一下。

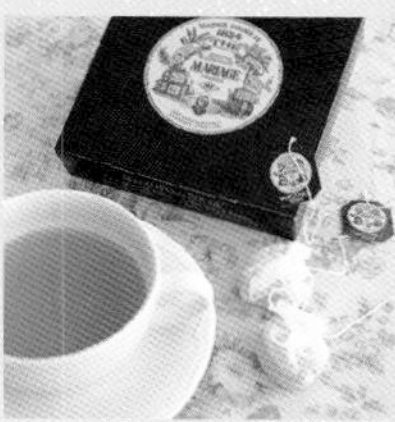

这款茶不含咖啡因，喝起来很安心。

品尝一下香草茶、水果茶等各种口味的茶饮。

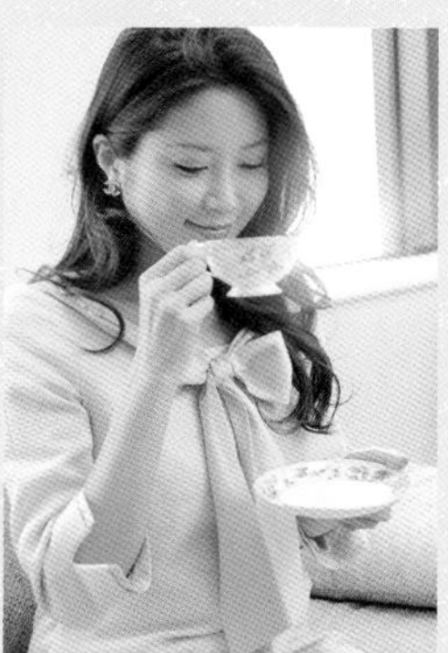

宝宝 这个时期宝宝的状态

闪烁的亮光仿佛在宣告小生命的存在

在第7周左右，小小的豆子分成了头和身体两个部分，在B超里已能清晰显出人形，心脏的跳动也已清晰可辨。在B超检查时因为太小而无法分辨清楚的眼耳鼻口也都开始形成。很多受访的妈妈都表示，“看到闪烁的胚芽和跳动的心脏，真的非常感动！”

B超照片

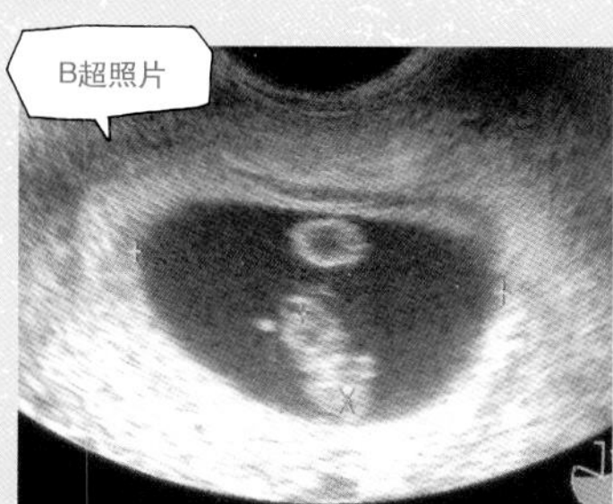

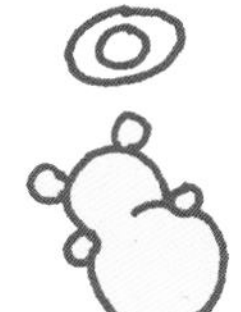

通过B超可以清晰地分辨出宝宝的手脚。短短几周就从一颗小豆子变成了一个小人儿，成长的力量真是太伟大了。

如何顺利度过孕吐时期

9成以上准妈妈都体验过的不适

恶心、对气味敏感、如果不吃些什么就觉得难受……我们将在这里介绍妊娠反应的症状和缓解办法。

妊娠反应的症状和程度因人而异

妊娠反应是指在孕初期出现的恶心、食欲不振、消化不良等症状。这些症状一般从怀孕第5周开始出现，第10周左右到达高潮，到了16周左右则开始逐渐好转。

为什么会有妊娠反应？常见的说法是，怀孕导致了激素分泌的变化，同时身体由于其中的“异物”——宝宝而出现了过敏反应，进而引起妊娠反应。但这只是一种说法，目前医学上对妊娠反应出现的原因尚无定论。

各人的妊娠反应不尽相同，有人完全没有妊娠反应，而有人的妊娠反应会持续到孕中期甚至是孕后期。引起妊娠反应的原因和反应的程度也多种多样。了解自己的妊娠反应属于哪种情况，才能更好地度过这一时期。

这些就是妊娠反应

1 口味发生变化

像咖喱饭、炸鸡这些以前并不喜欢的食物，现在却都特别想吃。

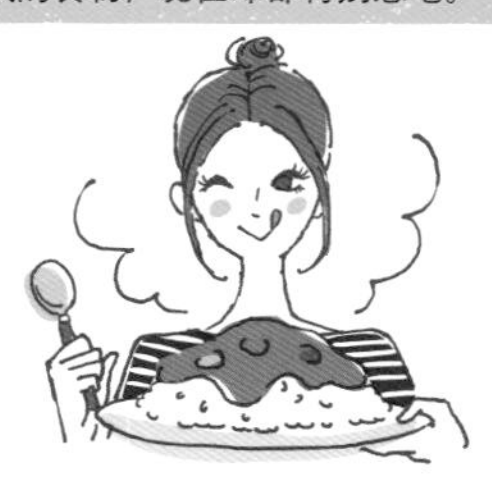

2 想吃酸的东西

总想吃一些酸酸甜甜、比较清爽的柑橘类水果。

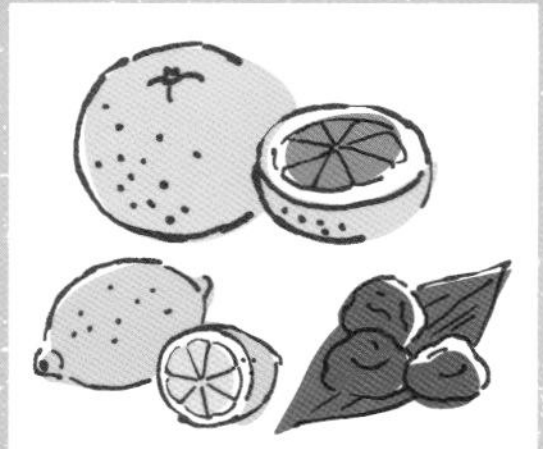

3 对气味变得敏感

总会因为一些特定的气味而感觉想吐，比如刚蒸熟的米饭的气味或人工香料的气味。

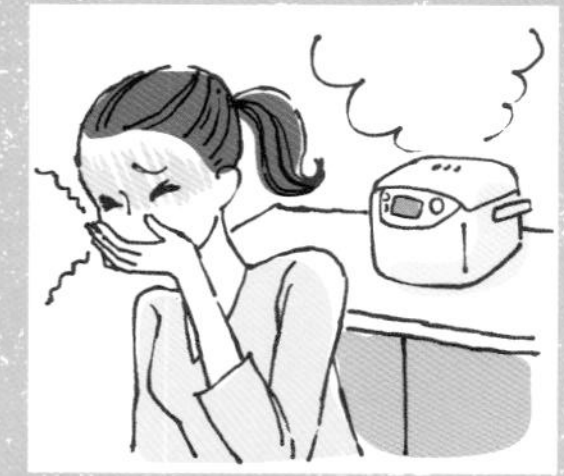

4 刚起床时觉得不适

有饥饿感时会觉得恶心，特别是刚起床的时候。

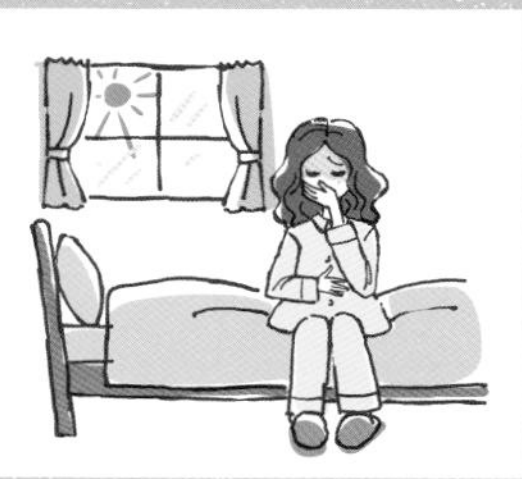

觉得困倦的时候，可以躺在沙发上小睡一会儿；打开窗子换换气也是个好方法。

酸甜清爽的西红柿是很多孕妇喜爱的食物。

妊娠反应的症状大致可分为以下4种：一是对食物和气味比较敏感的“气味妊娠反应”；二是会感到困倦、忧郁的“睡眠妊娠反应”；三是没有食欲、只要一进食就会呕吐的“呕吐妊娠反应”；四是与“呕吐妊娠反应”正好相反、只要一饿就会不舒服的“饥饿妊娠反应”。

此外，还有些妊娠反应尽管不会呕吐，但一到早晚等固定时间就会让人不适。

在这一时期，准妈妈不用太拘泥于一日三餐，在有食欲或有饥饿感时可以随时进餐。建议每隔3个小时就吃一些已晾凉的食物。

缓解各种妊娠反应的方法

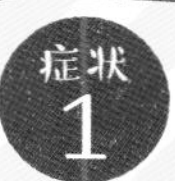

总觉得疲惫困倦

↓

在办公室的妈妈可开窗小睡片刻

如果条件允许，困倦时最好能休息一下。工作的妈妈可以在午休时间打开窗子并躺下休息片刻，缓解一下自己的困倦。

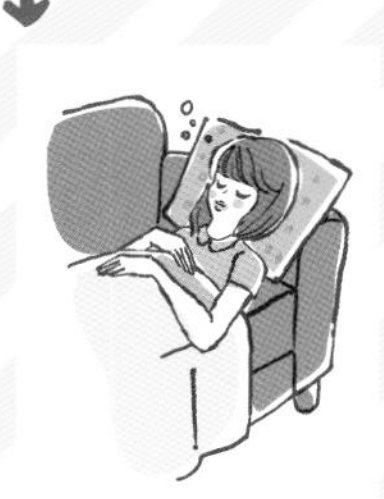

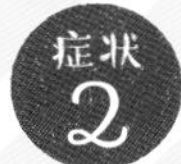

早上起来觉得不舒服

↓

在枕边放上食物

饥饿、空腹会导致恶心，可以在枕边放上饼干或面包之类的食物；放上一杯水也是不错的选择。

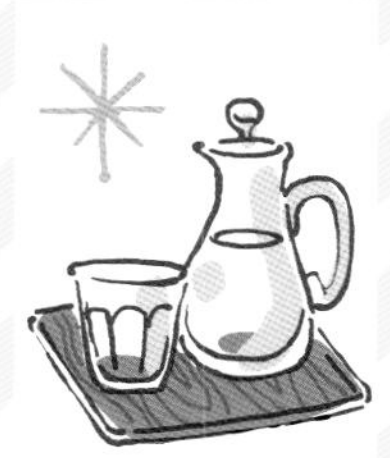

没有食欲

↓

吃不下也没关系，但要注意补充水分

这个时期即使吃不下东西，对宝宝的成长也没有太大影响，在有胃口时再进食就行。但一定要注意补充水分，在嘴里含些冰块也可以。

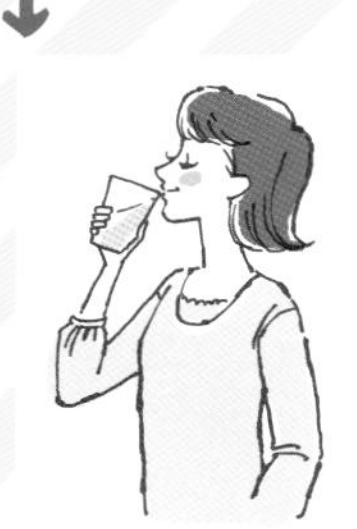

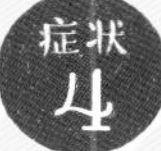

对气味敏感

↓

换成喜欢的味道

不喜欢的食物可以尽量不吃，不喜欢的味道可以换成喜欢的味道，小小的改变就能让自己舒服很多。你也可以带上口罩，或是开窗换气，都能有效缓解症状。

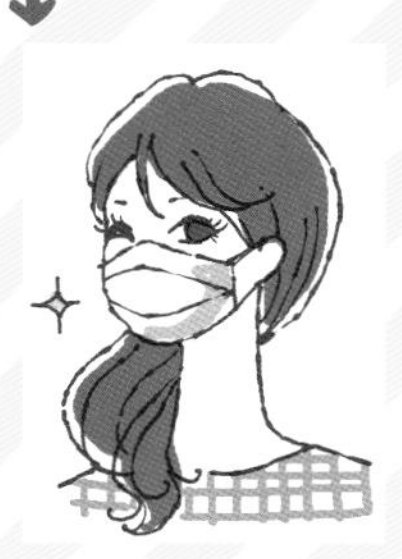

呕吐或总是觉得恶心

↓

补充水分，防止脱水

总是反复呕吐很容易造成水分流失，此时可以补充一些水分。不管是吃些水果还是喝些碳酸饮料，都会让你感到舒服一些。

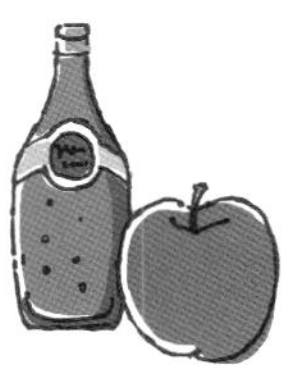

如果不吃东西就会觉得恶心

↓

注意别多吃，选择低热量食品

虽说是饥饿妊娠反应所致，但一直进食也会造成体重增长过多。要尽量选择低热量的食物，并尽量少食多餐。

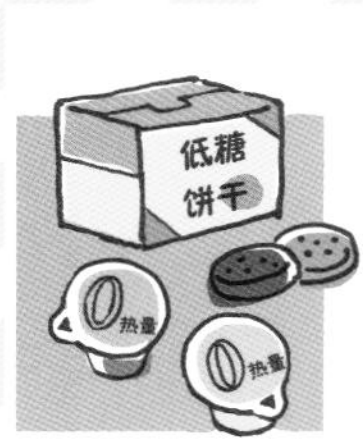

妊娠反应Q&A

Q 完全没有妊娠反应，宝宝在腹中是否能顺利发育呢？

A 如果不出现出血或腹痛等异常情况，即使没有妊娠反应也不必太担心，因为有很多孕妇是完全没有妊娠反应的。但如果一直很强的妊娠反应突然之间全部消失，还是最好到妇产科进行检查。

Q 在胃特别不舒服时，可以服用胃药吗？

A 胃药对宝宝一般没有影响。但孕期恶心的感觉是由激素分泌的变化所致，即使服用胃药也不能缓解症状。比起服药，试着少食多餐或是到外面散散步，可能更利于缓解不适。

Q 我母亲的妊娠反应非常严重，这会遗传吗？

A 分娩时也许会有和自己母亲相似的地方，不过妊娠反应的症状及轻重程度不会遗传。“妈妈的妊娠反应特别严重，估计我也会跟妈妈一样”，这样的想法会无形中给自己压力，也许会导致本来较为轻微的妊娠反应因为过大的压力而变得严重。

【这种情况需要检查、治疗】

如果准妈妈几乎无法进食，就需要通过输液补充营养，否则可能造成体能下降与营养不良。在体重减少、水分流失或体内电解质异常的情况下，准妈妈需要住院输液。如果得不到及时的治疗，不但会影响肝脏和肾脏功能，还可能会导致昏迷。

2 个月 怀孕

充分利用母子健康手册①

一份对妈妈和宝宝都非常重要的记录

确认怀孕后，应及时申领母子健康手册。从怀孕、产后、一直到孩子上小学，这本手册都会派上用场。

记录在母子健康手册上的产检结果

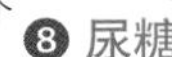

❶ 怀孕周数

产检时会由医生在手册上记录下怀孕周数，不同医生会有不同的写法。

❷ 宫高

从耻骨上缘到子宫底的长度。会在怀孕20周左右时开始测量，以此确认羊水量和宝宝发育状况。

❸ 腹围

孕中期后每次产检都要测量经脐部的腹部水平围长，以此确认妈妈腹部脂肪的增长情况。

❹ 体重

为了正确掌握孕期体重的增加情况，每次产检都要测量体重。标准体重的人可以增加7~13kg，偏瘦的人可以增加10~14kg，偏胖的人则要将体重增长尽量控制在5~7kg。

❺ 血压

怀孕20周以后如果发现血压值总是偏高，会怀疑孕妇是否有妊娠高血压的倾向。

❻ 水肿

用手指按压脚踝，通过皮肤凹陷部分的恢复时间来判断是否水肿。

❼ 尿蛋白

检查尿中是否含有蛋白质，有时也将其作为判断妊娠高血压的一项指标。检查结果分为3个等级。

❽ 尿糖

尿中糖的含量也分为3个等级。若连续几次出现尿糖结果，就会有妊娠糖尿病的可能性，需要继续进行血糖检查。

❾ 其他检查

根据B超结果，胎位、胎心及贫血等检查结果也会记录在手册上。

❿ 特别事项

此外，根据产检结果，如需开药或治疗，以及还在工作的妈妈们需要休假的情况，医生都会记录在手册上。

母子健康手册——让人一目了然、准确掌握怀孕过程的重要工具

在B超检查确认怀孕后，记得到相关部门申领。

母子健康手册可以记录下产检的各种结果、分娩的情况、新生儿的体检结果及预防针的接种情况。万一孕期发生什么状况，即使不是自己主治医生的人也可以通过手册清楚地了解怀孕过程。建议准妈妈在外出时最好随身携带。

母子健康手册应该如何领取？

时间	怀孕8~12周
领取人	本人或家属
地点	居住地相关部门
资格	凡确认怀孕者均可领取（可能需要医生开具的证明）

母子健康手册从怀孕到分娩后都会用到！

1 产检时

每次产检都要在手册上记录体重、血压、腹围、宫高、尿检结果、是否水肿等情况，此外还要记录关于孕期生活的各种建议。

2 享受专为孕产妇开设的便民措施

保健所会开办孕妇讲座，或是为孕妇提供一些产后服务。如果没有母子健康手册，就可能无法享受这些服务，因此最好随身携带手册。

3 分娩住院时

分娩的过程、时间、新生儿的情况等都要记录在手册上；分娩后妈妈和新生儿的健康状况也要记录——这些内容都是由分娩所在医院来填写。

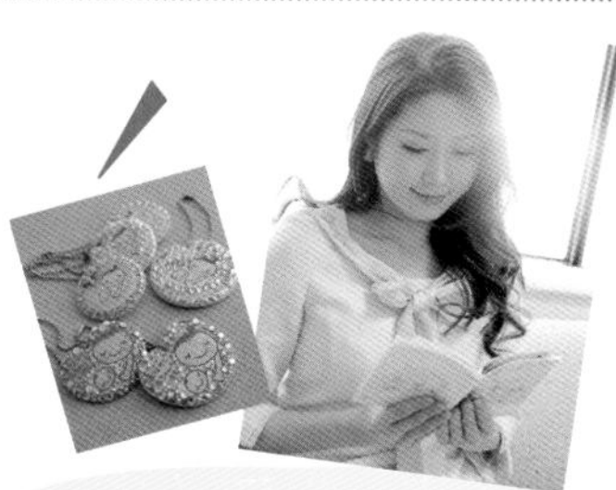

4 产后新生儿体检时

产后宝宝的成长过程也要记录在健康手册上。健康体检、预防针接种时都要携带这本手册。另外，如果将日常生活中比较在意的事情填写在相应的地方，也方便在体检时向医生护士咨询。

①本页介绍内容为日本的情况。

终于看到了宝宝的样子

通过B超检查，可以知道些什么

B超检查可以告诉我们宝宝的情况。孕期B超检查的次数最多，我们会在这里作基本介绍。

B超是确认宝宝是否健康的重要检查

B超是指人耳听不到的一种超声波。超声波的特性是可以穿透柔软的固体或液体，而在遇到坚硬的物质时就会发生反射或折射。利用这种特性成像，我们就可以看到腹中宝宝的剖面图。

B超检查不仅可以确认宝宝是否健康，还可以确认胎盘、脐带和羊水的状态。虽然并不能发现所有异常，但对一些问题还是可以做到早发现、早治疗。

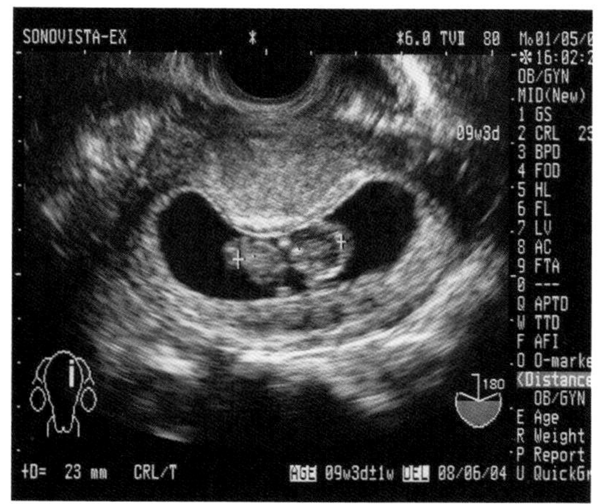

怀孕阶段不同，B超检查项目也不同

孕初期通过阴道B超检查来确认子宫内的胎囊及宝宝的心跳，并由此确认怀孕。

在怀孕8~10周，则会通过B超检查来确认宝宝的身长（从头部到臀部的长度），从而更准确地得到怀孕周数。

到怀孕16周左右就可以分辨性别了。但这不是完全准确，所以还是把惊喜留到分娩的时刻吧。

不同时期的B超检查

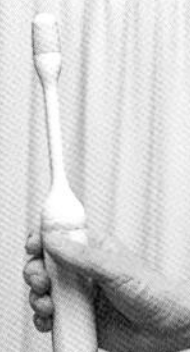

检查时会插入阴道的细长探头。

孕初期：阴道B超检查

此时宝宝太小，要做阴道B超检查

会将探头从阴道插入。在20周左右时，为了测量宫颈管长度也会采用这种检查方法。

孕中后期：腹部B超检查

将探头放在肚子上

第20周和第30~34周，B超检查会将探头放在孕妇的肚子上来确认宝宝的发育情况及羊水量等其他情况。

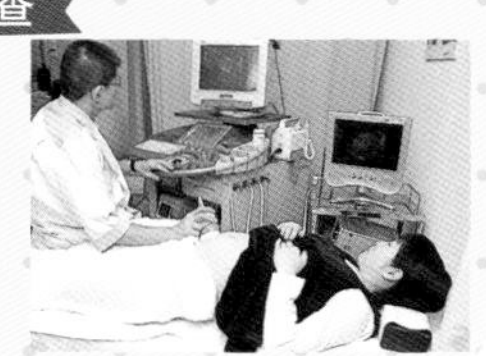

B超照片Q&A

Q B超检查会对宝宝有影响吗？

A 医疗上使用的超声波和X线不同，能量没有那么强，不会伤害宝宝。到目前为止，并没有B超伤害宝宝的医疗案例。腹中的宝宝也不会感觉到自己接触了超声波。

Q 如何更好地保存B超照片？

A B超照片用热敏纸成像，时间长了就会褪色。因此，我们建议将照片传到电脑里做成光盘保存或是保存在接触不到空气的相册或文件夹中。

二维B超和三维B超有什么区别？

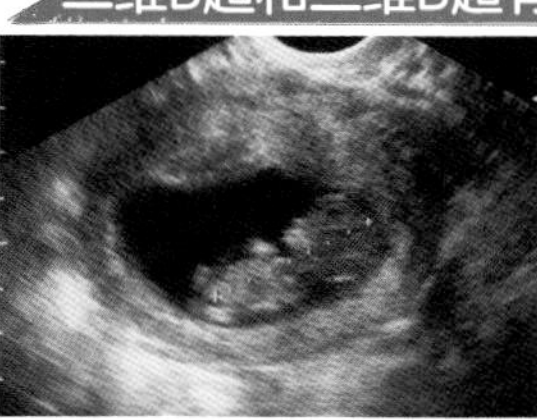

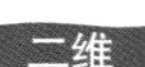

二维

呈现出的是身体的剖面图，因此可以清楚看到内脏器官等宝宝身体内部的样子。

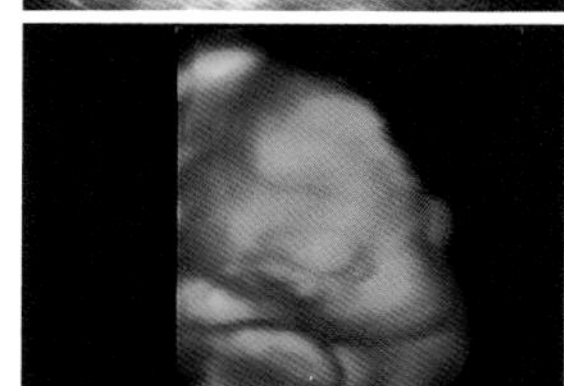

三维、四维

三维是立体成像，而四维则是在立体的基础上增加了动作。

怀孕3个月 8~11周

妊娠反应达到高峰，还会出现便秘或分泌物增多等生理变化

准妈妈的变化

也许会出现这些变化

- 子宫对膀胱和直肠的压迫再加上激素的变化，会导致尿频、便秘、分泌物增多等各种情况
- 恶心、呕吐等妊娠反应加剧

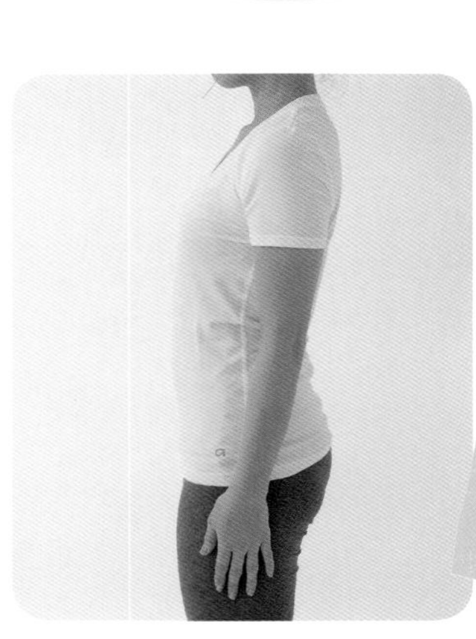

宫高

还不能测量

体重增加值

体重的变化还不太明显

怀孕3个月时要做的事

【必须要做的】

- ☐ 选定分娩的医院➡参见P22
- ☐ 收集关于怀孕分娩的信息
- ☐ 积极摄入叶酸➡参见P108

【争取做到】

- ☐ 若回家乡分娩，开始选医院➡参见P77
- ☐ 弓形虫检查➡参见P43

仍较容易流产，要十分小心

据统计，在怀孕16周前发生的流产情况中，有75%的流产都发生在第8周前后，由此可见孕初期的流产概率较高。因此再次强调，在孕初期一定不要太劳累。

对大多数准妈妈来说，这是一个妊娠反应很强、比较难熬的时期。有人会总觉得恶心没胃口，有人则是不吃些什么就会觉得不适。对此不用太紧张，也别给自己太大压力，只要在有胃口时吃一些自己喜欢的东西就可以了。

宝宝的成长

也许会出现这些变化

- 发育出头部、躯干和脚，身长已经是头部的3倍
- 手脚开始有动作
- 鼻子、下颚、嘴唇等各部位及手脚指甲都已开始形成
- 开始有排泄机能
- 眼耳鼻口及皮肤等各部位开始有感觉

开始从胎芽到胎儿的转变，身体逐渐发育成人形

终于从胎芽状态毕业，开始进入胎儿期。这个时期，宝宝的身长开始增长，头、躯干和脚已清晰可辨，身体发育也越来越有人形。我们已经能非常清晰地捕捉到宝宝心跳的节奏。同时，宝宝肾脏和输尿管的连接也已经完成，并开始有了排泄机能，其摄入的羊水可以通过尿排出。

虽然妈妈们还完全感觉不到宝宝手脚的动作，但这在B超检查的画面里已经清晰可见了。

怀孕3个月时宝宝的情况

身长	约5cm
体重	约10g
重量相当于	约一颗草莓的重量

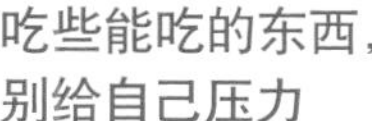

给妈妈的信：

吃些能吃的东西，别给自己压力

到了怀孕的第3个月。这时的宝宝虽说长大了很多，但并非所有的身体器官都已形成。妈妈此时因妊娠反应会很难熬，有胃口时要吃些能吃、想吃的东西，不要太过勉强自己，也尽量别有压力。

给爸爸的信：

吸烟对宝宝危害极大，爸爸们一定要戒烟

借着这个机会，吸烟的爸爸们要努力戒烟了。如果爸爸一直吸烟，宝宝也会被动吸烟，其出生后患上哮喘的可能性就会增加。所以吸烟的爸爸们最好把烟戒掉。

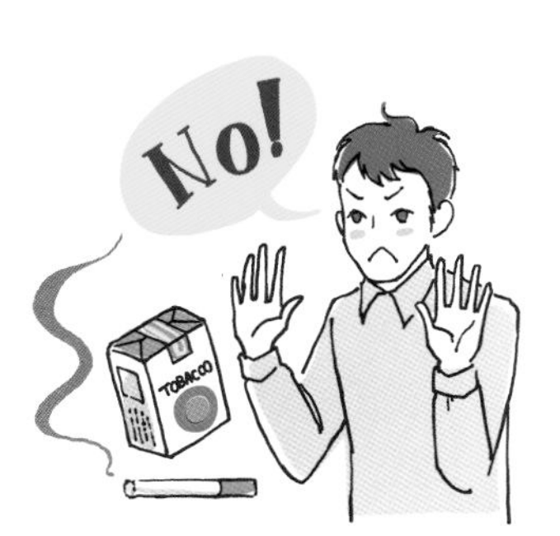

孕期建议

怀孕 8 周

距离分娩还有224天

妈妈

很多妈妈可能早已有了妊娠反应，但从约第8周起，妊娠反应会更加严重。完全没有妊娠反应的妈妈其实不用太担心；相反，妊娠反应太严重、几乎连水都喝不了的情况才更棘手。如果体重减轻了4kg以上，就应及时到妇产科就诊，有时还要住院治疗。

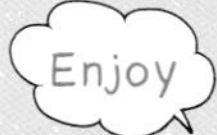

痛苦的妊娠反应只是暂时的，努力转换心情，度过这个时期

很多妈妈都会因妊娠反应而苦恼。尽量说服自己“这种痛苦只在这个时期有”，或许能让自己更轻松。可以找些自己感兴趣的音乐或电影，争取能更积极地度过妊娠反应阶段。

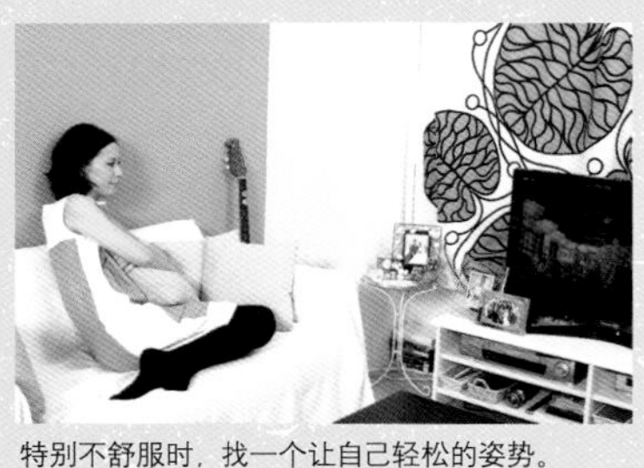

特别不舒服时，找一个让自己轻松的姿势。

增加夫妻间的交流。

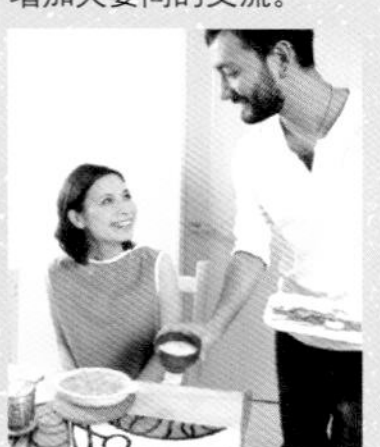

宝宝

这个时期宝宝的状态

小手小脚蹬来踹去的样子真让人心动！

此时的宝宝终于从胎芽期毕业，开始进入胎儿时期，身长是头部的两倍，可以分辨出手脚。B超检查时，你可以从画面上看到宝宝小手小脚蹬来踹去的样子。如果宝宝正好横躺着，有时也可以看到脐带。另外，通过第8~11周时检查测量出的宝宝身长，还能更加准确地测算出怀孕周数和预产期。

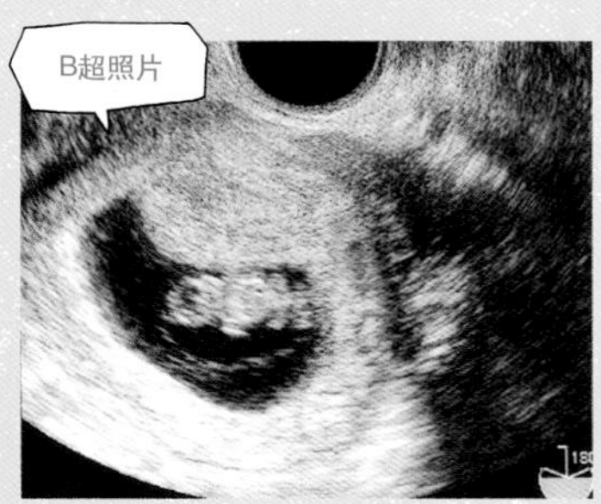

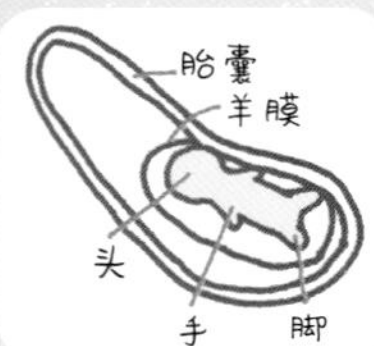

在B超检查时，可以在黑色的“袋子”里看到宝宝的样子。

怀孕 9 周

距离分娩还有217天

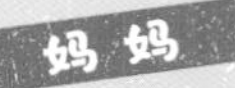

在妊娠反应期，饮食量的减少会造成水分不足，饮食无规律还很容易造成便秘。尽管因为不舒服会减少进食，但是妈妈自身的营养会优先传递给宝宝，因此妈妈们只要注意尽量多补充水分即可。

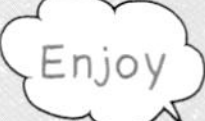

见见朋友，聊聊宝宝，转移注意力，想些开心的事

很多妈妈甚至在闻到邻居家飘来的饭菜味道时都会觉得恶心反胃。妊娠反应其实也是在时刻告诉妈妈，腹中的宝宝正在健康成长。可以多出见见朋友，尽量转换心情。

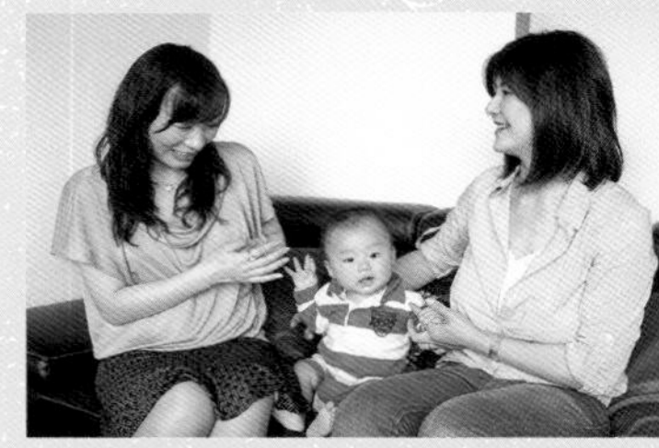

可以向有孩子的妈妈了解一些自己不懂的事情。

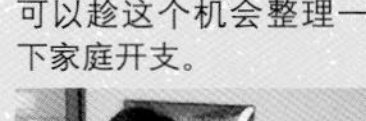

可以趁这个机会整理一下家庭开支。

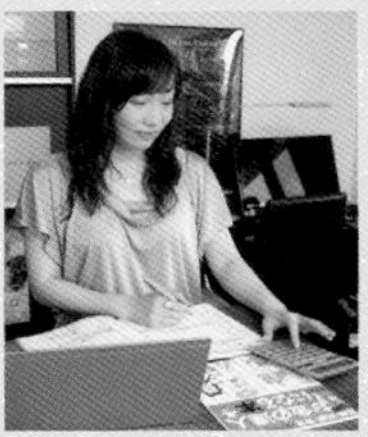

宝宝

这个时期宝宝的状态

脑组织发育更加成熟，宝宝在腹中更加活跃

在这一时期，宝宝头、躯干、脚的区别更加明显，心脏也已完全形成。B超画面中显示的脑中漆黑的一片，就是宝宝脑组织正在发育的证据。小人儿会手脚并用地蹬来踹去，那可爱的小动作真让人忍俊不禁。尽管妈妈有时会因为妊娠反应连动都不愿意动，宝宝却正在妈妈的腹中茁壮成长。

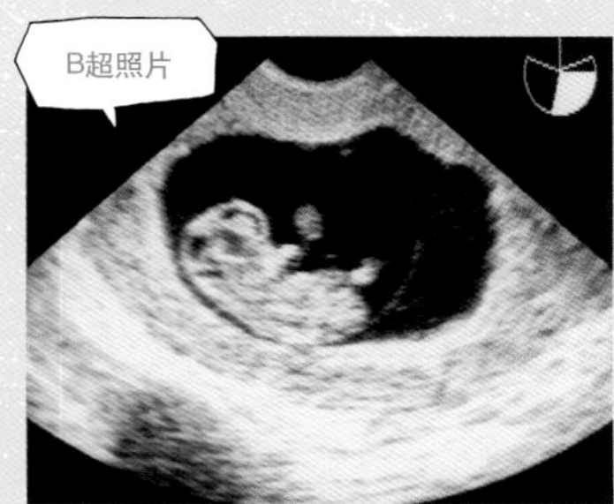

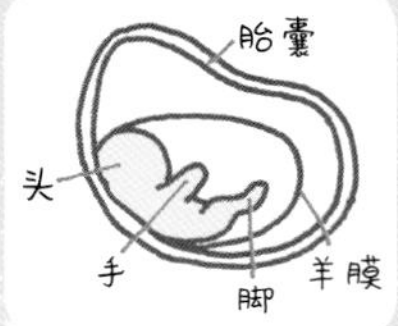

B超检查时，这个像雪人一样圆滚滚的身体会突然伸出小手，真是太可爱了！

怀孕10周

距离分娩还有210天

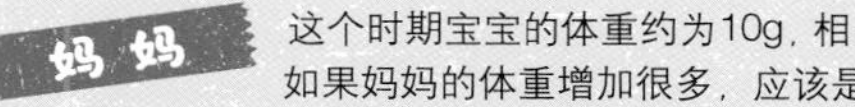

妈妈 这个时期宝宝的体重约为10g，相当于一颗草莓。如果妈妈的体重增加很多，应该是由于饥饿妊娠反应而过度进食造成的。在这个时期，如果饿了不吃些东西就会更觉不适，因此吃得过多或许无法避免。但在妊娠反应期结束后，还是要尽快恢复正常饮食。

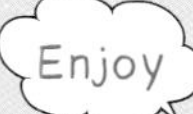

压力可加剧妊娠反应，职场妈妈要注意劳逸结合

工作压力和过于疲劳的状态，会造成妊娠反应加重。还在工作的妈妈们要尽量减慢工作节奏，休息日好好休息。

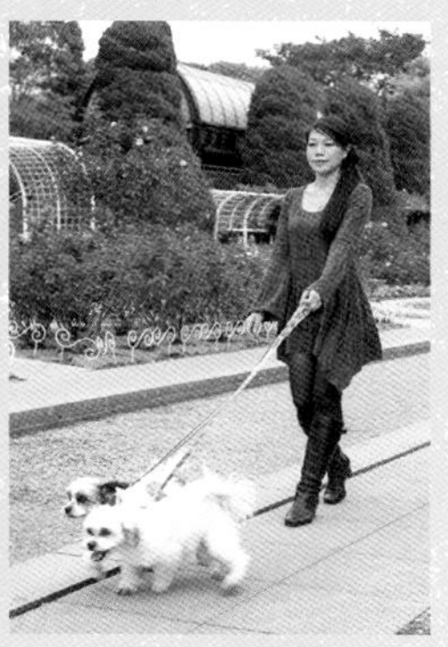

天气好时可以遛遛狗，欣赏一下风景。

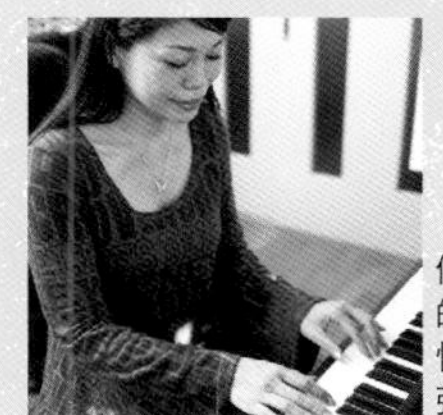

做些感兴趣的事转换心情，比如弹弹琴。

宝宝 这个时期宝宝的状态

B超检查时能清晰看到可爱的小脸

这个时期，宝宝的身体已经是头的3倍长，鼻子、下颚、嘴唇的形状大致形成，下颚的线条也更加清晰。从约第10周的B超照片中就能看到宝宝可爱的样子了。见此情景，因为妊娠反应而有些意志消沉的妈妈们，应该会油然而生出一种“在我肚子里真有一个小小生命在成长”的自豪感吧。

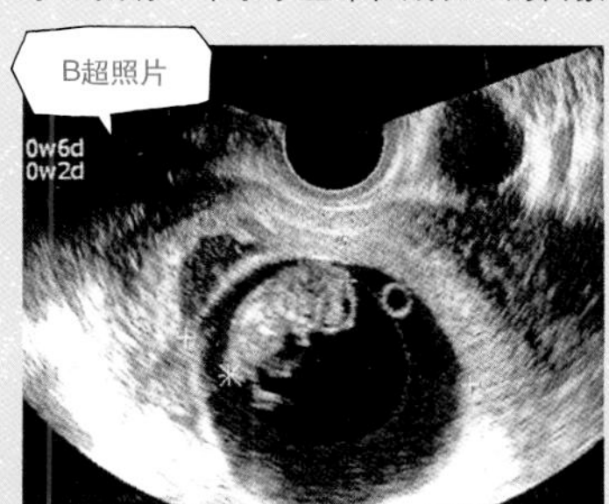

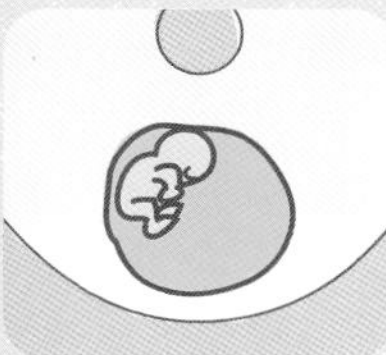

圆圆“袋子”里的宝宝。头、手、脚都已清晰可辨，怎么看都已经是一个小人儿了。

怀孕11周

距离分娩还有203天

妈妈 有很多人没有妊娠反应，这样的妈妈甚至会忘了自己已经怀孕，什么事都亲历亲为，还会做些对孕妇来说过于勉强的事。在这里要提醒准妈妈们，即使没有妊娠反应，你的腹中也正在孕育一个小生命，还是要爱护自己的身体。

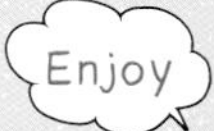

出去散散步或在家做拉伸，尽量甩开郁闷心情

在进入稳定期前要忍住想去运动的冲动，不过散步或拉伸运动可以做。犯懒时可以在附近散散步，也可以在家里伸展一下身体，以此转换心情。

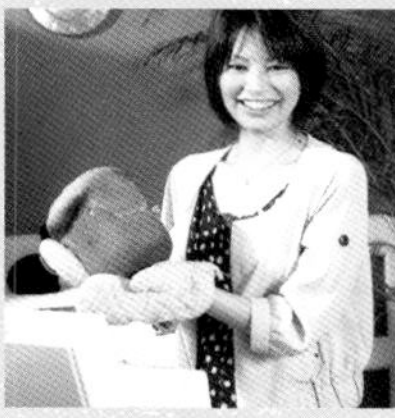

做做简单的拉伸运动，缓解一下肩酸的毛病。

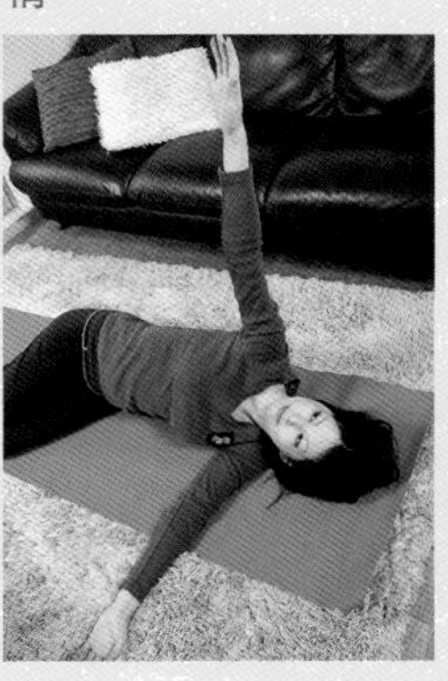

妊娠反应没那么强烈时，可以在家烤个面包。

宝宝 这个时期宝宝的状态

手指和指甲已经形成，也能完成一些更细微的动作

在圆鼓鼓的胎囊里可以看见一个小小的人，头、躯干、手脚和脸都能看得非常清楚。手指和指甲也在这个时期形成。你会看到宝宝可爱的小脚踢来踢去，或是手脚一起运动。这时的宝宝还不能完全听到声音，但耳蜗已经形成，传输声音的构造也开始形成了。

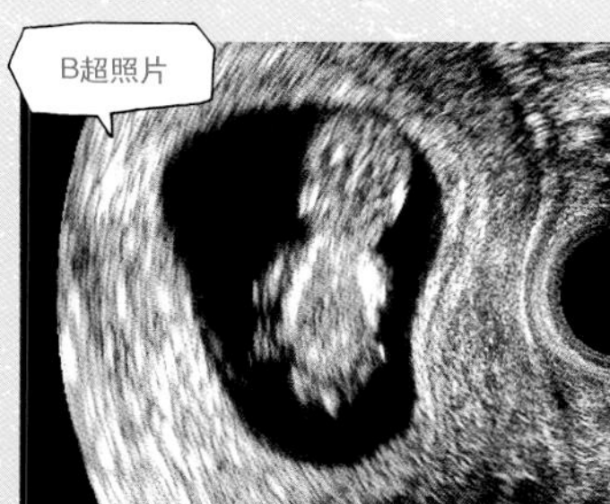

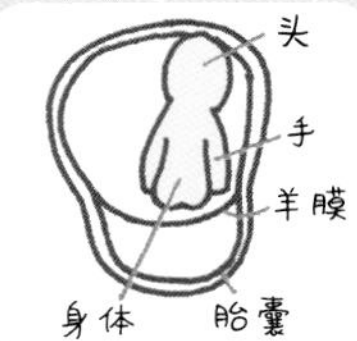

宝宝的头和躯干可以清晰辨认。也许被躯干挡住看不太清楚，不过手脚也完全成形了。

孕初期能不能做这些事

什么程度算『适度』？

在尚不稳定的孕初期，有些日常生活中的小事需要特别小心。

日常生活

如果身体允许，保持和怀孕之前相同的生活节奏可以吗？

总是担心会流产，是不是只要躺着就可以了？

即使只是躺着，该发生的仍会发生

流产大多是胎儿的问题，所以一直躺着也无法预防，建议准妈妈正常起居生活。

肩酸严重，可以揉穴位缓解一下吗？

可以点到为止

可以用自然放松的姿势、点到为止的力度揉穴位。如果觉得不舒服，就要立刻停止。

长时间泡澡，宝宝会上火吗？

宝宝不会上火，但妈妈可能上火

宝宝不会上火。但准妈妈的血管容易扩张，长时间泡澡可能会引起妈妈上火，所以一定要控制时间。

趴着睡觉会压到宝宝吗？

妈妈的子宫和脂肪会保护宝宝

宝宝在腹中有子宫和脂肪的保护，即使妈妈趴着睡，也不会被压到。只要妈妈采用自己不觉得难受的睡姿，怎样睡都可以。

可以做爱吗？

如果无异常情况，可进行不太激烈的性生活

如果没有子宫异常或先兆流产等情况，可以进行性生活，但时间不要太长（参见P60）。

可以使用有汗蒸功能的泡澡剂吗？

一般没有不良影响，但要注意防止脱水

泡澡剂的成分不会直接影响宝宝。不过孕期比较容易脱水，还是建议使用有放松功能的泡澡剂。

如果身体状况允许，可以运动吗？

16周后，医生许可就可以运动

16周前胎盘还未完全形成，孕期尚不稳定。16周后，在身体条件允许和医生许可下方能运动。

可以在肚子上贴发热贴吗？

温度于宝宝无碍，但妈妈需避免烫伤

发热贴的热度不会传给腹中的宝宝。不过妈妈要小心低温烫伤的危险，严格按照说明来使用。

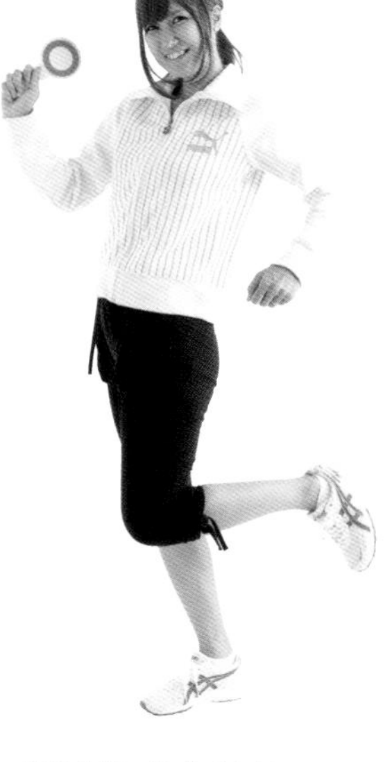

微波炉或电脑的辐射有害吗？

不可能完全避开辐射

在日常生活中，普通电器的辐射无处不在，无法避开。此外，也没有任何医学根据证实这对宝宝有影响。

外出

孕前就已计划好的旅行，还能成行吗？

可以泡温泉吗？

可以，但最好别独自去

可以泡温泉，但泡的时间不宜过长，万一脚滑摔倒也非常危险。尽量不要一个人去泡温泉，最好有人陪伴。

可以出国旅行吗？

和医生商量后再做决定

考虑到长时间的飞行、目的地的气候、卫生条件等状况，以及万一出现紧急情况时当地的医疗设施等，是否出行最好还是和医生商量之后再决定。另外，出发前还要进行一次产检。

可以骑自行车吗？

可能摔倒，尽量小心

有时越担心摔倒越容易摔倒。肚子越大，越掌握不好平衡，运动神经也会变得迟钝。

可以开车吗？

如果身体允许可以开，但临近预产期应少开

如果身体状况允许，可以开车。孕后期肚子会越来越大，那时如果要出行，还是尽可能选择公交或地铁等方式。

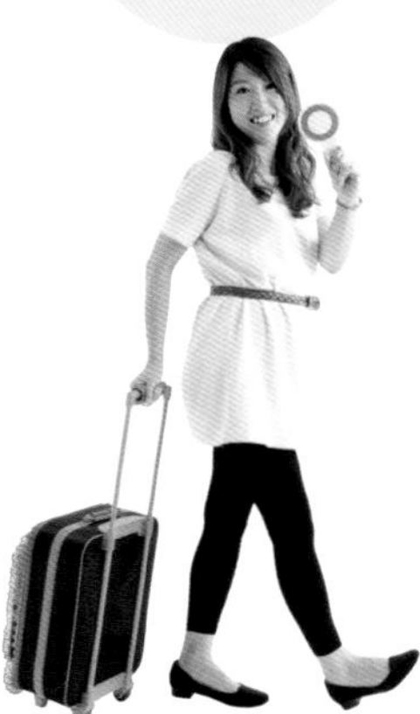

美容&健康

孕期也要美美的——给准妈妈们的建议。

能进行激光脱毛吗？

激光无碍但需留意肌肤

激光本身没什么影响。不过孕期皮肤比较敏感，如果担心皮肤出现问题，最好还是等到产后再说。

可以染指甲吗？

可以，但最好在家染

指甲油的成分没有什么影响。不过最好在家里自己做指甲，因为在店里需要长时间保持一个姿势。

能烫发、染发吗？

如果担心化学成分的影响，可将用量减至最少

考虑到染发水或烫发水里所含化学成分对宝宝的影响，最好还是尽量避免使用这类用品。如果实在想做发型，也要使用最少的量。

体脂计是要通电的，可以用吗？

可以

体脂计的电流对准妈妈和宝宝一般没有影响。如果不放心，可以用孕妇专用体脂计。

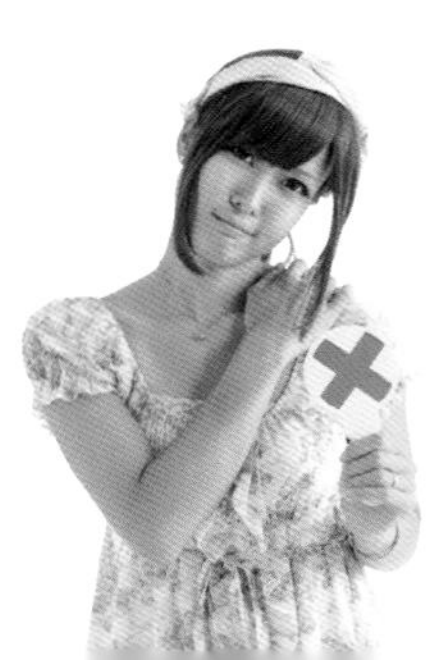

孕期如何养宠物

孕期也想和自己的宠物快乐相处

怀孕后，和宠物相处时也有很多需要注意的地方，一起了解一下。

要特别注意弓形虫

宠物的嘴里和粪便中含有大量病原菌，其中需要特别注意的是弓形虫。猫的粪便是最常见的感染源。如果在怀孕前一直养宠物，一般问题不大。但如果在怀孕后感染了弓形虫，就会通过胎盘传染给宝宝，从而增加流产、早产，以及胎儿发育迟缓、脑积水等风险。为了预防感染，一定要注意宠物的卫生管理，最好不要接触别人家的宠物。准妈妈自身还应注意，尽量不要食用未经加工的生肉。

宠物可能会感染的疾病

● 巴斯德氏菌病

据统计，75% 的狗和 100% 的猫口中都带有巴斯德氏菌的病原体，感染后会出现红肿。

● 巴尔通体病

如果被猫抓到或咬到并感染后，会出现发烧或疼痛的症状。狗偶尔也会成为传染源。

● 细粒棘球绦虫病

细粒棘球绦虫的成虫一般寄生在狗体内。如果人感染，会出现严重的肝功能障碍。

饲养宠物的注意事项

1 接触宠物后一定要洗手

宠物的身体或养鱼的鱼缸都是病原菌生存的地方。接触宠物后一定要洗手。

2 不要嘴对嘴地给宠物喂食

宠物的口腔是病原菌的温床，因此不要嘴对嘴地给宠物喂食，也不要让宠物舔到嘴部。

3 处理粪便时要戴上手套仔细清理

动物的粪便干燥后会飘散，其中的病原体会通过空气传播。因此最好戴上手套或口罩仔细清理。

4 不要给宠物喂食生肉

生肉很容易携带弓形虫的卵，为了预防感染，请尽量不要给宠物喂食生肉。

5 不要进食生肉

没有煮熟的生肉可能带有弓形虫，准妈妈绝对不要食用。

6 准妈妈及宠物最好都进行弓形虫抗体检查

怀孕后可到妇产科检查弓形虫抗体；宠物可到动物医院检查血液。

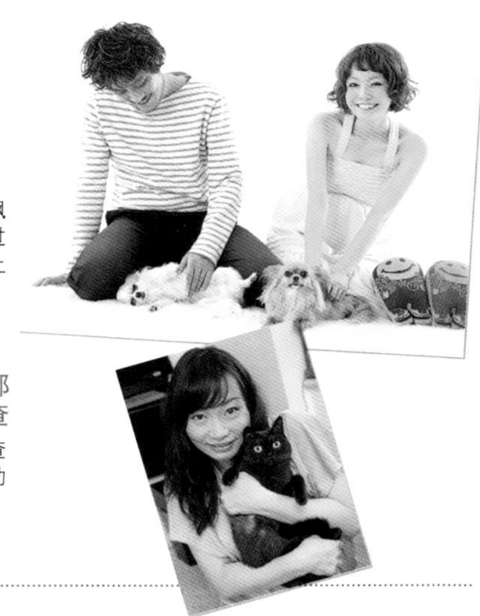

做到这些才能安心养宠物

狗

不要过多接触狗的脸或嘴。准妈妈的抵抗力较弱，总是被狗舔来舔去会增加感染巴斯德氏菌的概率，孕期和狗的亲密接触要适可而止。

小贴士

摸了狗或是被舔后尽快清洗一下。如果婆婆家养了狗，而自己又不好意思提，可以请丈夫传达。

猫

被排泄物感染的土或猫砂会成为新的感染源并传染其他的猫。刚出生 3~4 个月的小猫，最好不要带出家门。猫的大小便也要及时清理。

小贴士

为了减少被感染的概率，尽可能在屋里养猫。此外，给家猫服用不排泄感染源的药物也很有效。

其他宠物

乌龟等爬行类和两栖类动物

爬行类和两栖类动物会携带沙门氏菌，接触后一定要洗手。

热带鱼等鱼类

鱼缸里有大量细菌。将手放进鱼缸或给鱼缸换水后，都要洗手。

鹦鹉等鸟类

容易感染症状和流感很像的“鹦鹉热”。一定不能嘴对嘴地给鸟类喂食。

3 个月 怀孕

孕期什么可以吃，什么不能吃

还能和怀孕之前吃得一样吗？

在怀孕期间，营养均衡的合理饮食非常重要。有些食材的食用方法需要注意。

孕期需要注意的食物

生食

生的青花鱼、竹荚鱼、沙丁鱼等鱼类含有一种叫作异尖线虫的寄生虫，而没有煮熟的肉类则容易感染弓形虫或O157大肠杆菌。建议不要食用过多生鱼，生的肉类绝对不能吃。

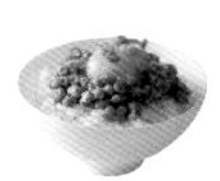

生鸡蛋
很可能被蛋壳上附着的沙门氏菌感染，应尽量不吃。

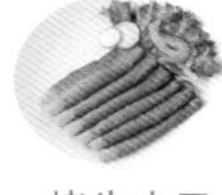

烤牛肉及半生牛排
弓形虫不仅会附着在肉的表面，还会深入到肉里，一定要完全煮熟。

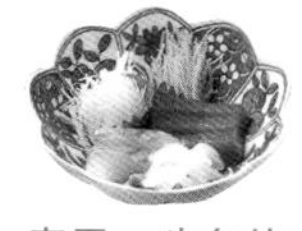

寿司、生鱼片
寄生虫经冷冻处理（−20℃、24小时）后会失去感染性，吃这类食品会比较放心。

肝类、鳗鱼

鸡肝、猪肝等肝类及鳗鱼含有维生素A，如果摄取过量会对宝宝造成不良影响。当然，肝类也富含B族维生素和铁，因此要合理进食，保证均衡营养。

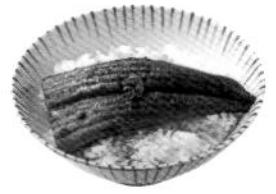

鳗鱼
一周吃一次鳗鱼饭并无大碍。

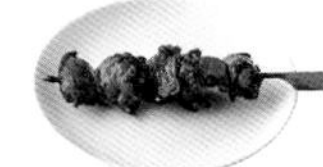

烤鸡肝
一串约30~40g，一周可以吃一串。

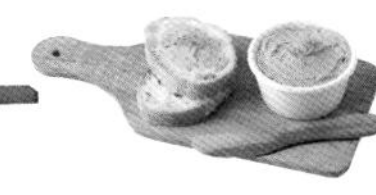

肝酱
鸡肝和猪肝的每日摄取量约为6g，牛肝约为7g。肝泥每天控制在1大勺以内为宜。

未经加热的加工食品

这类食品中含有一种叫作李斯特菌的细菌，容易引起食物中毒。如果感染了这种细菌，会通过胎盘感染宝宝并增加流产、死胎的风险。所以，在食用这类食品时一定要以75℃以上的温度加热。

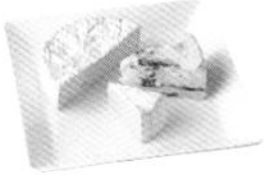

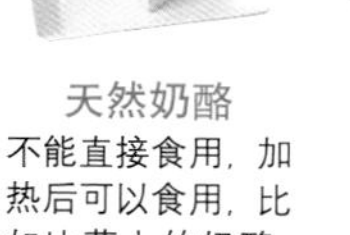

天然奶酪
不能直接食用，加热后可以食用，比如比萨上的奶酪。加工干酪则可以直接食用。

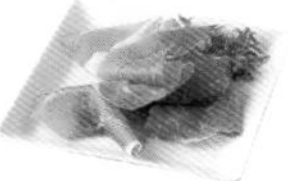

生火腿
经过加热杀菌处理的火腿或香肠可以放心食用，吃之前煮一下可以降低其含盐量。

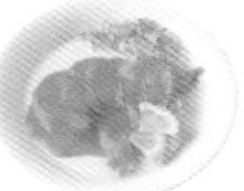

烟熏三文鱼
李斯特菌有很强的耐盐性，冷藏保存还会加速其繁殖。如果是生的三文鱼，最好加热后腌一下再吃。

部分鱼类

鱼类中如果含有过多汞，可能影响到胎儿的健康，建议参考相关食品卫生部门给出的标准。

这些鱼类可以放心食用
三文鱼、竹荚鱼、鲭鱼、沙丁鱼、秋刀鱼、黄尾鱼、金枪鱼罐头等。

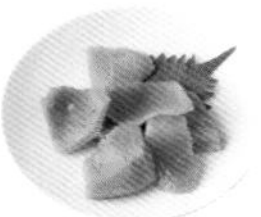

金枪鱼
每周可食用约160g，即每周吃两次、每次控制在80g以内。

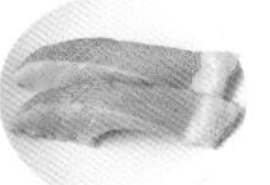

金目鲷鱼
每周应将食用量控制在80g以内，蓝鳍金枪鱼同理。

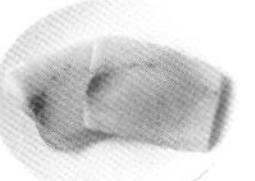

箭鱼
每周可食用一次（约80g）。脂肪越少，汞含量也就越少。

孕期小心食物中毒 绝对不能吃生肉

孕期人体抵抗力下降，很容易感染病毒或细菌；而准妈妈感染后又很容易影响宝宝，所以吃东西时要非常注意。要特别预防细菌和寄生虫感染，控制未经加热的加工食品的食用量，生肉绝不能吃。但也不用太神经质，只要营养均衡即可。

这些东西可以吃吗？

咖啡因/刺激性食品

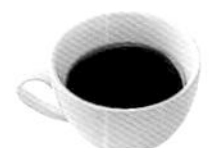

咖啡
因为含有咖啡因，咖啡要控制在一天一杯，红茶要控制在一天两杯。

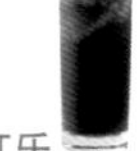

可乐
可乐中咖啡因的含量虽然不高，但含糖量非常高，建议少喝。

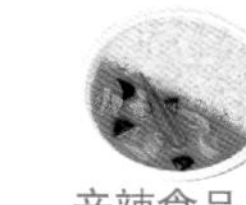

辛辣食品
可增进食欲，但要注意泡菜等的含盐量。咖喱饭等食物的热量也很高。

含有大量香辛料的饭菜，适量食用可以增进食欲
根据食材的不同，要注意其糖分、盐分及脂肪含量。

酒类

会通过脐带直接影响宝宝，绝不能喝！
妈妈饮酒是造成宝宝"酒精综合征"的直接原因，因此孕期饮酒绝不可行。无酒精的酒类可以喝，但在饮用过程中要注意，油炸食品等下酒菜热量很高。

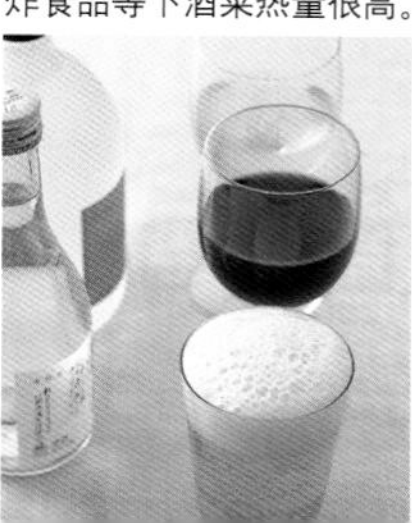

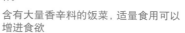

餐厅里适合准妈妈的菜单

套餐

米饭、鱼肉、其他蛋白质及蔬菜的量都能一目了然。营养比较均衡，米饭的量也较容易调整。烤鱼或炖鱼都可以安心食用，但味噌汤、泡菜的含盐量较高，最好不吃。油炸食品也尽量别吃。

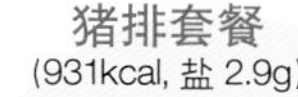

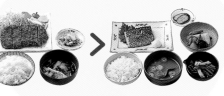

猪排套餐
(931kcal, 盐 2.9g)

烤鱼套餐
(675kcal, 盐 4.5g)

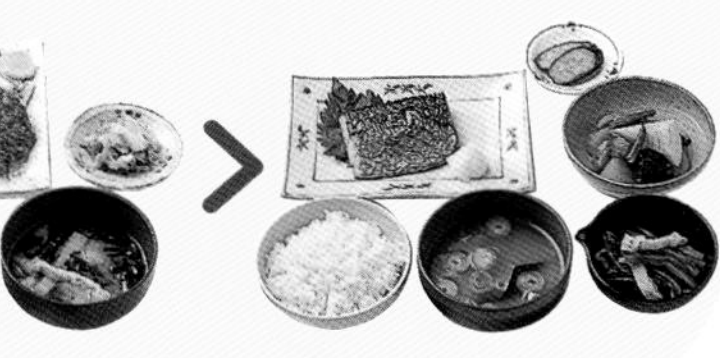

比起油炸食品，最好选择热量相对较低的烤鱼。不过含盐量较高的味噌汤和泡菜可以只吃一半。

盖饭

米饭的量较大，体重增加过快的妈妈应尽量少吃。如果真想吃盖饭，可以选择以蔬菜为主的拌饭。而亲子盖饭虽然蔬菜不多，但热量也相对较低。

天妇罗盖饭
(750kcal, 盐 3.7g)

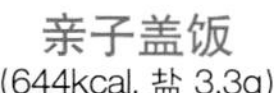

亲子盖饭
(644kcal, 盐 3.3g)

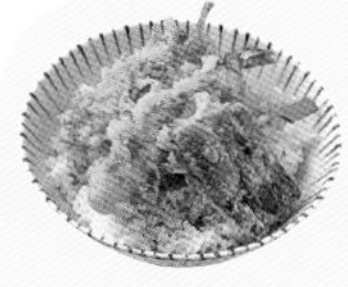

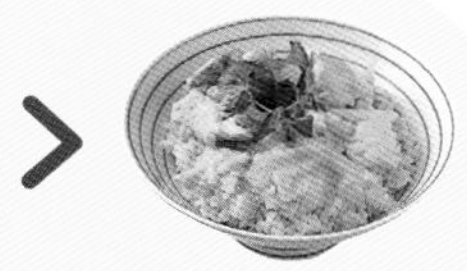

天妇罗盖饭的热量和含盐量都非常高。而亲子盖饭尽管蔬菜量少，热量却相对较低。

面类

在各种面食中，日式乌冬面或荞麦面的热量比中餐口味的面热量要低，天妇罗荞麦面除外。吃砂锅乌冬面、汤面等则可以摄取多种蔬菜和肉类。选择面时尽量选择少量，蘸汁应尽量少吃。

月见乌冬面
(482kcal, 盐 6.7g)

荞麦面
(366kcal, 盐 2.9g)

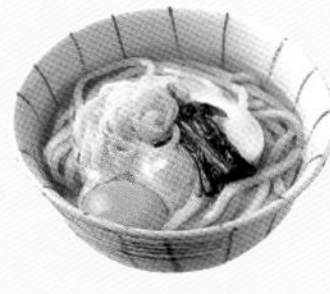

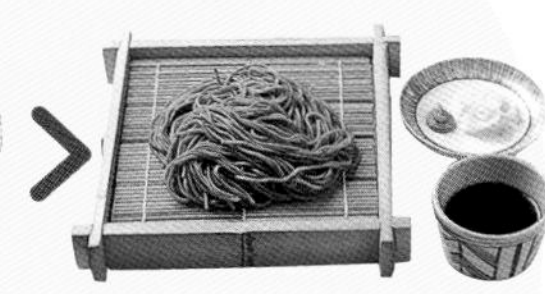

蘸汁的盐分很高，应尽量不吃；面汤的汤汁也不行。另外，不管是哪种口味的主食都应该配上蔬菜较多的小菜。

快餐

三明治、汉堡、意大利面等主要是碳水化合物，最好再点一些蔬菜沙拉或蔬菜汁等来增加蔬菜的摄入量。如果觉得还不够饱，可以再点一些热量较低的蔬菜汤。

汉堡套餐
(703kcal, 盐 2.2g)

三明治
(430kcal, 盐 2.3g)

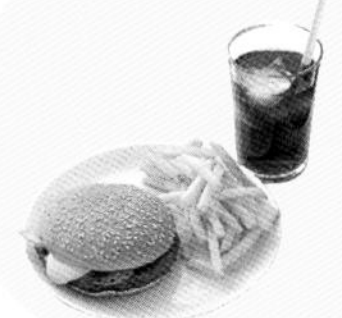

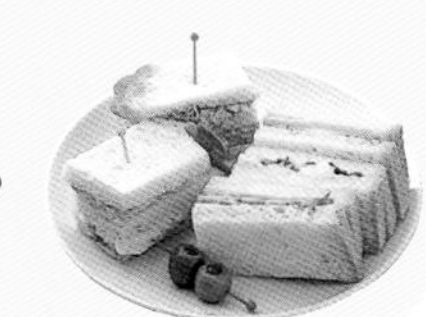

汉堡套餐是高热量、高脂肪、蔬菜少的组合。准妈妈应该尽量选择三明治套餐。

谨记营养均衡，控制盐分摄入

在整个孕期都要注意饮食的营养均衡，并控制盐分的摄入量。在餐厅吃饭时很容易点到高热量、高脂肪、高盐分的食物，要时刻注意选择营养均衡、含盐量较低的食物。

准妈妈在餐厅点餐时，最理想的菜品就是套餐。吃盖饭或面食，最好别将米饭或面全部吃光，同时再点一个蔬菜类小菜。如果是在快餐店，点餐时也建议加上蔬菜沙拉或蔬菜汁。

在外用餐的7个原则

Rule 1 选择烹饪方式

“油炸”的热量很高，“炒”也需要用油，所以需要控制体重的妈妈，最好还是选择用“煮”“蒸”或“烤”等方式烹饪的食物。

Rule 2 选择蔬菜较多的菜品

蔬菜里含有大量的维生素和矿物质，这是能让糖分和蛋白质更好工作的营养源。因此，即使是在餐厅就餐也要多吃蔬菜。

Rule 3 汤、咸菜、蘸汁尽量不吃

味噌汤、咸菜、熟食等食物含盐量很高，应尽量不吃。生鱼片、饺子、炸鱼等所配蘸汁的摄入量也要控制。

Rule 4 控制饭后甜点和饮料的摄入量

即使很好地控制了主食的热量，过多的饭后甜点或饮料仍会造成过多糖分和热量的摄入——很多甜点或饮料的热量可不比主食少。

Rule 5 剩点米饭或面不吃

在餐厅就餐，米饭或面的量相对较大。建议准妈妈不要全部吃光，可以向服务员要求减少主食的量，或是剩下一些不吃。

Rule 6 不要喝面汤

面汤和蘸汁的盐分含量都很高。例如，月见乌冬面含盐6.7g，如果把汤全部喝光，就一下子摄入了一天所需盐分的80%。

Rule 7 不要放太多沙拉酱、调味汁

还要注意沙拉酱、调味汁的盐分和热量。尽量别选含油或蛋黄酱太多的调味汁。无油调味汁的盐分也很高，别放太多。

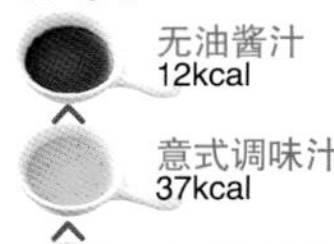

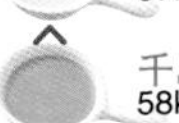

怀孕 4个月 12~15周

胎盘形成，腹部稍有隆起，食欲逐渐恢复

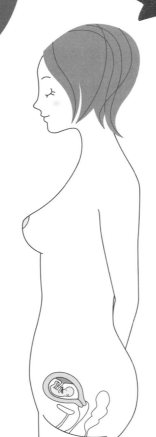

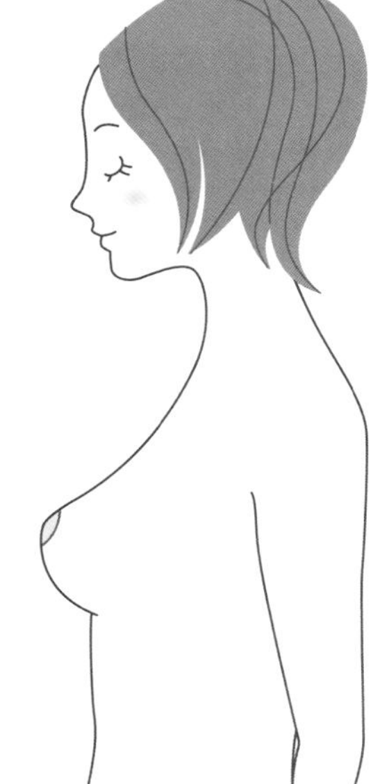

准妈妈的变化

也许会出现这些变化

- 基础体温开始下降，发热或乏力症状逐渐消失
- 开始感觉到腹部隆起
- 随着子宫的增大，很多人开始感觉到脚后跟的疼痛

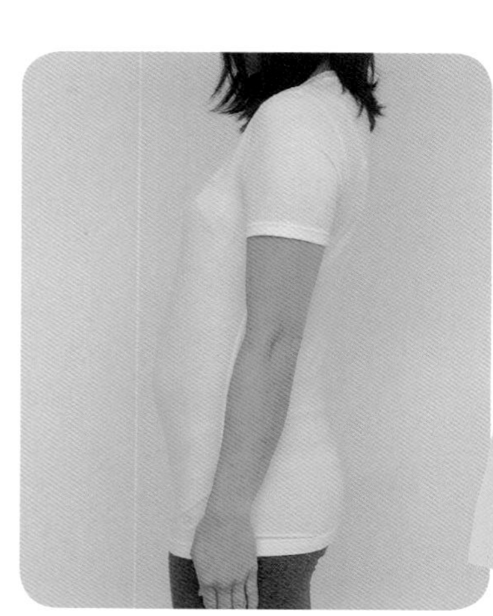

宫高

9~13cm

体重增加值

比怀孕前增加1~1.2kg

子宫的大小

约等于新生儿头部的大小

怀孕4个月时要做的事

【必须要做的】

- □ 在准备分娩的医院提前预约➡参见P22
- □ 控制体重增长➡参见P106

【争取做到】

- □ 如果计划回老家分娩，要告知目前进行产检的医院➡参见P77
- □ 开始穿孕妇内衣➡参见P50
- □ 想办婚礼的人要开始着手准备➡参见P53

摆脱了痛苦的妊娠反应 心态变得积极向上

14~15 周，宝宝生活的“小床”——胎盘已经基本形成。尽管如此，还是要注意别做超出自己能力范围的事。痛苦的妊娠反应基本结束，食欲也开始恢复，很多妈妈终于有心情去规划自己的孕期生活。

孕期受激素分泌的影响，容易出现皮下脂肪堆积。尽管刚从妊娠反应中解放、有了食欲，也不能因此而暴饮暴食。准妈妈要时刻提醒自己保持营养均衡的饮食，不要过量饮食，有计划地控制体重。

宝宝的成长

也许会出现这些变化

- 胎盘和脐带发育完成
- 内脏器官、手脚等部位也基本发育完成
- 脸上开始生出薄薄的胎毛
- 骨骼和肌肉的发育使宝宝开始在羊水中旋转
- 味蕾开始发育
- 开始有反射机能

怀孕4个月时宝宝的情况

身长	约80~83mm
体重	约100g
重量相当于	约1个猕猴桃的重量

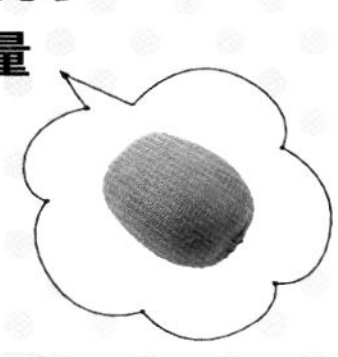

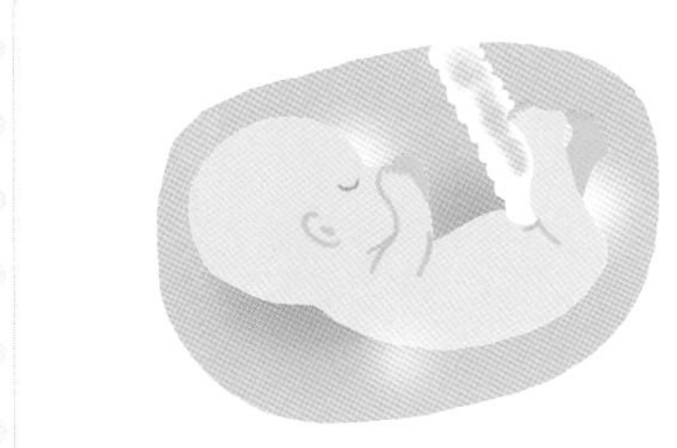

“生命线”形成，各个器官进一步发育

宝宝赖以生存的“生命线”随着胎盘和脐带的发育完成而得以形成。宝宝可以借此吸收成长所需的氧气和营养，并排出不需要的二氧化碳和废弃物。胃、肾脏、膀胱等内脏器官及手脚等部位的发育也已基本完成。宝宝脸上开始隐隐长出薄薄的胎毛，外生殖器的发育也已完成。听觉、视觉、嗅觉和味觉等的发育则从这个时期开始。此时的宝宝开始有了反射机能，B超检查时可以看到宝宝吮吸手指的动作。

给妈妈的信：

看牙医和旅行最好再等一等

怀孕不到4个月时，胎盘的发育还未完成，为了保险起见，不是特别严重的龋齿应尽量先不治疗。旅行也一样，最好再等一段时间。准妈妈们要记住，此时还比较容易流产。

给爸爸的信：

多和妻子交流，多看母子健康手册，掌握妈妈和宝宝的状况

尽管妊娠反应已基本结束，但孕妇的身心此时尚不安定。丈夫要多和妻子沟通，了解妻儿的状况和产检时的医嘱，并确认每次产检后的记录结果。

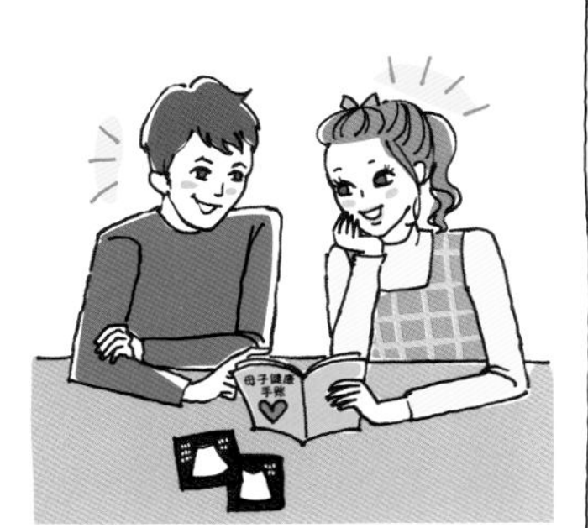

孕期建议

怀孕12周

距离分娩还有196天

妈妈 这个时期，很多妈妈的腹部还没有隆起。此时受寒不利于血液循环，建议妈妈们开始换上能盖住腹部的孕妇内衣。很多妈妈起初不太喜欢孕妇内衣，但穿上后舒服的感觉会让很多人不愿再换回普通内衣。

Enjoy 妊娠反应结束，乐享孕期生活

尽管还有部分准妈妈在与痛苦的妊娠反应斗争，但很多人已经从中解脱，可以开始逛街、购物，更快乐地度过孕期。

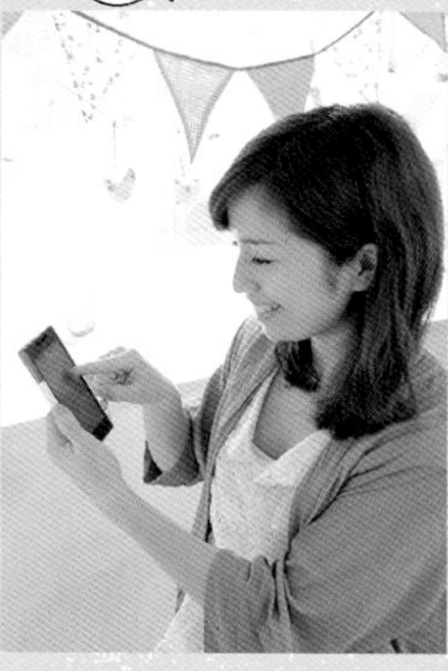

开始收集一些婴儿用品的信息。

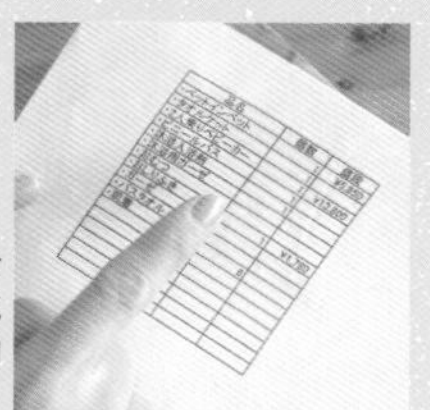

列一个清单，尽量减少不必要的花销。

宝宝 这个时期宝宝的状态

在羊水中转来转去

宝宝的胃、肾脏、膀胱等内脏器官及其他生存必需的器官已基本形成。随着骨骼和肌肉的发育，宝宝开始能在羊水中自由活动。B超检查时，看到宝宝在腹中健康成长的样子，曾饱受妊娠反应之苦的妈妈们是否充满了力量？宝宝的身体里有着不小的能量呢！

B超照片

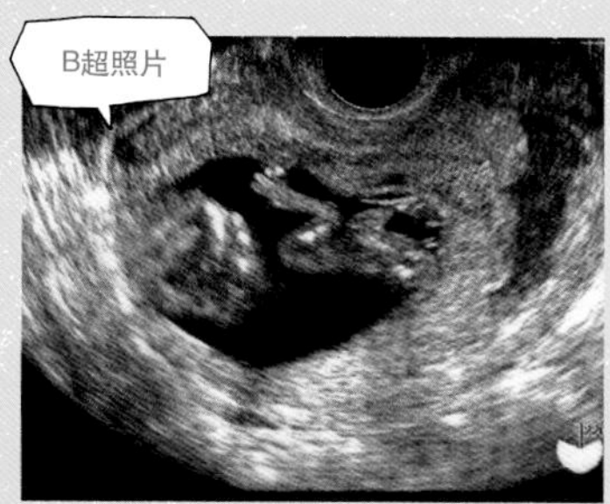

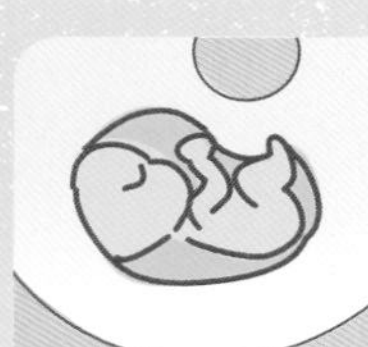

可以看到头、躯干和手腕，甚至还能辨别手指，是不是很吃惊可以如此清晰地看到宝宝的样子？

怀孕13周

距离分娩还有189天

妈妈 设计可佩戴孕妇标牌是为了在准妈妈发生状况时能让救护人员及时采取相应措施。在孕初期腹部尚未隆起时，没人会注意到你是一个孕妇，此时在拥挤的地方（如地铁里）会非常危险；佩戴孕妇标牌会提醒周围的人你是孕妇，进而为你创造一个更加安全的环境。

Enjoy 吃得开心，吃得健康！

身心逐渐稳定后，就要开始规律饮食了。不能再像妊娠反应期间那样想吃什么就吃什么，应该找一些自己爱吃、又比较健康的食品，逐渐恢复规律饮食。

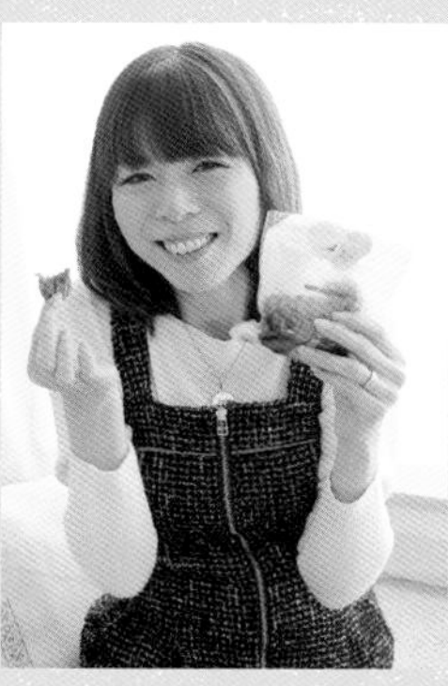

果干类食物热量相对较低，口感也很好。

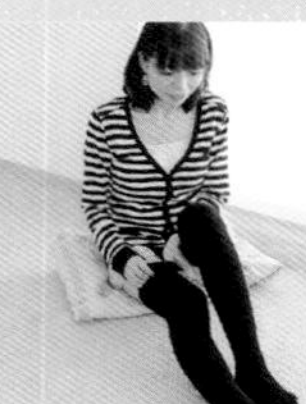

孕妇压力袜对控制水肿很有效。

宝宝 这个时期宝宝的状态

吸吮手指、盘着脚丫的姿势，真是让人无法抗拒

胎盘的形成，可以使宝宝通过脐带得到来自母体的营养和氧气。在手脚等各部位发育基本完成的同时，宝宝的嗅觉、味觉等也更加灵敏。看着宝宝侧着身子吸吮手指，或两只小脚丫盘在一起的样子，一定会有很多妈妈会不由自主地惊叹“太可爱了！”

B超照片

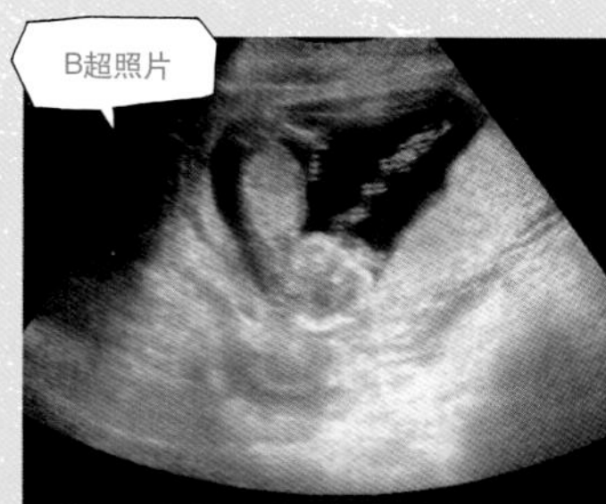

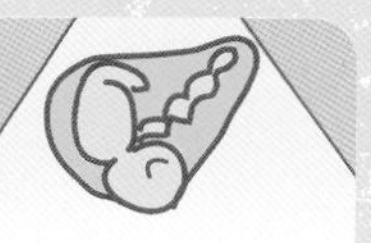

头朝下的宝宝正挥动着脐带玩耍。一个人在妈妈的肚子里是不是很无聊？

怀孕14周

距离分娩还有182天

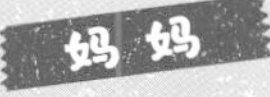

由于激素的变化，准妈妈的身心都发生了很大改变，有人甚至觉得自己在怀孕后就像变了个人，整天都焦虑不安，或是哭哭啼啼。即使对这种变化有一定的心理准备，想象和现实还是会有很大差距。

Enjoy

开始期待旅行和大餐，但仍要注意合理饮食

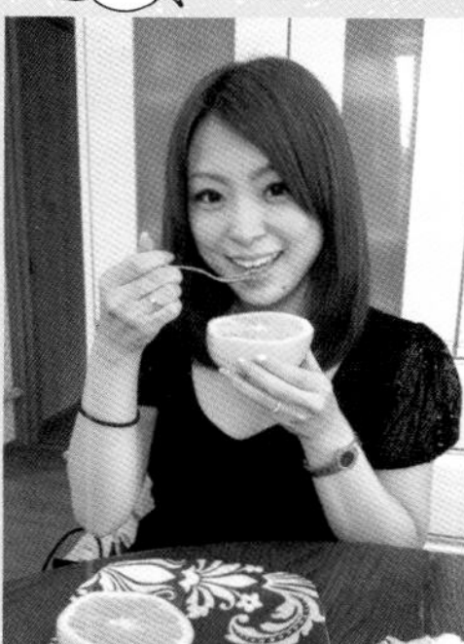

怀孕第4个月过半后，大部分人的妊娠反应都已消失，可以去一些想去的地方、吃一些想吃的东西了。

口感很好的水果几乎成了每餐必备的饭后甜点。

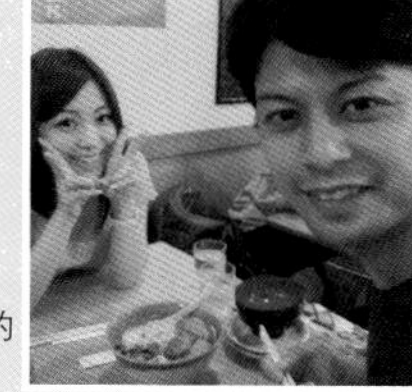

期待已久的外出聚餐。

宝宝 这个时期宝宝的状态

可以捕捉到宝宝这个时期特有的样子

宝宝的体型发育得越来越像个小婴儿了。在14~15周，随着宝宝的长大，B超的小画面已经装不下宝宝的整个身体了，我们只能通过不同的B超照片来分别观察其脸、躯干、脚等各个部分。宝宝的外生殖器已经发育完全，不过判定是男是女还比较困难，要再等一段时间。

B超照片

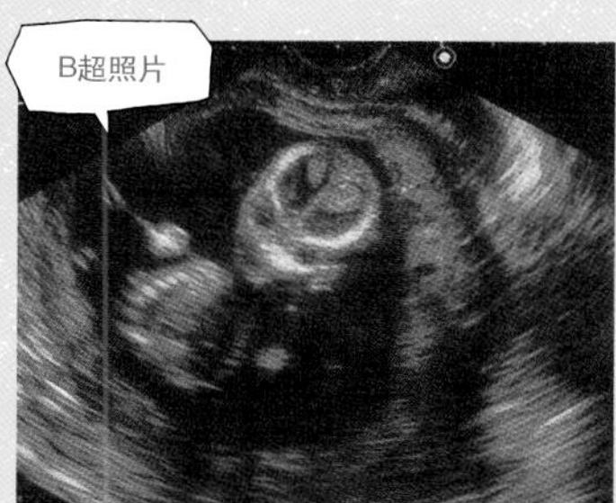

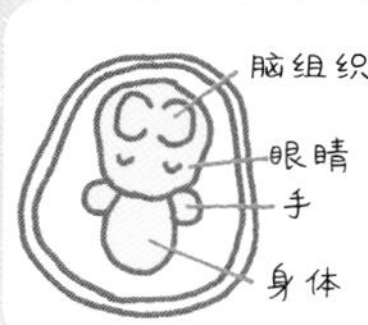

B超检查会由阴道B超改为腹部B超；在一些非常清晰的阴道B超图中，可以看到宝宝眼睛里的晶状体。

怀孕15周

距离分娩还有175天

妈妈

腹部皮肤真皮层的拉伸速度远远慢于表皮层，由此造成的皮肤表面断裂会导致妊娠纹的形成。为了更好地防止妊娠纹出现，要在腹部还没开始隆起时就保养皮肤。皮肤的保湿非常重要，保湿产品很多，一定要选适合自己的。

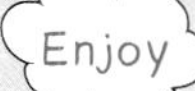

工作生活，劳逸结合

身体不适的状况逐渐改善，很多人开始恢复体力，并觉得自己可以像孕前一样精力充沛地工作或做家务了。但还是要注意劳逸结合，在感觉疲惫时一定要休息，给自己一个喘息的机会。

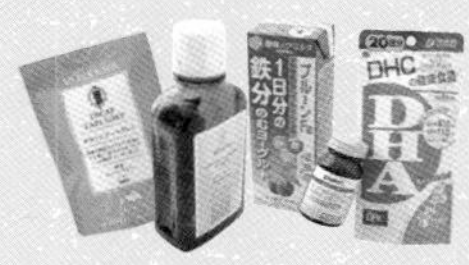

可饮用酸奶或叶酸制剂补充营养。

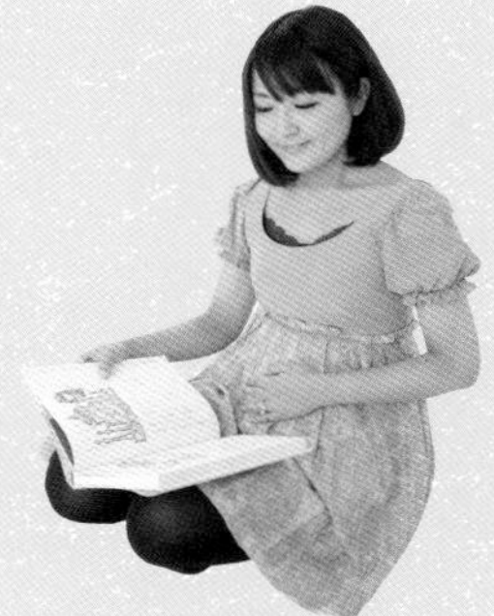

给腹中的宝宝讲讲故事，既能胎教，又能放松一下。

宝宝 这个时期宝宝的状态

已经可以看到骨架

此时宝宝的头约乒乓球大小。在B超检查时，我们可以清晰看到宝宝的脊柱及手腕、脚踝处的骨骼。在这个时期，宝宝的小嘴开始一张一合，也会吮吸自己接触到的东西。宝宝成长的同时，希望刚从妊娠反应的痛苦中解脱出来的妈妈们也能拥有更充实的孕期生活。

B超照片

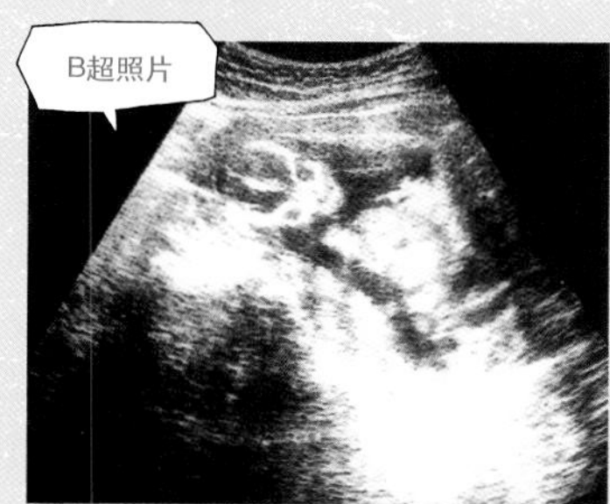

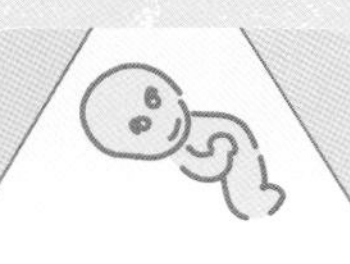

能清晰看到越来越有人形的宝宝，甚至能看清其脸庞的轮廓。这样的B超画面同时也是珍贵的照片。

4个月 怀孕

孕妇装和孕妇内衣

这样穿才更舒适！

腹部渐渐隆起后就要换上孕妇内衣了。在这个特别的时期，体验一下孕妇装的时尚吧。

内衣篇

孕妇文胸

增加 2 个杯位

随着腹部的隆起，胸围也会增大，因此这时的内衣尺寸会与孕前不同。孕期的胸围会增加约 2 个杯位，因此要选择伸缩性较好的面料；另外，适用于哺乳期的孕妇内衣会更加方便。外出时可选带钢圈的样式，在家时可选更加舒适的无钢圈样式。

孕妇文胸的种类

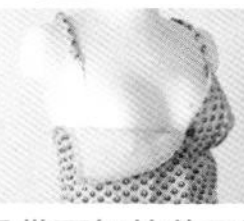

吊带可卸的前开型
只要卸下吊带的扣环就可以将罩杯轻松打开，优点是可以保持完美的线条。

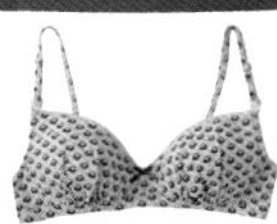

文胸上衣
设计上和普通文胸没有太大区别，有带钢圈和不带钢圈两种。

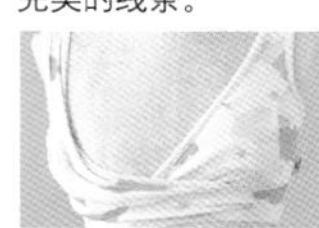

背带前开型
只要一只手就可以将文胸拉下、露出乳房，其优点是方便产后哺乳。

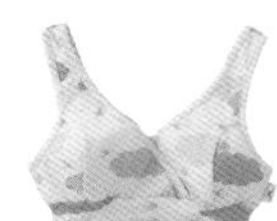

背带上衣
将乳房整个包裹在罩杯里的背带样式。有套头式、前系扣等样式，基本都不带钢圈。

孕妇吊带背心

能妥善护住腹部

准妈妈的腹部绝不能受凉。因此准妈妈在空调房里最好穿上吊带背心，既可以保护腹部不受凉，也比穿文胸更舒服。前开式的孕妇吊带背心在产后哺乳时也很方便。另外，最好选择伸缩性较好的面料。

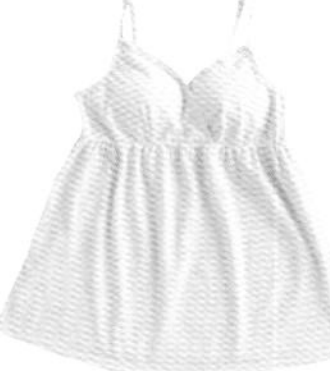

最好选择不束缚身体、较舒适的设计和吸水性、透气性较好的面料。

孕妇内裤

很大！但既舒适又方便

孕妇内裤最大的优点就是不束缚腹部，可以非常方便地穿脱。一般的孕妇内裤立裆较高，可以把肚脐盖住，保暖性能也比较好。如果不喜欢腹部被束缚，也可以选择立裆较低的样式。最好选择不会妨碍淋巴及血液循环、也不会压迫腹股沟的内裤。

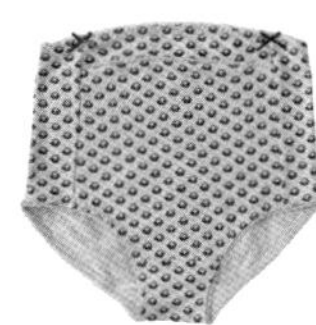

高立裆可以保护腹部不受寒；建议购买和文胸配套的内裤。

孕妇腹带

有效缓解腰痛且防寒

孕妇腹带可帮助准妈妈支撑越来越大的腹部，还能有效缓解腰痛和寒性体质。在日本还有这样的风俗：在怀孕 5 个月后的“戌日”，准妈妈要穿上孕妇腹带到神社祈祷顺产，因此很多准妈妈也会从这个时期开始使用孕妇腹带。孕妇腹带的种类很多，包括能把腹部整个裹起来的样式、穿脱较简单的样式、能将臀部包起来的样式等，可以根据不同的季节来选择最适合自己的款式。此外，孕妇腹带还有助于产后骨盆的恢复。

孕妇腹带的种类

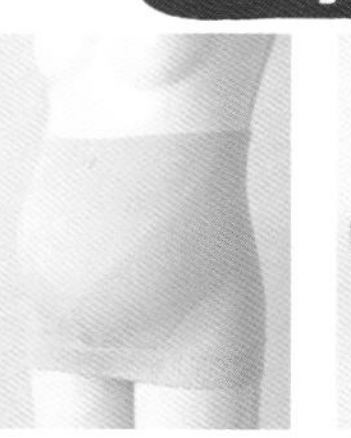

腹卷式
在冬天或长时间待在空调房里时建议使用这款，因为它有很好的保暖效果，穿脱方便，质地柔软，睡觉时也可以穿。

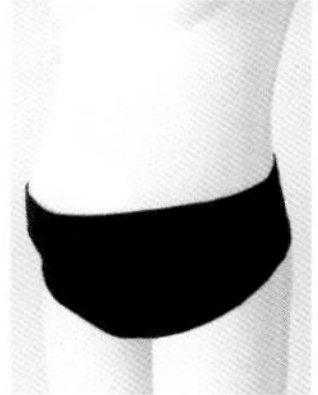

支撑式
腹部的腰带可以随时调整，非常方便；在腹下支撑越来越隆起的腹部，可以减轻腰部和背部的负担。

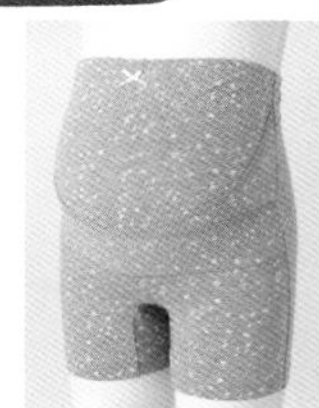

短裤式
贴身舒适，也是从下方支撑越来越隆起的腹部。可以代替内裤，上班或外出时穿上它即可，更加轻便。

服装篇

可以保持正常着装，但弹性孕妇裤更佳

普通的裙子或裤子会因为腹部隆起而越来越紧，是时候考虑换上孕妇装了。如果是弹力牛仔裤，建议购买腹部有伸缩性的孕妇款；如果是连衣裙或上衣，只要宽松且不束缚腹部即可。可以趁此机会整理一下衣柜，也许以前过于宽松的衣服此时会派上用场。不妨在孕期尽情体会穿着孕妇装的乐趣。

不论穿怎样的衣服，都要注意别让身体受凉。千万不要选择行动不便的款式。

别让自己着凉

随时带件外套

不管是冬天还是长时间在空调房里，最好随身带件外套，冷的时候就能立刻穿上。

从脖子到胸部的保暖

从脖子到胸部如果受凉，容易感冒。

穿行动方便的衣服

有些特别长的裙子会妨碍走路，甚至有跌倒的危险。一定要特别注意选择裙子的长度。

紧身裤别束缚腹部

随着腹部隆起，选择孕妇专用的裤子会更加舒适。

圆头鞋也很时尚

为了保证脚部平稳，一定要穿平时穿惯的鞋。也可以试试圆头鞋，也许之前从没穿过，但圆头鞋穿起来也很时尚。

护膝、袜子不让脚受凉

脚部受凉会导致血液循环不畅，这也是出现水肿的原因，要注意脚部保暖。

这些衣服很方便

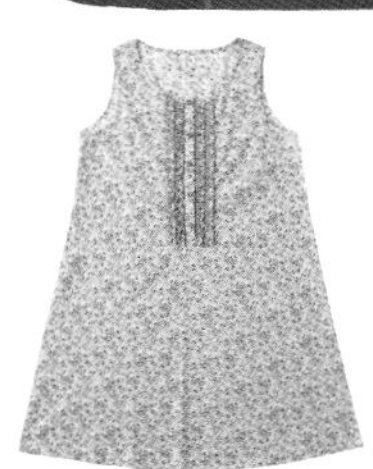

宽松上衣

这类衣服在平时和孕期都可以穿。尽管临近分娩时过大的肚子会让部分衣服的前摆显短，但在孕期穿还是非常方便的。

孕妇裤

这种裤子的腹部有伸缩性，可以配合越来越大的肚子。再配上一件合身的外套，上班穿也不会让人感觉不妥。

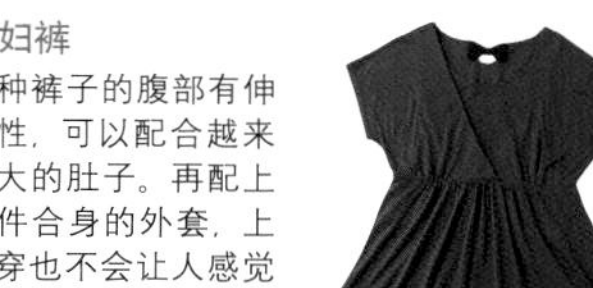

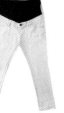

产后也能穿的连衣裙

产后2~3个月，即使体重基本恢复到产前，腹部周围也还不能完全恢复，较宽松的连衣裙会派上很大用场。

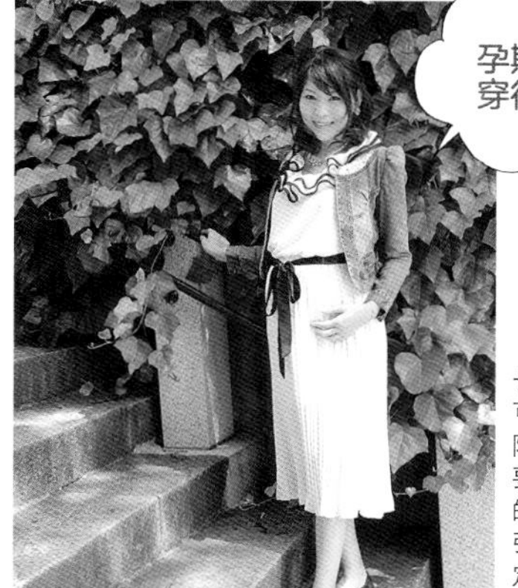

长裙既时尚又可以护住腹部防止受寒。但要注意，过长的裙摆可能会引起跌倒，一定要选择适合自己的长度。

【婚丧嫁娶场合该怎么穿?】

一件宽松的黑礼服裙

在身体状况允许时，可以出席婚丧嫁娶等场合，但该穿什么样的衣服呢？丧服或礼服可能只穿一次，不如准备一件较宽松的黑色连衣裙，再根据不同的场合佩戴上不同的饰品即可。

便秘、痔疮的预防和治疗

怎样才能排便通畅？

随着子宫的增大和激素的分泌，很多妈妈都会经受便秘和痔疮的痛苦。让我们来调整一下饮食和生活习惯，尽可能摆脱这种痛苦吧。

消除便秘可有效防止痔疮

怀孕后激素的变化和体内水分的增多会增加便秘和痔疮出现的概率。怀孕后黄体酮的分泌会导致肠道运动变得迟缓，造成便秘。此外，倾斜的骨盆、增大的子宫都会压迫肠道，加之运动不足和精神压力，也容易造成便秘。孕期便秘的情况较为多见，但也会有人反而出现腹泻的症状。这是因为持续的便秘会使一直积存在体内的废弃物一定要排出体外，从而使便秘变为腹泻。另外，便秘或腹泻有时还会导致腹痛或轻微胀气。

体内水分的增加和子宫的增大会压迫肛门并导致血液循环恶化，产生淤血并形成痔疮。孕妇较常见的痔疮有两种，一种叫外痔，是由于静脉淤血而在肛门外侧形成的痔疮；还有一种叫裂痔，是由于排便不通畅导致肛门破裂出血形成的。消除便秘就能有效防止痔疮，因此准妈妈们要养成良好的生活规律，在这个时期尽量少吃香辛料或容易引起胀气的食物。

别让便秘恶化！

便秘的预防及治疗

1 早上固定时间如厕

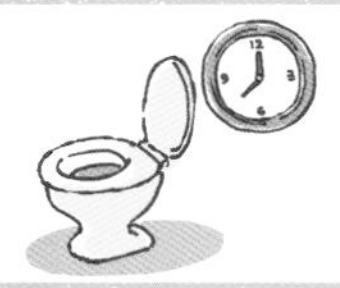

顺其自然未必能养成每天规律排便的习惯。每天早上即使没有便意，也要尽量在一个固定时间如厕，以培养规律排便的习惯。

2 大量摄取水分和膳食纤维

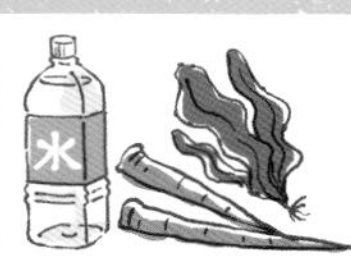

膳食纤维不会被消化，而会直接到达肠道，清理肠道。每天摄入约21g即可。

3 泡热水澡促进血液循环

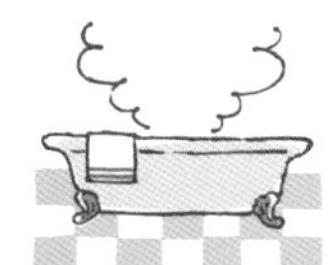

血液循环不畅也会造成便秘。每天泡泡热水澡有利于血液循环。

4 进行肛门收缩练习

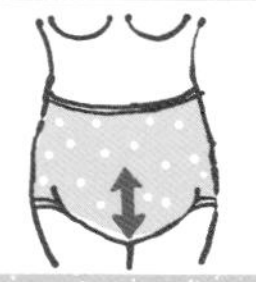

可以锻炼骨盆底部肌肉群，促进肛门周围的血液循环。收缩阴道→放松，这样反复几次即可。

5 在便秘尚不严重时服药

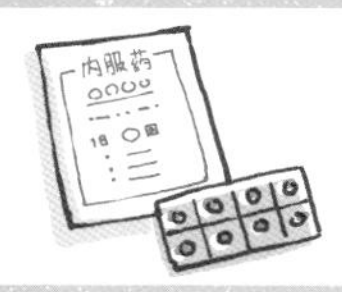

便秘会越拖越严重，所以要尽早找对策。可以请医生开一些缓解便秘的药方。

【 多吃富含膳食纤维的食物 】

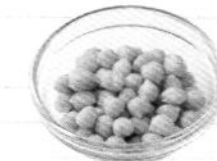

鹰嘴豆

煮鹰嘴豆中膳食纤维含量约为11.6g，干鹰嘴豆约为16.3g。且鹰嘴豆还富含钾、锌等矿物质。

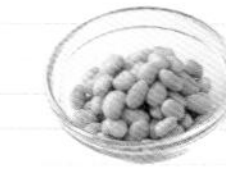

大豆

煮大豆的膳食纤维含量约为7.0g，罐头大豆的含量约为6.8g。大豆还含有丰富的维生素E。

全麦面包

每片全麦面包膳食纤维含量约为5.6g，是普通切片面包的2倍以上，且含有丰富的矿物质。

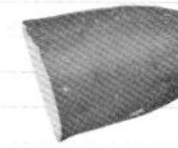

白薯

烤白薯的膳食纤维含量约为3.5g。按烹饪方法不同，其膳食纤维含量从多到少依次为白薯干、蒸白薯、烤白薯。

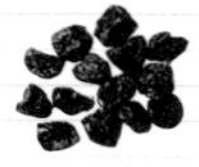

西梅

西梅干的膳食纤维含量约为7.2g，是水果里最高的。但其热量也很高，所以要注意食用量。

牛蒡

比起生牛蒡，煮熟的牛蒡中膳食纤维含量更高，约为6.1g。其矿物质含量也很均衡。

韭菜

煮韭菜的膳食纤维含量约为4.3g，而有助于钙吸收的维生素K含量也很丰富。

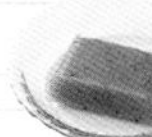

魔芋

膳食纤维含量约为2.2g。魔芋丝的膳食纤维含量也基本相同，约为2.9g。

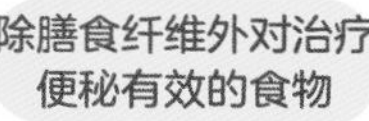

除膳食纤维外对治疗便秘有效的食物

发酵食品

双歧杆菌、乳酸菌等益生菌能改善肠道环境。可以多吃些含有这类益生菌的食物，如酸奶、泡菜、纳豆等。

低聚糖

异麦芽低聚糖可以有效促进双歧杆菌的增殖。洋葱、牛蒡、香蕉等食物都富含异麦芽低聚糖。

这里介绍的膳食纤维及其他营养素的含量为每100g食材的含量，干燥食材为每10g的含量。

孕期婚礼

如何筹备孕期婚礼

举办婚礼的时机、礼服及当天的日程该如何安排，给准妈妈们留下值得回忆的婚礼需要做些什么，一起来了解一下。

首先要将新娘怀孕的情况告知婚庆公司

孕期婚礼的时间最好定在进入稳定期的孕后5~6个月时。婚礼的准备一般需要花费1~2个月，为了保险起见还是要尽早着手准备。在和婚庆公司商讨婚礼时，除了要告知负责人婚礼当天的怀孕周数，还要让婚庆公司安排能让新娘随时休息的地方。婚纱如果不是孕妇专用的，就一定要在临近婚礼时再试穿一下，看看是否合身、会不会太束缚腹部和胸部。如果希望在海边举行婚礼，要先和妇产科医生商量一下。

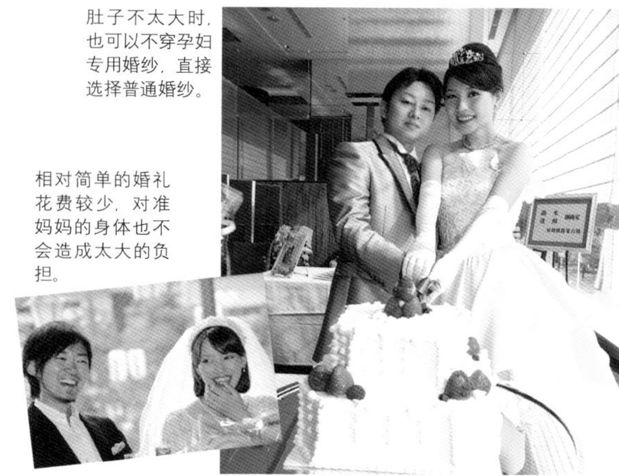

肚子不太大时，也可以不穿孕妇专用婚纱，直接选择普通婚纱。

相对简单的婚礼花费较少，对准妈妈的身体也不会造成太大的负担。

成功举行孕期婚礼的5个重点

1 会场尽量离家近，找经验丰富的婚庆公司

最好找对孕期婚礼有经验的婚庆公司，从准备到婚礼当天都能面面俱到。选择简洁的行程计划，会场最好离家近些。

2 婚礼定在怀孕6个月以内

怀孕5~6个月时准妈妈已基本进入稳定期，妊娠反应也已基本结束。此时准妈妈的肚子还没有特别大，从身体状态上说，这是举办婚礼的最好时机。

3 婚纱最好选择腹围可调的样式

即使不是孕妇专用婚纱，也最好选择腹围处可以简单调节的款式。鞋一定要选择低跟或平跟，再套上一条腹带可以防止受凉。

4 婚礼当天留够时间

孕期比较容易疲惫，考虑到婚礼中途可能会不舒服，一定要留出足够的时间而不要太赶。准妈妈可以利用补妆、换衣服的时间来稍事休息。

5 做好预算，别太奢华

产检、婴儿用品及之后的教育经费等需要花钱的地方很多，因此婚礼的费用一定要控制在力所能及的范围内，不要过于奢华。当然，如果父母有意，也可以请父母帮忙分担一部分开销。

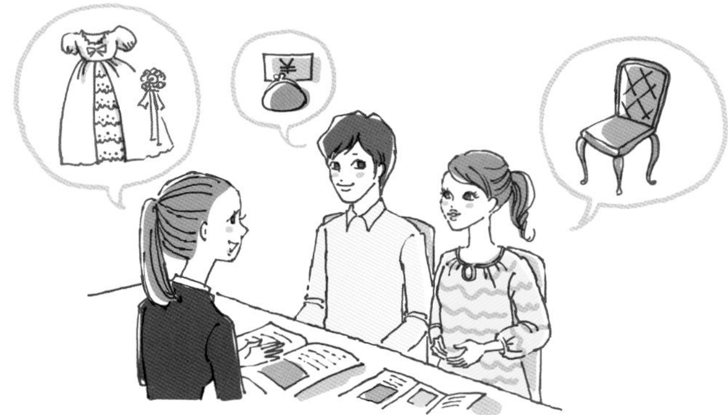

孕期婚礼计划表

怀孕初期

Step 1 决定日期和场地，稳定期举行为佳

怀孕5~6个月最适宜举行孕期婚礼。如果赶上严冬或酷暑，应尽量避免室外婚礼。要和婚庆公司多商量，并定好当天的交通。

Step 2 婚礼的准备

邀请的亲朋好友名单、婚礼当天的表演、菜单、服装、化妆、美容……每个细节都要计划好。婚礼当天也要注意，行程不要过于紧凑。

婚礼前一周

Step 3 服装的最后确认

即使只剩一周时间，腹围的变化也会很大，新娘一定要再试穿一下婚纱，把腹部尺寸调好。婚礼当天也要根据实际情况调整尺寸。

Step 4 婚礼当天

要提前和司仪沟通好，万一出现不适或想去洗手间时，不要勉强自己继续坚持，要做好随时退场的准备。

5个月 怀孕

16~19周

基本进入稳定期，可以进行顺产祈福

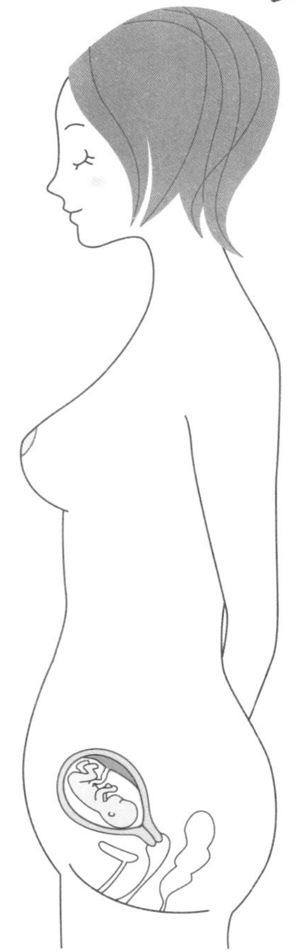

准妈妈的变化

也许会出现这些变化

- 随着胎盘发育完成，身心开始趋于稳定
- 腹部开始明显隆起，乳房也随之变大
- 皮下脂肪增加，看起来有些发胖
- 有些人已经能感觉到胎动

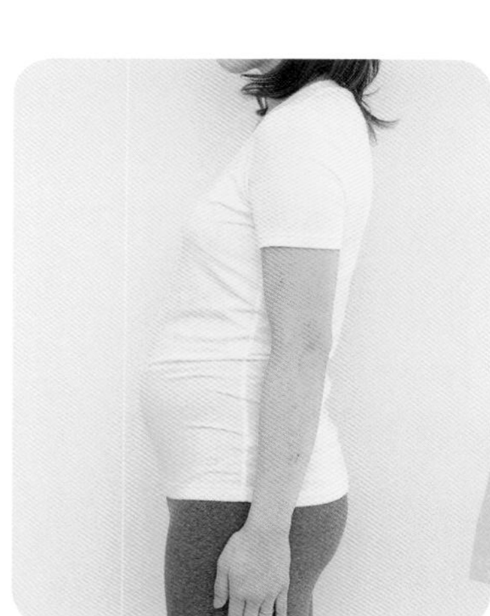

宫高

14~17cm

体重增加值

比怀孕前增加 1.2~2.4kg

子宫的大小

成年人头部的大小

怀孕5个月时要做的事

【必须要做的】

- □ 在戌日进行顺产祈福➡参见 P58
- □ 治疗龋齿➡参见 P59
- □ 列出收支清单
- □ 准备婴儿用品清单➡参见 P203

【争取做到】

- □ 写下自己的分娩计划➡参见 P102
- □ 保持营养均衡的饮食➡参见 P107
- □ 开始适当运动，为顺产做准备➡参见 P59
- □ 开始护理皮肤，预防妊娠纹➡参见 P59

腹部和乳房变大，开始感受到胎动

胎盘发育已经完成，是孕期最稳定的一段时期。宫高已经达到肚脐附近，腹部的隆起也更加明显；随着乳腺的发育，乳房也逐渐变大。有些准妈妈在18周左右就开始感觉到胎动；从未体验过的胎动，让妈妈们再次对腹中的小生命有了真实的感觉。可以将这些感受记录下来，因为它不仅是一份美好珍贵的回忆，更是宝宝成长发育的真实写照。

宝宝的成长

也许会出现这些变化

- 保护皮肤的胎毛开始生长
- 随着脑前额叶和神经系统变得发达，宝宝开始有意识地活动手脚
- 皮肤开始变得敏感
- 宝宝更活跃好动

怀孕5个月时宝宝的情况

身长	约20cm
体重	约200g
重量相当于	约1个苹果的重量

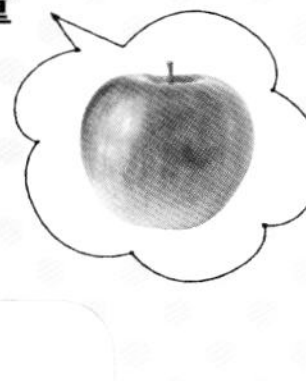

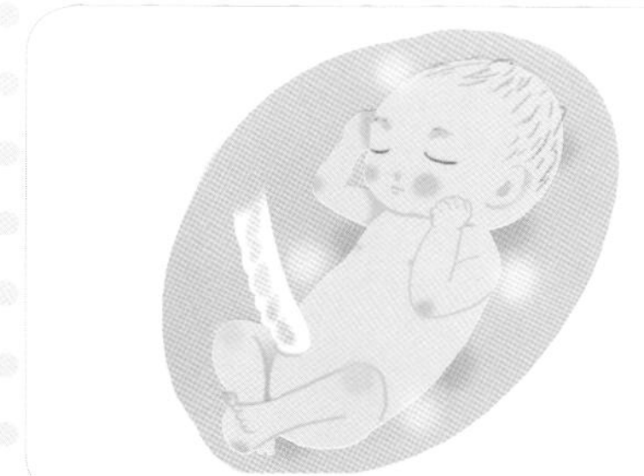

保护皮肤的胎毛开始生长

宝宝全身开始长出眉毛、睫毛和保护皮肤的胎毛，头发尽管还很稀疏，但也开始生长。此外，控制视觉、听觉等五官感觉的脑前额叶和神经系统的发达使宝宝开始有意识地活动，比如在羊水中自在游动。

这个时期开始能听到宝宝的响动；随着时间推移，妈妈也越来越能感受到腹中正在孕育一个小生命。

给妈妈的信：

腹部越发隆起，开始觉得腰痛

此时胎盘发育已经完成，准妈妈进入了相对稳定的时期。但由于腹部越发隆起，姿势稍有不妥可能就会腰痛。另外，这个时期也很容易贫血，要多吃一些含铁丰富的食物。

给爸爸的信：

出行计划要考虑妻子的身体状况决定

进入稳定期的妻子，在身体条件允许时可能会很期盼外出旅行或郊游，但此时仍不能像怀孕前那么随意。如果妻子感觉疲惫或腹胀，就要让她立刻休息，没有什么比她的身体更重要。

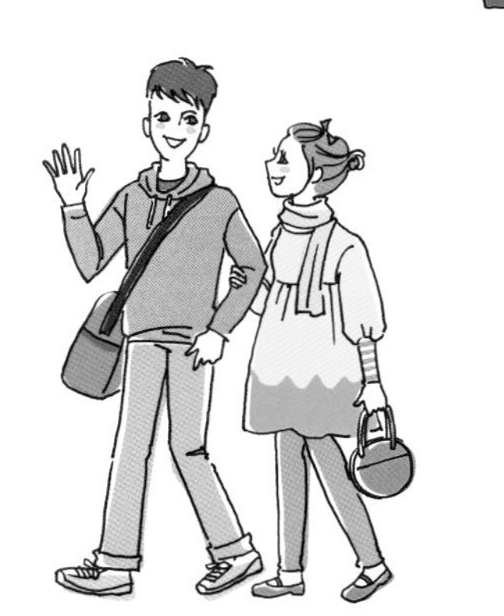

孕期建议

怀孕16周

距离分娩还有168天

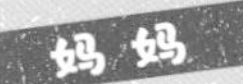

终于到了第5个月。随着月份的增加和身体状态的恢复，即使是曾因妊娠反应体重减少的人，此时的体重也会开始有所增加。由于下腹部逐渐隆起，准妈妈尽量别再穿束缚身体的衣服，而要换上舒适宽松的孕妇装以防止子宫血液循环不畅。

Enjoy 心情终于舒畅了！想要做些什么呢？

终于盼来了稳定期，心情开始变得舒畅，对生活也充满了期待。要不要去烧烤或甜品店放松一下，享受片刻难得的二人世界呢？

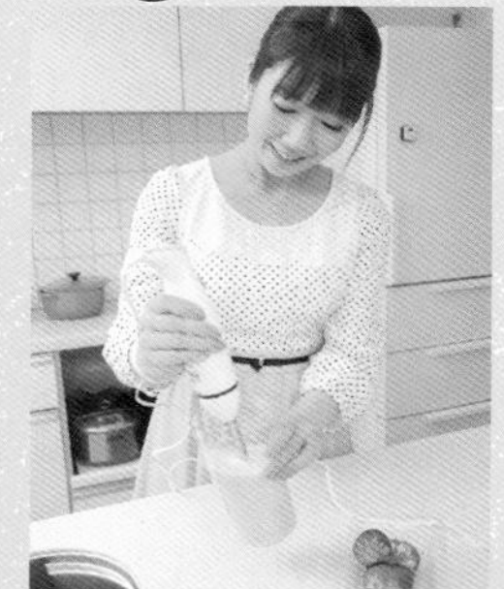

自己做的果汁或加入叶酸和铁元素的自制酸奶，可以预防贫血。

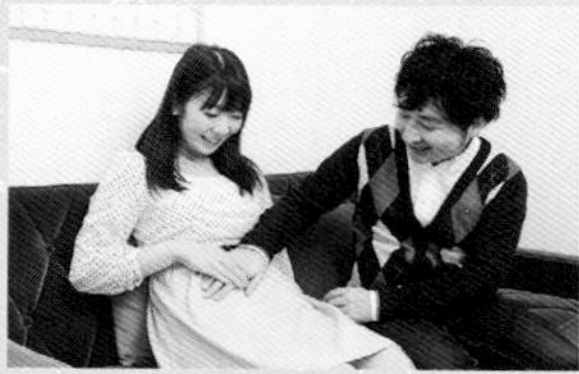

让准爸爸也感受一下胎动的惊喜

宝宝 这个时期宝宝的状态

通过腹部B超确认宝宝的样子

B超检查从最开始的阴道B超改为腹部B超，医生会从不同的角度用探头检查宝宝的发育状态、运动情况及各个器官的发育情况。此外，还可以检查出胎盘是否堵住了宫颈口及羊水多少等情况。在这个时期，宝宝全身都开始长出胎毛。

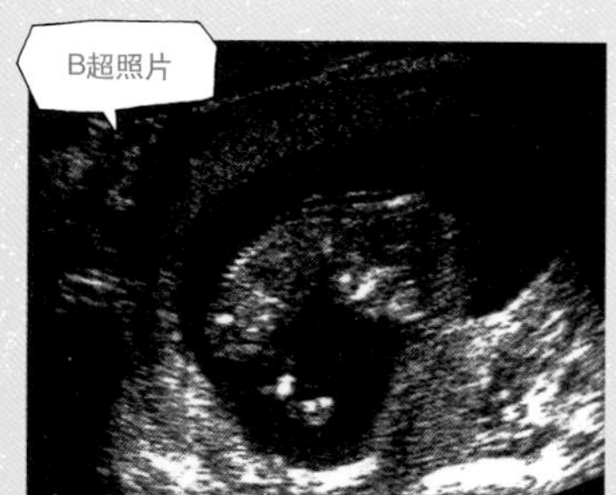

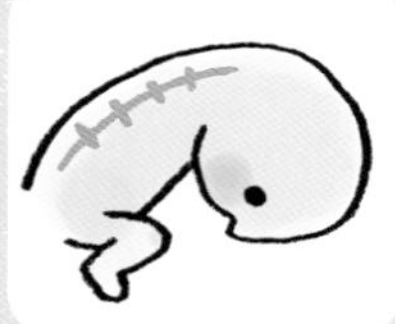

宝宝骨骼的发育程度越来越高；宝宝尚无过多脂肪，我们可以清晰地看到后背的脊柱。

怀孕17周

距离分娩还有161天

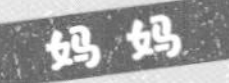

夫妻旅行可以选在这个时期。安排行程时，要先确认住宿酒店周围的医院。如果是语言不通的海外旅行，最好选择有本国医生的医院。孕期无法预测何时会发生何种状况，还是要小心谨慎为上。

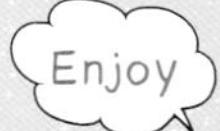

享受专属搭配乐趣

肚子越来越大，必须穿孕妇装了。但如果有宽松的连衣裙或长裙，在孕期也能穿出不同的风采——孕期时尚也很值得期待。

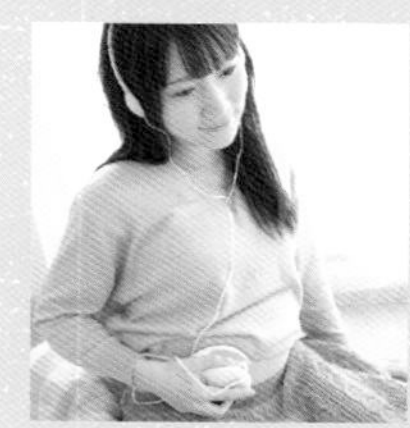

用胎心仪感受宝宝在腹中的活动和心跳。

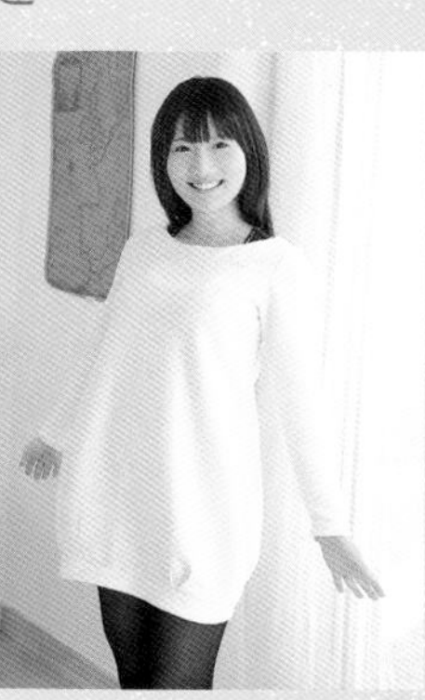

纯棉连衣裙，穿上也不会太显怀。

宝宝 这个时期宝宝的状态

更细小的器官和部位开始发育

在B超中能看到宝宝柔软的小身体、可爱的手指和脸庞，这些无一不让妈妈母爱泛滥。我们有时还会看到宝宝把手举起或困得揉眼睛的画面，这些都是非常珍贵的瞬间。随着控制五官的脑前额叶变得发达，宝宝可以根据自己的意识来活动手脚，也可以在羊水中游来游去。

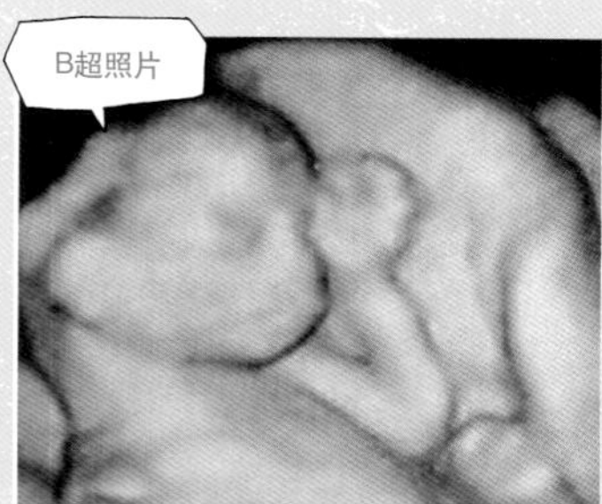

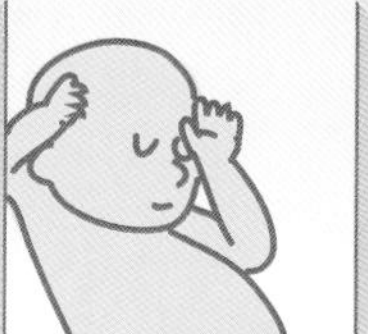

宝宝伸着小手揉着眼睛，这个仿佛很困很无聊的样子可是非常珍贵的瞬间。

怀孕18周

距离分娩还有154天

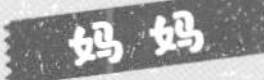

建议龋齿或牙周炎较严重的妈妈趁这时治疗，且最好在进入孕后期前完成治疗。趁着这个仰躺还不算太难受的时期，准妈妈可以先去检查是否有龋齿、是否需要治疗；即使没有龋齿，也可以洗洗牙，以预防龋齿的发生。

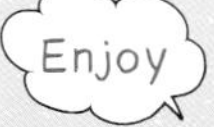

考虑产后护理、准备资格考试

考虑到产后会很忙碌，这个时期要做的事情确实很多。除了外出用餐、旅行、学习防脱发知识、学习产后骨盆矫正方法等，想继续工作的妈妈还可以考取一些资格证书以提高自身的能力。

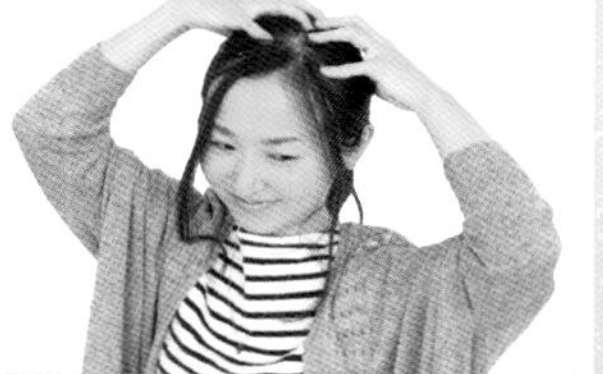

产后脱发可能会很严重，可以从现在开始按摩头皮。

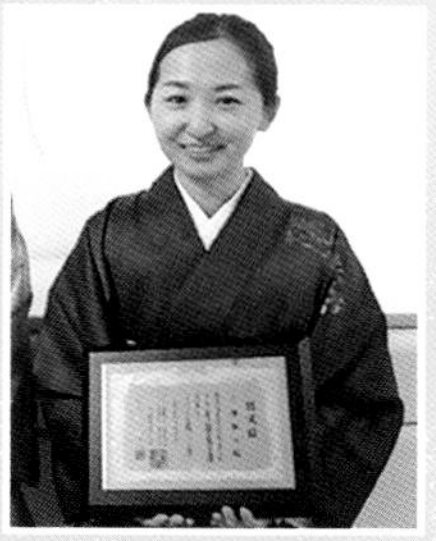

利用空闲时间多学知识、考取资格证，更利于产后再就业。

宝宝 这个时期宝宝的状态

小眼睛东张西望，不知在看什么

除了躯干和头，宝宝的眉毛和眼睫毛也都长出来了，B超检查时偶尔能看到宝宝的小眼睛在东张西望。一般要到怀孕24~27周才能判断性别，但有些妈妈在这个时期已经从B超画面上清晰看到宝宝两腿之间的生殖器，可以确定是个男孩子了。

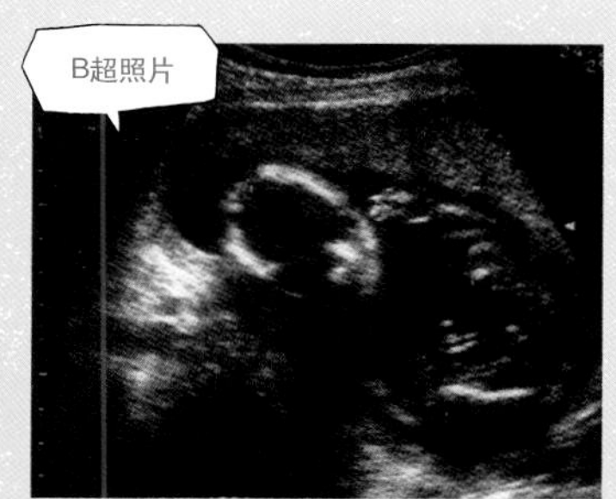

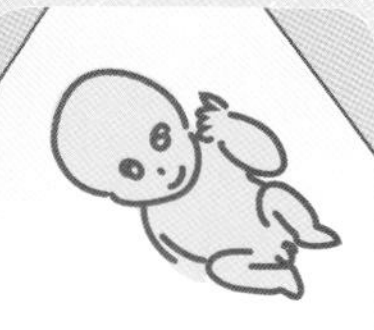

宝宝高举左手十分可爱，从分开的两腿间也能清晰辨认他是男孩，怪不得举手投足都有点儿小男子汉的感觉呢。

怀孕19周

距离分娩还有147天

妈妈

如果想顺产，可以从现在开始想一些让自己放松的方法。顺产最关键的一点就是身心都要绝对的放松。香薰、音乐、某种触感、某样东西或按摩……要寻找一切能让自己消除紧张、放松身心的方法或物品。

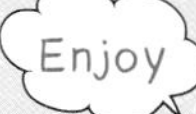

外出进行顺产祈福

这是个能感觉到一鼓一鼓可爱胎动的时期。腹部的隆起越来越明显，行动也慢慢开始变得迟缓。有需要且条件允许的妈妈可以外出进行顺产祈福。

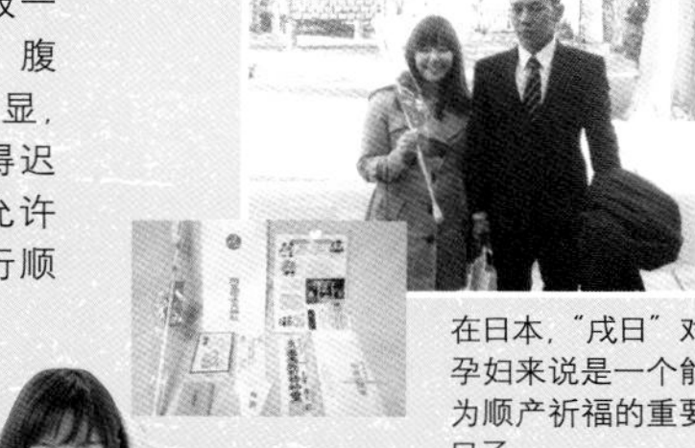

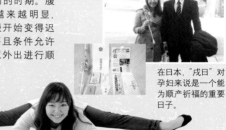

在日本，“戌日”对孕妇来说是一个能为顺产祈福的重要日子。

觉得身体沉重紧绷时可以稍微拉伸一下筋骨。

宝宝 这个时期宝宝的状态

心脏发育为4个部分，心跳声清晰可闻

B超检查时可以辨认出宝宝心脏的2个心房和2个心室，还可以清晰听到让妈妈激动不已的心跳声。有时可以看到宝宝伸展手脚的样子，两腿张开时，也许还能判断宝宝的性别。在这个时期，妈妈的心情也会随着宝宝的状态时喜时忧。

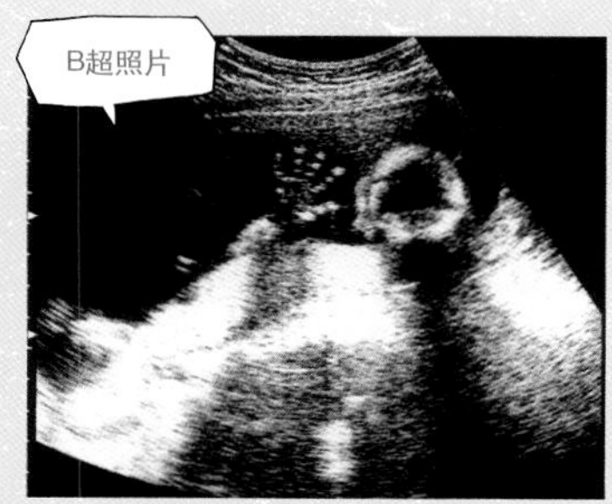

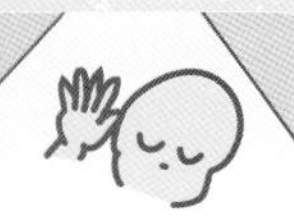

照片中是宝宝张开的小手和5个可爱的小手指。手长的孩子会不会从在妈妈肚子里时就是这样呢？

希望分娩顺利 顺产祈福

在日本，怀孕进入5个月后，戌日去神社为顺产祈福是非常重要的事情，很多准妈妈也会趁此机会开始带上孕妇腹带。我们将简要介绍一下日本的这一风俗，也祝各位妈妈将来分娩顺利。

什么是戌日？

日本俗语中说，狗是多产且分娩最顺利的动物，所以会以狗的时辰作比来祈祷顺产。

在戌日，祈祷顺产同时为了能生下一个“像岩石一样结实健壮的宝宝”，日本孕妇还要系上岩田带（即孕妇腹带），因此就有了在戌日穿孕妇腹带去神社祈祷顺产的习俗。

戌为干支之一，12 年一个轮回；参照这个规律，每 12 天就有一个戌日。而祈祷顺产的神社也是每 12 天就会举行一次法事。

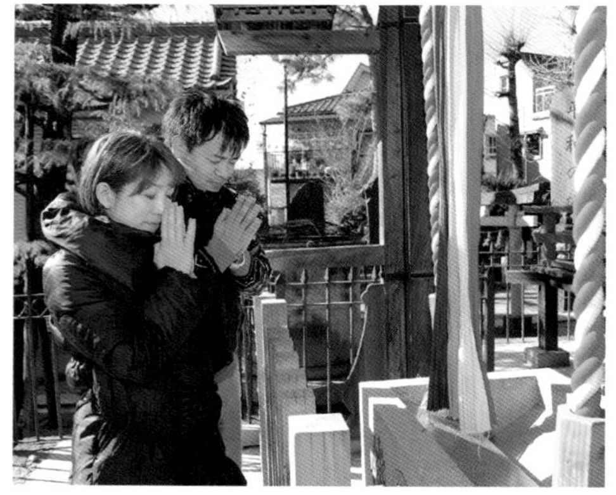

祈福动作为“两拜两拍手一拜”，男女相同。

和谁一起，哪天去祈福？

不是戌日也没关系

一般在戌日当天祈福的人会很多，可以根据妈妈的身体状况来决定去神社的日子。旧习俗是由娘家人陪同，不过现在基本都是夫妻一起前去祈福。

在哪里祈福？

大多数神社都可以进行顺产祈福，其中也有很多非常有名的地方。不过分娩后的还愿和宝宝的神社参拜通常会在同一个地方完成，所以最好选择离家较近的地方。

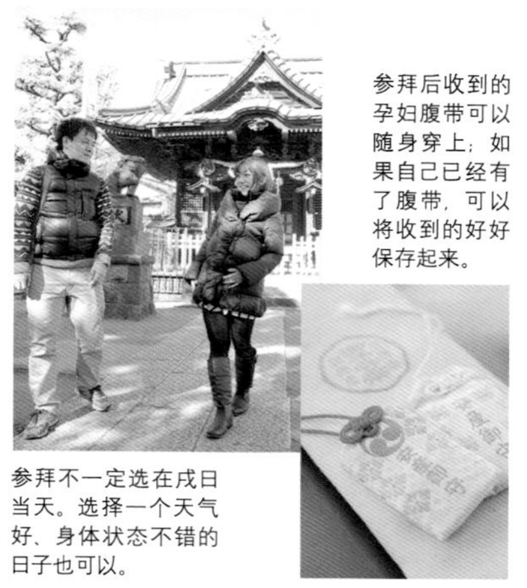

参拜后收到的孕妇腹带可以随身穿上；如果自己已经有了腹带，可以将收到的好好保存起来。

参拜不一定选在戌日当天。选择一个天气好、身体状态不错的日子也可以。

需要自己携带孕妇腹带吗？

可以自己带，也可以直接在神社购买。不过一些小的神社只提供卷布，去之前最好先确认一下。

祈福流程是什么？

以下就是日本孕妇顺产祈福的基本流程。另外，如果是去寺庙，还要在正殿前双手合掌并鞠躬。

1 清洗

在洗手池洗手、漱口，摒除杂念后进入鸟居。心里只需要想着“我是来祈福许愿的”。

2 祈祷申请

填好申请书后缴纳费用，一般要交 5000~10000 日元。

3 进入正殿驱魔

排队叫到名字后进入正殿。在祈祷前要先接受驱魔的程序。要安静地坐下并稍稍低头。

4 念祝词

继续低头坐着，由神职人员宣读祝词。

5 两拜两拍手一拜

祝词宣读完毕后，站起身恭敬地进行“两拜两拍手一拜”。深鞠躬两次，拍手两次，然后再深鞠躬一次。

6 接受护身符，结束

有神职人员给每个祈福的孕妇发放护身符和简单的礼物，至此祈福结束。整个过程需要 10~15 分钟，如果参拜的人太多，可能会花费更多的时间。

开始进入稳定期！

稳定期的3种身体护理

稳定期身心安定、放松，建议准妈妈们在这个时期给身体做一次好好的护理。

1 运动起来

适当做些有氧运动，增强体力、转换心情

适合孕妇的有氧运动有游泳、瑜伽和孕妇体操等。散步也是很好的运动，还有助于转换心情。但不建议有子宫囊肿、子宫异常或多胞胎的准妈妈做运动，否则可能会增加分娩时的风险。在身体不舒服时也要立刻停止运动，要记住运动的前提是“好心情”。另外还要注意，运动后不要暴饮暴食。（参见 P114）

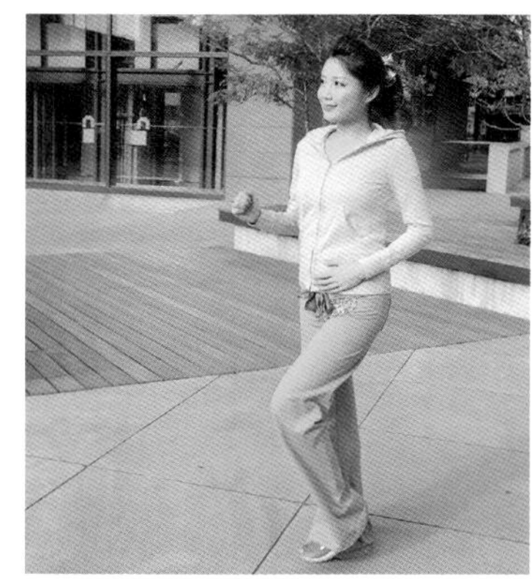

每天坚持运动，即使时间较短也能保持良好的身心状态；运动强度可以保持在稍微出汗的水平。

2 预防妊娠纹

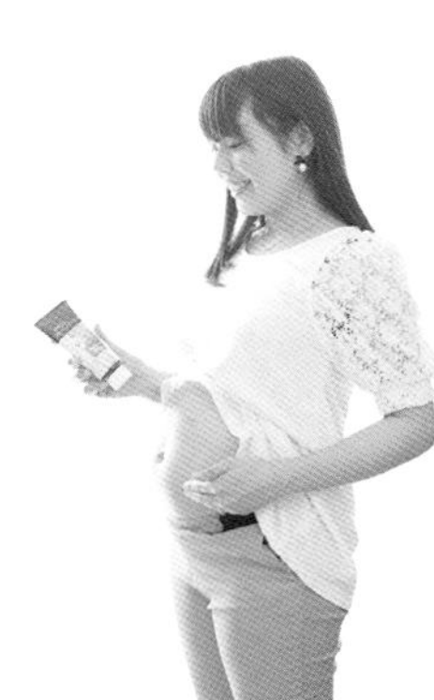

不光是肚子，乳房下方、臀部、大腿等容易出现妊娠纹的地方都要涂上润肤霜。

在腹部隆起前开始皮肤护理

随着腹部的隆起，皮肤容易变得干燥；在表皮拉伸过快的同时，真皮和皮下组织裂开，就形成了妊娠纹。妊娠纹在孕后期和分娩前最容易产生，所以在怀孕 5 个月进入稳定期后就要开始护理皮肤。（参见 P120）

预防妊娠纹

care1 保湿

为了保持皮肤弹性，要时刻注意皮肤的保湿。不过在肚子胀气或有先兆流产迹象而遵医嘱服药时，就不要涂保湿霜了。

care2 控制体重

体重增长过快也是出现妊娠纹的原因之一。要注意不能暴饮暴食，可以适当运动以防体重激增。

care3 专业护理

有些自己护理不到的地方可以借助专业人士之手。一些美容院或酒店会有孕期护理套餐，不妨去体验一下，既能护理皮肤，又能放松身心。

3 龋齿的治疗

孕期牙齿更易受损，应在此时治疗牙齿

妊娠反应期间，很多孕妇可能会经常吃糖或不好好刷牙，更容易导致蛀牙。同时，雌激素的增加及免疫力的降低也增加了牙齿患病的概率。孕前就有龋齿的人和想护理牙齿的人，都可以在怀孕 5~6 个月时治疗。当然，如果龋齿造成脸部肿胀或牙疼得非常厉害，还是要随时就医，记住就医时告诉牙医自己是孕妇。（参见 P124）

\ 注意！ /

牙周炎也会增加早产风险

有报告指出，牙周炎和龋齿中的细菌，都与胎儿不能正常发育及早产有关。若出现牙龈红肿或出血现象，应该及时就医。

5个月 怀孕

稳定期性生活的注意事项

一些不好意思开口的问题……

随着怀孕月份的增加和身体的变化，孕期性生活也要进行相应调整。说起来，孕期性生活会对宝宝造成影响吗？

动作轻缓的短时间性生活没有影响

从孕初期到中期，如果没有先兆流产迹象或其他原因，性生活一般不会造成流产。不过在胎盘发育尚未完成的孕初期，还是尽量不要刺激子宫。在身心状态良好时，可以进行动作轻缓且时间较短的性生活。

到了孕中期，隆起的腹部增大了性生活的难度。插入太深摩擦宫颈口很容易造成宫缩和出血等症状，而有规律的抽动、对乳房的刺激及性高潮也会引起宫缩。如果在性生活过程中感觉到腹胀或不适都应马上停止，否则过激的性生活将可能导致早产。性生活结束后，如果一直感觉腹胀或出血，应该尽快就医。

孕期的性生活需要夫妻双方的互相体谅，绝不能勉强。不少准妈妈几乎将所有的心思都放在腹中的宝宝身上，很容易性欲减退，丈夫应体谅妻子。

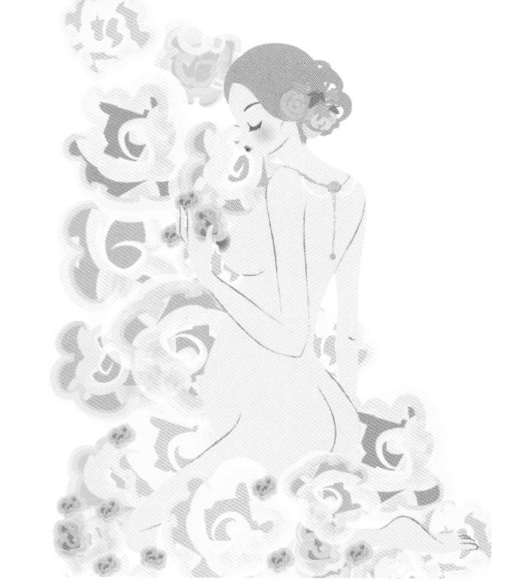

注意！

这些情况不行！

有出血、腹痛、腹胀、先兆流产、早产的症状或征兆，或是有胎盘前置、胎盘位置过低等情况时，绝对不能进行性生活。在阴道炎等炎症的治疗期间，也要尽量避免性生活。在性生活过程中如果出现不适，就要立刻停止。

孕期性生活 Q&A

Q 性生活会导致破水吗？

A 阴茎插入不会导致破水。但如果总心怀恐惧，会逐渐厌恶性生活。夫妻俩最好选择一种比较安心、不太深入的插入方式。

Q 要不要用安全套？

A 孕期免疫力低下，容易感染细菌；而精液中的前列腺素容易引起宫缩。为了保险起见，建议使用安全套。

Q 有时间和次数的限制吗？

A 孕期性生活的时间和次数没有限制。如果身体状态很好，较缓和的性生活没有问题，但如果觉得腹胀不适就应该马上停止。在孕初期、中期后半段及后期前半段，过度的性生活可能会造成流产或早产。

Q 怀多胞胎的妈妈可以进行性生活吗？

A 多胞胎孕妇更容易腹胀。有早产可能性的多胞胎孕妇最好在整个孕期尽量避免性生活。即使状况较好，性生活时也要减少对腹部造成的负担，并采取安全的体位。

不同怀孕时期适用的体位

孕初期

插入要浅，时间要短

如无意外，性生活不会造成流产。不过这个时期胎盘还未发育完成，阴道黏膜也较容易出血，注意插入要浅，时间要短。

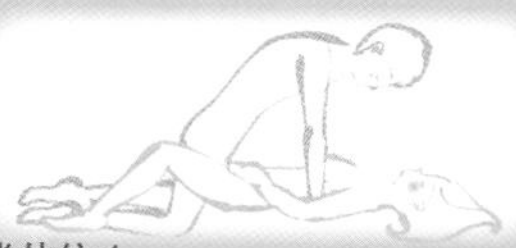

正常体位 1

为了不压迫妻子的腹部，丈夫要用双腕支撑体重。妻子的双腿不要过于弯曲，以保证插入不会太深。

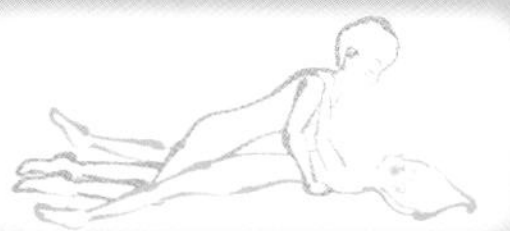

正常体位 2

妻子双腿伸直就能控制插入的程度并限制丈夫的动作，从而更加安心。当然仍要注意，丈夫不能将身体完全压在妻子身上。

妻子仰卧的体位

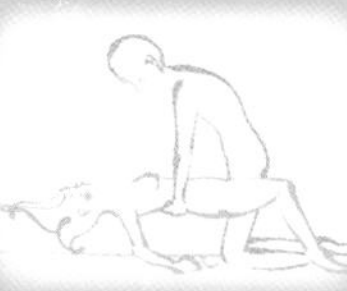

图示动作可以有效减小丈夫体重带来的负担，同时不会压迫腹部。但如果觉得仰卧姿势不舒服，还是要避免这种体位。

孕中期

不要压迫腹部

妊娠反应基本结束，孕期进入稳定期。如果没有先兆流产或胎盘前置等异常情况，性生活也是夫妻间交流的好方法之一。但仍不能插入太深或给腹部造成太大负担。

从后面插入不要过深

可以利用床的高度减轻妻子的负担。不过丈夫的背部不要过于弯曲，也不要插入过深。

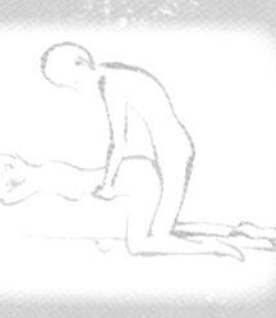

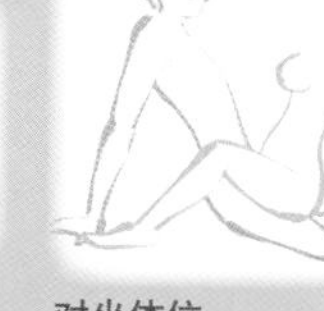

对坐体位

这是一个不会压迫腹部的体位。妻子可以通过这个体位控制插入的深浅及动作的频率。

并拢双脚的正常体位

可以控制插入的深浅，同时和丈夫面对面，是精神上非常满足的一种体位。丈夫不能将自己的体重压在妻子身上。

女上男下体位

由妻子来控制插入的深浅和动作的频率。丈夫在下面的动作不能过于激烈，妻子在上面的动作也应该尽量缓慢。

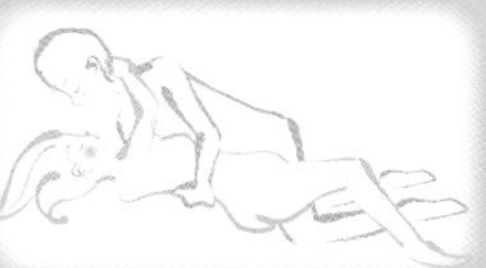

侧卧体位

适用于腹部高高隆起之前。妻子只需要侧卧就行，这是一个比较放松的姿势。在这个体位下妻子更容易接受丈夫的爱抚，同时也能保证插入不会太深。

孕后期

更加平稳的性生活

宫缩会引起极其危险的早期破水，因此性生活要更加柔和。另外，孕后期的阴道最容易感染细菌，一定要注意卫生。

从后面抱住妻子

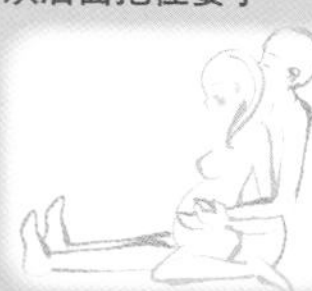

妻子坐在丈夫腿上、丈夫从后面抱住妻子是一种较为新鲜的体验。这个体位不会压迫腹部，适用于怀孕全程。

从后插入的侧卧体位

夫妻双方都保持侧卧，丈夫从妻子身后插入。这个体位不会压迫腹部或插入过深，也不会让妻子太过疲惫，值得推荐。

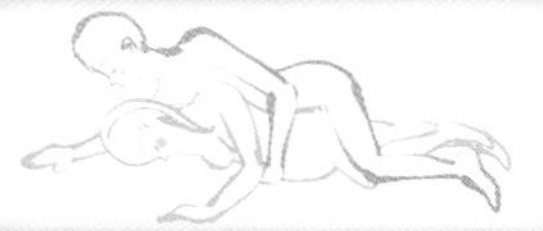

面对面并抬起一条腿

抬起妻子的一条腿插入。但要注意妻子的腿不要抬得过高，丈夫的动作也不要太激烈。而妻子脚跟疼痛时，要避开这个体位。

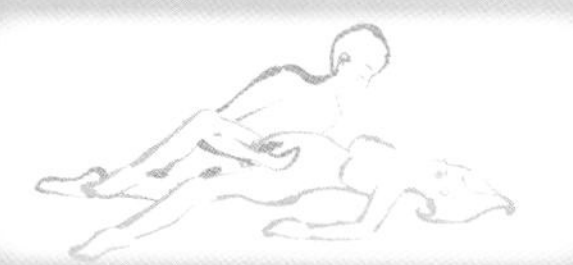

孕期，你是否有过性生活？

孕初期

● 孕初期身心都非常不安。性生活应该在身心俱佳时才进行。（E·F 女士，怀孕 7 个月）

● 怀第一个孩子时完全拒绝做爱，和丈夫也因此争吵多次。现在正怀着第二个宝宝，可能因为有经验了，我们仍然保持着正常性生活。（W·R 女士，怀孕 6 个月）

● 我的妊娠反应非常严重。看到脸色发青的我，丈夫好像也不好意思提出要做爱。（M·M 女士，怀孕 6 个月）

● 怀孕的同时还查出了阴道炎，我现在一心只想把病治好。（T·S 女士，怀孕 5 个月）

孕中期

● 回想起来，孕中期每次做爱时都觉得腹胀很厉害。现在要开始反省了。（T·Y 女士，怀孕 9 个月）

● 每次快高潮时都会感到胎动，感觉性生活不如孕前完满。（C·F 女士，怀孕 8 个月）

● 先生爱抚乳房时总觉得肚子跟平时不太一样。一想到这可能是宫缩就开始害怕，中途就会停止。（E·H 女士，怀孕 8 个月）

孕后期

● 性生活后突然发现出血。迅速到医院检查才发现出血的不是子宫而是外阴部。在爱抚时也一定要特别小心。（Y·O 女士，产后 3 个月）

● 每次感受到胎动时都会发现自己将给丈夫的爱都转移到了宝宝身上，自然就没有了性生活。（U·K 女士，产后 2 个月）

● 都是在浴缸里做爱。我们用爱抚等方式熬过了那段时间。（G·K 女士，产后 2 个月）

怀孕6个月 20~23周

可以感觉到胎动，准父母可以短期旅行，增进亲密关系

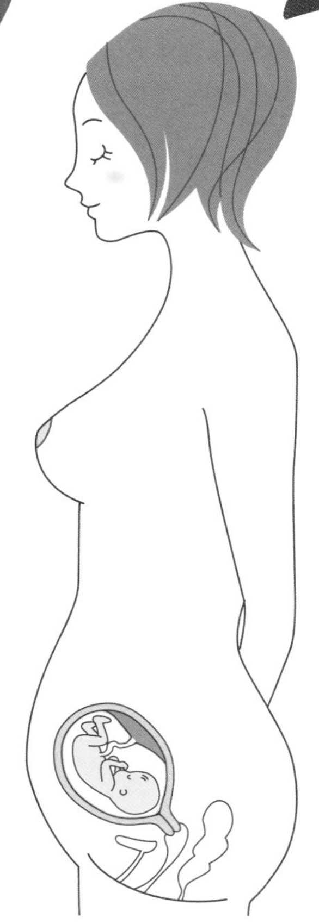

准妈妈的变化

也许会出现这些变化

- 由于心肺被压迫，容易心悸或喘不上气
- 下半身容易出现静脉瘤
- 皮肤容易出现皱纹、黑斑
- 随着乳腺的发达，有些准妈妈已开始分泌母乳

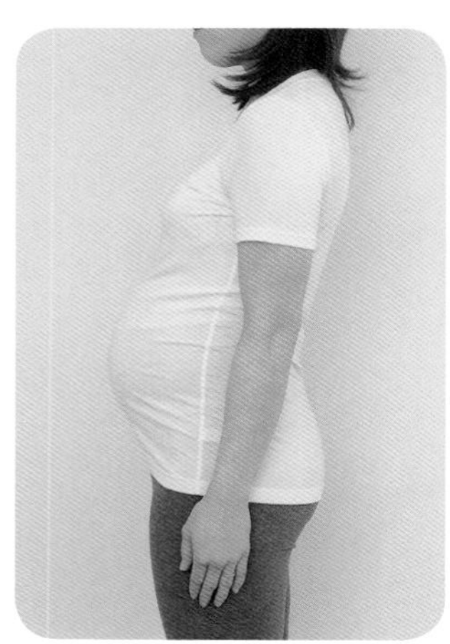

宫高

18~21cm

体重增加值

比怀孕前增加约

2.4~3.6kg

怀孕6个月时要做的事

【必须要做的】

- □ 参加父母课堂➡参见 P68
- □ 计划购买儿童安全座椅、被褥等大件婴儿用品➡参见 P74
- □ 回老家分娩者在分娩医院做一次产检➡参见 P77
- □ 决定是否要丈夫或亲人陪同分娩➡参见 P180
- □ 注意盐分及热量的摄入➡参见 P67

【争取做到】

- □ 问问周围亲友是否有愿意转让的婴儿用品➡参见 P74
- □ 乳房护理➡参见 P99
- □ 考虑是否申请婴幼儿保险及现有保险是否需要调整
- □ 为宝宝整理出将来足够的活动空间➡参见 P83
- □ 身体状态不错时可进行瑜伽或游泳等运动➡参见 P114

适当运动，缓解不适

随着体内血液量的增加及子宫的增大，心脏和肺部会产生被压迫感，容易出现心悸、喘不上气等症状。同时，下半身容易形成静脉瘤，皮肤也容易出现皱纹和黑斑。

为了缓解以上不适症状，准妈妈可以在身体状况不错时适当进行一些运动。但要时刻注意不能太勉强自己，特别是平时很少锻炼的人。

宝宝的成长

也许会出现这些变化

- 除肺以外，其他内脏器官都已发育完全
- 随着呼吸器官的发育，宝宝开始练习呼吸
- 宝宝全身被一层黄油般的胎脂覆盖
- 内耳发育完成，能听到四周及妈妈的声音
- 已具备一生所需的脑细胞

怀孕6个月时宝宝的情况

身长	约30cm~33cm
体重	约400~600g
重量相当于	约2个橘子的重量

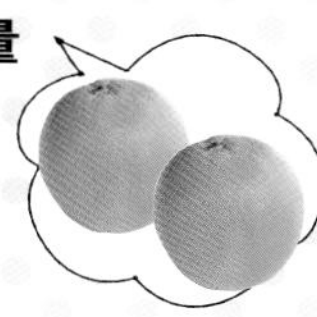

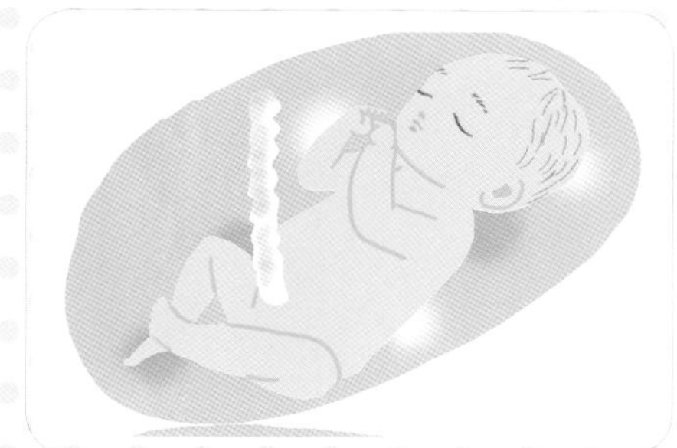

开始呼吸练习，有多种面部表情

宝宝除了肺以外的内脏器官均已发育完全，一生所需的脑细胞也已基本具备。随着呼吸器官的发育，宝宝开始进行把吸入的羊水存在肺中、再吐出去的“呼吸练习”。随着皮下脂肪的增加，宝宝的脸庞更加清晰。但由于皮肤是透明的，还是呈现出暗红色的样子。同时，宝宝全身都覆盖了一层黄油般的胎脂。

宝宝在羊水中的活动已越来越有力量，有时可以在B超下看到宝宝睁眼、闭眼或合拢嘴唇等动作。

给妈妈的信：

多摄取铁元素和叶酸，有效防治贫血

孕期容易贫血，因此更要养成良好的饮食习惯。富含铁、叶酸和钙的食物更能促进宝宝身体机能的发育，准妈妈应该多吃。另一方面，要注意盐分和糖分的摄入不能过量。

给爸爸的信：

健康饮食，健康生活

营养均衡的三餐对辛苦怀孕的妻子和辛苦工作的丈夫来说都很重要，养成良好的饮食习惯更有助于健康生活。这时的准妈妈容易腰痛，丈夫可以适当帮妻子按摩一下。

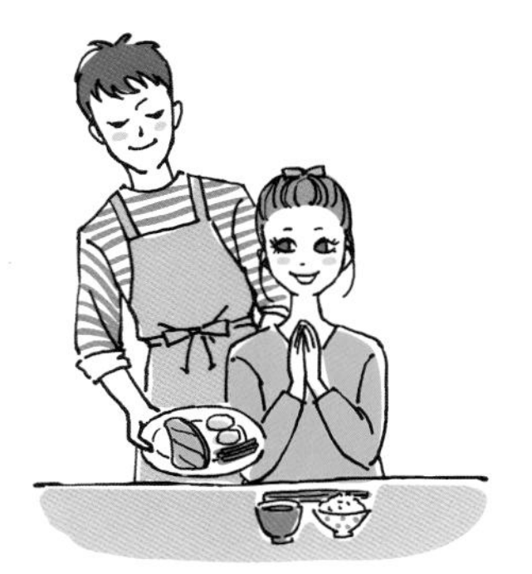

孕期建议

怀孕20周

距离分娩还有140天

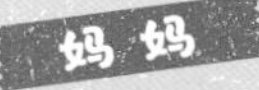

到了这个时期，大多数人已经感觉到胎动了。不是第一胎的妈妈们更有经验，可能会更早察觉胎动。起初你会觉得那好像是肚子里的气体，慢慢地，这种感觉就会越发清晰。胎动是宝宝在妈妈腹中活动的体现，可被视作了解宝宝状态的重要晴雨表。

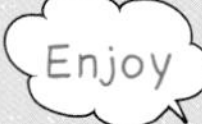

满怀期待的分娩准备，从产后的大件用品开始

怀孕 6 个月后就可以开始着手准备婴儿用品、规划婴儿生活空间了。出院后要立刻用到的儿童安全座椅和被褥等，可以尽早准备。

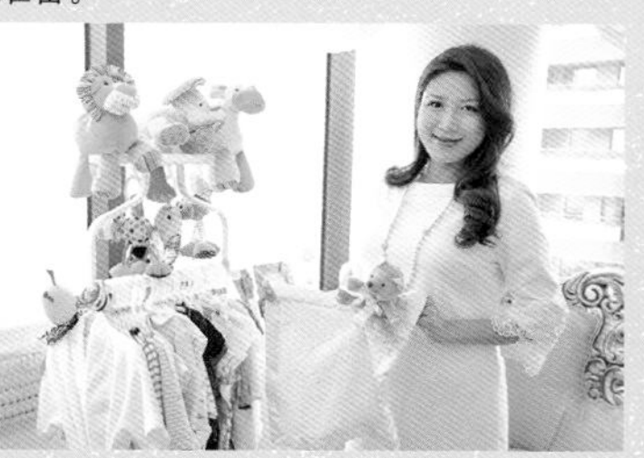

令人眼花缭乱的婴儿服，记得要根据宝宝出生的季节和气候来准备。

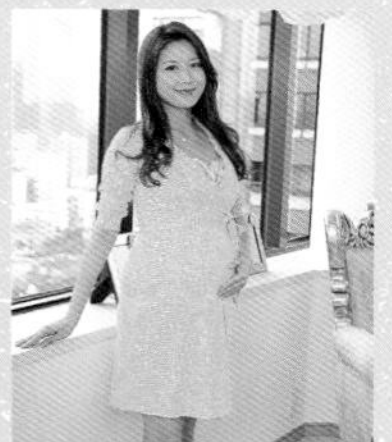

简洁的连衣裙在产后哺乳时也很方便。

宝宝　这个时期宝宝的状态

通过胎动感受宝宝有力的蹬腿踹脚

宝宝的骨骼和肌肉更加发达，活动起来也更有力量。B 超检查时可以看到宝宝的皮下脂肪更加发达，手脚动作也更有力。宝宝脚丫蹬踹的动作会以胎动的形式传达给妈妈；轻轻敲敲肚子，有的宝宝会马上再踹一脚，就好像在和妈妈玩游戏。

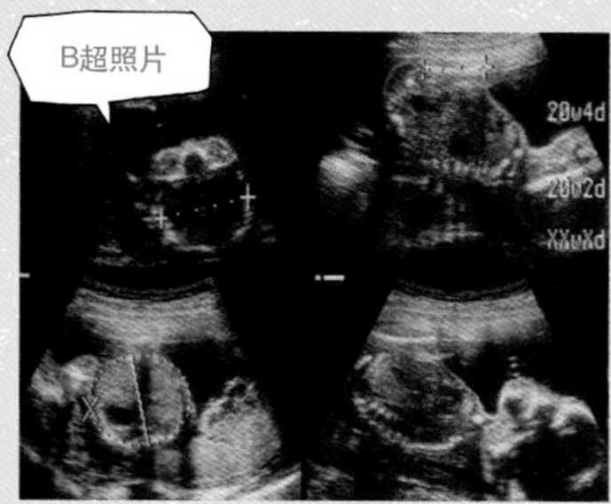

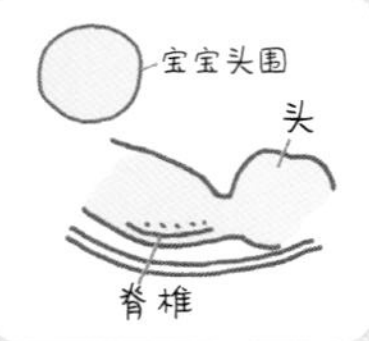

左侧 4 张照片从左上方开始顺时针旋转分别为头的大小、大腿骨的长度、侧脸和肚子四周。综合数据可推算出宝宝体重。

怀孕21周

距离分娩还有133天

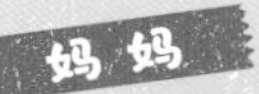

如果没有阴道炎等异常情况、宫颈口也没有打开，准妈妈可以去泡温泉。不过孕期皮肤比较敏感，要尽量避开强酸、强碱性质的温泉。另外还要注意防止摔倒。把以上两点牢记在心，准妈妈也可以舒舒服服地泡温泉放松一下。

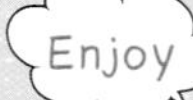

多行乐事，暂忘烦恼

尽管仍有这样那样的不适，但妈妈们还是可以做些自己喜欢的事以充实生活、暂忘烦恼。当然，还是要记住无论做什么都不要勉强自己。

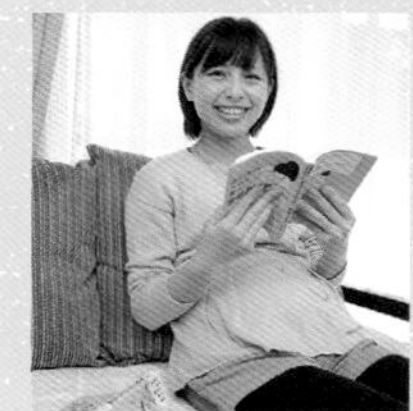

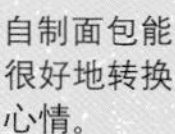

自制面包能很好地转换心情。

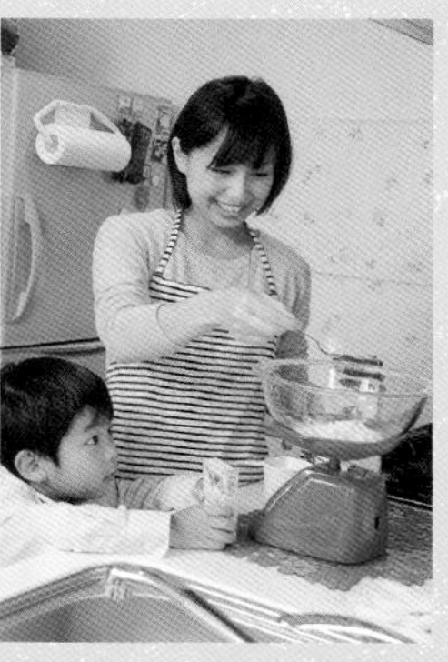

读一些育儿书，就当作是预习吧。

宝宝　这个时期宝宝的状态

体重增加快，开始长肉了

每次产检，宝宝的体重都会有所增加。B 超检查时可以清晰分辨出宝宝的上半身和下半身，有时甚至还能看到其指关节和身上的肉。随着宝宝体重的增加，妈妈在肚子越来越大的同时也开始受到腰痛、静脉瘤或水肿的困扰。要注意不能受寒，适当做些有助于血液循环的运动。

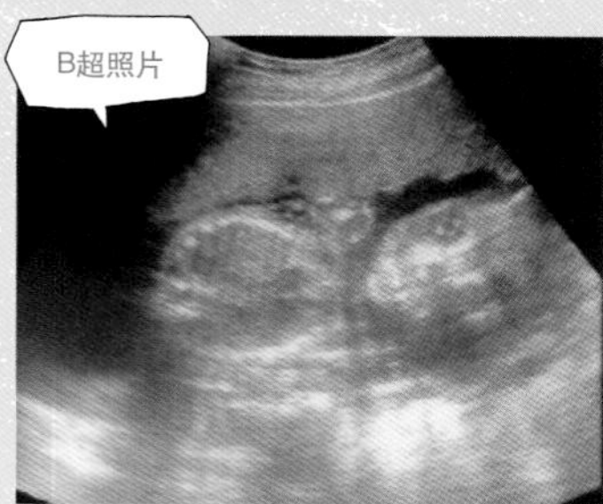

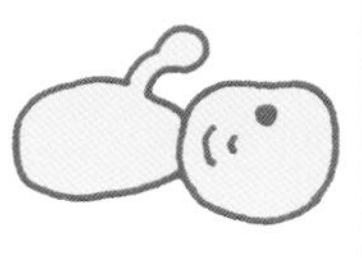

一个 B 超画面已经照不下宝宝的全身了。图上的宝宝头朝着右边，是不是困了呢？

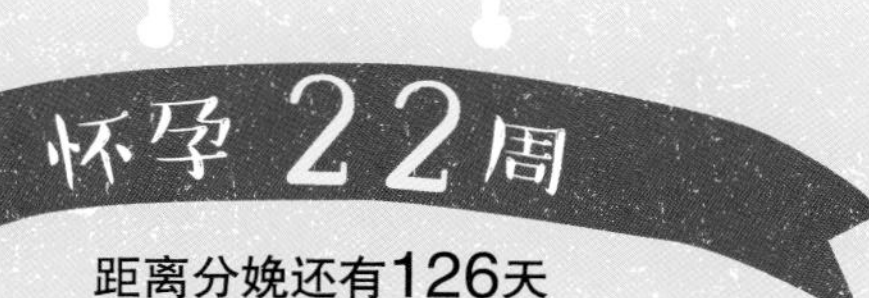

怀孕22周

距离分娩还有126天

妈 妈 瑜伽、游泳、散步……妈妈在孕期可以做些适度的有氧运动，这有助于增强体力。不过如果感觉腹胀或很累就应马上停止。而孕前不太运动的人，如果在孕后过度运动会适得其反。运动要根据自己的身体状况量力而行。

Enjoy

切忌大意，身体管理不可懈怠

在逐渐习惯孕期生活后，很多人开始松懈。我们要提醒大家，在这个时期，在饮食和运动方面都不能忘记身体管理。外出时要戴上口罩，回家后要马上漱口、洗手。

每天在家做20分钟上下台阶运动。

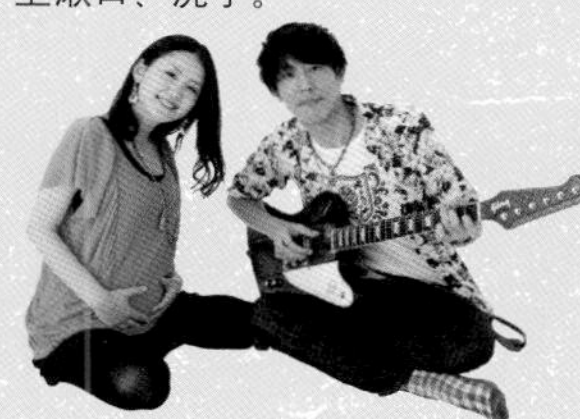

请爸爸用乐器给宝宝弹奏一曲。

宝 宝 这个时期宝宝的状态

可爱的小动作百看不厌

宝宝的五官发育已经基本完成。在B超中可以看到宝宝张嘴、眨眼等各种动作。嘴的一张一合是在做呼吸练习，以便出生后就能立刻用肺呼吸。除肺以外的呼吸器官及足够数量脑细胞的发育也已接近完成。宝宝的身体虽然还很瘦弱，但皮下脂肪已经清晰可见。

B超照片

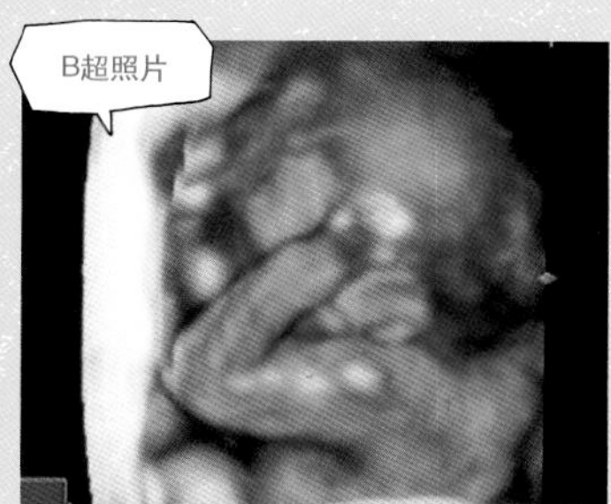

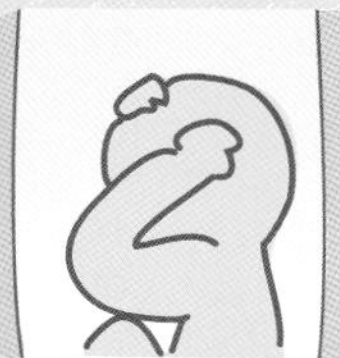

B超检查时可以看到宝宝双手抱头的可爱姿势。看到那胖胖的小胳膊了吗？

怀孕23周

距离分娩还有119天

妈 妈 随着肚子越来越大，妈妈下半身的静脉会被子宫压迫并造成血液循环变差。如果此时身体受凉，还会造成腰痛、水肿、便秘等各种症状。所以一定要注意保暖，尤其注意手脚周围不要受凉。

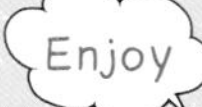

用按摩缓解水肿

由于血液循环变差，很多妈妈会开始受到水肿的困扰。可以选用带有香气的润肤露在沐浴后进行按摩，既能缓解水肿，又能放松身心。

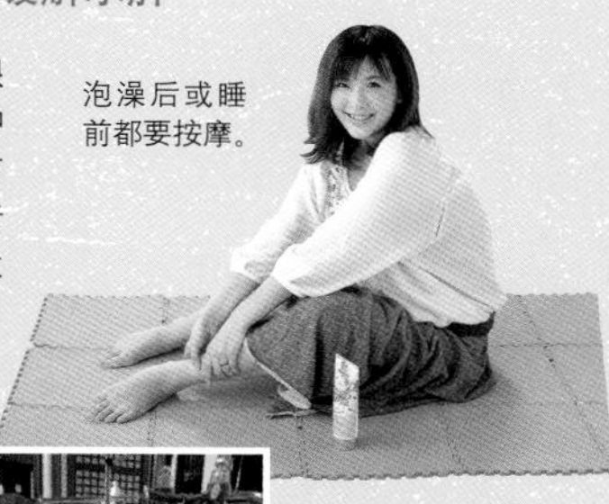

泡澡后或睡前都要按摩。

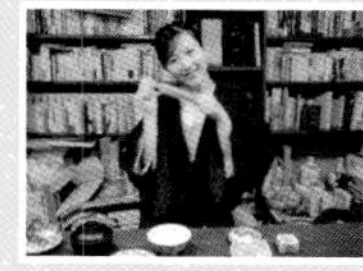

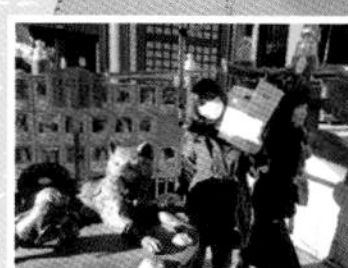

夫妻二人的温泉之旅，让身心都得到了放松。

宝 宝 这个时期宝宝的状态

五官发育基本完成，试着和宝宝交流吧

宝宝内耳的发育已基本完成，可以听到各种声音。建议妈妈们和腹中的宝宝说说话。给宝宝念故事或让宝宝听音乐都是很好的沟通方式。除了听觉，宝宝的嗅觉、触觉、味觉和视觉也基本发育完成，接收味觉信号的脑部器官已经开始形成。

B超照片

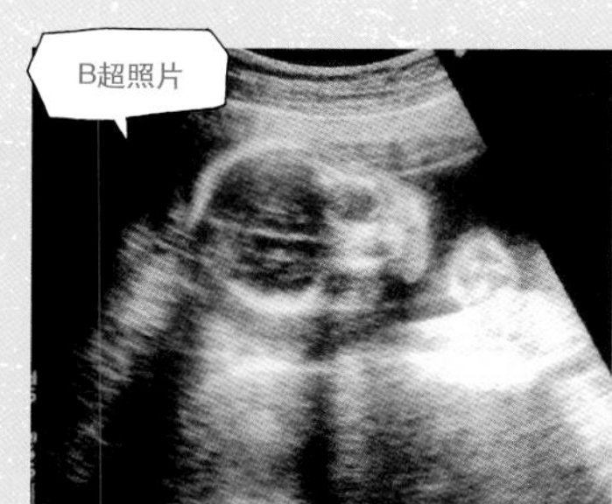

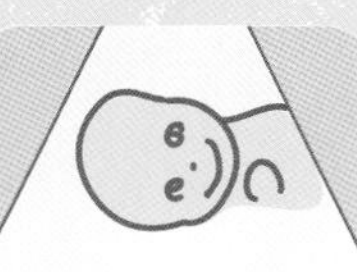

照片左侧的是头，有些发黑的是额头、双眼、鼻子和嘴。是不是感觉宝宝其实也正看着镜头呢？

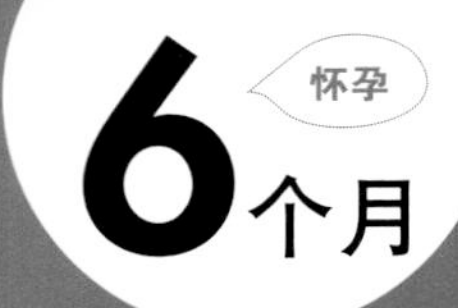

和腹中的宝宝交流

和腹中的宝宝说说话、做做游戏吧！

胎动是宝宝在告诉妈妈『我很健康哦！』妈妈应该回应宝宝的问候。

开始和宝宝说话吧

这个时期，大部分准妈妈都能感觉到胎动了。宝宝已经开始能听到声音，妈妈可以多跟宝宝说说话。交流前，妈妈要尽量放松并轻触肚皮感受胎动（也可以让爸爸或哥哥姐姐都一起感受胎动），之后再和腹中的宝宝交流。

\ 注意！ /

遇到这种情况要马上去医院检查

分娩前的最后一个月，胎动通常会逐渐减少。但如果原本很活跃、频繁的胎动突然间消失了，就可能出现了异常，应该马上到医院检查。此外，妊娠高血压或妊娠糖尿病的加重会使胎盘功能恶化，也会导致胎动的减少。

与宝宝交流 Q&A

Q 胎动有些奇怪，是不是说明宝宝不舒服？

A 胎动多种多样，都是健康的表现。感觉奇怪的胎动并不代表宝宝不适，宝宝正在通过各种动作让自己的神经系统和肌肉更加发达。

Q 胎动突然变得特别剧烈，是不是出现了什么异常？

A 胎动并不是一成不变。激烈的胎动说明宝宝正在健康地活动。如果胎动的位置发生了变化，则可能是胎位不正。

各种交流方式

对着肚子说话

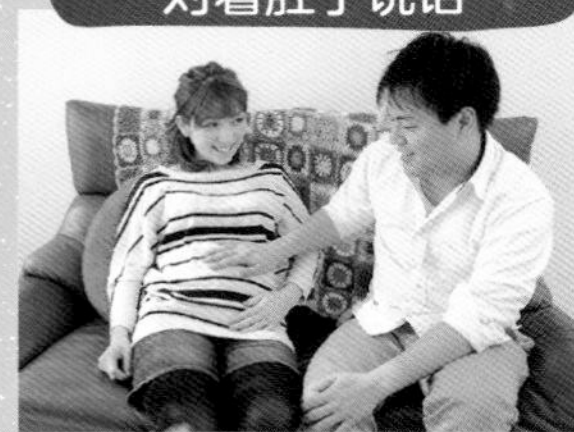

放松自己轻触肚皮

妈妈在放松的状态下更容易感受到胎动。爸爸也要积极地和宝宝交流。

利用胎教工具

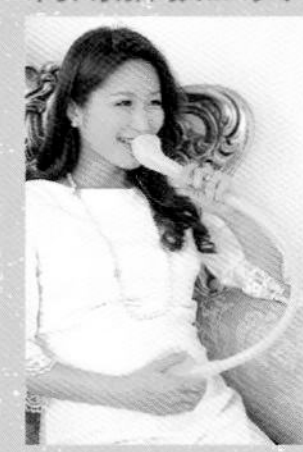

利用能和宝宝对话的胎教工具或是能够听到胎心的工具来和宝宝交流，会更有乐趣。

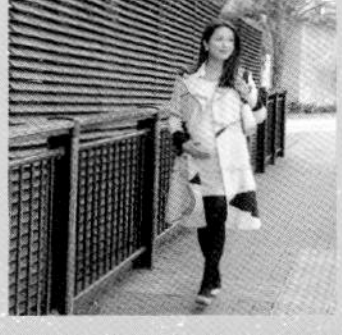

在散步时交流

边散步边轻触肚子感受胎动。试着跟宝宝说话，有时宝宝也会给妈妈一些回应。

让宝宝听音乐

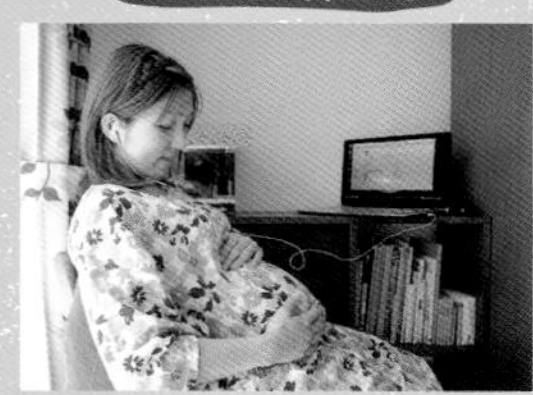

妈妈可以听些能让自己放松的音乐，因为这份轻松同样可以传达给宝宝。可以一边听音乐，一边跟宝宝说话。

给宝宝讲故事

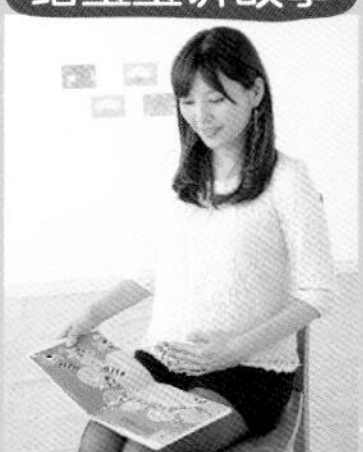

给宝宝读些自己喜欢的故事。一些有经验的妈妈说，在产后给宝宝读同样的故事，宝宝更容易安静下来。

和宝宝玩踢球游戏

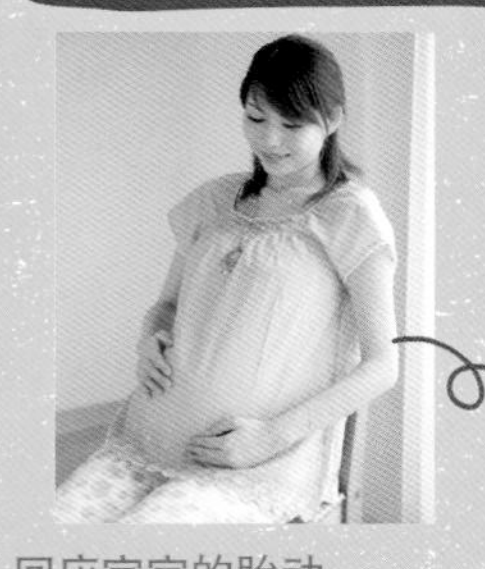

来自宝宝的回应

妈妈轻敲肚皮，如果宝宝随后也踢了同样的位置，就代表游戏成功——这时可以夸奖一下宝宝："你好棒啊！"

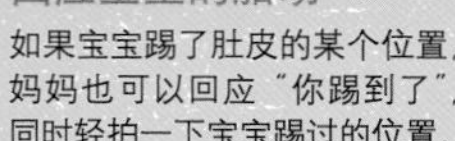

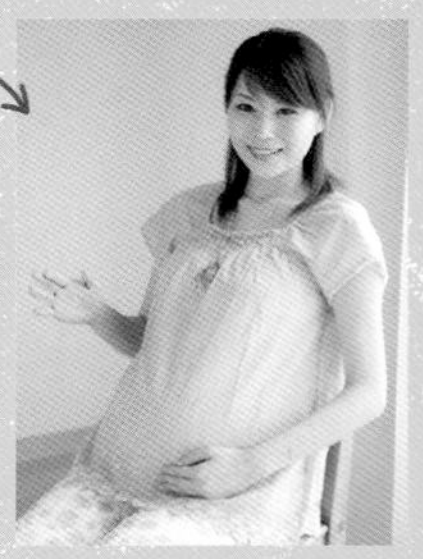

回应宝宝的胎动

如果宝宝踢了肚皮的某个位置，妈妈也可以回应"你踢到了"，同时轻拍一下宝宝踢过的位置。

控制饮食热量和盐分

孕期一定不能摄入过多热量和盐分！

怀孕期间，如果体重增加超过了标准，就要适当控制饮食的热量。但要注意，宝宝发育所需的蛋白质、钙和矿物质的摄入不能减少。

减少热量

主食中富含糖分和脂肪，摄入过多就会造成体重增加过快。另外，果糖、砂糖等也很容易被消化和吸收。应在食材选择和烹饪方法上多下工夫，以减少热量的摄入。

1 选择脂肪少的肉类

同一种肉不同位置的脂肪含量不同，其热量也有很大差别。牛肉和猪肉应选择里脊或瘦肉，鸡肉则应选择鸡胸。

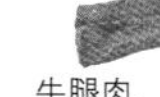
牛腿肉、瘦肉

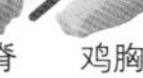
猪里脊

鸡胸肉

2 切掉肉的脂肪部分

最好将牛里脊、猪里脊的肥肉部分，以及鸡腿肉的皮和脂肪部分切掉后再烹饪，能减少热量摄入。

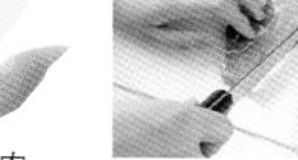

3 改变烹调方法

油炸、煎、炒等方法容易让食物吸油，从而增加热量。而煮、蒸、烤等方法则会在烹饪过程中消耗脂肪，降低食物热量。

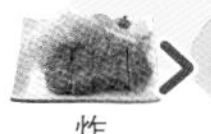
炸

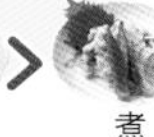
煎

煮

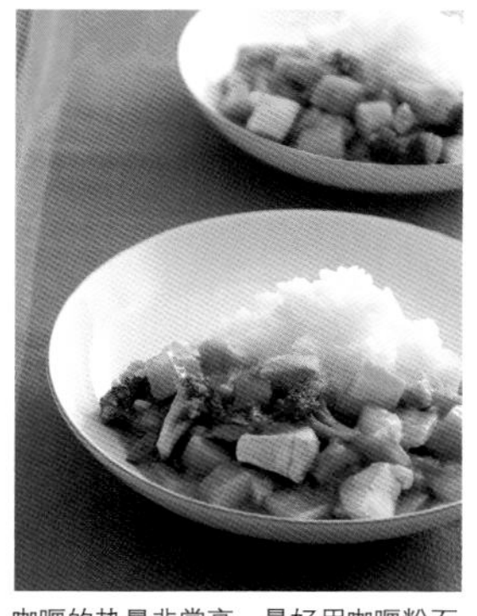
咖喱的热量非常高。最好用咖喱粉而不是咖喱块来做，这样能做出更健康、更低热量的食物。

4 铁网烧烤可减少部分脂肪

在铁网烧烤的过程中，会有一部分脂肪透过铁网流失，此外还不用油。同时，铁网烧烤能最大限度地保留食材的原汁原味。

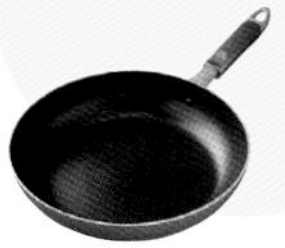

5 选用树脂不粘锅

在烤或炒食物时使用树脂不粘锅，就可以有效减少用油。

6 油炸食品把油滤掉

在烹饪豆泡或油豆腐等油炸加工食品时，可以先用开水烫一下，过滤掉一部分油后再烹饪。

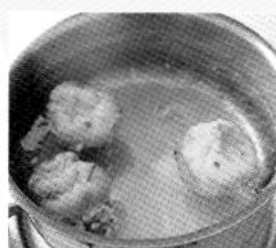

选用低热量调味料

选择含有天然植物成分“中链脂肪酸”的食用油，或是含油量低的沙拉汁。这样烹饪出的食物不但味道不受影响，热量也更低。

减少盐分

盐分摄入过量会造成妊娠高血压和水肿。可以使用低盐调味料或香辛料来提味。低盐菜肴既不会破坏食物本身的味道，还可以帮准妈妈养成良好的饮食习惯。

1 使用纯天然汤底

鲣鱼干或海带做成的汤底，没有任何化学添加成分，还富含谷氨酸、肌氨酸等提鲜的成分。

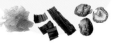

2 选用低盐酱油

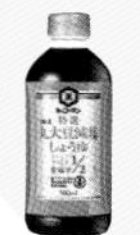

用低盐酱油烹饪食物能减少食物的盐分。也可以在酱油中加入天然汤料或醋，将酱油冲淡后再使用。

3 注意食材自身含有的盐分

小鱼干、鱼子、香肠、奶酪、面包片、面条等食物本身已含一些盐分，可以的话最好能焯水或做其他处理，过滤掉部分盐分。

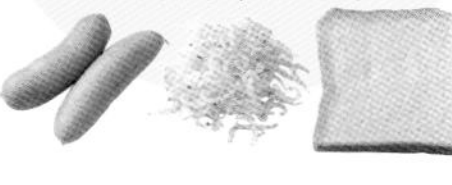
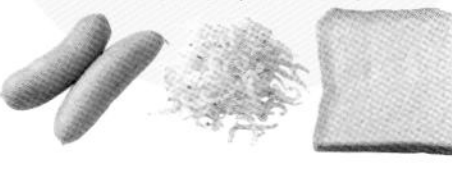

400mg Na =1g食盐

食物的含盐量可以通过外包装上显示的钠含量来换算。400mg 的钠相当于 1g 盐，如果含有 2.4g 钠，就相当于含有 2400mg÷400mg/g=6g 食盐。

4 多摄入钾

钾能有效促进钠的排出，并有降血压的作用。蔬菜、水果、薯类、豆类和菌类都含有丰富的钾，应该多吃。

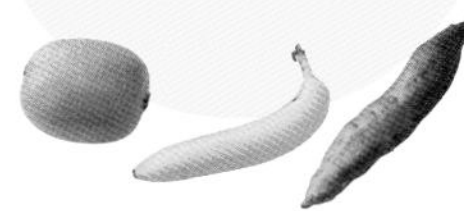

5 少吃咸菜及盐渍海产品

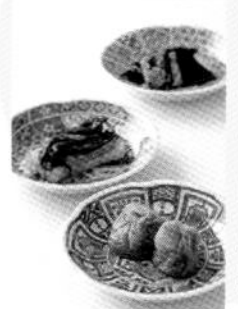

盐渍黄梅、咸菜和盐渍海产品的含盐量都非常高。如果特别想吃，可以选择低盐或腌泡时间较短的食材。

6 多吃清淡食物

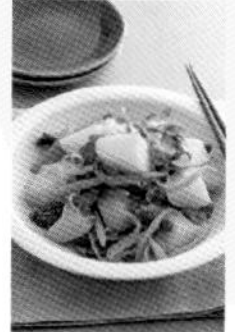

使用天然汤底可以充分发挥应季食材本身的味道。即使口感较淡，也非常美味。应了解当季食材的特点，尽量选择新鲜食材。

充分发挥食材本身的美味

少用盐、糖和料酒，利用食材本身的美味就可以烹饪食物。

使用柑橘类、香草类植物或香辛料

巧用酸味调料、香辛料等佐料，也能做出清淡的美味佳肴。

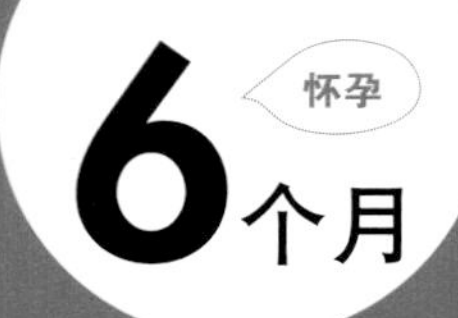

积极参加父母课堂

准爸爸要有将为人父的自觉

第一次当爸爸妈妈，不懂的事很多。建议准父母共同参加父母课堂，一起学习孕期生活的注意事项及基本育儿方法。

参加父母课堂，了解孕产知识

父母课堂可以教给我们许多孕产知识和育儿知识。医院或当地保健所都会开设父母课堂。准爸妈们可以将父母课堂当作分娩或育儿的一次彩排，同时通过课堂了解到很多最新资讯。

参加父母课程最好是在身体状态最稳定的孕中期；还在工作的妈妈也可以把时间安排在休产假的时候。夫妻俩最好一起参加，这样才能让丈夫了解妻子和宝宝的情况。对于希望陪产的丈夫，有些医院会要求他们与妻子一同参加课堂。

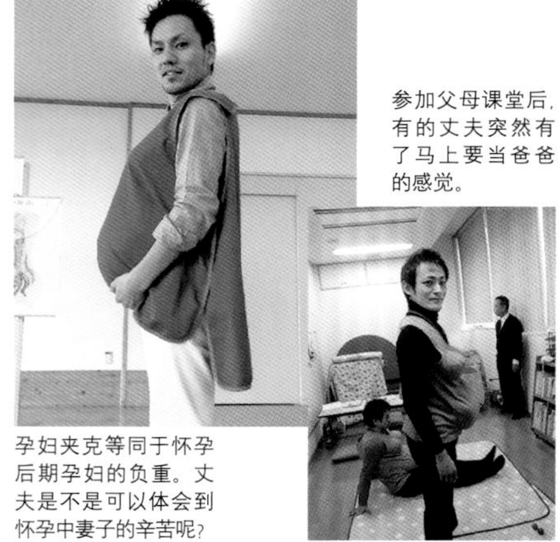

参加父母课堂后，有的丈夫突然有了马上要当爸爸的感觉。

孕妇夹克等同于怀孕后期孕妇的负重。丈夫是不是可以体会到怀孕中妻子的辛苦呢？

参加父母课堂的好处

1 了解更多孕产、育儿知识

在父母课堂上，讲师会细致讲解孕期的注意事项、分娩的流程、照顾新生儿的方法等内容，对准父母很有帮助。

2 激发准爸爸的为父自觉性

父母课堂上，丈夫需要穿上孕妇夹克，切身体会孕妇的辛苦，还要用玩具娃娃体验给新生儿洗澡的过程。

3 结识其他准父母

父母课堂上会有一些预产期相近的妈妈，大家在一起会有许多共同话题。产后，大家的宝宝也可以一起玩，大人和孩子都会交到珍贵的朋友。

4 解决孕期烦恼

孕期的不安、烦恼和对分娩的担忧可以通过父母课堂与大家一起讨论，或是向讲师咨询。

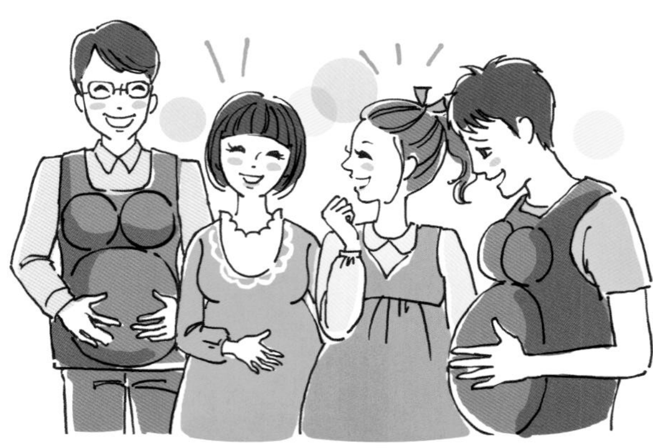

父母课堂课程举例

父母课堂的课程内容、时间和次数各有不同。准父母可以参考如下的课程示例。

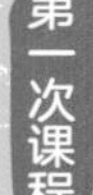

第一次课程

孕期生活

首先会由助产士或保健师来作详细讲解，之后会组织到场的准父母们分组交流。

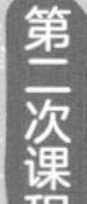

第二次课程

孕期的牙齿保健及营养问题

会请牙医来讲解孕期牙齿的保健知识，再由营养师介绍孕期营养问题。

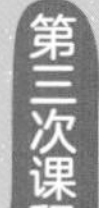

第三次课程

孕妇体操、分娩和产后知识

由助产士指导孕妇做体操，之后还会讲解关于分娩和产后的知识。有时也会组织观看分娩的录像。

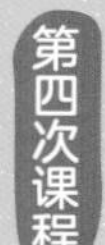

第四次课程

陪同分娩及产后育儿的介绍

如果丈夫希望陪同分娩，一般会要求夫妻双方都来参加。会让丈夫穿上孕妇夹克体验孕妇的感觉，并用玩具娃娃练习给新生儿洗澡。此外，还会指导准妈妈练习呼吸。

分娩前最想做的事……

外出旅行的注意事项

不少准妈妈总想在产前的二人时光里多出门游玩，这样做的前提是身体情况允许。

尽量短距离出行，合理安排出行计划

进入稳定期后，不少人会将旅行提上日程。如果身体无碍，旅行完全可行，但目的地不要太远，并且要制定一个合理的出行计划。如果目的地较远，最好在出发前进行产检并和医生沟通好。

如果是出国旅行，一定要事先向医生咨询。我们不建议去时差和气候与国内相差太大的地方。

单个目的地的旅行比较适合准妈妈。一定要注意休息，还要随身携带母子健康手册和医保卡。

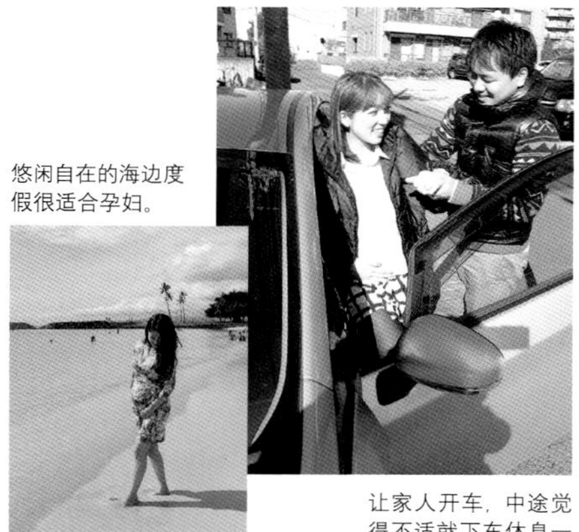

悠闲自在的海边度假很适合孕妇。

让家人开车，中途觉得不适就下车休息一下。

注意事项

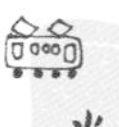

私家车 汽车的颠簸会给准妈妈造成很大负担，最好将车程控制在1~2小时内。怀孕后人的反应会变迟钝，因此最好由家人开车。同时还要注意车内空气流通和及时休息。

火车 长时间保持一个姿势会给肚子造成负担，因此要经常变换姿势。

飞机 最好避开飞机出行，如果一定要乘坐飞机也必须征得医生同意。有些航空公司专门开设了针对孕妇的服务，可以事先咨询。

出行时需要携带的东西

- □ **母子健康手册** 不管到任何医院都能随时确认孕期状态。
- □ **医保卡** 万一身体不舒服，到医院就诊时会需要。
- □ **就诊卡** 紧急时可以通过医院间的沟通随时调出准妈妈的病例。
- □ **联系电话** 应携带一直就诊的医院、丈夫及其他家人的联系方式。
- □ **卫生巾** 携带大号卫生巾，以应对可能出现的破水或出血状况。

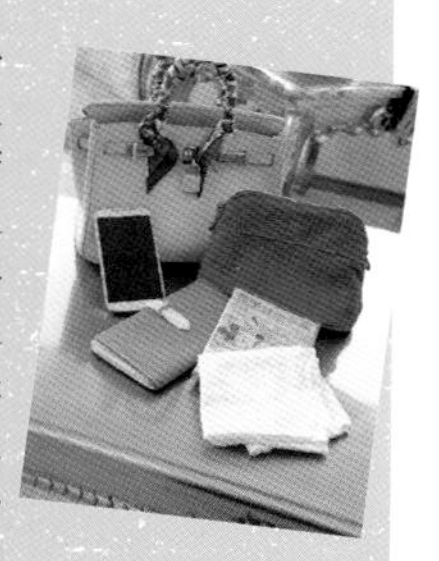

【适合旅行的时期・给不同目的地的不同建议】

目的地	孕初期～中期	孕后期	建议
温泉及水疗	○	×	泡的时间不要太长，如有宫颈口打开或阴道炎的情况则不能泡。
坐船	○	△	时间不要过长，可体验1~2小时的观光船。要注意保暖并预防晕船。
骑自行车	△	×	尽量不骑自行车。尤其是到孕后期，重心不稳会很容易摔倒。
登山	△	×	不能进行专业登山运动；可以正常游玩，但要控制登山速度。
水上运动	○	△	不能潜水或冲浪，但可以在海边玩水。
游乐园	○	△	避免玩过山车等刺激的游乐项目，别走太多路。
保龄球	○	△	可以放松身心，但别打过于激烈的比赛。
音乐会	○	○	可以出席有座位的音乐会，但别去需要一直站着的演唱会。
卡拉OK朋友聚餐	△	△	别玩得太晚，请周围朋友不要当面吸烟。
购物	○	○	避开打折等人多的时间、场合，累了要及时休息。

○ 可以　△ 要注意　× 尽量避免

怀孕7个月
24~27周

容易腹胀，别太疲劳

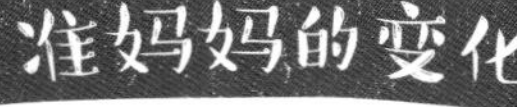

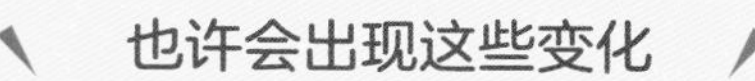

- 受到腰背痛、静脉瘤、便秘或痔疮的困扰
- 腹部和大腿处出现妊娠纹
- 经常出现类似生理期的腹胀

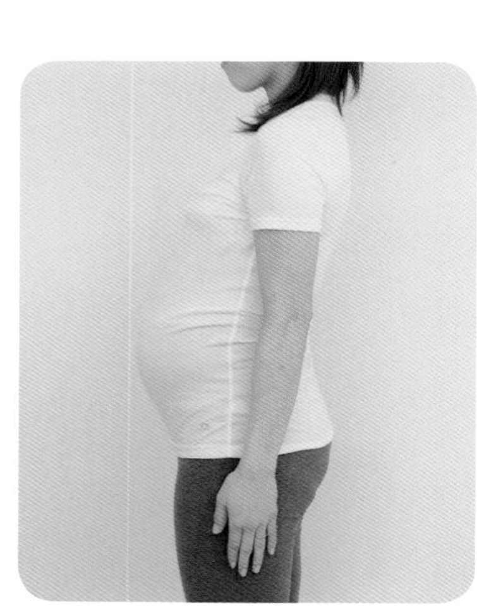

宫高
22~24cm

体重增加值
比怀孕前增加 3.6~5kg

怀孕7个月时要做的事

【必须要做的】

- ☐ 了解分娩过程➡参见 P160
- ☐ 找一找家附近的小儿科医院及儿童活动中心

【争取做到】

- ☐ 计划回老家分娩的人开始着手准备➡参见 P91
- ☐ 逛逛周围的药妆店及超市
- ☐ 身体状态好时可外出就餐、购物或看电影➡参见 P75
- ☐ 趁空闲做些想做的事，如考取某项资质

做事量力而行，否则可能早产

这个时期应该是孕期最安定的时期，准妈妈可能有很多事想做。但越来越大的肚子给腰和背部带来的负担逐渐增长，因此必须留心早产的征兆。早产是指怀孕 22 周后到满 37 周前分娩。不得已生下的早产儿经医疗救治仍可能存活，但其毕竟还未发育完全，依靠自身几乎无法适应外界的变化和刺激。为了避免早产，准妈妈即使身体状态很好也不可过度疲劳。

宝宝的成长

也许会出现这些变化

- 鼻孔和眼睑均已形成
- 可能出现胎位不正的情况
- 大脑皮层更发达，能更自如地做各种动作
- 听觉、味觉和视觉更加发达
- 可以区分爸爸妈妈的声音，并记住一些听习惯的声音

五官更发达，感情萌芽期

上下连在一起的眼睑这时终于分开了。鼻子也发育完成，看脸庞更像个有模有样的小人儿了。同时，控制宝宝知觉和记忆的大脑皮层也越来越发达，宝宝越来越能靠自己的意识控制动作。开始初步思考记忆的宝宝还同时进入了感情萌芽期。随着听觉、视觉的发达，宝宝开始区分不同的声音，还能感受到光线。味觉发育的完成使宝宝可以感受到甜或苦等不同的味道。

怀孕7个月时宝宝的情况

身长 约35cm

体重 约800g

重量相当于 约1个哈密瓜的重量

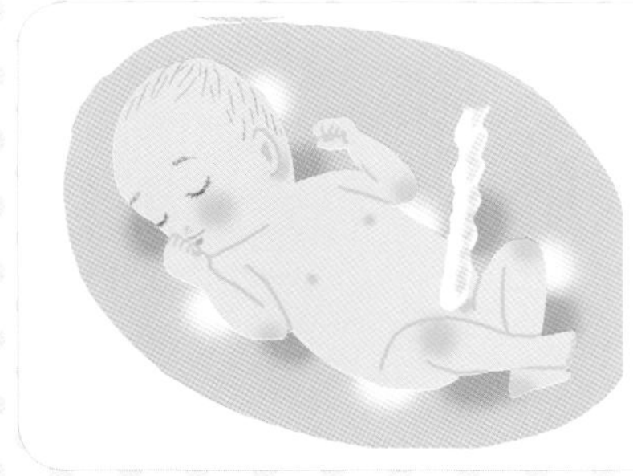

给妈妈的信：

肚子飞速隆起，慎防早产、贫血

在第7~8个月，宝宝的成长速度很快，加之羊水的增加，妈妈的肚子会快速隆起。此时要注意先兆早产和贫血的症状。曾有早产史的妈妈更需要格外小心。

给爸爸的信：

性生活要顾及妻子，记住“浅、轻、短”

妻子怀孕期间，性生活问题或许常常困扰着丈夫。如果妻子的身体状况没有异常，性生活也是很好的夫妻交流方式。但丈夫一定要体谅妻子，并记住做爱时“插入浅、动作轻、时间短”的原则。

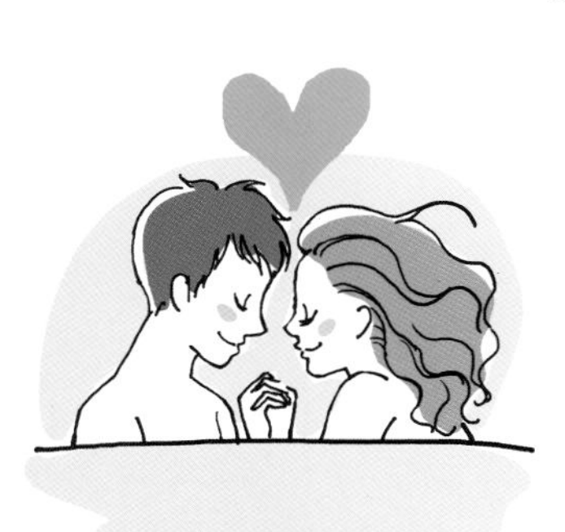

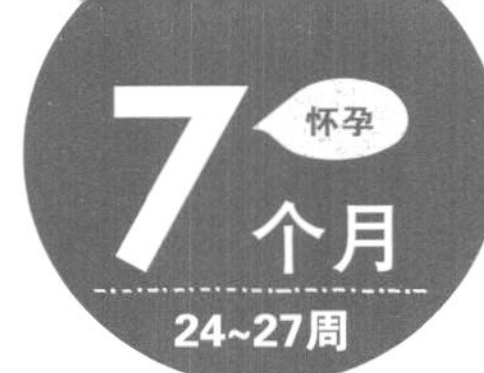

孕期建议

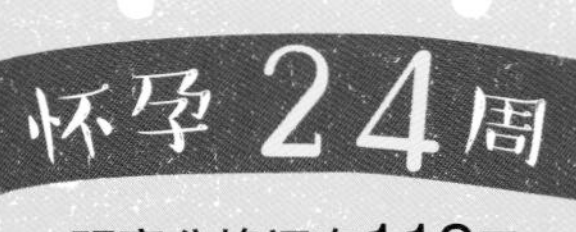

怀孕24周

距离分娩还有112天

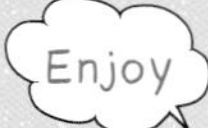

妈妈 孕期免疫力下降会让准妈妈很容易感冒。如果发烧，可以到产科就诊，医生会开适合孕妇服用的感冒药。感冒病毒本身不会传染给宝宝，但持续高烧会消耗妈妈的体力。适当服药也是为了使妈妈的身体尽快康复。

Enjoy 还有想做的事吗？治疗龋齿趁现在

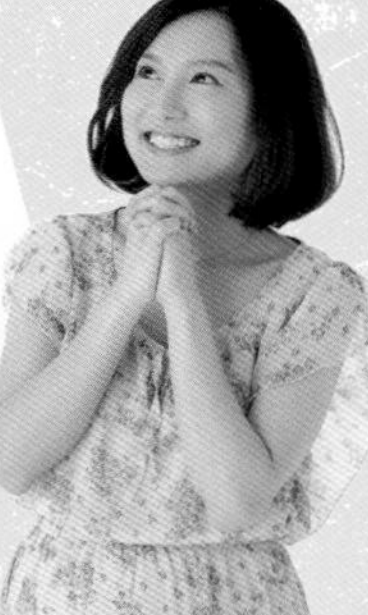

可列出分娩前想做的事，并根据身体状况完成。怀孕很容易造成龋齿，如果需要治疗，此时应尽快到口腔科就诊。

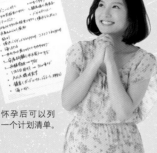

怀孕后可以列一个计划清单。

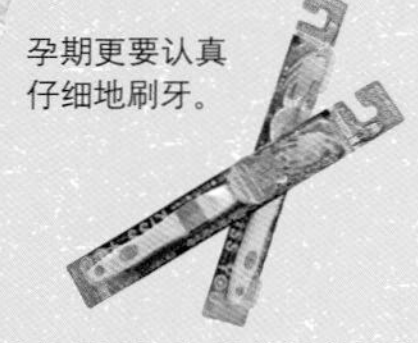

孕期更要认真仔细地刷牙。

宝宝 这个时期宝宝的状态

可以区分爸爸妈妈的声音

此时的宝宝已经可以清楚地听到妈妈的心跳和声音，还能分辨出较轻柔的是妈妈的声音，较低沉的是爸爸的声音。闲暇时可以看看B超照片，宝宝高挺的鼻子像不像爸爸？眼睛像不像妈妈？

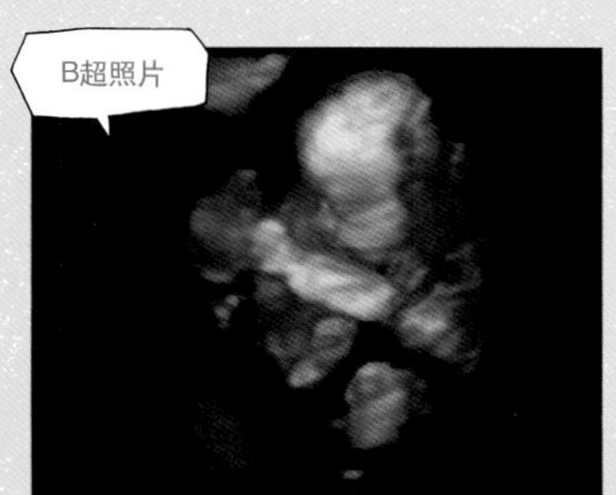

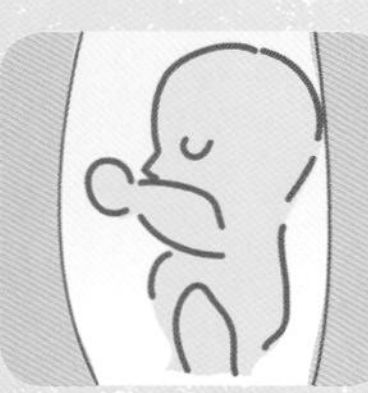

这是B超3D照片，显示了宝宝横向的样子。这个宝宝正伸展胳膊挡着脸，仿佛在做下蹲运动。

怀孕25周

距离分娩还有105天

妈妈 怀孕第7个月，准妈妈已经完全变成孕妇体型；不过此时身子还不算沉重，心情也相对轻松。胎动变成了家常便饭，孕期既安稳又快乐。空闲时准父母可以约约会、逛逛街。还在工作的妈妈们也要考虑自己的身体状态，不可过度劳累。

Enjoy 参加父母课堂，爸爸也要努力！

丈夫可以和妻子从怀孕6个月开始一起去参加父母课堂。课程结束后，两人可以共进晚餐或来场约会。

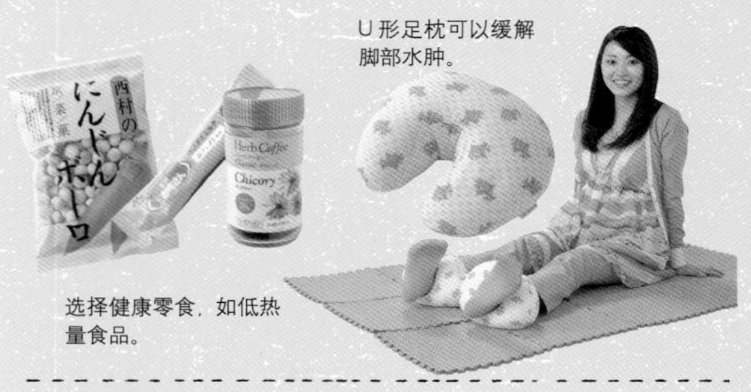

U形足枕可以缓解脚部水肿。

选择健康零食，如低热量食品。

宝宝 这个时期宝宝的状态

胎位不正也可纠正

微笑、打哈欠……宝宝在妈妈腹中的表情非常丰富。每次产检都能在画面上看到宝宝的样子，等产后和宝宝见面，妈妈一定会觉得自己和宝宝非常熟悉。宝宝在妈妈腹中时，两脚会叉开呈V字型，容易造成胎位不正，不过这样的情况大多会在分娩前自然调整过来。

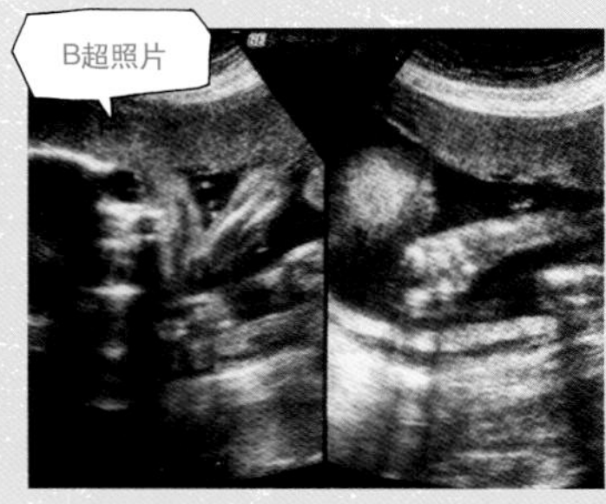

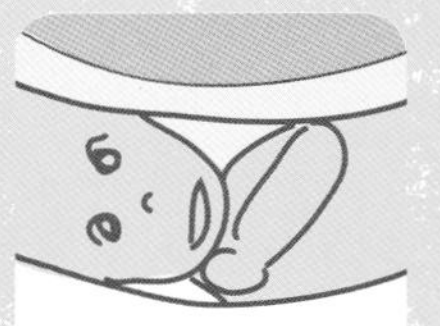

妈妈腹中的空间对宝宝来说已经略显狭窄。图中的宝宝正对着镜头眯眯笑着，他的手伸到胸前，好像在摆姿势拍照。

怀孕26周

距离分娩还有98天

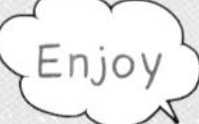

从这时起，准妈妈感到腹胀的次数开始逐渐增加。疲惫时或受凉后更容易腹胀，但如果稍微休息后能够有所好转就不用太担心，要养成腹胀时立刻休息的好习惯。

Enjoy 给孕期留下美好回忆

悠闲自在的二人世界即将告一段落。想去某个地方或想要外出就餐，最好都要不留遗憾地实现。当然，妈妈还可以把自己每天的行动讲给腹中的宝宝听。

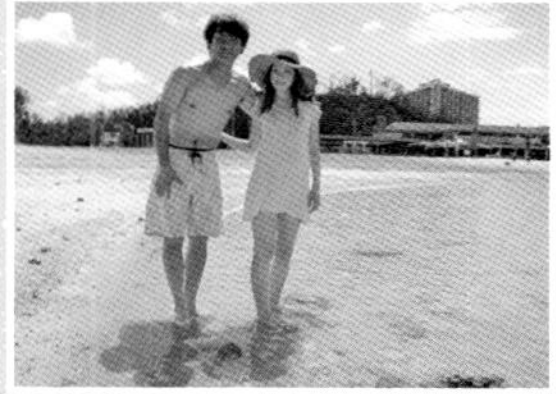

两个人的冲绳之旅。

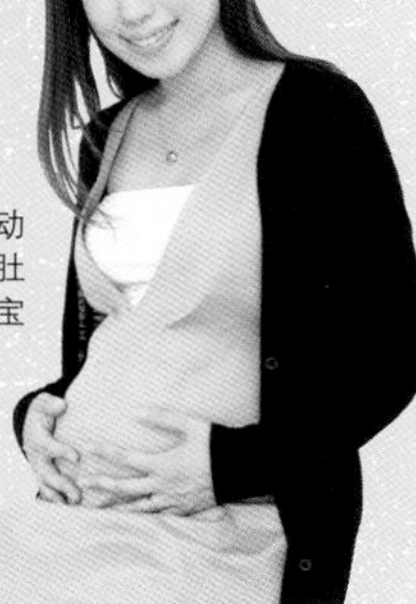

感觉到胎动时敲敲肚子，和宝宝说说话。

这个时期宝宝的状态

能靠外生殖器辨认性别

宝宝的大脑皮层越来越发达，能更自如地做出动作。这个时期能靠外生殖器来分辨性别：两腿间如果能看到阴唇，则可判断是女孩；如果可以看到阴囊和棒状凸起，则可判断是男孩。

B超照片

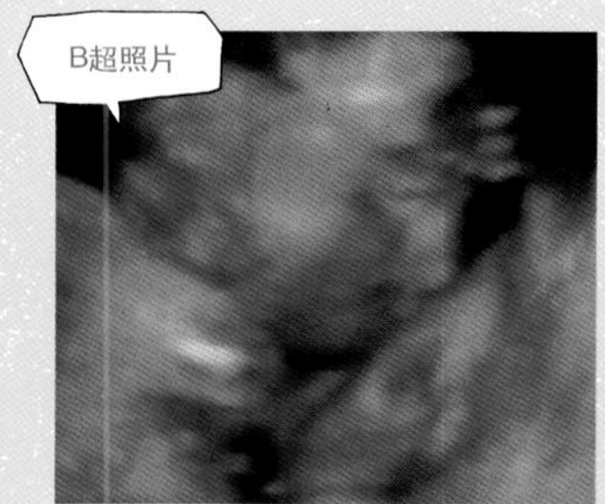

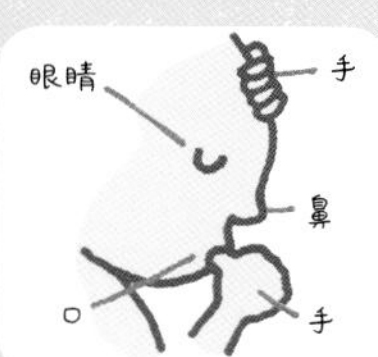

B超图中可以看到宝宝把一只手放在额头，并在吮吸手指的样子，这是不是在练习吸奶嘴呢？

怀孕27周

距离分娩还有91天

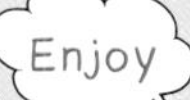

准妈妈保证夜间足够的睡眠非常重要。如果总是熬夜玩电脑、玩手机而没有高质量的睡眠，将无法消除疲劳，很容易使血液循环变差。为了自己也为了腹中的宝宝，一定要养成早睡早起的好习惯。

Enjoy 润肤护肤，善待自己

使用润肤霜有利于预防妊娠纹及护理胸部、手部。对自己好一点，才会拥有好心情。

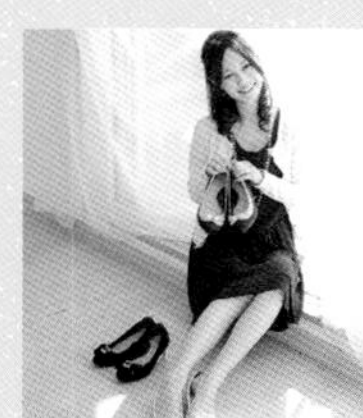

可爱的圆头鞋或许是孕期才有的时尚。

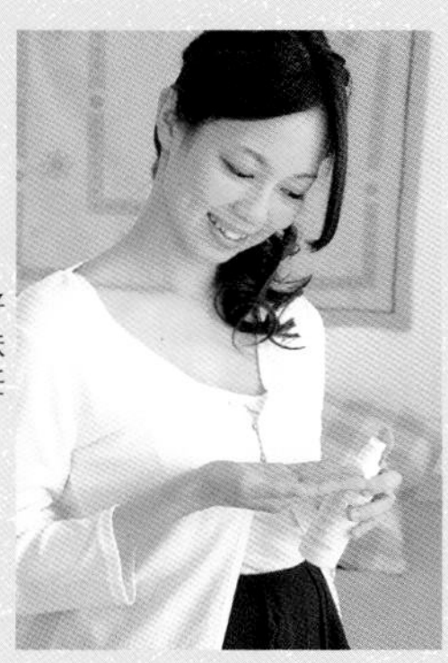

选择气味好闻的润肤霜，预防妊娠纹。

这个时期宝宝的状态

如果妈妈总是熬夜，宝宝的生活节奏也会混乱

视网膜的发达使宝宝开始感觉到光线。在B超检查时仔细观察或许能发现，宝宝一眨一眨的眼睑或一张一合的眼睛都清晰可辨。如果妈妈总熬夜，宝宝在妈妈的腹中也可以感受到光线。为了自己也为了宝宝，准妈妈一定要养成良好的生活习惯。

B超照片

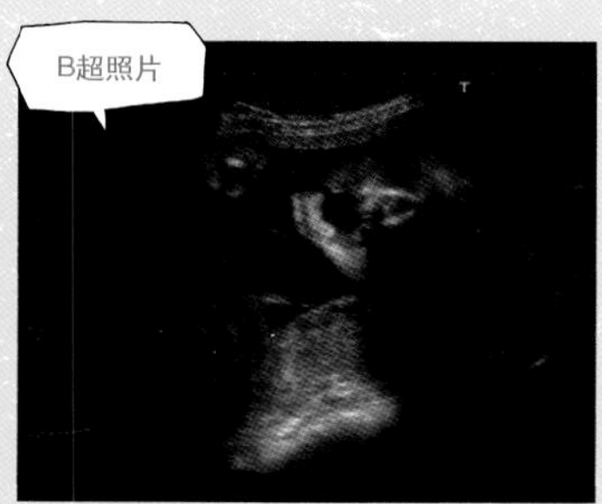

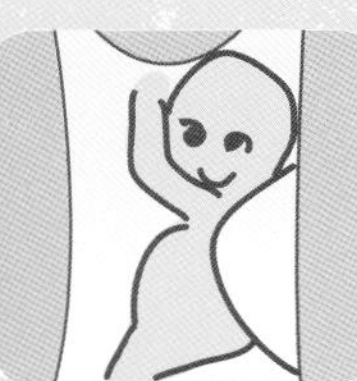

宝宝的样子好像挂在妈妈腹中，并对妈妈说“我在这里哦”。

购买婴儿用品

让人眼花缭乱的婴儿用品，光是看看就很开心

可爱的婴儿用品常会让人冲动消费，一定要控制住自己的购物欲，在购物前先列个清单。

和亲戚朋友保持联系

找个专用记事本列下需要的东西；购买后再记录一下，确保没有忘掉的内容

不用全部买新的，可以租借或买二手

在这个时期，准父母可以开始准备产后马上要用的东西。婴儿用品种类繁多，应该准备什么，怎么使用……这些问题都可以参见本书P203，在此基础上列出购物清单再买即可。使用时间较短的东西也可以考虑租借，比如问问亲友，有没有因为孩子大了而闲置的物品。除了贴身衣物，其他的婴儿用品可以根据季节和气候在产后购买。

婴儿用品购买诀窍

1 先听经验，再列清单

那些曾在与自己预产期相同季节分娩的妈妈，一定会给出很多宝贵建议，帮你减少不必要的浪费。

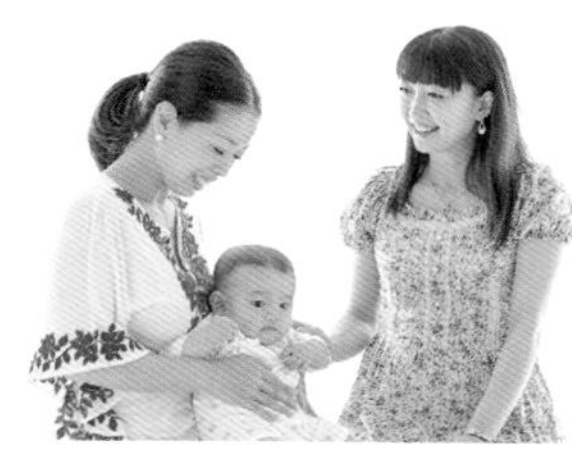

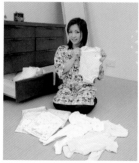

2 分娩前不用准备过多

可爱的婴儿用品很容易买多。尤其是衣服，季节性的购买和孩子成长太快来不及穿都会造成浪费。所以，分娩前只需要购买当季必需品即可，有些犹豫要不要买的东西可以先放一放。

3 根据喜好购物使人情绪高涨

婴儿用品的选择前提是适合宝宝，不过颜色或设计根据妈妈的喜好来决定也让人心情愉快，尤其是一直用的婴儿车、宝宝背带等。

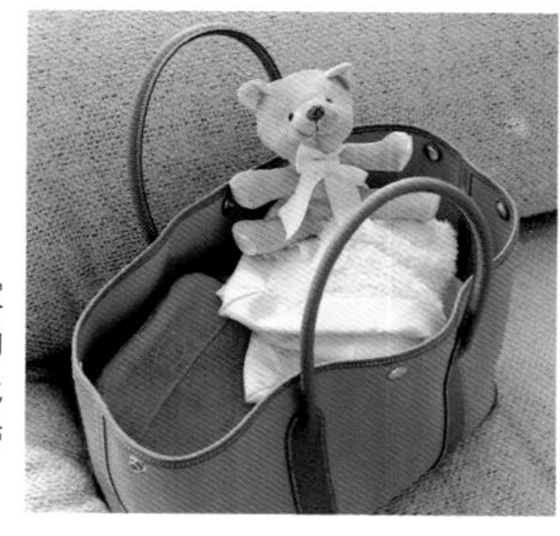

婴儿用品的准备过程

Step 1 怀孕5个月

了解信息

通过网络、杂志或是有经验妈妈的建议，了解都需要哪些婴儿用品。

Step 2 怀孕6~7个月

看过实物后列出清单

婴儿床、婴儿餐椅等较贵的大件物品，最好看过实物再决定。要把购买的、租借的及他人借出的二手物品都列入清单。

Step 3 怀孕8个月

开始购买

分娩后马上要用的东西要在此时备好；随时都可以在附近药店或超市买到的日常用品不用太着急。

Step 4 怀孕9个月

尽早租借

如果担心抢手的物品没有库存，可以早点开始准备。

Step 5 怀孕10个月

确认有无漏掉的物品

想象一下住院及产后的情况，确认有无漏掉的东西。产后不方便出门时，网购也很方便。

尽情享受孕期生活

抓住分娩前的时光，做些想做的事

除旅行外，孕妇艺术照和手工也很受欢迎。

孕妇艺术照

在家里或影棚拍摄

既可以由丈夫拍摄日常生活照，也可以由摄影师拍摄影棚艺术照。大肚照是非常珍贵的纪念，等孩子出生长大后，妈妈可以告诉孩子："你当初就是这样待在妈妈肚子里的。"

【孕妇照拍摄技巧】

- 在放松状态下拍摄
- 可看向肚子或稍稍低头，尽量别直视镜头
- 侧卧可很好地拍出腹部线条
- 顺光拍摄的效果比较亮丽，而逆光拍摄能很好地烘托气氛

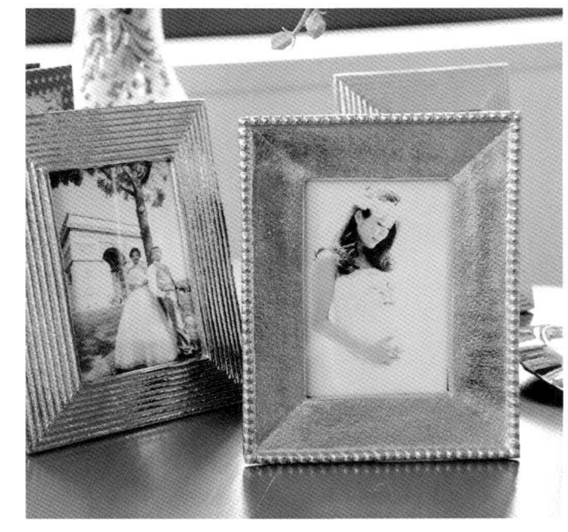

如果追求时尚的场景氛围，最好到影棚拍摄。热门影楼一般都需要预约。为了保险起见，可以提前2~3个月预约。

手工制作

手动而心静

边想着腹中的宝宝边亲手做些围嘴、衣物、玩具等，即使是和手工从未有过交集的人都会对此兴趣盎然。在家做手工还能让一些妊娠反应比较严重或必须安胎的人静下心来。

在孕期慢慢自制一些东西，别太着急，感觉疲惫时就休息一下。

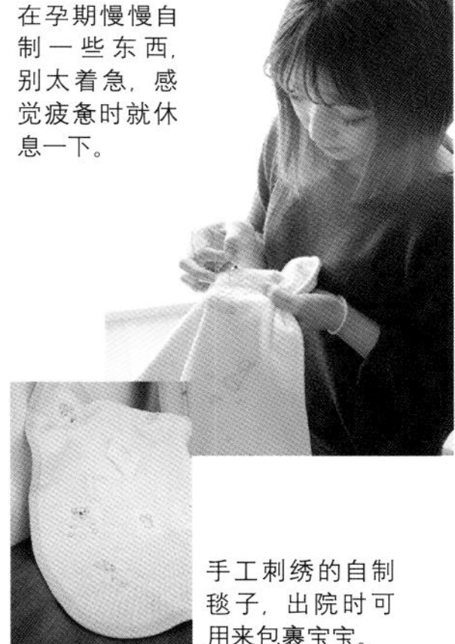

手工刺绣的自制毯子，出院时可用来包裹宝宝。

烹饪

兴趣与实惠兼得

借着怀孕的契机，很多人对食物的营养、热量等重新有了认识。此外，原本就喜欢自制面包、点心的人，更可以利用怀孕期间大量的时间尝试各种烘焙食物，这是只有自己动手才能体会到的乐趣。

以宝宝为灵感的自制糖衣饼干，还专门写上了预产期。

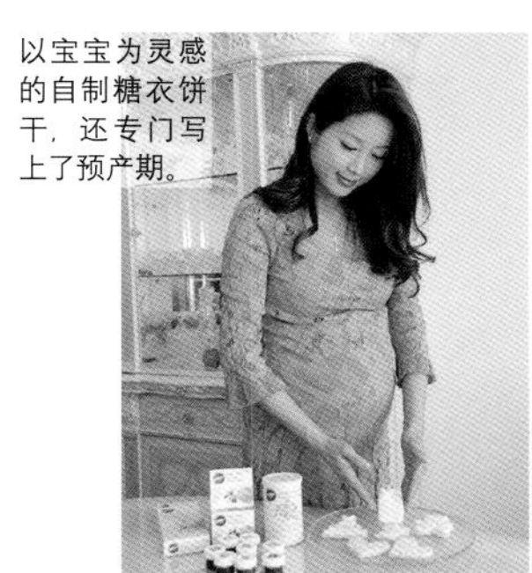

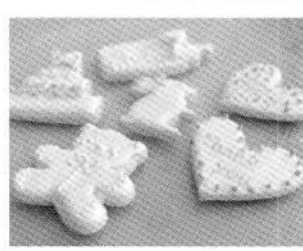

保质期较长的小点心是送礼佳选，收到礼物的亲友一定会非常开心。

分娩前期待的事

充分享受电影和艺术

电影院或不适合带孩子进入的美术馆可以在分娩前造访。在一个自己喜欢的环境里放松身心，肚子里的宝宝也会感受到妈妈的愉悦。

准备资格考试

很多人会趁这个机会给自己充充电，这样做也有利于产后工作。比如学习英语，既可以充实自己，也是很好的胎教。

夫妻浪漫晚餐

带吧台的酒吧或气氛浪漫的餐厅，这些带着孩子不方便去的地方可以在此时享受一番。慢慢享受难得的二人世界吧，但别忘记禁酒和健康饮食。

外出就餐的首选

1. 带吧台的酒吧
2. 酒店餐厅
3. 铁板烧餐厅

多和朋友见面

产后忙于照顾孩子的妈妈和朋友见面的机会少很多。即使见了面，有孩子在也不能踏实地聊天吃饭。因此，可以趁着这个时候多和朋友见见面。

多陪家里的大孩子

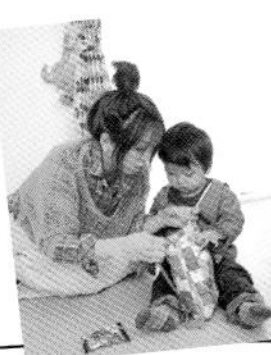

宝宝出生后会占用大量时间，不妨趁现在多陪陪大孩子，让他们也感受一下胎动，和肚子里的弟弟妹妹说说话，以便他们更容易在将来接受弟弟妹妹的存在。

被建议『卧床休息』

当被要求卧床休息，日常生活会有哪些限制

根据症状不同，卧床休息的要求也不一样，要和医生确认。

卧床休息的4种程度

准妈妈如果有出血或腹胀症状，又或是流产或早产迹象，都会被医生要求卧床休息。下面我们会介绍卧床休息的4种程度，准妈妈可在严格遵守医生要求的基础上作为参考。在遵照医嘱卧床休息一段时间后，通常就可以恢复正常的生活作息。

卧床休息注意事项

- ☐ 家务
- ☐ 外出
- ☐ 性生活
- ☐ 上下楼
- ☐ 沐浴

如果需要在家卧床休息，家务、外出和性生活就要绝对禁止，其他限制内容因人而异。准妈妈要向医生说明自家大致的生活模式、周边环境等，和医生确认注意事项。

如果出现这些症状，必须住院治疗

如果出血或腹胀症状长时间没有缓解，就要住院治疗。如果在服药后也没有好转，还要进一步输液治疗。

卧床休息Q&A

Q 卧床休息期间可以用电脑吗？

A 长时间保持同样的姿势操作电脑会使血液循环变差，容易造成身体发冷、腹胀等情况。即使有工作需要，也要尽量减少用电脑的时间。

Q 如果在家无法卧床休息，是不是就要住院？

A 如果无法在家好好休息，很可能加重症状并需要住院治疗。

我属于哪种程度的“卧床休息”？

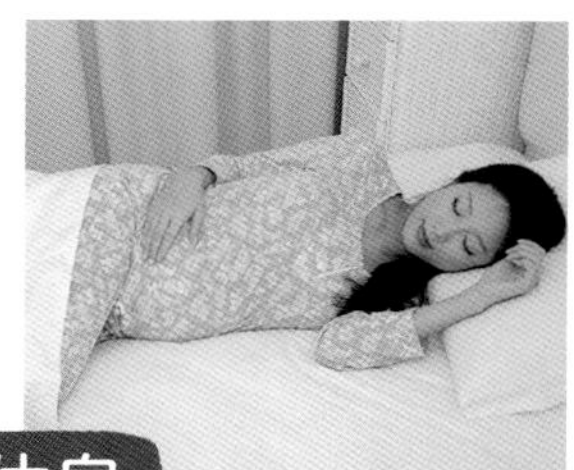

程度低 → 程度高

在家卧床休息

卧床指数 ★

适当卧床

虽然不用一直卧床，但也尽量别过多活动，一旦累了要立刻躺下休息。还在工作的准妈妈需要凭医生开具的证明请假回家休息。

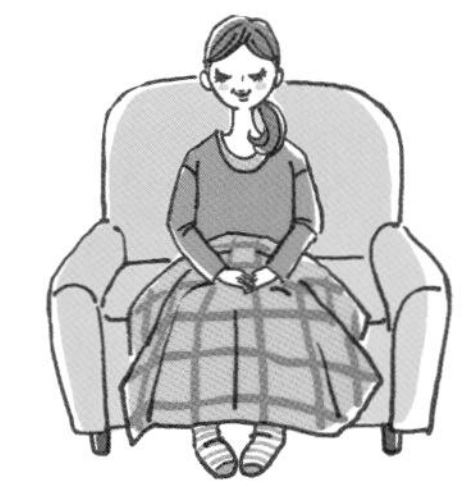

卧床指数 ★★

除用餐、如厕外均需要卧床

准妈妈除了吃饭和去卫生间外，都要卧床休息，做饭、家务、照看孩子等工作都要由他人完成。

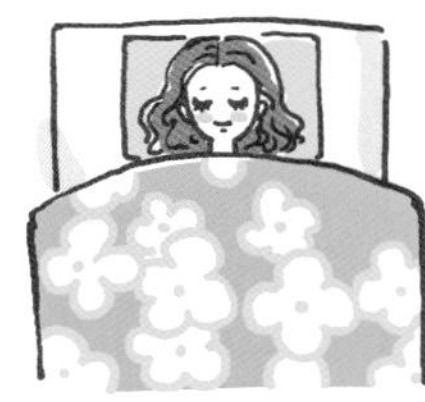

住院治疗

卧床指数 ★★★

洗脸、如厕可以起身

如果出血和腹胀症状一直没有好转，就要住院观察治疗。洗脸或去卫生间这样的基本走动是允许的。如果医生同意，也可以在院内稍作走动。

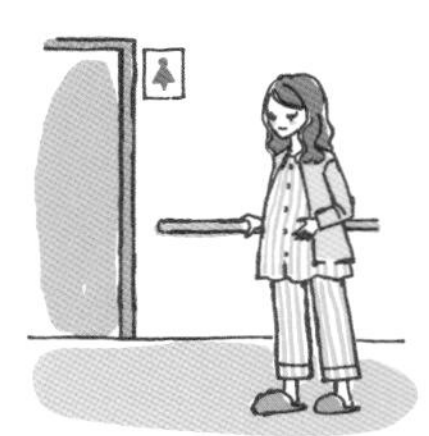

卧床指数 ★★★★

24小时卧床

如果出现了破水、宫颈无力症或前置胎盘等情况，三餐就只能在床上吃。根据身体状态和医院设施等情况，有时洗脸和大小便等都只能在床上进行。

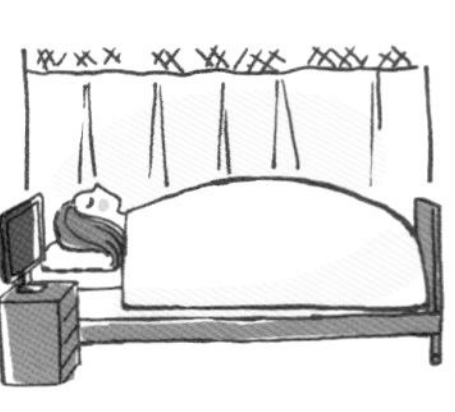

回家乡分娩

回家乡分娩可以得到父母的悉心照料，却可能要与丈夫分开一段时间

回家乡分娩会让准妈妈更省心，对准爸爸却可能意味着短暂分离，夫妻俩要提前沟通好。

到准备分娩的医院做一次产检

回到家乡，父母亲人会让第一次分娩的准妈妈备感安心。在家人的照顾下，准妈妈分娩后的生活也会更加轻松自在。不过，回乡分娩可能意味着要和丈夫分开一段时间，从熟悉的医院转到陌生的环境，还会增加开销。只有克服这些不利因素，回家乡分娩才会更加完美。在正式转院前，准妈妈可以抽空到家乡的医院做一次产检，感受一下医院的氛围，并让医院方面早些准备好病例。

回家乡分娩注意事项

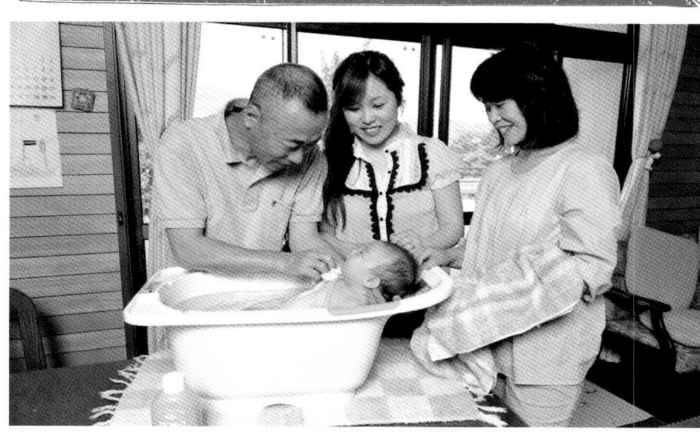

1 寻找适合自己的医院

找一个适合自己的医院，可以多关注医院的医疗方针、医疗设施等内容，还可以听一听亲戚朋友的意见。

2 尽早决定分娩医院并预约

考虑到部分医院可能床位紧张或不接收中途转院的孕妇，找到理想的医院后要尽快预约。

3 在 32~34 周完成转院手续

为了更好地在新医院产检，办转院手续最晚不要超过 34 周。具体转院时间要和目前产检医院的医生沟通后再决定。

4 准备回乡分娩的开销

交通费、给亲戚朋友买的礼物、自己的生活用品、婴儿用品……要事先做好预算。

5 做些力所能及的事

回家后父母会帮很多忙，包括在产后照顾宝宝。但最好在父母的帮助下也做些力所能及的事，以防回家后自己手忙脚乱、应付不来。

6 丈夫应常探望妻子

照顾新生儿非常辛苦。爸爸若不在妈妈身边，就无法充分体会到这份辛苦（尤其是在夜里照顾孩子）。爸爸应常来探望妈妈，并和妈妈一起照顾宝宝，体会育儿的辛苦和快乐。

回家乡分娩的时间安排

Step 1 怀孕2~5个月

告知意向

向一直进行产检的医院提出转院意向。医生会就转院的最佳时期给出建议。

Step 2 怀孕2~6个月

寻找合适医院

寻找合适的医院，找好后尽快预约。

Step 3 怀孕5~6个月

熟悉新医院

进入稳定期后，可以回家在最终要分娩的医院做一次产检，感受医院的氛围，和医生讨论一下转院的日程安排。

Step 4 怀孕8~9个月

转院

怀孕 32~34 周完成转院手续，安排好自己离家期间的各种事宜。回到家乡待产，并随时和丈夫保持联系。

回家乡待产的必带物品

- ☐ 母子健康手册
- ☐ 医院介绍信
- ☐ 医保卡
- ☐ 孕妇装
- ☐ 出院时的衣服
- ☐ 生育补贴等的申请表

便利用品

为减少行李，可提前快递回家。

- ☐ 护理用品
- ☐ 孕妇内衣
- ☐ 孕妇睡衣
- ☐ 送给亲戚朋友的礼物
- ☐ 书或CD等

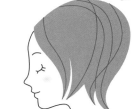

8个月 怀孕

28~31周

水肿、腰痛、浑身不适，孕妇体操缓解疼痛

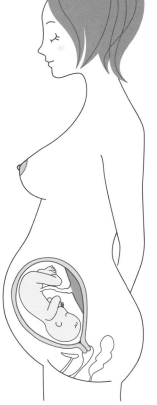

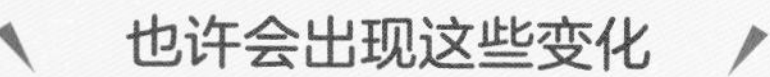

也许会出现这些变化

- 胎动越来越强烈
- 腰痛、便秘更加严重，还会出现手脚水肿等症状
- 容易贫血
- 由于皮下组织断裂，容易形成妊娠纹

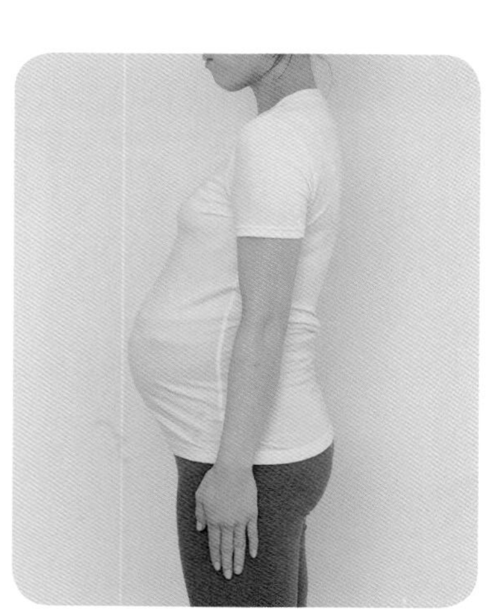

宫高

25~28cm

体重增加值

比怀孕前增加

5~6.5kg

怀孕8个月时要做的事

【必须要做的】

- ☐ 开始考虑宝宝的名字➡参见 P82
- ☐ 开始准备尿不湿、贴身衣物、沐浴用品等➡参见 P202
- ☐ 回家乡分娩的人开始订票

【争取做到】

- ☐ 拍摄孕妇艺术照➡参见 P75
- ☐ 剪个方便打理的发型
- ☐ 事先邮寄要在父母家使用的东西➡参见 P77
- ☐ 开始练习分娩时的呼吸法➡参见 P163
- ☐ 护理骨盆，迎接分娩
- ☐ 和丈夫尽情享受二人世界

胎动越来越强，很多人睡眠变浅

进入孕后期，准妈妈更容易出现腹胀、手脚水肿、抽筋等症状。

随着胎动越来越强，很多人晚上难以入睡，到了早上又会很早醒来。越来越大的肚子上容易出现妊娠纹，因此要继续坚持护理皮肤。可以通过适当的运动来缓解不适症状。

宝宝的成长

也许会出现这些变化

- 随着皮下脂肪的增加，宝宝的体型开始变得圆润
- 肺部以外的内脏器官更加发达
- 随着神经系统的发育，宝宝的手指能做出更加细微的动作
- 嗅觉、听觉更加发达
- 宝宝在腹中的位置和姿势已基本固定，一般都是头朝下、脚朝上的体位

越来越接近新生儿的状态，胎位已基本固定

随着皮下脂肪的增加，宝宝的体型已变得较为圆润。骨骼基本形成，肺部以外的内脏器官发育也已基本完成。随着肌肉和神经系统的发育，宝宝的手指更加灵活。准妈妈的羊水量已经不再增加，因此在子宫内原先可以转来转去的宝宝的活动会趋向平稳，其出生时头部朝下的体位也已基本固定。B超检查时，我们能清晰看到宝宝的外生殖器，基本已能分辨出性别。

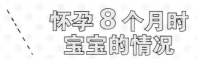

怀孕8个月时宝宝的情况

身长	40~41cm
体重	1200~1700g
重量相当于	约3个梨的重量

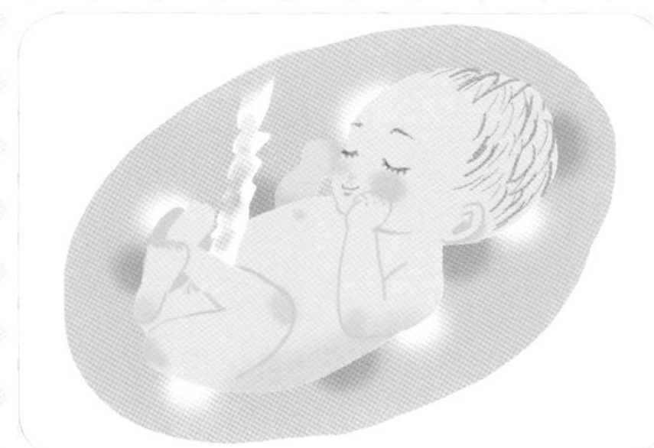

给妈妈的信：

体重快速增加，要注意饮食、控制体重

这是一个体重容易增加的时期。体重增加过快容易造成妊娠高血压或妊娠糖尿病，而骨盆周围脂肪堆积过多也会使产道变窄，从而提高难产的风险。此时更应注意饮食习惯和体重控制，建议记录每天的食谱及体重。

给爸爸的信：

布置房间等体力活需要爸爸完成

这个时期,准妈妈容易患上妊娠高血压，因此要更加注意饮食，最好不要外出就餐。准父母可以开始布置宝宝生活的空间，安装婴儿床等费力的工作就需要爸爸来完成了。

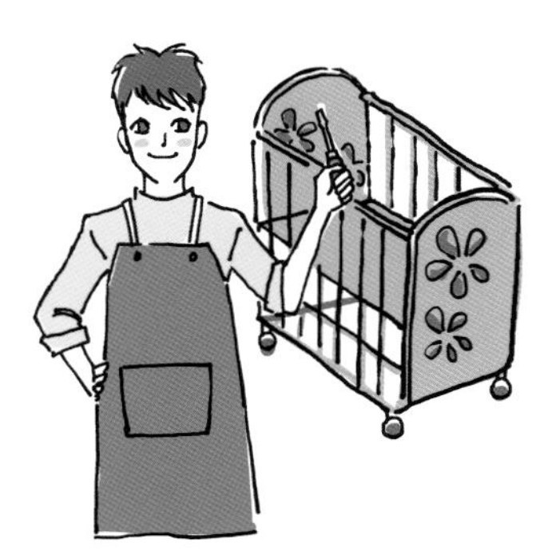

8个月 怀孕 28~31周 孕期建议

怀孕28周

距离分娩还有84天

妈妈 仍要保持体重的平稳增长。如果出现3天增加1kg的情况，可能不是因为饮食过量，而是出现了水肿。要在充分补水的基础上控制盐分的摄入，充分休息、勤上厕所，尽量将体内多余的水分排出。

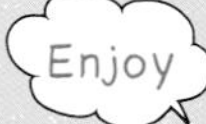

尽享孕期时尚，保持愉快心情

进入孕后期后，身心都要做好迎接分娩的准备。可以适当打扮一下，让自己心情愉快。还在工作的妈妈再坚持一段时间也可以休产假了。

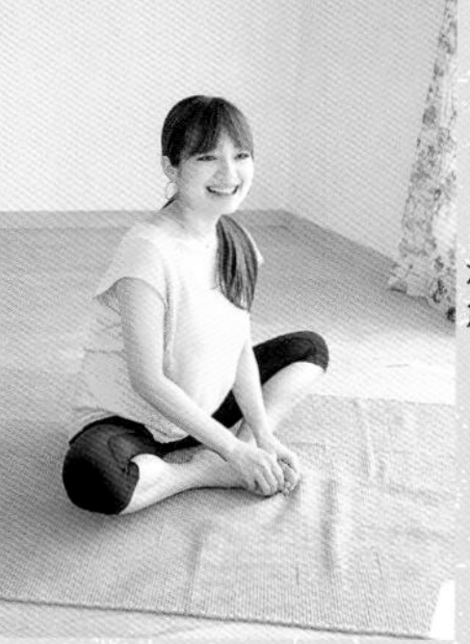

沐浴后伸展筋骨。

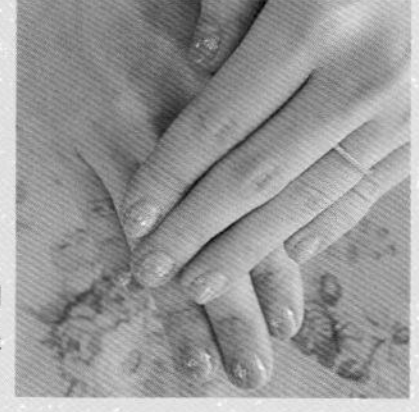

做个漂亮的粉色指甲，保持好心情。

宝宝 这个时期宝宝的状态

长得像谁？眼睛、鼻子轮廓更清晰

"有双大眼睛""鼻子很像爸爸"……B超检查时可以看到宝宝眼睛、鼻子等处的轮廓越发清晰。宝宝长得像爸爸还是妈妈呢？另外，如果B超照片中宝宝的位置较好，还能分辨出宝宝的性别。运气好的话，还能从B超上看到宝宝打嗝时的样子。

B超照片

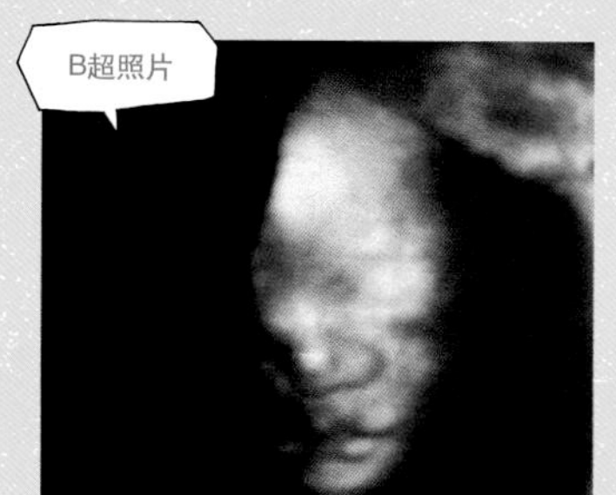

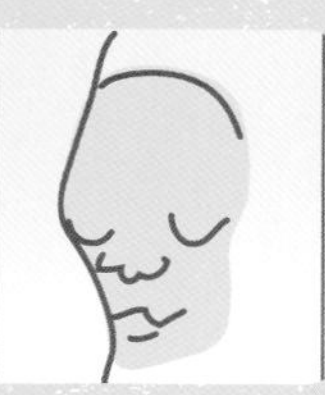

已经可以清晰看到宝宝的鼻子、眼睛、嘴唇等部位，是像爸爸还是妈妈？你一定正期待着和宝宝见面吧。

怀孕29周

距离分娩还有77天

妈妈 到了8个半月左右，妈妈会觉得肚子好像突然沉重起来。此时很容易出现腰痛症状，妈妈可以参见P84，调整姿势以缓解腰部疼痛。另外还可以带上支撑骨盆的腹带，减轻腰部负重。

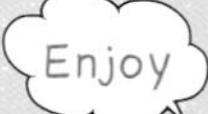

忙里偷闲，让自己歇一会儿

随着肚子变大，妈妈更容易感到疲惫。要注意饮食的营养均衡，婴儿用品及婴儿房的准备也不能松懈。

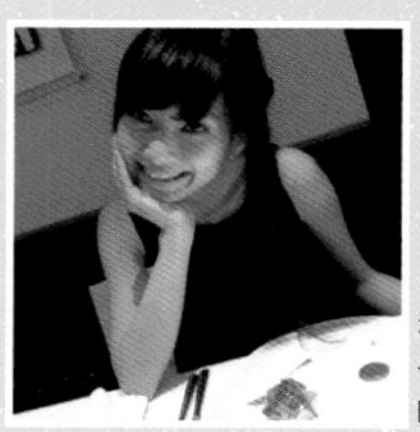

和丈夫吃一顿浪漫晚餐。

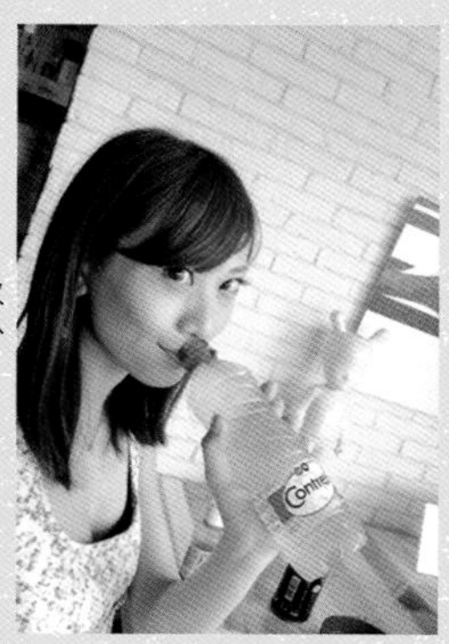

有意识地饮用矿泉水补充矿物质。

宝宝 这个时期宝宝的状态

产检确认宝宝是否已做好出生准备

之前一直在子宫内转来转去的宝宝，此时已基本固定了头部朝下的体位。在产检时医生要检查宝宝的发育水平、子宫和脐带的状态、是否有胎位不正的情况，以及开始逐渐减少的羊水量。

B超照片

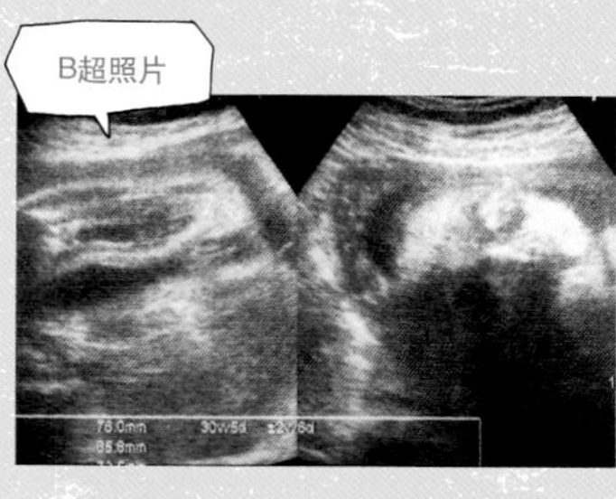

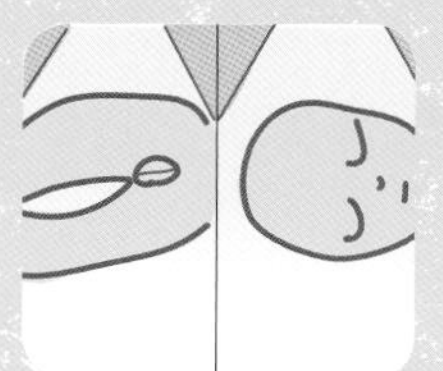

左图是臀部和脚，右图是宝宝脸部的放大图。从左图可以清晰看到大阴唇，这是一个女宝宝。

怀孕30周

距离分娩还有70天

妈妈 女性此时已充分有了作为妈妈的意识；男性一般要到宝宝出生后才会意识到自己做了爸爸。这种心理变化的差距只能通过夫妻间的交流来缩小。期待宝宝降生的喜悦和对阵痛的恐惧要由两人共同分担，这样才能更好地预防产后抑郁症。

Enjoy

大肚子行动不便，做自己喜欢的事转换心情

妈妈的肚子越来越大，就连剪脚指甲或穿鞋都很不便，但这也是宝宝正在健康成长的标志。妈妈可以做些喜欢的事情，保持心情愉快。

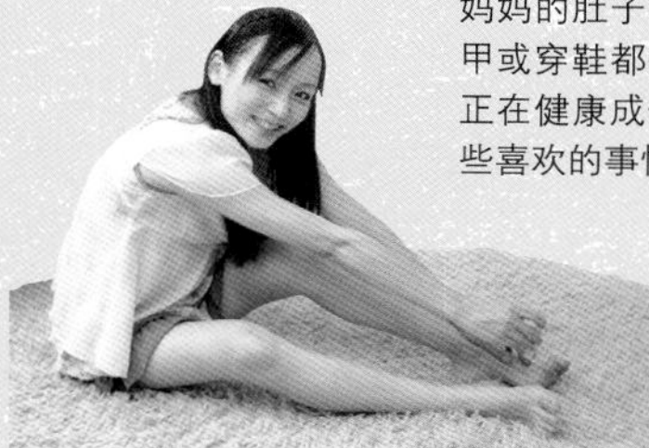

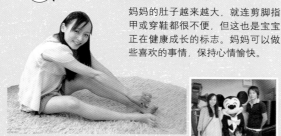

剪脚指甲变得非常困难。

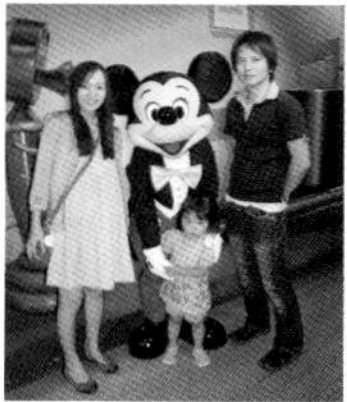

趁着现在带大孩子一起外出游玩。

宝宝 这个时期宝宝的状态

能清楚看到宝宝可爱的脸庞

子宫对宝宝来说越发狭窄，因此B超画面上只能照出某个部位，不过这也能更清楚地看到宝宝的脸部特征，如紧绷的下巴或突起的前额。在为第一次当爸爸妈妈而开心时，你也一定会感叹遗传的不可思议。

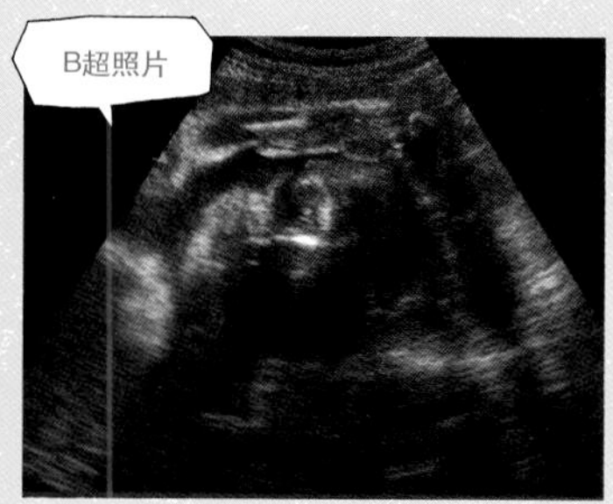

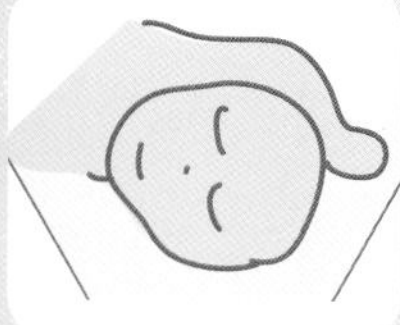

宝宝正枕着自己的胳膊睡觉。

怀孕31周

距离分娩还有63天

妈妈 在子宫的压迫下，妈妈在孕中后期非常容易便秘。要注意补充水分，多摄入膳食纤维，并尽量在固定时间去卫生间。如果便秘太严重，还可以请医生开通便药。此外，缓解贫血症状的含铁药剂也可能造成便秘，可以请医生换成其他药。

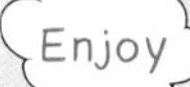

心态平和最重要

胎动越来越强烈，和腹中宝宝交流变成了一件非常快乐、值得期待的事。妈妈的心情会直接传达给宝宝，因此要心态平和、心情愉快地度过每一天。

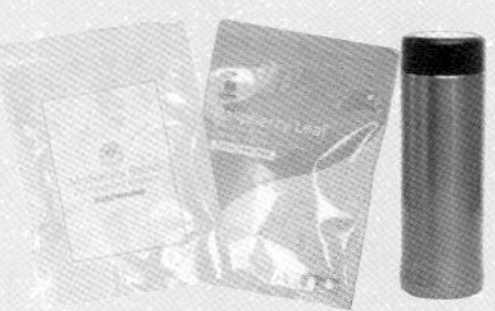

多口味混合香草茶成为外出时必不可少的东西。

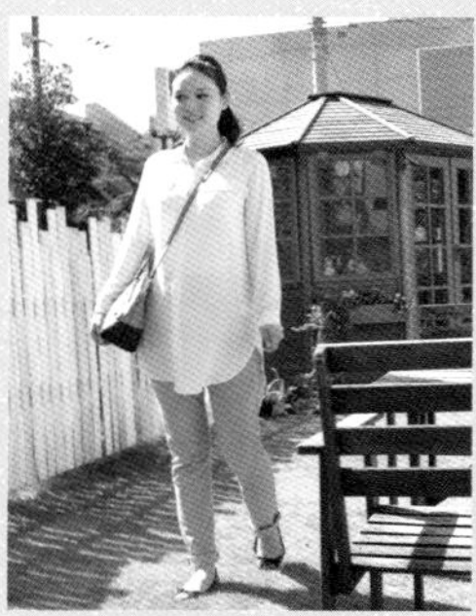

身体状态很好时可以到附近散散步，呼吸一下新鲜空气。

宝宝 这个时期宝宝的状态

动作就像在猜拳

神经系统变得更加发达，B超检查中可能会看到宝宝的小手在做石头、剪刀、布的动作。骨骼发育已基本完成，宝宝的身体从最开始满是皱纹、瘦瘦小小的样子变成了现在圆滚滚的样子。随着嗅觉的发达，宝宝可以开始闻到羊水里的气味，出生后也能分辨出母乳的味道。

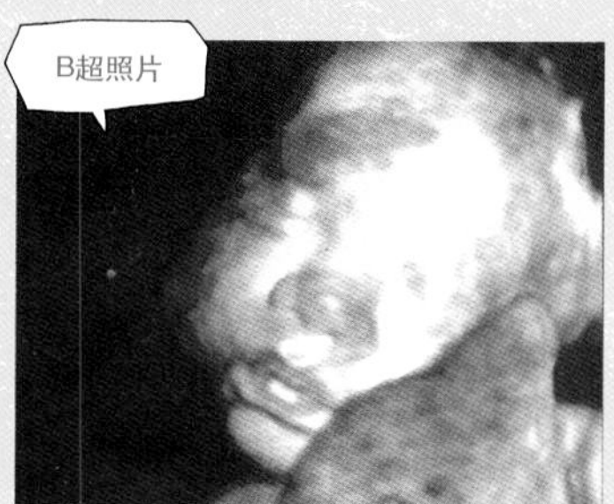

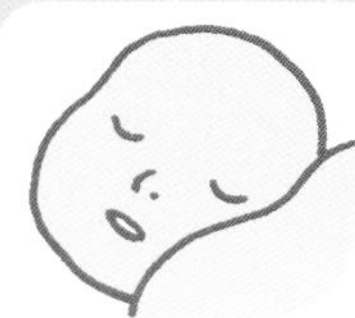

宝宝正枕着胎盘在睡觉。看着宝宝安静的脸庞，有时真希望他可以一直在妈妈腹中悠闲地生活。

8 怀孕 个月

来给宝宝取名字吧

爸爸妈妈送给宝宝的第一份礼物

起名字共有7种方法。该如何起名字？什么样的名字比较好？举棋不定的爸爸妈妈可以从这里找找灵感。

起个不会困扰孩子、寄托父母心意的名字

起名字的方法因人而异。有的父母比较注重语感，有的父母比较注重文字。可以参考我们在此介绍的7种方法，选一个合适的起名方式。

不要受周围人的影响，要根据自己的感觉和希望来给孩子起名字。尽量别起发音太难的名字或谐音字，否则在孩子开始认字、学写自己名字时会造成不必要的困扰。名字不仅寄托了父母的希望和爱情，也是一个社会符号。

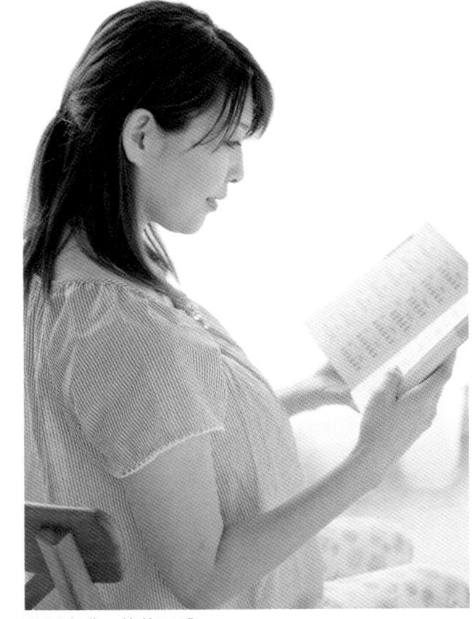

翻翻字典，找找灵感。

7个 起名方法

1 根据出生季节、气候取名

根据出生季节联想适合的字作为名字。比如，12月出生可以联想到冬、雪、圣等。

2 根据发音

起个顺口的小名，再通过小名去联想适合的名字。比如，小名为囡囡，大名可考虑使用“楠”“南”等字。

3 根据汉字

如果希望从爸爸或妈妈的名字里取一个字，可以将喜欢的字及相近的字一一列出，从中挑选最适合的。

4 根据诗词

这也是近年较流行的一个起名法，父母可以选择一句较有意境或意义深远的诗句，从中取字为孩子起名。

5 有纪念性的字

可以仿效尊重之人的名字或取个纪念出生地的名字等。但要注意，如果有不太常用或过于繁琐的字，报户口时可能会很麻烦。

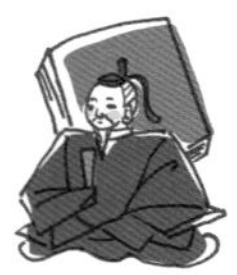

6 根据字数

考虑要起单名还是两个字的姓名。单名读起来很有力度，而两个字的名字更容易区分男女。

7 寄托愿望的名字

“希望孩子成为一个善良的人”“希望孩子可以成为足球运动员”等期待可为取名提供灵感。但要注意别因为名字和期待而给孩子过大压力。

注意！

起名法的优先级

以上起名方法，可以采取一种或多种。想满足所有条件或许有些困难，关键是要抓住起名的侧重点。

起名过程

怀孕期间

Step 1 开始准备

进入稳定期后，可以在闲暇时开始考虑关于起名的事。

Step 2 即使知道了性别，也要做两手准备

为了防止性别有误，最好还是将女孩和男孩的名字都准备一下。

Step 3 列出候选名字

最好多决定几个名字；夫妻俩一起想往往会取到更好的名字。

分娩后

Step 4 选好名字

可以在与孩子面对面后再选出最终的名字。

Step 5 上报户口

名字决定后不要错过上户口的时间。另外，也别忘了在妈妈分娩的医院给孩子开具出生证明。

宝宝未来的小天地

午觉在哪睡？夜里在哪睡？

为了让宝宝更舒适地生活，建议选择光照较好、较为通风的位置让宝宝睡午觉。

在光线较亮处午睡，让宝宝感受昼夜差别

新生儿一天的大部分时间都会在睡眠中度过。尽管如此，也应该让宝宝感受到昼夜差别。可以让宝宝晚上在卧室睡，中午在客厅等自己能随时看到的地方睡。

宝宝生活空间的关键是光照和通风要好。此外还要注意别让空调直吹，也别让宝宝附近有会倒下或掉落的东西。有些妈妈会考虑是让孩子在床上还是垫子上睡。其实两者各有千秋：婴儿床有护栏防止宝宝滚落，床下有收纳空间；而垫子挪动起来比较方便。父母可根据自己家里的环境和生活习惯来决定。

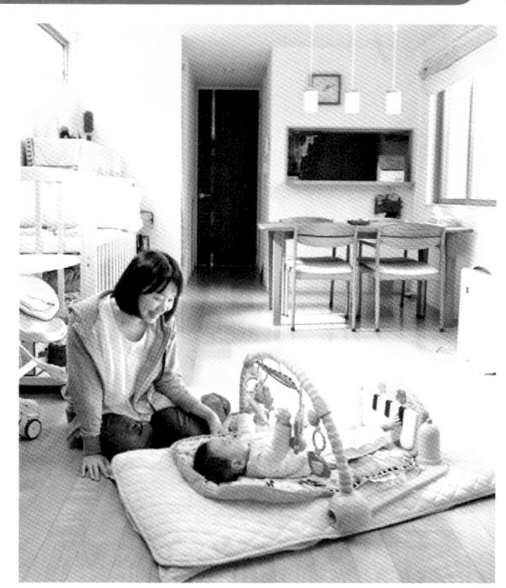

午睡

部分家庭选在光照较好的客厅，让宝宝在垫子上或摇篮里午睡，或是平时让宝宝睡在垫子上，需要做家务时则让宝宝睡在摇篮里。

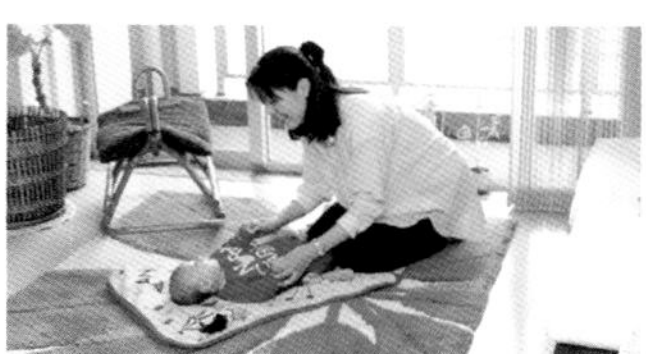

在垫子上
在垫子上午睡，直接铺上孩子的被褥即可，照顾和收拾起来都很方便。

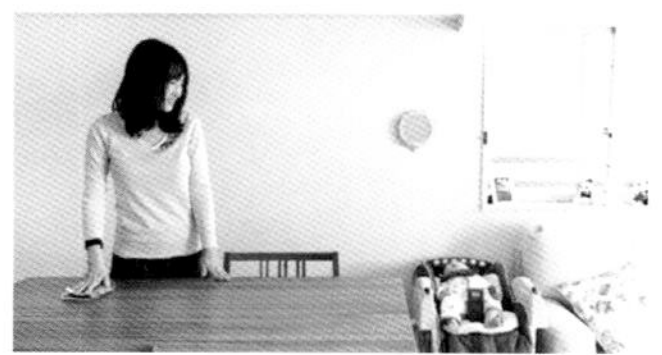

婴儿摇篮
轻轻摇动能让宝宝很舒服地快速入睡。在需要打扫地面卫生时，摇篮高度也很容易调整。

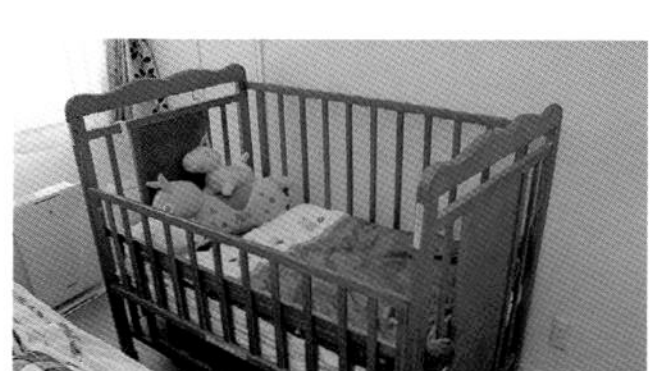

婴儿床
很多有大孩子或宠物的家庭会选择让孩子在婴儿床上午睡，这样更便于给宝宝换尿不湿或换衣服。

晚上睡觉

在宝宝哭或是要喂奶时起身照顾的确非常麻烦。如果没决定是陪宝宝睡还是让宝宝自己睡婴儿床，可以先租借一个婴儿床以备不时之需。

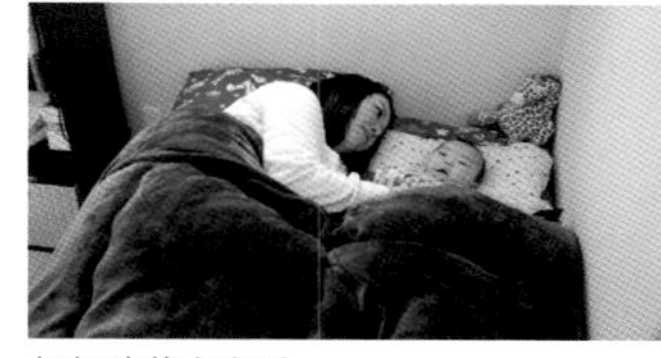

妈妈陪着宝宝睡
方便夜里给孩子喂母乳。为了防止宝宝从床上掉下去，要让宝宝睡在靠墙的一侧，或是选择母子床。

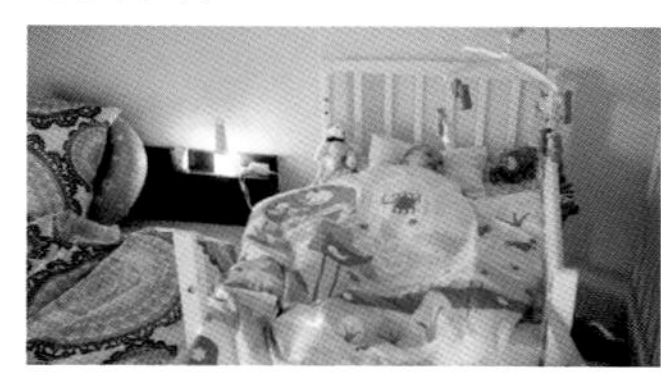

婴儿床
和宝宝分开睡能让大人获得更好的休息。

储物间

随着宝宝的成长，幼儿用品也会越来越多，因此要好好整理出专门收纳东西的地方。

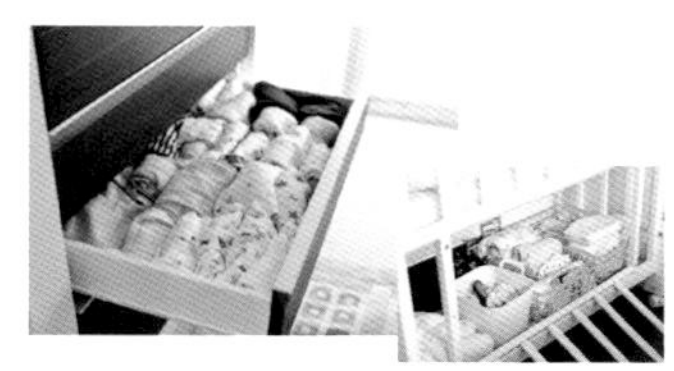

衣物收纳
日常衣物、洗澡后的家居服、外出着装……不同季节、不同时期的衣服分开收纳会更便于寻找。床底空间也要充分利用。

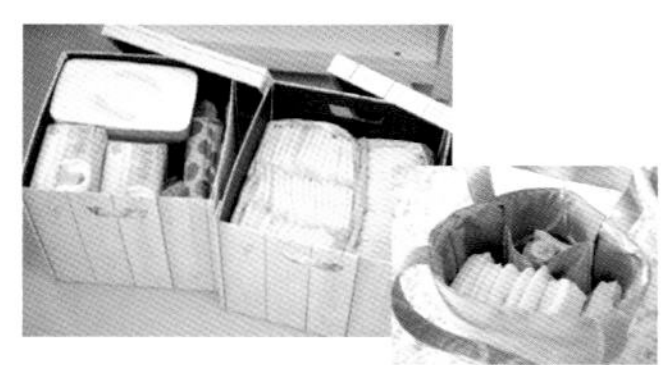

尿不湿及护理用品
暂时用不到的存货最好放在床下或壁橱中，而常用的尿不湿及护理用品最好放在伸手可及的柜子或专用收纳包里。

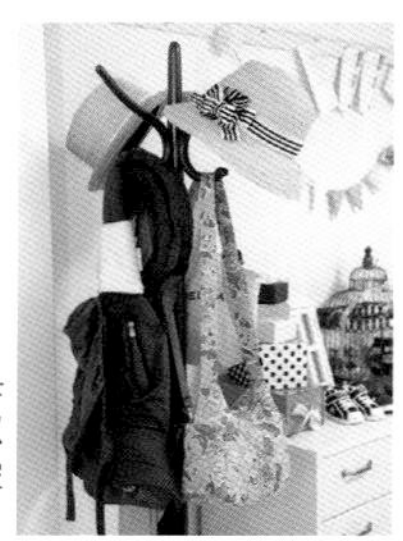

外出用品
婴儿背带或父母背包等物品可以挂起来，节约空间。

如何拯救疼痛的腰

掌握一些减轻腰部负担的姿势

很多妈妈在孕期都会腰痛。试着改变一下姿势，或许能有效缓解疼痛。另外，多锻炼肌肉力量也能有效预防腰痛。

孕期腰痛原因：腰部承担腹部重量 + 骨盆松动

孕期的激素变化会造成骨头接缝及骨盆处的松动；同时，肚子的重量都压在脊柱和腰部上，容易造成骨头向前偏离并引起腰痛。腹部的隆起容易使人保持向后仰的姿势，这会加重对脊椎和腰部的压迫，加剧腰痛。

为了预防腰痛，准妈妈平时可以适当运动以增加肌肉力量，注意日常生活中的各种姿势，还要控制体重的增长。准妈妈不要总保持前倾或后倾姿势，也不要驼背，应尽量挺直背部。如果腰痛太厉害，最好躺下休息，或遵医嘱用药物作辅助治疗。用发热贴、在 30℃ ~40℃ 水温下泡澡、使用稍硬的褥子等，也能有效缓解腰痛。

一旦出现腰痛症状，就很难完全恢复。而产后照顾宝宝无法好好休息也会加剧腰部的症状。因此准妈妈要在孕期好好护理，让腰痛远离自己。

减轻腰部负担的正确姿势

做家务时避免弯腰

别让身体前倾，挺直腰背站立。可以调整操作台高度或坐下来做事，以此避免弯腰。

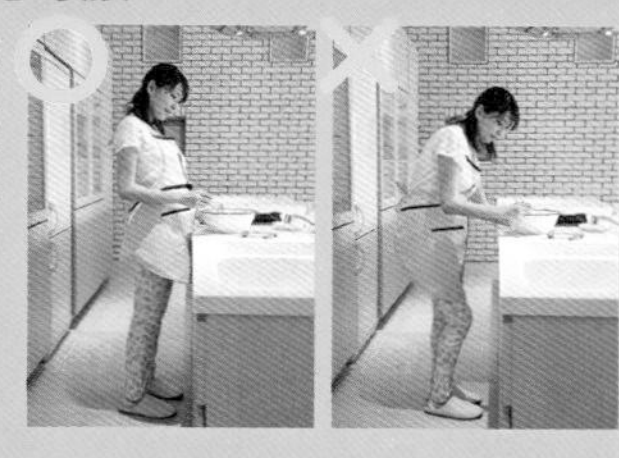

上下楼时踩稳

上下台阶时一定不能驼背。要整个脚掌着地，一只脚重心踩稳后再挪动另一只脚，慢慢移动。

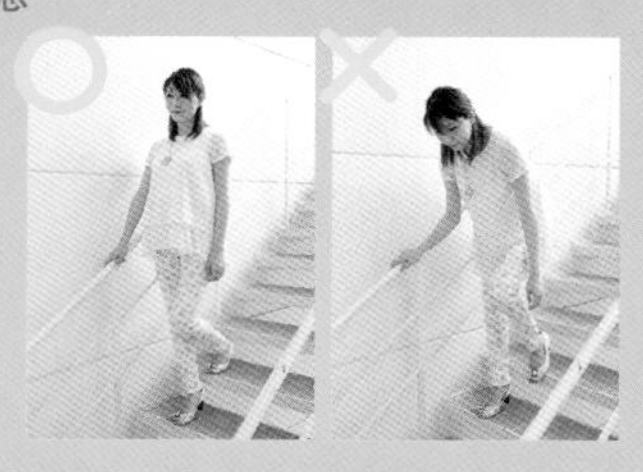

避免前倾姿势

坐在地上熨烫衣服时也要挺直腰背。如果像右图那样歪着身子坐，会使骨盆和脊柱处于不当位置，从而加剧腰痛。只有坐直才能使骨盆和脊柱保持在正确位置上。

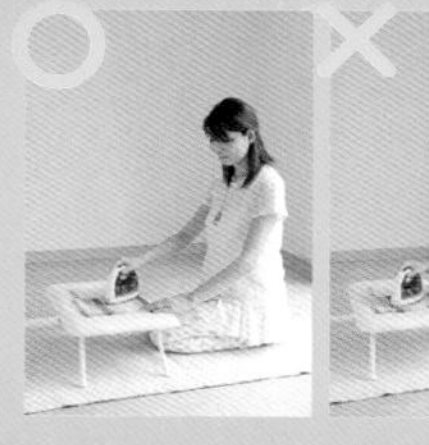

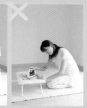

拿东西时让腰下沉

从地上拿东西时，要先让腰下沉，稍微下蹲后再将物品拉近身侧提起。不能只用手腕的力量提东西。

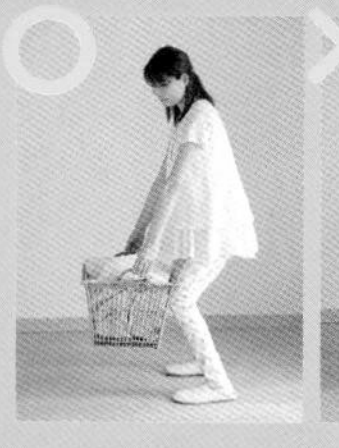

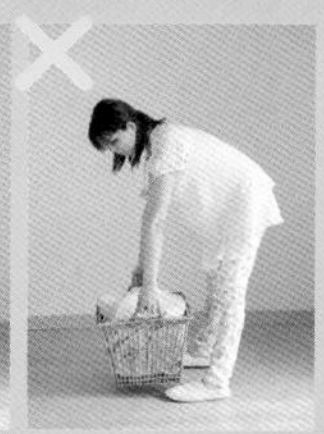

坐下时腰要紧贴椅背

腰要紧贴椅背才能将脊柱挺直。可以挺直后背靠在椅背上，但不能后倾身体靠着。坐沙发时很容易身体前倾，因此也要注意挺直后背。

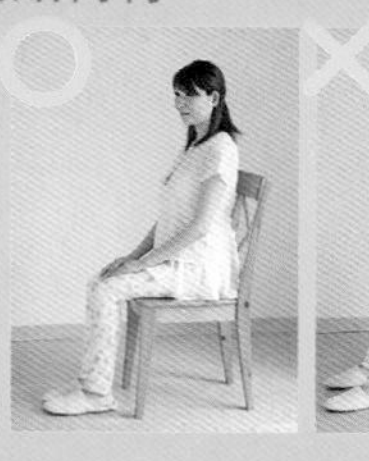

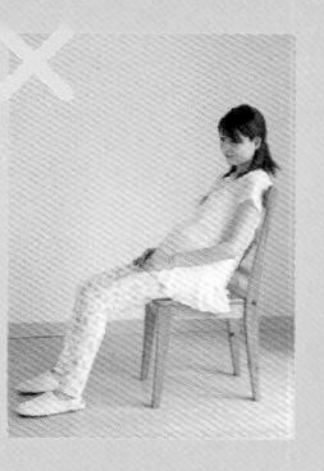

吸尘器手柄调到合适长度

弯着腰吸地会对腰不好，而吸尘器手柄过短会让人很容易弯腰；把手柄高度调到在腰部挺直时可以握到的高度最为合适。

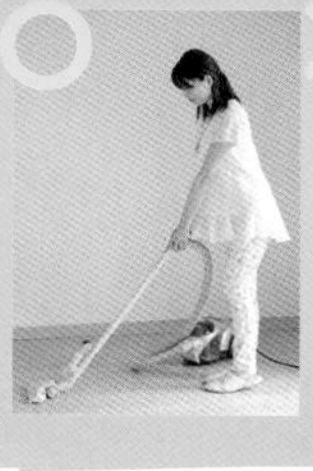

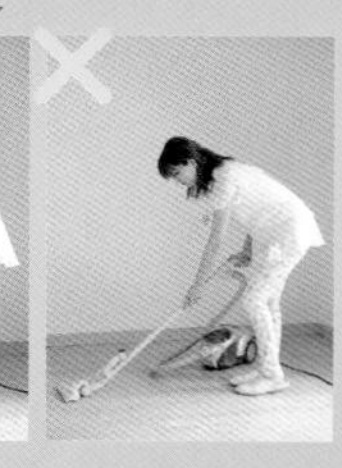

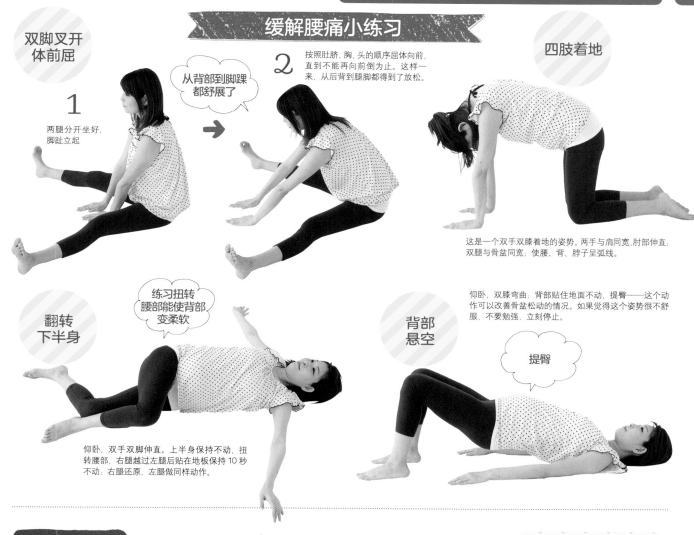

缓解腰痛小练习

双脚叉开体前屈

1 两腿分开坐好，脚趾立起

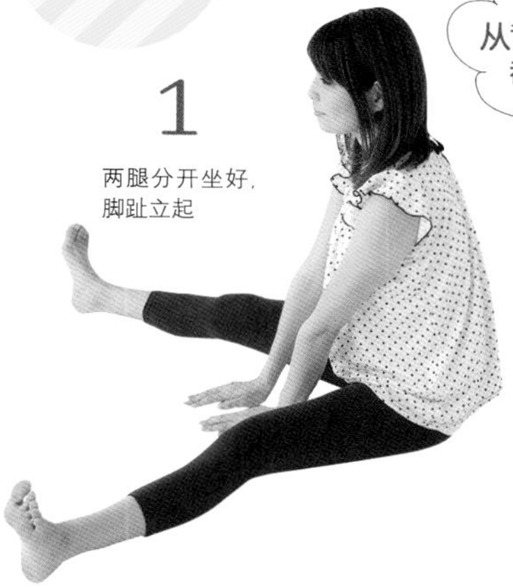

从背部到脚踝都舒展了

2 按照肚脐、胸、头的顺序屈体向前，直到不能再向前倒为止。这样一来，从后背到腿脚都得到了放松。

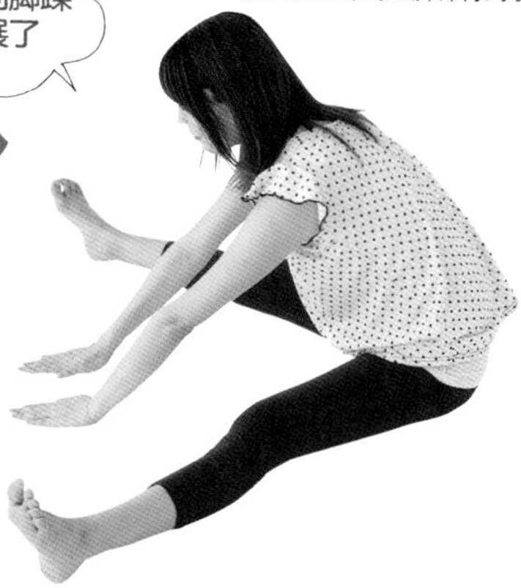

四肢着地

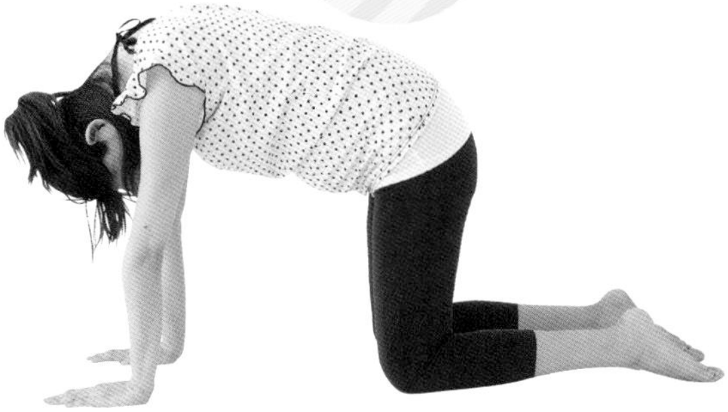

这是一个双手双膝着地的姿势。两手与肩同宽，肘部伸直；双腿与骨盆同宽；使腰、背、脖子呈弧线。

翻转下半身

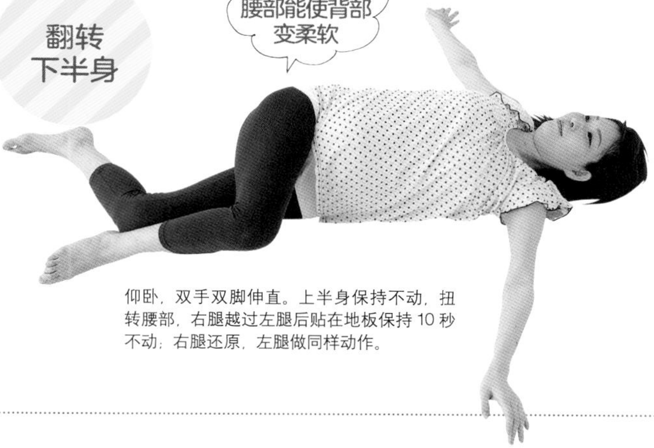

练习扭转腰部能使背部变柔软

仰卧，双手双脚伸直。上半身保持不动，扭转腰部，右腿越过左腿后贴在地板保持 10 秒不动；右腿还原，左腿做同样动作。

背部悬空

仰卧，双膝弯曲；背部贴住地面不动，提臀——这个动作可以改善骨盆松动的情况。如果觉得这个姿势很不舒服，不要勉强，立刻停止。

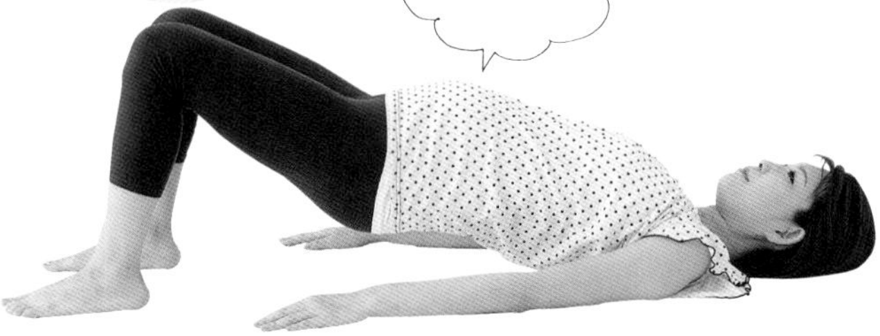

提臀

腰痛 Q&A

Q 腰痛越来越厉害怎么办？

A 很多人以为腰痛越来越厉害可能是某种病症。其实，孕期腰痛基本由腹部承重及骨盆松动造成，不是病理问题。不过偶尔也会有卵巢囊肿或子宫肌瘤引起的腰痛，很担心的话可以去医院检查。

Q 紧身胸衣是否可以缓解腰痛？

A 紧身胸衣虽不能治疗腰痛，但束缚身体、限制行动能在一定程度上减轻疼痛。虽然孕期不能穿紧身胸衣，但妈妈们可以用腹带来代替。现在很多腹带都有支撑功能，可以一举两得（参见 P50）。

Q 治疗腰痛的药物有哪些？

A 口服止痛药含有孕妇不适用的成分，因此准妈妈们通常只能依靠膏药来缓解疼痛。尽管膏药更安全，但还是要遵循医嘱，因为膏药里的消炎成分会影响宝宝的血管。

爸爸出场

给妻子按摩腰部

丈夫可以坐在妻子背后，用恰到好处的手劲给妻子按摩腰部和背部。这不仅可当作分娩前的练习，也是夫妻间交流的一个好机会。

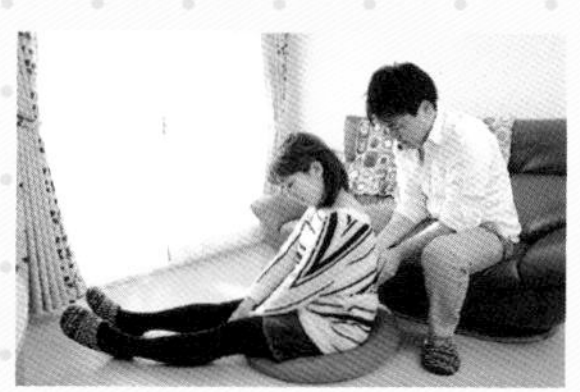

怀孕 9个月

32~35周

身体进入分娩前的备战状态，准备工作别疏漏

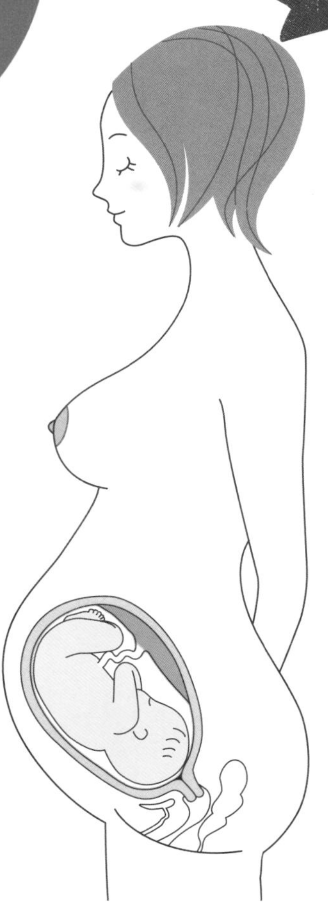

准妈妈的变化

也许会出现这些变化

- 胃、心脏、肺等受到压迫，出现食欲减退、胃胀加剧等症状
- 心悸、气喘等症状加剧
- 容易出现尿频、尿失禁等症状
- 频繁腹胀

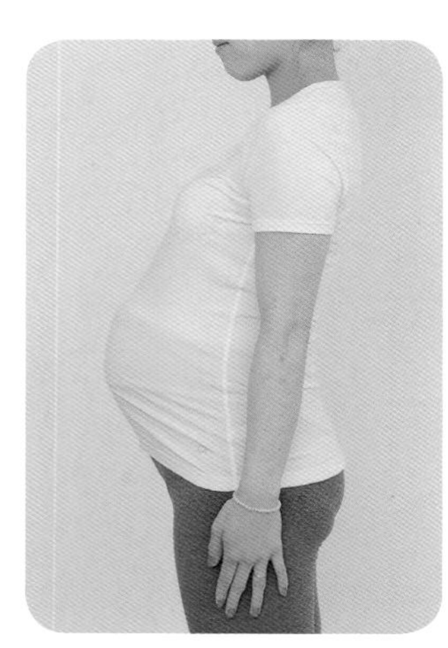

宫高

28~31cm

体重增加值

比怀孕前增加

6.5~8kg

怀孕9个月时要做的事

【必须要做的】

- [ ] 开始整理住院所需物品➡参见 P90
- [ ] 和丈夫确认产后要办的各种手续（报户口、儿童补贴等）
- [ ] 寻找并参观适合的托儿所
- [ ] 向公司递交产假申请➡参见 P24
- [ ] 回家乡分娩的人要在 34 周前出发➡参见 P77

【争取做到】

- [ ] 寻找合适的保姆
- [ ] 写下自己的分娩计划➡参见 P102
- [ ] 准备日用品
- [ ] 确认婴儿房是否有遗漏之处

内脏器官受子宫压迫，出现诸多不适

增大的子宫不断压迫胃、心脏、肺等内脏器官，很容易出现胸闷、胃胀等症状；同时，心悸、气喘等症状也会加剧。另外，宝宝的头部压迫着妈妈的膀胱，妈妈可能出现尿频、尿失禁等症状。

频繁的腹胀说明身体正在为分娩做准备。由于宝宝的头部开始进入骨盆，很多人会出现脚踝抽筋或耻骨疼痛等情况。

宝宝的成长

也许会出现这些变化

- 胎毛变薄，皮肤开始呈粉红色
- 手脚指甲开始生长
- 喝了羊水后可以排尿
- 开始有开心、不开心等情感变化
- 形成较固定的睡眠周期，每个周期为20分钟左右
- 头部做好进入骨盆的准备

怀孕9个月时宝宝的情况

身长	约45cm
体重	约2200g
重量相当于	约1个菠萝的重量

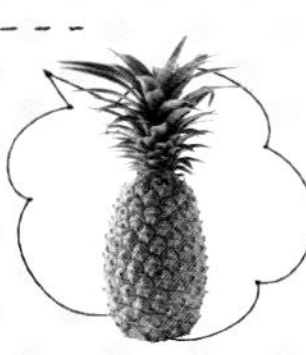

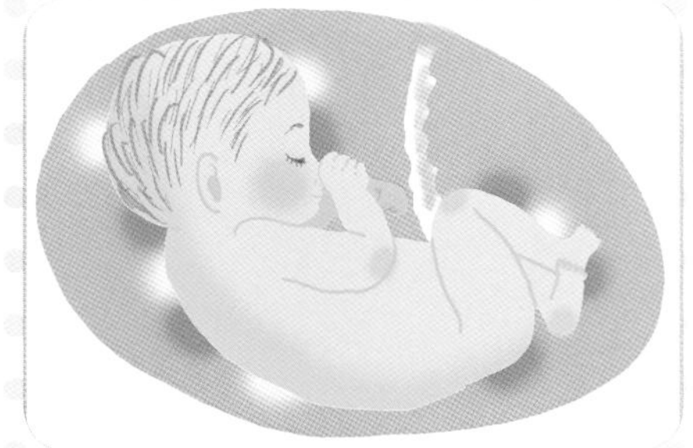

为了适应母体外的环境，宝宝也在做准备

宝宝的皮下脂肪发育得更加完备，身体不再单薄，透明的皮肤开始变为有弹性的粉红色皮肤。覆盖全身的胎毛慢慢褪去的同时，宝宝的头发开始变得浓密，指甲也开始生长。喝了羊水后，宝宝可以排尿；对外界的刺激或声音，宝宝也有了开心或不开心的情感变化。在B超检查中，有时可以看到宝宝微笑的画面。宝宝的头部开始寻找进入骨盆的位置，也在为出生做准备。

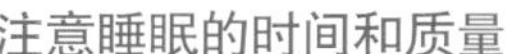

给妈妈的信：

注意睡眠的时间和质量

孕后期会出现浅睡的现象。在孕期一直工作的人，进入产假后很容易失眠。准妈妈可以适当运动，睡前尽量不看手机和电脑，并利用抱枕等物品让自己放松，争取获得良好的睡眠质量。

给爸爸的信：

多和妻子交流

丈夫的精神陪伴对妻子非常重要。闲暇时夫妻间的聊天、交流可以让妻子心情愉快。在最后这段怀孕的日子里，多和妻子说说话、聊一聊每天发生的开心事吧。

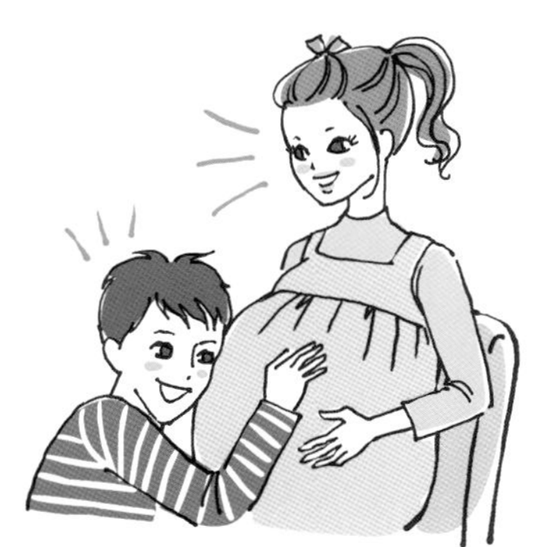

9 怀孕 个月 32~35周 孕期建议

怀孕32周

距离分娩还有56天

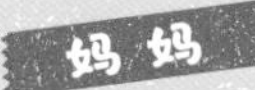

感冒或花粉过敏会让人打喷嚏。尽管喷嚏会给腹部造成一定压力，但如果没有先兆早产症状，通常不会因为打喷嚏而破水。不过，打喷嚏带来的冲击力可能会加剧腰痛。如果觉得要打喷嚏了，可以赶快坐下或找个支撑物扶住。

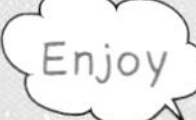

拍套孕妇艺术照

为了纪念宝宝在腹中的日子，可以请摄影师在家里或去影楼拍摄孕妇艺术照。很多准妈妈会选择在肚子最大的时期完成这个心愿。

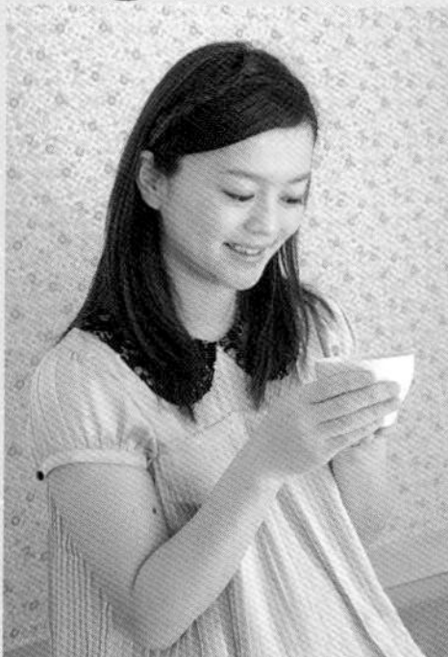

觉得累时喝杯茶，让自己喘口气。

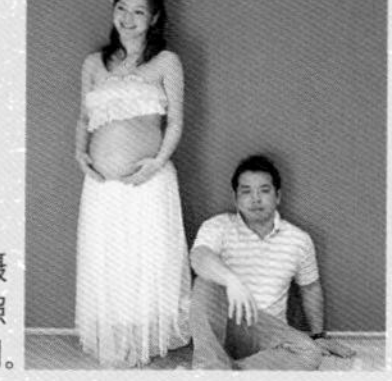

现在是拍摄孕妇艺术照的最佳时期。

宝 宝

这个时期宝宝的状态

子宫空间已经很狭窄

宝宝满是皱纹的皮肤开始伸展，B 超检查时可以看到其圆滚滚的身形。尽管画面照不下宝宝全身，但我们可以一部分一部分来看。子宫的空间对宝宝来说已经变得狭窄。准妈妈可以在产检时向医生详细咨询宝宝的发育情况、羊水量及是否有脐带绕颈等情况。

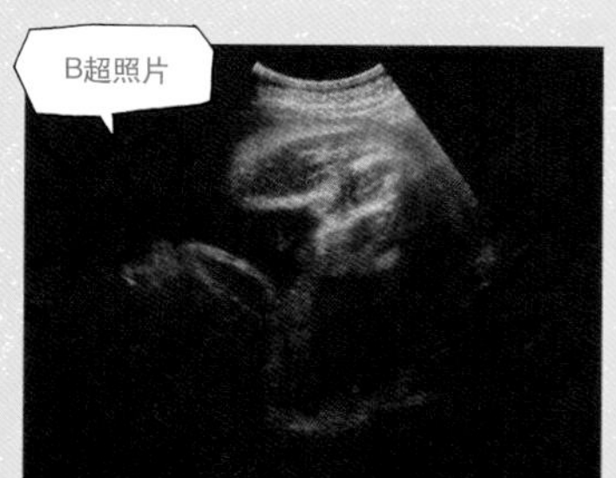

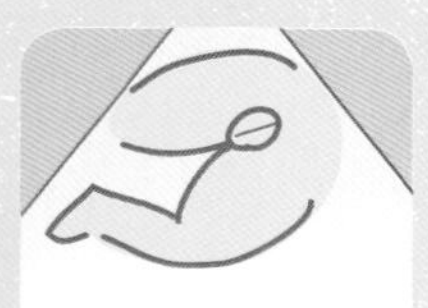

B 超检查时，可以看到宝宝逐渐变得丰满的腿部和臀部。

怀孕33周

距离分娩还有49天

妈 妈

临盆前，越来越大的肚子会使妈妈的身体平衡能力降低。由于肚子前挺，妈妈走路时连脚都看不到。最麻烦的是上下楼梯（尤其是下楼梯），妈妈一定要小心谨慎。由于行动不便，同样的距离可能要走更久，出行要留出更充足的时间。

Enjoy

职场准妈妈的悠闲产假

对之前一直工作的准妈妈来说，产假是个难得的休息机会。开始休产假后有了更多属于自己的时间，但生活节奏的突然改变可能会让人烦燥，要学会充实地度过产假。

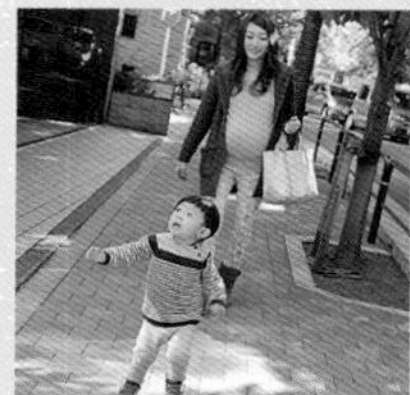

多多陪伴大孩子。

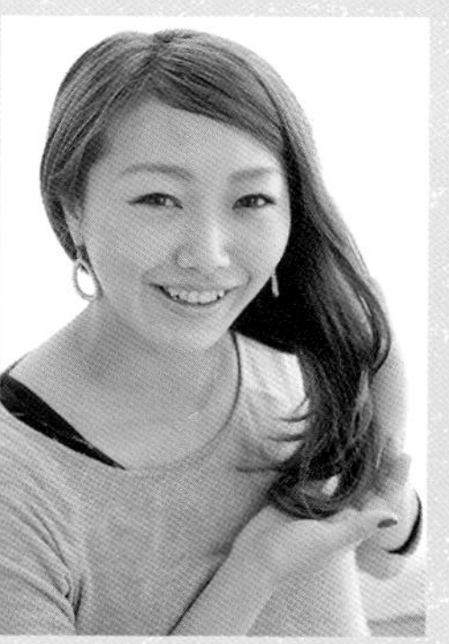

做个头发。

宝 宝

这个时期宝宝的状态

会露出高兴或伤心的表情

当受到外界刺激或听到声音时，宝宝会表现出高兴或伤心的情绪，B 超检查时我们就能看到其丰富多彩的表情。夫妻吵架的声音也会被宝宝听到，所以爸爸妈妈一定要小心啊。

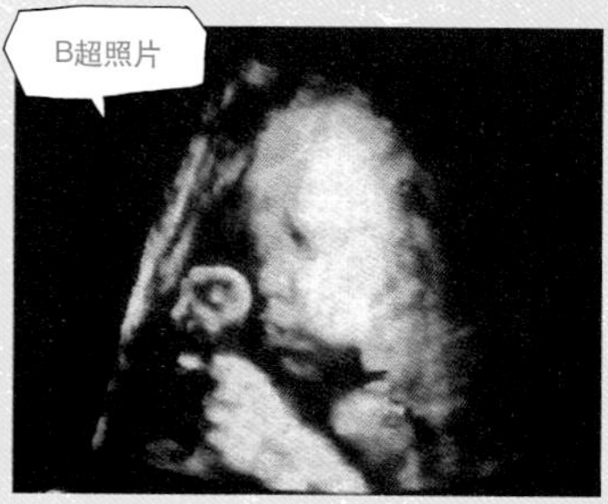

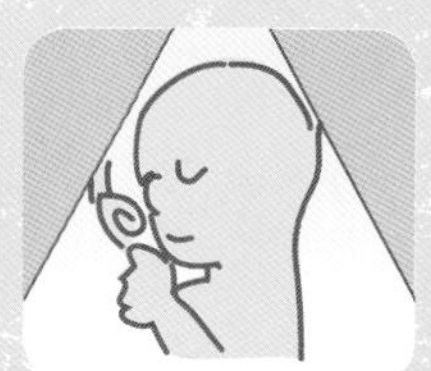

宝宝小手握着脐带的姿势就像拿着棒棒糖，看这安心的样子，应该是睡着了。

怀孕34周

距离分娩还有42天

妈妈 距离足月分娩还有3周时间，而足月后随时都有分娩的可能。第一次分娩的准妈妈担心的事肯定很多，但还是要将“太可怕了，不敢去想”的想法变成“多多了解，消除不安”，以更加积极的态度迎接分娩。可以试着演练从阵痛开始到宝宝出生的过程。

Enjoy 看看B超照片，回顾孕期生活

妈妈越来越容易腹胀，在家的日子也越来越多，无聊时可以将B超照片做成相册。这既是宝贵的纪念，也能让人回想起和宝宝在一起的感觉。

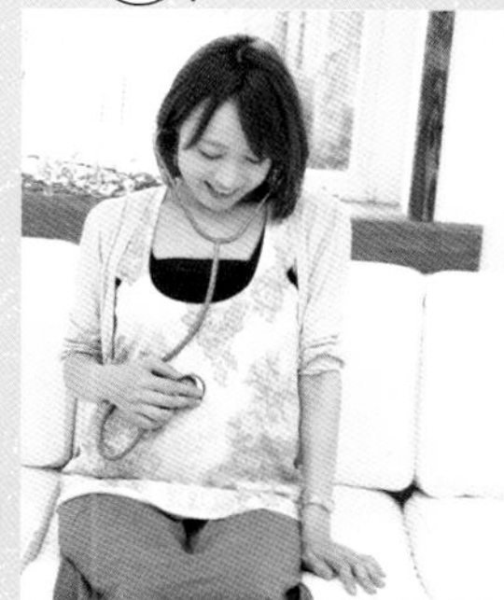

用听诊器感受一下宝宝的动作。

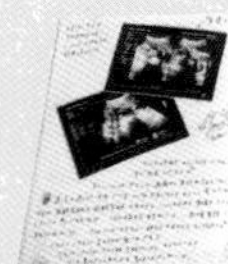

用B超照片做本孕期日记。

宝宝 这个时期宝宝的状态

离开母体也能继续发育，但最好待到足月

宝宝此时已经是个标致的小人儿了，身体机能更加发达，即使早产，在适当处置后也能在外界生存。早产的征兆和顺产相同，都是腹胀、出血和破水。尽管妈妈想快点和宝宝见面，但宝宝最好还是在妈妈的腹中发育到足月再出来。

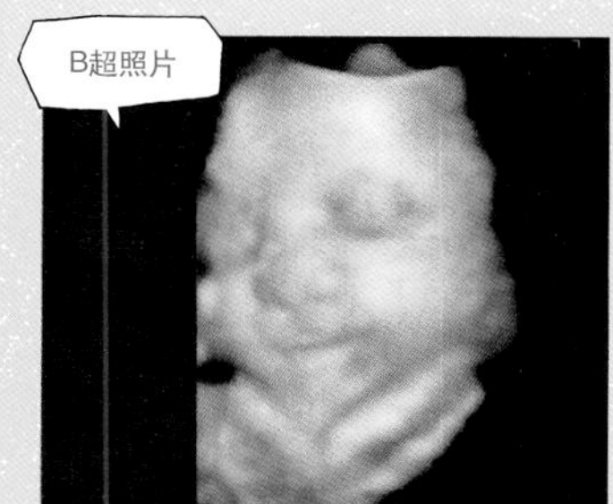

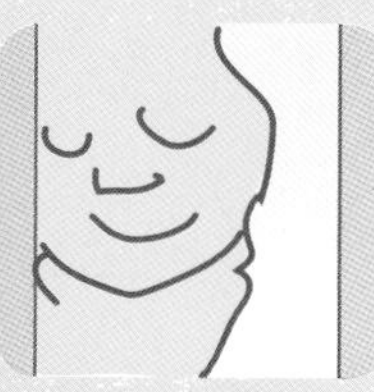

宝宝正用小手托着下巴在微笑，从满足的笑脸就能感觉到在妈妈腹中一定很舒服。

怀孕35周

距离分娩还有35天

妈妈 这时宝宝的各项机能已基本完备，但距离足月还有一段时间，应该继续在母体内发育成熟。足月出生的宝宝发育会更成熟，对外界的适应能力也更强。妈妈不能因为宝宝马上就要出生而变得松懈，还是应该保持健康的生活规律。

Enjoy 打包住院所需物品

是时候将住院需要的东西打包了。很多妈妈会随身带上一些电子设备，以便收集信息。收拾前最好列个清单，防止遗漏。

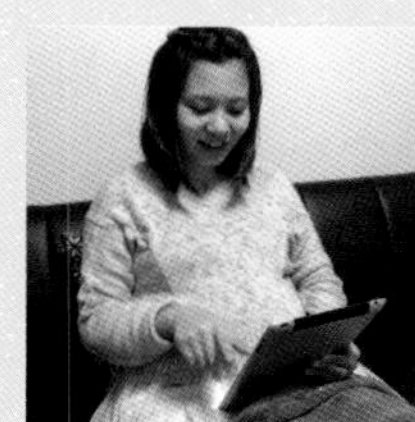

可以下载一些故事讲给宝宝听。

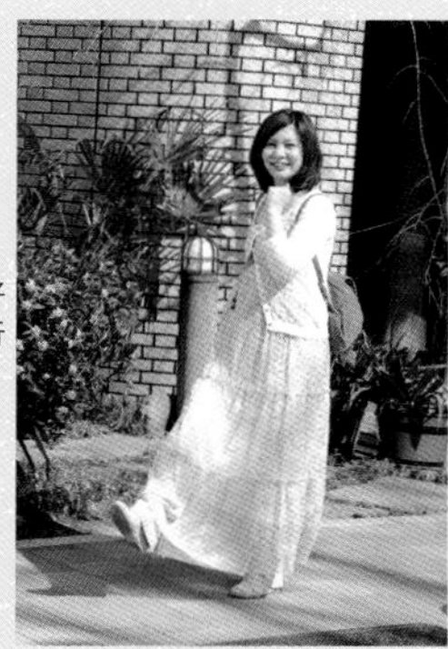

身体状态好时尽量步行外出。

宝宝 这个时期宝宝的状态

开始练习吮吸母乳

宝宝从口中吸入羊水后，再以尿的形式排出，这其实也是吮吸母乳的练习。到了孕后期，羊水量开始减少，B超画面会因此变得不清晰。妈妈此时要开始为迎接分娩做准备了。

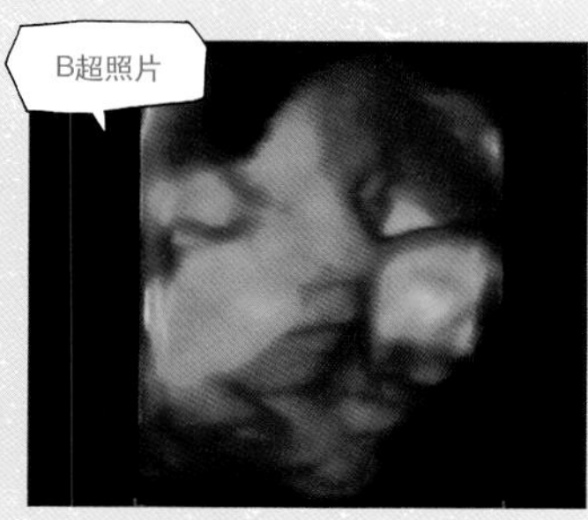

眼睛 手 鼻 口

图中是宝宝的侧脸。这个时期宝宝的体重仍在逐渐增加，宝宝也开始做好了出生的准备。

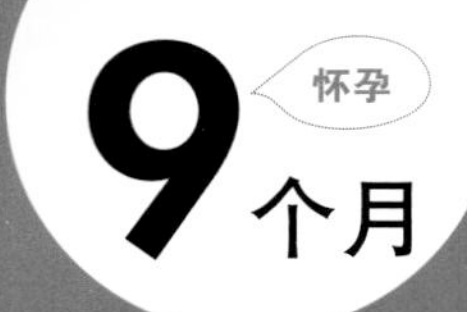

做好住院的准备了吗？

迎接随时可能到来的分娩

建议把分娩时用的东西和产后需要的东西分开准备。

离预产期还有 1 个月，住院用品准备好了吗？

怀孕 37 周后随时都可能分娩。为避免到时手忙脚乱，在怀孕 9 个月时最好将住院所需物品全部准备完毕，并按照阵痛分娩、住院期间和出院的顺序将它们分开。可以设想一下阵痛中或产后可能出现的状况，以便更好地做准备。

另外，有些医院可以租借圆形椅垫、哺乳抱枕等用品，可以事先和医院确认，减少自带行李的重量。出院时要用的东西或住院期间不够的东西，也可以拜托亲戚朋友买好带来。

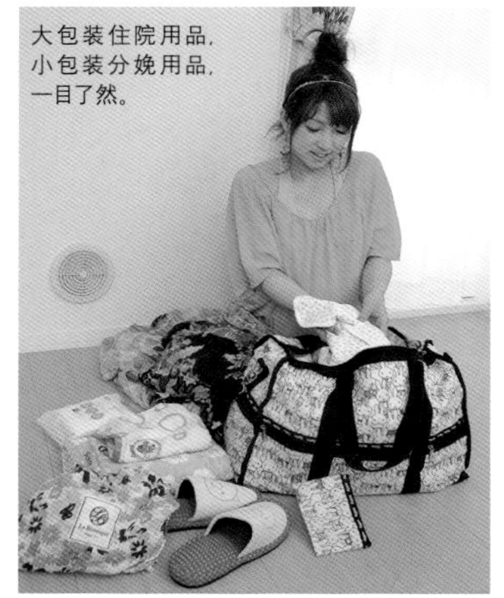
大包装住院用品，小包装分娩用品，一目了然。

分娩、住院、出院用品一览

阵痛~分娩

- ☐ 帽子
- ☐ 记事本，笔
- ☐ 分娩球
- ☐ 护身符
- ☐ 擦手毛巾
- ☐ 头绳或头巾
- ☐ 相机，摄像机
- ☐ 发热贴，热水袋
- ☐ 扇子
- ☐ 喜欢的音乐
- ☐ 饮品
- ☐ 香薰
- ☐ 润唇膏
- ☐ 零食
- ☐ 袜子

住院期间

- ☐ 圆形椅垫
- ☐ 软包装饮料
- ☐ 哺乳抱枕
- ☐ 纸杯
- ☐ 护肤品
- ☐ 育儿日记
- ☐ 便携书包
- ☐ 新生儿用指甲刀
- ☐ 擦汗湿巾
- ☐ 擦手毛巾
- ☐ 塑料袋
- ☐ 浴巾
- ☐ 开衫
- ☐ 耳塞和眼罩
- ☐ 香草茶
- ☐ 孕妇压力袜
- ☐ 镜子
- ☐ S 型挂钩
- ☐ 口罩

出院当天

- ☐ 新生儿包巾
- ☐ 儿童座椅
- ☐ 妈妈出院时穿的衣服
- ☐ 感谢卡
- ☐ 婴儿背带
- ☐ 新生儿换洗衣物

必备品清单

- ☐ 母子健康手册
- ☐ 医保卡
- ☐ 就诊卡
- ☐ 手机
- ☐ 现金
- ☐ 分娩前后要穿的前开式睡衣
- ☐ 哺乳内衣
- ☐ 护理用品
- ☐ 眼镜或隐形眼镜
- ☐ 新生儿衣物
- ☐ 防溢乳垫
- ☐ 产妇裤（有的医院会为孕妇准备产妇裤）
- ☐ 拖鞋
- ☐ 补贴申请表

【别忘安排入院交通】

在日本，在出租车公司事先注册、预约后，可以在阵痛开始时优先享受叫车服务。在我国，这样的租车服务并不常见，因此更要提前安排好阵痛来临时去医院的交通。阵痛可能在深夜来临，必须保证交通安排万无一失。

临近分娩，夫妻一体

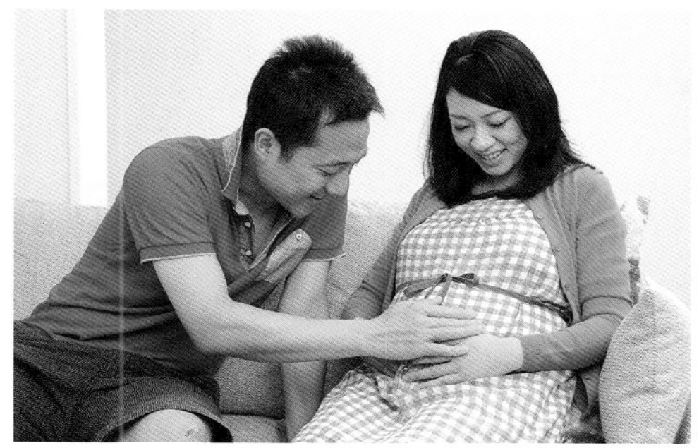

"马上就可以见到爸爸妈妈了""放心从妈妈肚子里出来吧"，爸爸也要积极与尚未出世的宝宝交流。

虽然分娩时妈妈和宝宝才是主角，但爸爸也要有为人夫、为人父的自觉。如果妻子独自回家乡分娩，两人要经常联系。在妻子分娩时丈夫要尽量安排好工作，并陪伴妻子进产房。分娩的感动应该由夫妻二人共同分享，这样才能加深夫妻间的感情。如果产后两人仍要暂时分居，忙着照顾宝宝的妈妈要记得抽空给爸爸发些孩子的照片，说说宝宝的近况；工作的爸爸更应肯定妈妈的付出，要多主动询问关心对方，共同分享宝宝成长的喜悦。

孕期

分享各自的生活

如果妻子独自回家乡待产，可以时不时告诉丈夫最近产检的结果或肚子的变化，同时听听丈夫的生活近况。

分娩

即使不陪产，也要到医院

丈夫应安排好自己的工作，到医院陪伴妻子。即使不陪妻子进产房，在外守候也是对妻子的鼓励和安慰，还能加深夫妻感情。

产后

共享孩子的成长

孩子的成长应由夫妻俩共同参与。如果夫妻中有一方工作，另一方在家照顾孩子，前者应多主动关心后者，后者应多与前者分享宝宝的成长瞬间。

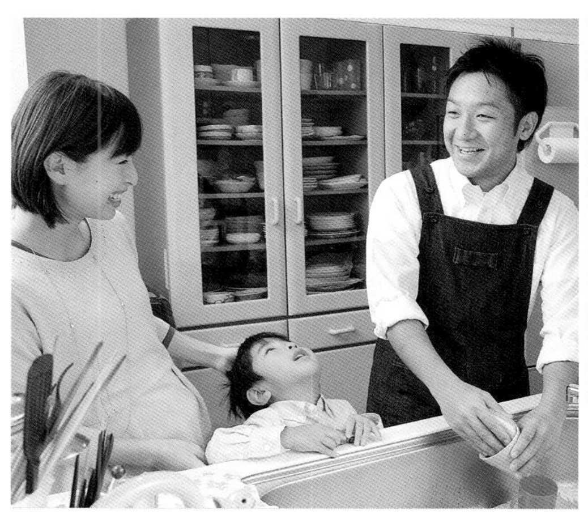

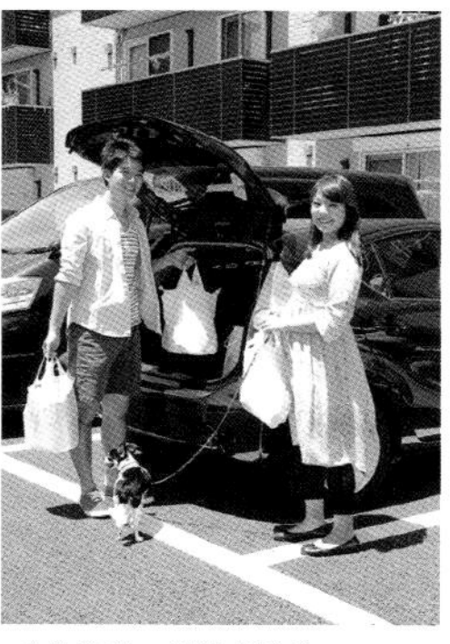

↑分娩前一起外出购物。
←安心将大孩子和家务交给丈夫。

离家期间的各种准备

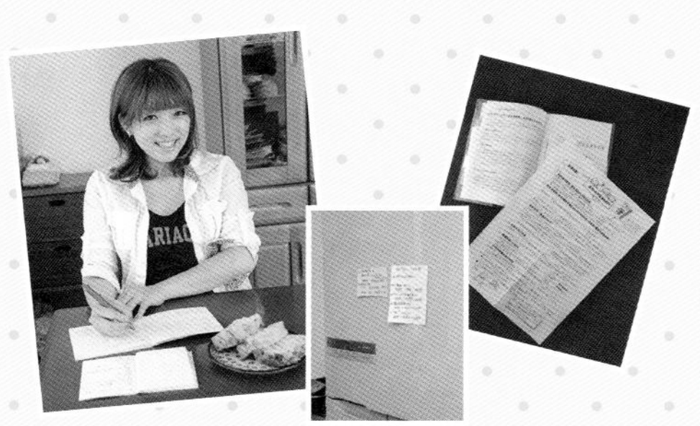

交代丈夫要做的事情

准备好充足的日用品

交代丈夫准备好垃圾袋、卫生纸等日常用品，并放置在原本的位置上，以免自己和宝宝回家后还需要临时采购。

确认每月缴纳费用

房租、水电煤气费等要及时缴纳。如果发现银行卡太多，可以趁此机会整理一下，注销不太常用的账户。

请丈夫保持家中卫生

如果妻子回乡待产时间较久，丈夫应在此期间经常打扫家中卫生，并且按时倒垃圾，以确保妻儿回来后可以享有整洁的生活环境而不至于影响健康。

和丈夫一起完成的事

向周围的邻居告知情况

向邻居知会一下"孩子要出生了，以后可能会比较吵，请大家多多关照"将更有助于今后的邻里相处。如果是回家乡待产，也可以向父母家的邻居们知会一声。

整理冰箱

如果丈夫基本不做饭，就要在回家乡之前尽量将冰箱里的食材用完，尽可能让冰箱里不剩东西。有些过了保质期的东西，可以趁此机会处理掉。

整理好宝宝的空间

出院或从家乡回来后，宝宝马上需要一个睡觉的地方。因此最好提前组装婴儿床或重新摆放家具，不要等出院后再匆匆忙忙地准备。

确认各种待办手续

宝宝出生后的户口申报、儿童补贴、健康保险……分娩后可能会有很多待办的手续，应在此时确认一遍此类手续及其办理地点。

怀孕 9个月

适合孕妇的日常动作

身体越发沉重时，这些方法也许能让你的行动更加顺利

肚子越来越大后，平时易如反掌的动作会变得十分困难。一些正确的方法和姿势或许能使妈妈的行动更加自如。

腹部隆起带来的不便

随着预产期的临近，越来越大的肚子会使平时易如反掌的事情变得很难完成。但准妈妈们不能因噎废食，不活动了。我们将介绍一些既安全又方便的动作，供准妈妈们参考。

动作1 穿袜子&剪脚指甲

↓

利用椅子来完成

腹部隆起的准妈妈很难掌握平衡，单脚站立会很危险。坐在椅子上可以帮助妈妈在不给肚子任何压力的同时轻松够到脚部。另外，双膝打开盘腿坐的姿势也很方便。

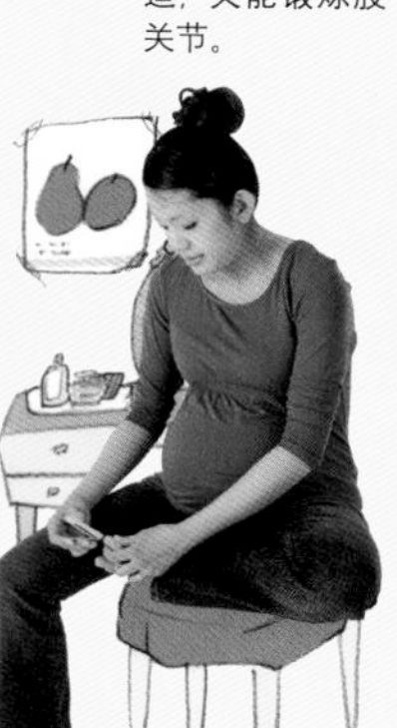

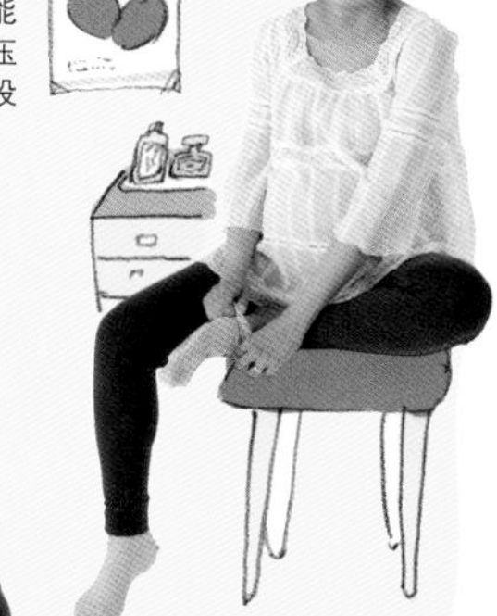

坐在椅子上既能消除对腹部的压迫，又能锻炼股关节。

坐在椅子上剪脚指甲非常方便。当然也可以让丈夫帮自己剪。

动作2 捡东西

↓

曲膝并让腰部自然下降

慌慌张张地边向前探身边下蹲，很容易压迫腹部。可以先弯曲双膝，放低腰部后再蹲下。双膝分开、脚后跟完全着地的下蹲姿势最为理想。

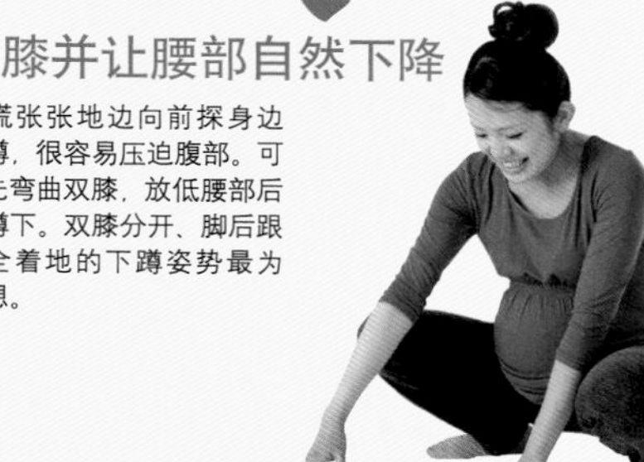

动作3 上下台阶

↓

扶着扶手或墙壁

上台阶时要扶着扶手或墙壁慢慢行走；下台阶时，前挺的肚子会让准妈妈很难看到台阶，可以将身子稍横过来，看好台阶后再一阶一阶地下楼。

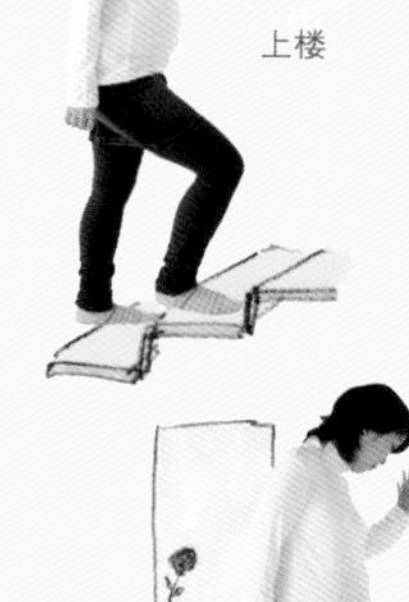

上楼

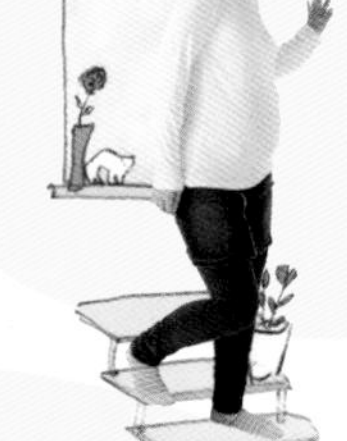

下楼

动作4 起床

↓

双手支撑上半身

先将两手放在床上，再用手腕的力量撑起上半身。起身后先侧身坐好，再改成朝前坐的姿势，随后用一个膝盖受力，最后利用双手支撑慢慢起身。

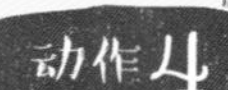

动作5

坐

用桌子当支撑

先找桌子或柜子之类的支撑点来支撑体重，然后弯曲双膝，放低腰部后坐下，坐下后要保持背部挺直。

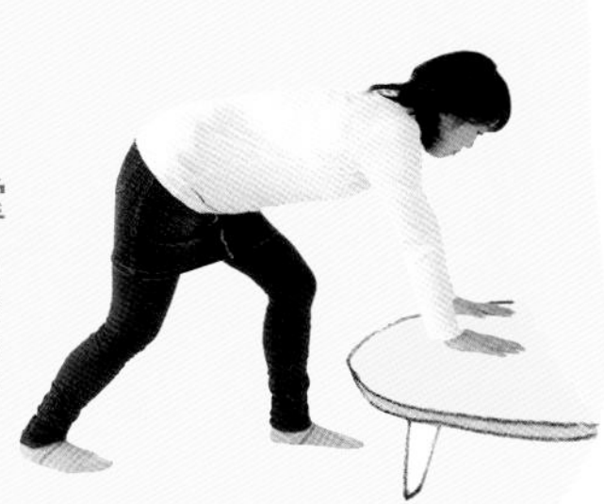

动作6

打扫卫生

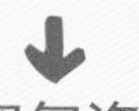

用匍匐姿势擦地

擦地时尽量别让腰部受力，可以保持匍匐姿势，这样也能锻炼腹部和骨盆处的肌肉，有助于分娩。

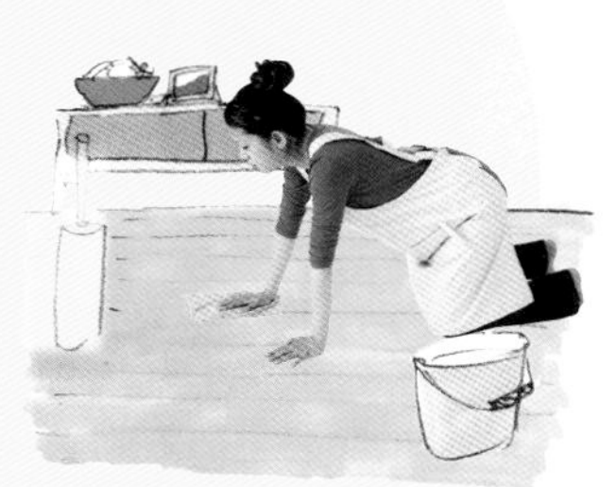

动作7

做饭

侧身站立

如果朝前站立，身体很容易前倾。除了这里推荐的侧立外，如果坐着做饭，则需注意腰部要靠着椅背。

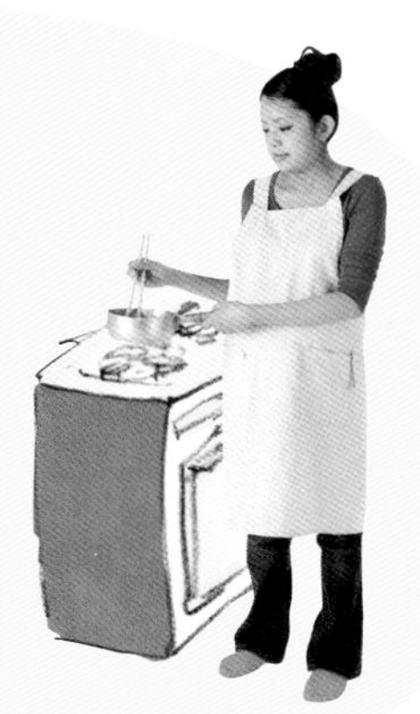

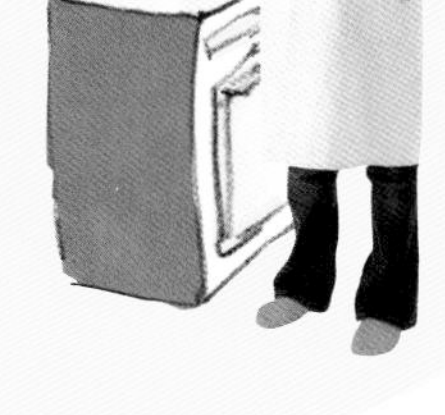

动作8

进浴缸

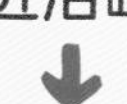

抓住浴缸边缘注意不要滑倒

双手扶住浴缸边缘，一只脚进入浴缸后再抬起另一只脚。进入浴缸后，也要扶住边缘再慢慢放低腰部坐下。

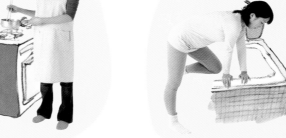

动作9

洗头

坐在较高的椅子上

身体前倾洗头时，坐在稍高的椅子上比较方便。产后抱着宝宝沐浴时也可以用这个方法。

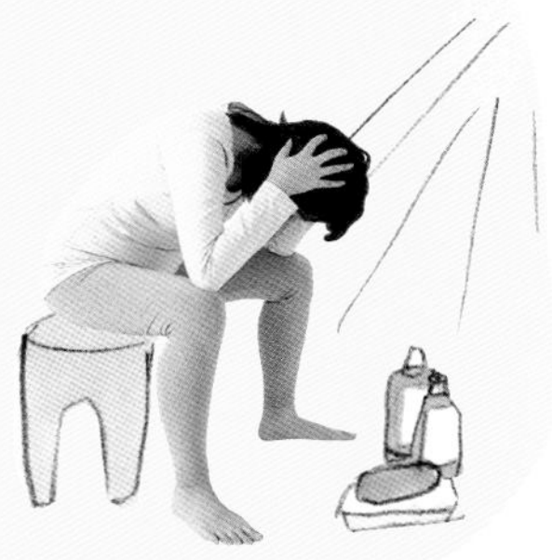

动作10

打喷嚏

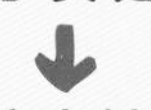

抓住支撑物

喷嚏会给腹部造成一定压力，觉得要打喷嚏时，可以抓住某样东西当作支撑，然后将身体稍稍前倾。

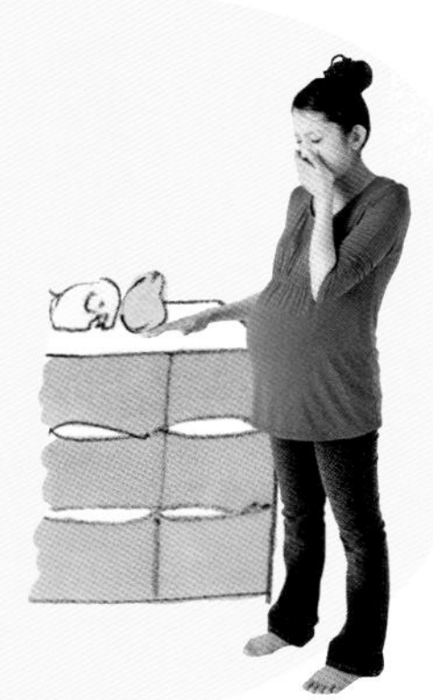

怀孕10个月

36~39周

临近预产期腹胀更频繁，预先演练分娩吧！

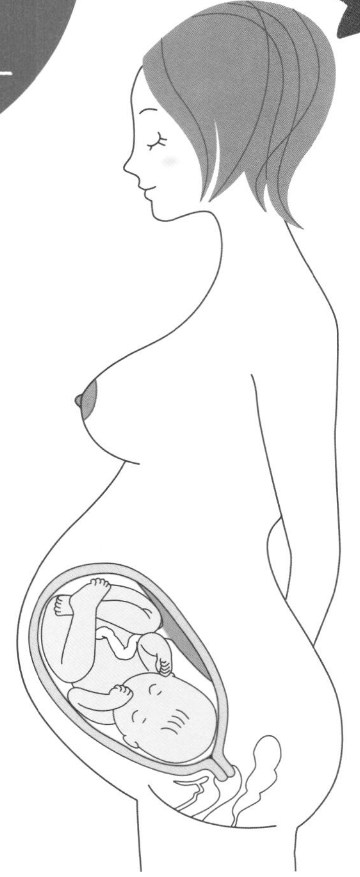

准妈妈的变化

也许会出现这些变化

- 胃胀、心悸、气喘等症状开始减轻
- 膀胱和直肠受到压迫并加剧尿频、便秘等症状及脚后跟和耻骨的疼痛
- 分泌物增加，开始出现前期阵痛

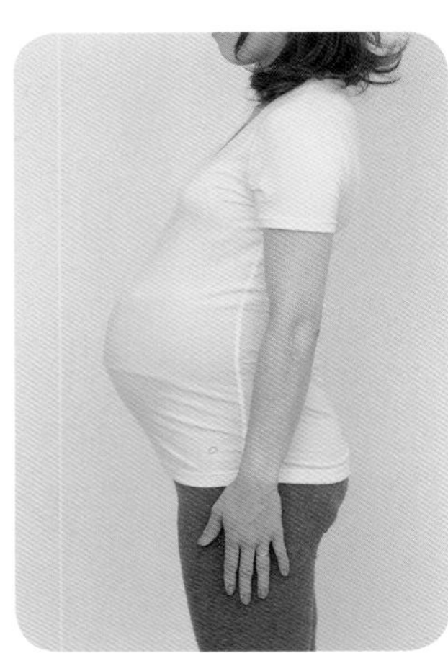

宫高

32~35cm

体重增加值

比怀孕前增加

8~9.5kg

怀孕10个月时要做的事

【必须要做的】

- ☐ 开始护理乳房➡参见 P99
- ☐ 考虑送何种礼物给亲友，以庆祝孩子出生➡参见 P101
- ☐ 列出出租车公司、医院等联系方式
- ☐ 准备好住院期间的开销
- ☐ 缩小起名范围➡参见 P82
- ☐ 随时注意是否有分娩的征兆➡参见 P162

【争取做到】

- ☐ 安排好从家到医院的交通
- ☐ 和丈夫预演分娩的过程
- ☐ 做好当妈妈的心理准备
- ☐ 准备相机、摄像机
- ☐ 准备好“宝宝顺利出生了”的群发消息

胃胀基本消失，尿频、脚后跟疼痛加剧

进入分娩倒计时了。由于子宫的下降，一直让妈妈饱受困扰的胃胀、心悸等症状得到了缓解；但下降的子宫开始压迫膀胱和直肠，加剧尿频、便秘及脚后跟疼痛的症状。随着分娩的临近，分泌物开始增加，也会开始出现前期阵痛（这是真正阵痛的前一阶段，即“无规则腹胀”）。如果感觉到阵痛逐渐变得有规律，可以测一下阵痛的间隔。如果阵痛间隔变得越来越短，就说明分娩要开始了，要及时和医院联系。

宝宝的成长

也许会出现这些变化

- 身体机能发育成熟
- 胎毛、胎脂开始消失，皮肤变成粉红色
- 身长为头长的 4 倍，脸庞很圆润
- 牙床发育成熟
- 内脏器官和神经系统更加发达，已经做好了呼吸、调节体温和吮吸母乳的准备
- 头部已进入骨盆，基本不会再有太大动作

怀孕 10 个月时宝宝的情况

身长	47~50cm
体重	2500~3000g
重量相当于	约1个西瓜的重量

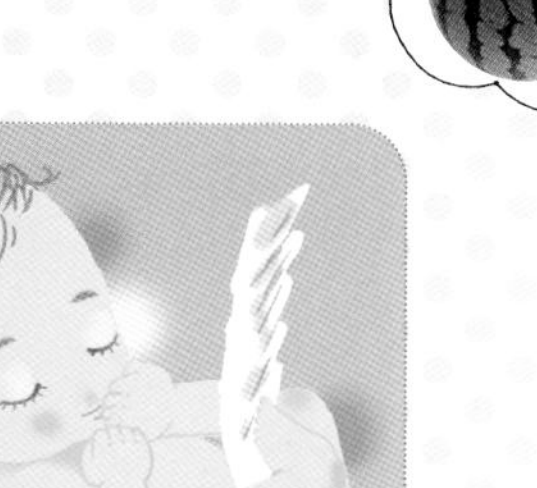

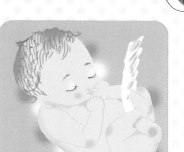

宝宝开始入盆，随时可能出生

此时宝宝的身体机能已基本等同于新生儿，并做好了随时出生的准备。覆盖在宝宝全身的胎毛和胎脂已基本消失，皮肤变成了正常的粉红色。出生后的宝宝可以立刻呼吸、自发吮吸母乳。

随着分娩的临近，宝宝开始向宫颈口移动。头部进入骨盆后，宝宝的整个身体都被固定，胎动也随之减少。不过也有很多宝宝到临出生前都动得非常活跃。

给妈妈的信：

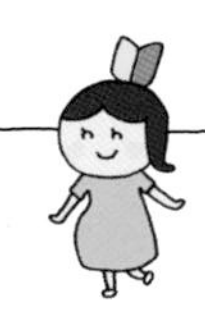

马上要和宝宝见面

随着预产期的临近，妈妈会非常不安，这样的心情可以理解。妈妈可以设想一下分娩的过程。想象“一个人时突然开始阵痛”或“半夜破水了”等各种情形，或许可以消除一些不安。

给爸爸的信：

根据预产期调整工作安排

马上就要和宝宝见面了！不过分娩的日子通常会和预产期有所出入，有时会来得非常突然。孕期进入10个月后，为了保证随时都能陪伴妻子分娩，丈夫应尽早将工作调整好。

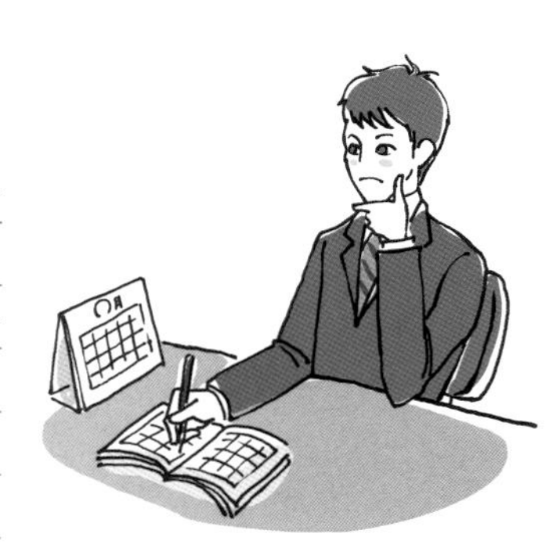

孕期建议

怀孕36周

距离分娩还有28天

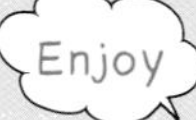

妈妈 随着预产期的临近，宝宝的头部会很快进入骨盆，缓解妈妈一直以来的胃胀困扰；妈妈也会因此更容易感到饥饿，但注意不要吃得太多。另外，宝宝头部的挤压会造成耻骨的疼痛。

Enjoy 为随时分娩做好准备

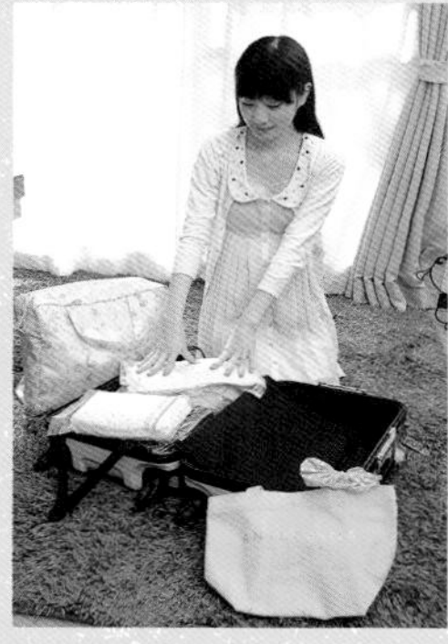

终于到了临产的时候。为了不在阵痛突然来临时手忙脚乱，应该最后检查一下住院物品是否已经备妥且放在显眼位置。另外，要继续护理乳房。

收拾好住院及产后要用的东西。

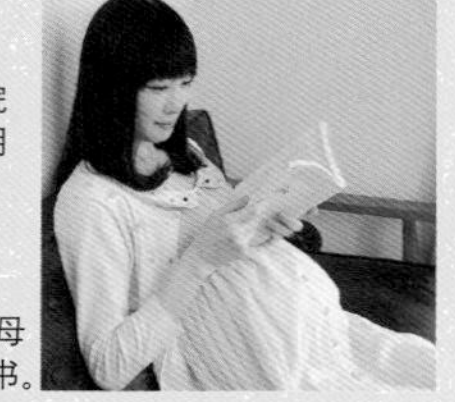

读读关于母乳喂养的书。

宝宝 这个时期宝宝的状态

身体机能发育成熟，随时准备出生

此时宝宝的内脏器官、神经系统和身体机能已经发育成熟，宝宝也已做好了随时出生的准备。B 超图中那清晰可见的脸颊、嘴唇等更激起了妈妈想早些见到宝宝的愿望。看到出生后宝宝的脸庞，妈妈可能会吃惊于其和 B 超画面的相似度。如果是 3D 或 4D 的 B 超，这时可能会看得不太清楚。

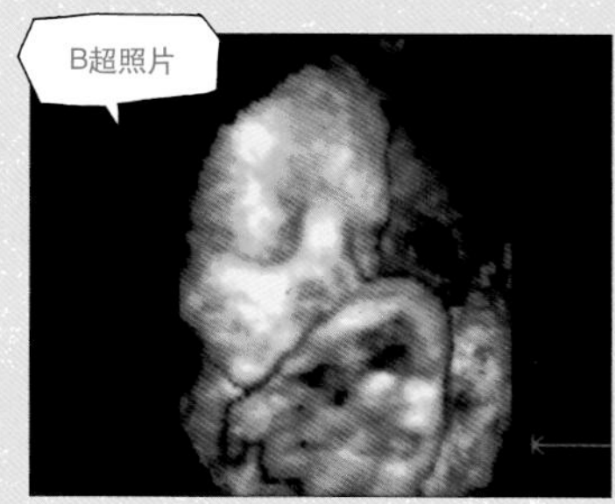

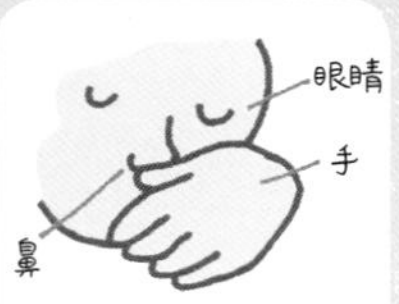

画面上是宝宝那被手挡着却仍能清晰辨认的眼睛、鼻子等部位，我们可以由此想象一下宝宝出生后的脸庞。

怀孕37周

距离分娩还有21天

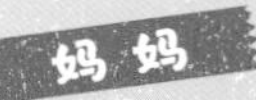

妈妈 进入 37 周后，为了在母体外生存，宝宝已经完成了发育，做好了随时出生的准备。最后确认完各种准备工作后，父母可以在空闲时复习一下分娩的过程。外出时尽量别走太远，以防出现分娩的征兆。另外，出门时要随身携带母子健康手册、医保卡和就诊卡。

Enjoy 边想宝宝边做事，可以让身心平静

为了缓解分娩前的不安，妈妈可以一边想着宝宝，一边动手给宝宝做些物品。如果出院时，宝宝能用上妈妈亲手制作的小毯子，一定是件开心的事。

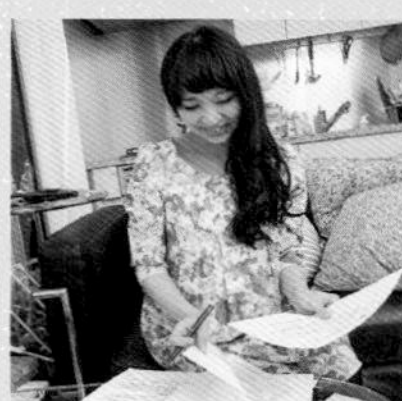

动手做些婴儿鞋帽。

产后的各种申请书，先填完可以填写的部分。

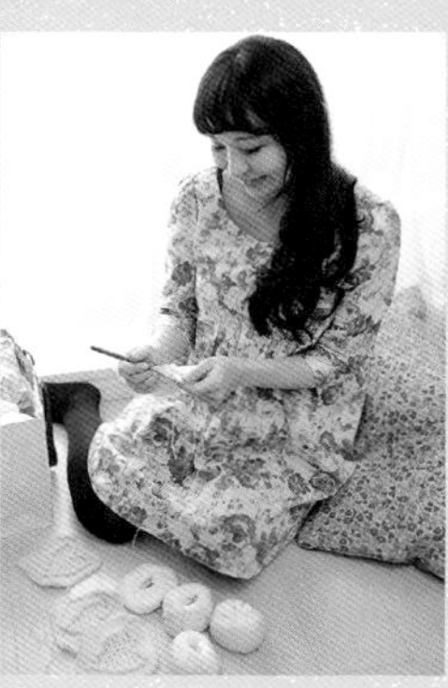

宝宝 这个时期宝宝的状态

漂亮的粉红色，可爱的小婴儿

宝宝的个头越来越大，仿佛马上就要把妈妈的肚子撑破。为了顺利出生，宝宝的头已经完全进入骨盆，活跃的胎动也会减少。覆盖全身的胎毛和胎脂已基本消失，皮肤变成了漂亮的粉红色。所有的变化都预示着宝宝马上就要降生。而妈妈因为宝宝入盆后向下移动，也会觉得胃部舒服了很多。

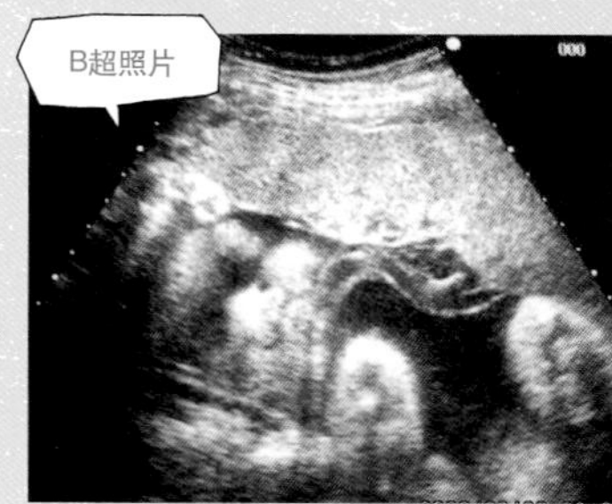

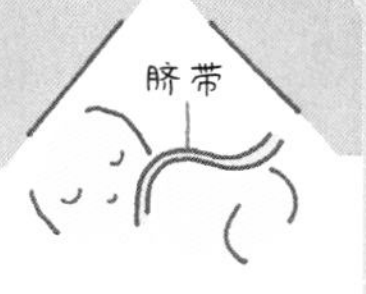

B 超检查时可以清晰地看到脐带，由此能产生和宝宝相互联结的感觉。

怀孕38周

距离分娩还有14天

妈妈 比较规律的腹胀或腰痛很可能是阵痛的前兆。前期阵痛可能很不规律，不会慢慢变成10分钟左右一次，而是会时常消失。但所有征兆都说明此时离分娩已经越来越近，妈妈要放松心情迎接宝宝的降生。

Enjoy 迎接分娩，不要慌张

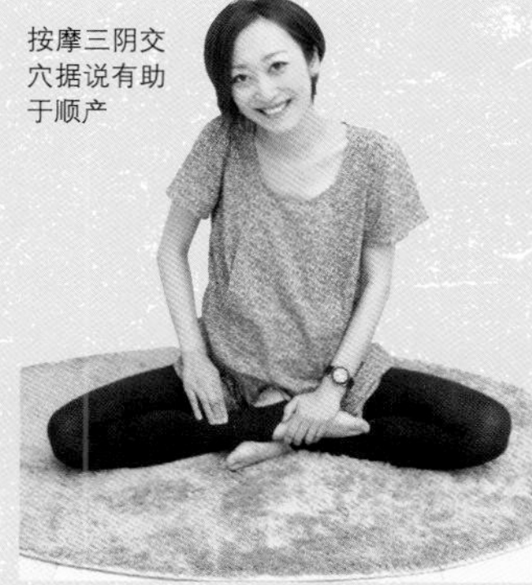

按摩三阴交穴据说有助于顺产

曾因妊娠反应而痛苦，曾因感到胎动而喜悦，喜忧参半的孕期生活就剩下最后的冲刺了。心神不定的妈妈可以稍微做做穴位按摩，让自己变得积极一些。

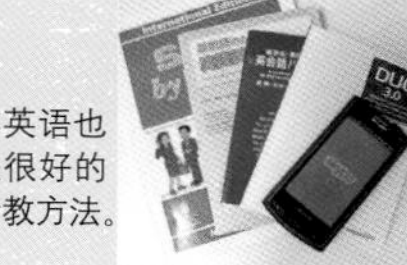

学英语也是很好的胎教方法。

宝宝 这个时期宝宝的状态

宝宝随时会出生，最后的B超图依旧让人感动

B超检查此时已基本接近尾声。从最开始的一粒小豆子到现在的一个小婴儿，其中的感动无以言表。离分娩已经越来越近，马上就可以亲手抱抱自己的宝宝了。这个时期的产检中，医生一般会测量宝宝的双顶径和妈妈骨盆的宽度，从而判断宝宝是否能够顺利通过骨盆。

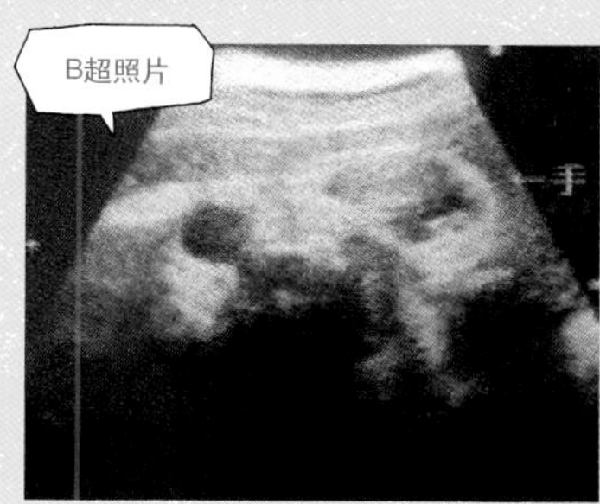

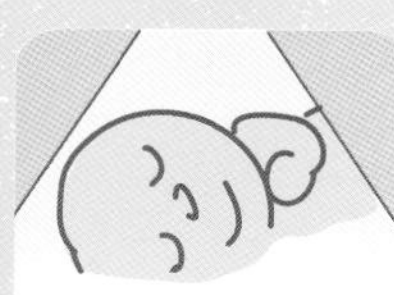

宝宝的脸庞已经跟小婴儿的脸庞没什么区别。对画面里的宝宝说一句："快点儿出来见爸爸妈妈吧！"

怀孕39周

距离分娩还有7天

妈妈 随着预产期的临近，很多准妈妈会睡几个小时就醒，这是因为母体受到了宝宝睡眠周期的影响。在出生后的很长一段时间里，宝宝都会遵循这个睡眠规律，而共同照顾宝宝的父母要尽量适应并养成短时间深睡眠的习惯，争取在繁忙的育儿生活中获得更高质量的休息。

Enjoy 事先写好宝宝诞生的群发信息

在分娩前的最后一周，体重管理和适当运动一定不能松懈。还可以趁此时先写好宝宝出生的通知短信，方便产后与亲友联系。

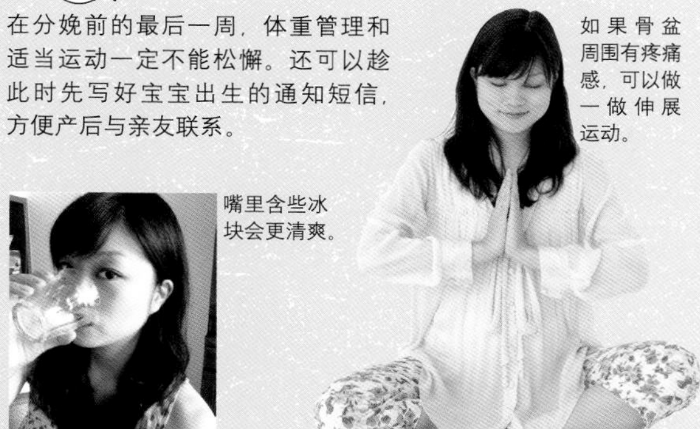

嘴里含些冰块会更清爽。

如果骨盆周围有疼痛感，可以做一做伸展运动。

宝宝 这个时期宝宝的状态

准备就序，等待激动人心的时刻

宝宝此时正等着阵痛开始后，在阵痛高潮的时候离开母体。耻骨的疼痛、脚后跟的疼痛、尿频和不太规律的腹胀等都是分娩临近的征兆。腹胀和腹痛开始有规律后，阵痛就开始了。估计一下间隔的时间，做好随时去医院的准备。如果破水了就要马上去医院，宝宝很快就要和爸爸妈妈见面了。

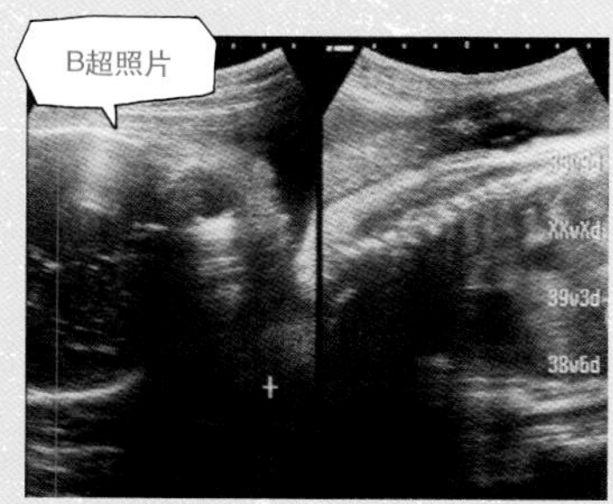

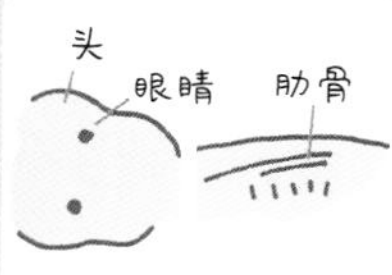

这张B超照片的左边是宝宝的头和眼睛，右边是肋骨。测算出的体重为2908g，是个头较大的宝宝。快快出生吧！

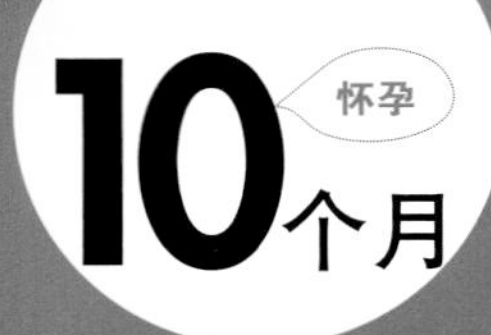

轻松度过分娩前的时光

为了顺产，还能做些什么

马上就要分娩了。为了消除不安，妈妈可以预演分娩的过程，想象一下顺产的感觉。

分娩需要拼体力，身心状态调整好

在期待和宝宝见面的同时，妈妈对阵痛和分娩也会非常不安。为了更好地迎接分娩，妈妈的身体和心理都要做好准备。第一次分娩通常需要15~16个小时；有过分娩经验的妈妈也需要奋战5~6个小时。分娩也是在拼体力，因此要始终保持平衡的饮食结构和良好的生活习惯。面对从未体验过的阵痛，妈妈们可能会抱有一种难以消退的恐惧。减轻这种恐惧最好的方法，就是多了解一些有关分娩的知识和不同状况下的应对措施，同时多熟悉几遍分娩的过程（参见P160）。

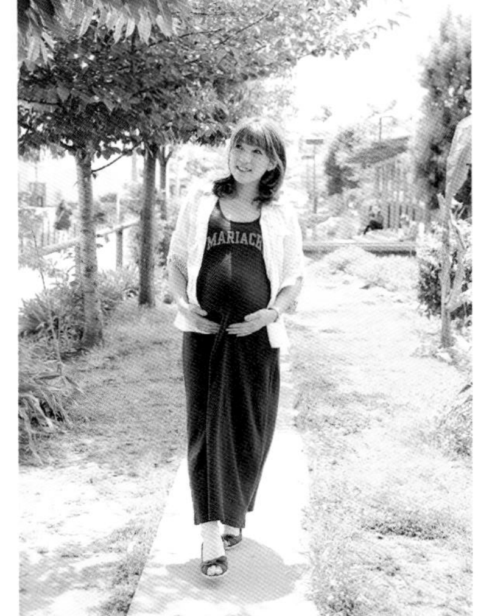

在临产前散步，益处多多。

有助于顺产的方法

身体方面

早睡早起

频繁的胎动会造成浅睡眠；但即便如此，晚上仍要闭上眼睛努力入睡，让身体充分休息。建议早起，如果觉得困了可以适当午休。

坚持散步

只要没有破水，即使出现前期阵痛也可以坚持散步。散步时要选择舒服的鞋子，最好挺直后背。

用下蹲姿势做伸展运动

保持蹲姿或擦地姿势可以很自然地拉伸韧带，有效预防腰痛。

使髋关节变柔韧的伸展运动

分娩时需要两腿分开，准妈妈可以通过伸展运动锻炼髋关节的柔韧性。最好每天坚持、循序渐进。

练习下蹲运动锻炼腿部肌肉

在分娩时还要用到脚的蹬力，因此可以在分娩前做下蹲运动来锻炼腿部肌肉，这也能促进血液循环。

控制体重不能松懈

在怀孕最后一个月，体重仍可能大幅度增加，这会使血压升高，因此到分娩前都要坚持控制体重增长，尽量多活动。

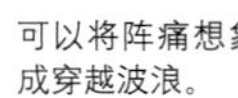

可以将阵痛想象成穿越波浪。

心理方面

让自己从手机、电脑中解脱出来

带着不安心情从手机、电脑上收集各种信息，反而会让自己更加心神不宁。不如关上电脑、收起手机，到外面去呼吸一下新鲜空气，平复心绪。

与人交谈，缓解不安

和亲朋好友交谈往往可以把不安变成动力，放下包袱。

保持积极的心态

每经受一次阵痛，就缩短一点和宝宝的距离。妈妈可以将阵痛视作一种正能量，更积极地面对分娩。

放松自己

香薰、音乐……不妨找找最能让自己放松的方法。

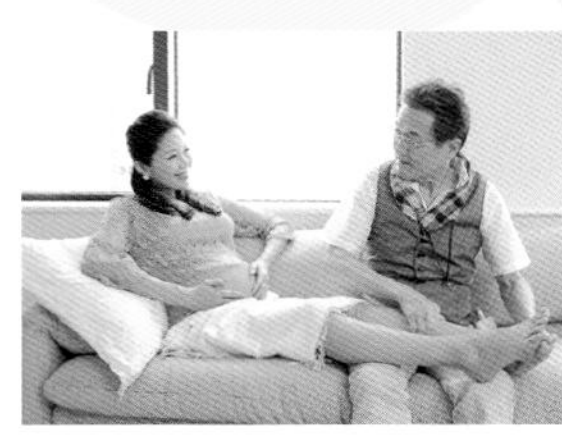
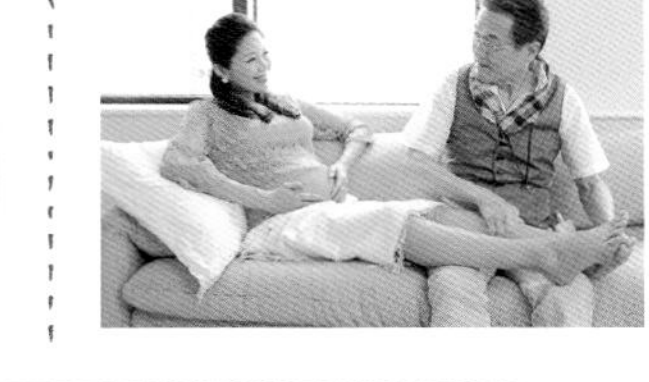

可以一边与父母交谈，一边请他们为自己按摩，从而缓解不安的情绪。

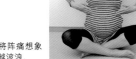

如果过了预产期还没有分娩……

可以理解妈妈此刻的焦虑，不过还是要尽量保持平和的心态等待宝宝的降生。

1 按照规定的日子产检

若过了预产期还没有分娩，产检次数会增加，以便随时确认胎盘的机能及宝宝的状态。

2 放松

千万不要慌张。很少有人在预产期当天分娩。产检时如果没什么问题就不用担心。

3 尽量让自己动起来

不要坐着干等，可以散散步、做做拉伸运动，每天保证一个小时的运动。

母乳喂养的准备——护理乳房

乳房按摩可以使乳头更适合宝宝吮吸

母乳喂养中的关键一步是乳房护理。乳房护理可以使母乳量更大，也可以减少乳房因为宝宝多次吮吸而受伤的概率。

希望产后能立刻让孩子吃上母乳

母乳喂养既可以让宝宝吸收成长所需的营养，又能建立母子感情。但通常情况下，宝宝并不能一出生就顺利地吃上母乳。乳腺只有在更发达后，才会分泌更多乳汁。为了让宝宝更好地吮吸母乳，在怀孕第10个月，如果身体没有异常状况，就可以开始护理乳房。

在护理前先要确认乳头的状态，看看乳头是否凹陷或扁平，如果出现以上情况，就更需要恰当的护理。

检查乳头的形状

正常乳头：

宝宝吮吸母乳时，嘴要紧紧衔住乳头，因此必须保证乳头有至少1cm的长度。

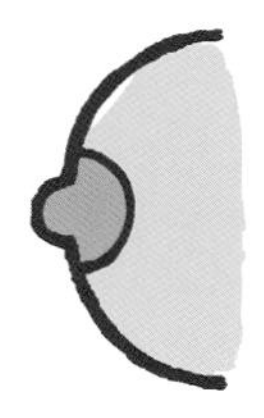

扁平乳头：

乳头扁平会导致宝宝不能顺利衔乳。可以试试能否用手指捏起乳头，如果不能就应进行必要护理。

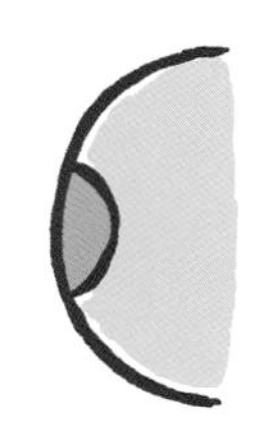

内陷乳头：

乳头凹陷更会影响宝宝吃奶，因此也要做必要的护理，以保证乳头凸出或母乳可以从中挤出。

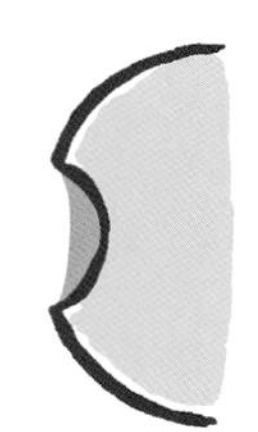

母乳喂养的优点

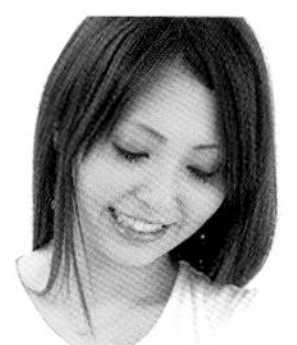

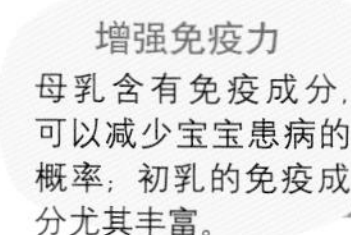

营养丰富
母乳中的蛋白质、脂肪、维生素等营养均衡。

易消化
母乳富含消化酶，有助于宝宝消化和吸收。

增强免疫力
母乳含有免疫成分，可以减少宝宝患病的概率；初乳的免疫成分尤其丰富。

利于妈妈恢复
妈妈的乳头受到宝宝吮吸的刺激后，身体会分泌一种叫作催产素的激素，有助于产后子宫收缩。

加深母子感情
母乳喂养中的眼神交流和身体接触可以增进宝宝和妈妈的感情。

【按摩乳头】

每天按摩3次，每次按摩3分钟左右。在按摩过程中可能会分泌乳汁，这很正常，不必担心。

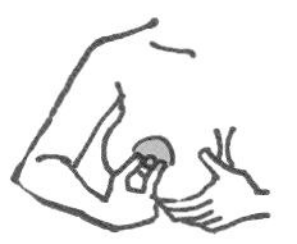

基本姿势
用一只手支撑乳房，再用另一只手的手指按摩乳头。

1 按压乳头

按压乳房约3秒后放手；在乳头、乳房四周变换方向按摩。

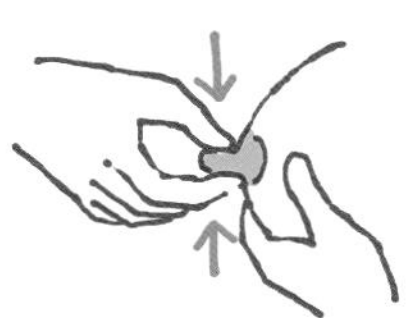

2 从横向到纵向，边按摩边改变方向

用指肚按压乳头、乳房四周，一边移动一边按摩。

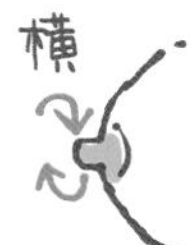

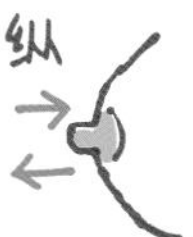

注意！要小心的问题

刺激乳房会引起子宫收缩，因此怀孕不满36周且有先兆早产迹象的人绝不能按摩乳房。在按摩过程中，如果感觉腹胀，也应该马上停止。另外，此时应该选用不束缚乳房的宽松胸衣。

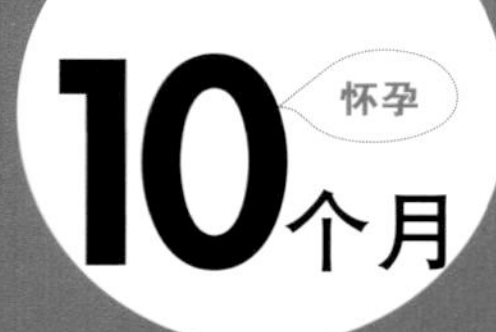

宝宝出生后……预想产后的欢庆

每个国家都有一些祝福孩子健康成长的庆祝活动。我们将在这里介绍一些日本的庆祝活动。

产后7天

宣布孩子的名字

什么时候

从出生那天算起的第七天。不过这并不是绝对的，也可以另择日期宣布。

做些什么

主要是庆祝孩子的出生并宣布孩子的名字。日本的习俗是将写有孩子名字的命名书挂在神龛上，然后和亲戚朋友一起吃红豆饭和一整条鱼等食物以示庆祝。如果家里没有神龛，也会将命名书挂在比较高的地方。

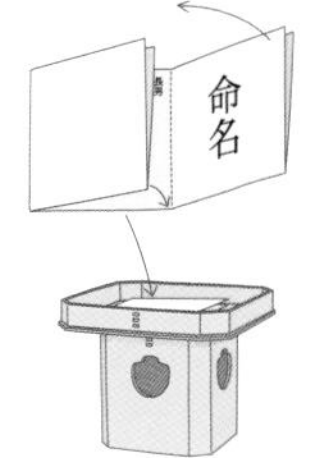

正式的书写方法是在命名纸中央写上孩子的名字和生日，左侧写上出生后第七天的日期及父母的名字，然后三折置于神龛上。不过现在较便捷的方式是只写孩子的名字和生日即可。

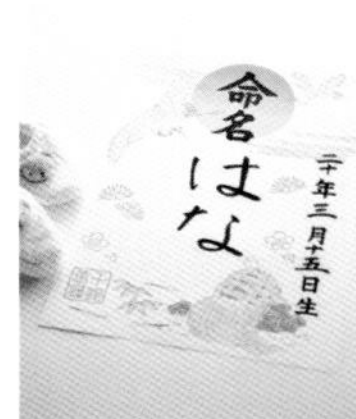

在古时的日本，一般要由起名字的人将孩子的名字正式写在命名书上。不过，现在谁来写名字都可以。

满月

祭拜祖先，祈祷孩子健康成长

什么时候

这个活动一般会在男孩出生后的第31天或女孩出生后的第33天举行，时间也会因各地习俗不同而略有差异。

做些什么

亲戚朋友会在供奉祖先的神社集合，先就孩子的降生向祖先表示感谢，再祈祷孩子能健康顺利地成长。在较正式的仪式中，会请住持先为孩子驱魔再宣读祝词。

满月祭拜的行程

1 决定祭拜时间后到神社预约

一般选在孩子出生后30天左右的日子。有的神社为孩子驱魔还需要提前预约。

2 神社为孩子驱魔

祭拜当天办好手续后，首先会请住持为孩子驱魔。依习俗是由奶奶抱着孩子行礼。

3 聚餐

祭拜结束后，通常会拍摄纪念照再举行家庭聚餐。

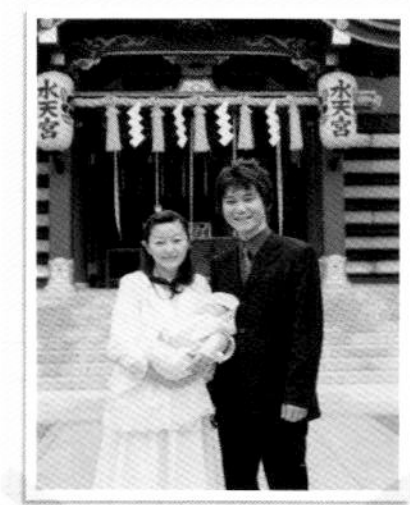

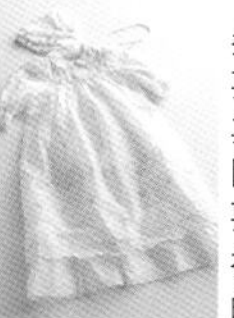

祭拜当天宝宝要穿上和服或其他礼服，一同参加的人也要身着西服或礼裙等较正式的服装。

百天

祈祷一生不会为食而忧

什么时候

出生后第100天或110天。有的地方习惯在孩子出生120天后庆祝。

做些什么

举行仪式祈祷孩子一生不会为食而忧。通常会准备红豆饭和一整条鱼。

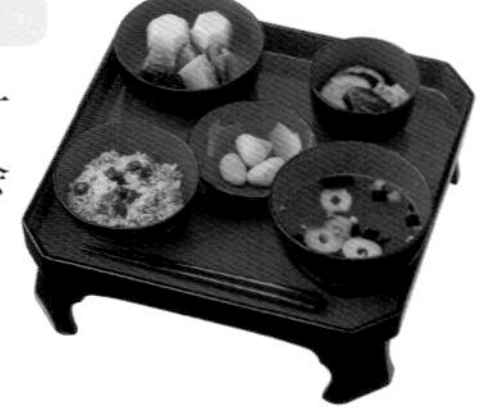

3月3日，5月5日 孩子过的第一个节日

挂人偶除厄运

什么时候

女孩在3月3日过节，在日本称为桃节；男孩在5月5日过节，这也是中国阴历的端午节。

做些什么

人们会挂上人偶，以求除去厄运并祈祷孩子能健康成长。人偶其实就有为孩子挡掉灾祸的意思。

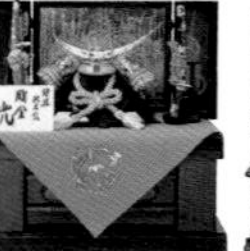

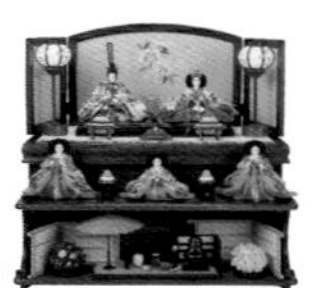

给亲友的回礼

用回礼的方式表达谢意

在收到亲友的贺礼后就要尽快回礼。用心挑选的回礼一定会受到大家的欢迎。

产后会非常忙碌，回礼应尽早考虑

孩子出生后肯定会收到很多贺礼。为了表达感谢，父母一般都会回礼，这也是最基本的礼仪。回礼金额一般应为收到贺礼价值的三分之一到一半，不宜太过贵重。

因为产后会很忙碌，最好还是在产前决定需要购买的礼物，同时了解一些关于回礼的基本常识。

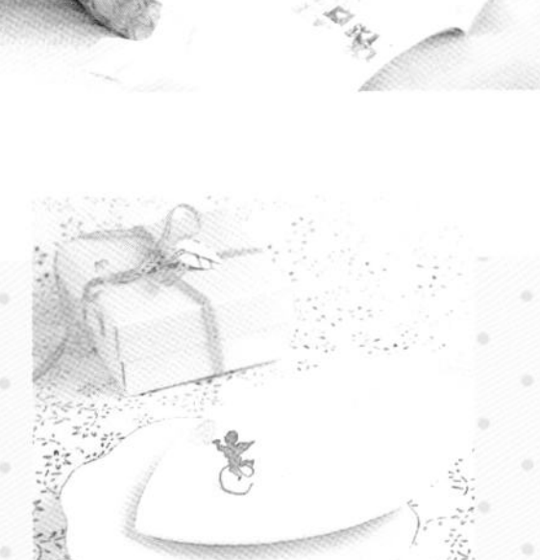

可以看看礼品海报或网上的信息，也可以向周围有经验的人咨询一下。

考虑对方的喜好及家庭构成

送贺礼的人可能有亲戚朋友、公司领导、有孩子的人或还是单身的同事等。因此在选择礼物时，一定要考虑对方的需求、年龄及家庭构成。送给单身朋友一套多人份食材或是给不喝咖啡的朋友送咖啡等都很不妥。

尽早开始选择礼物也可以让自己有更多的考虑时间，争取挑一份让对方爱不释手的礼物吧。

回礼基本常识

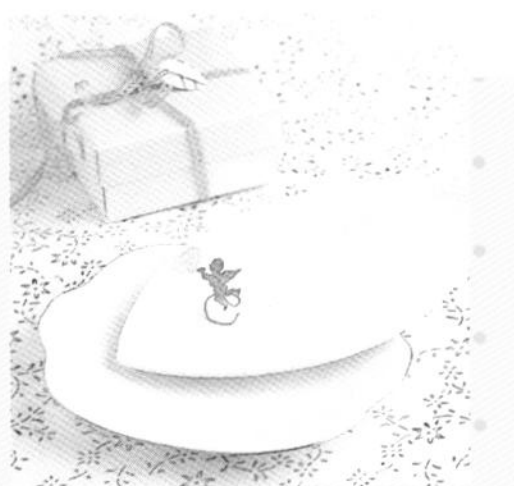

1 什么时候回礼？

在收到贺礼后的3周~1个月，争取在孩子满月前完成回礼。

2 送什么作为回礼？

较高级的毛巾或有名的点心等一些“很想买，但又舍不得给自己买”的物品，当然前提是要了解对方的喜好。

3 什么东西不可以送？

在日本比较忌讳送日本茶和刀具。日本茶一般在丧事时使用，有缘分断了的寓意；而刀具则不太吉利。最好事先了解一下送礼忌讳。

4 如果收到联名贺礼？

如果联名贺礼比较贵重，最好给每个送礼人一份正式回礼；如果感觉只是一般价位，就可以给每个人回一份小点心或手帕等。

5 送购物卡会不会失礼？

送购物卡或购物券等也是很流行的回礼方式，可以配上一张感谢卡，不会失礼。

给不同送礼人的回礼

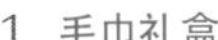

给亲戚

1. 写有孩子名字的食物
2. 毛巾礼盒
3. 购物卡

此外，写有孩子名字的点心礼盒也很受欢迎。

给单身没孩子的朋友

1. 食品
2. 毛巾礼盒
3. 香皂礼盒

可以送一些比较高级的点心或名酒。有的朋友收到礼物后甚至会舍不得享用，但正因为这样的礼物“自己也舍不得买”，才会显出回礼的心意。

给有孩子的朋友

1. 毛巾礼盒
2. 食品
3. 孩子的用品

毛巾礼盒也许是最普通的礼物，但很符合家里有孩子的朋友的需求。人口较多的家庭收到食品会非常高兴。另外也可以给对方的孩子们一些礼物。

给公司的同事等

1. 购物卡
2. 食品
3. 毛巾礼盒

不太了解对方的喜好时，送购物卡最保险。最好是写好感谢卡一起送出。

COLUMN

尝试写下自己期待的分娩过程

你希望自己怎样分娩？
不妨参考我们在此给出的计划要点和例文，
写下你的分娩计划并交给医院。

写下自己理想中的分娩过程

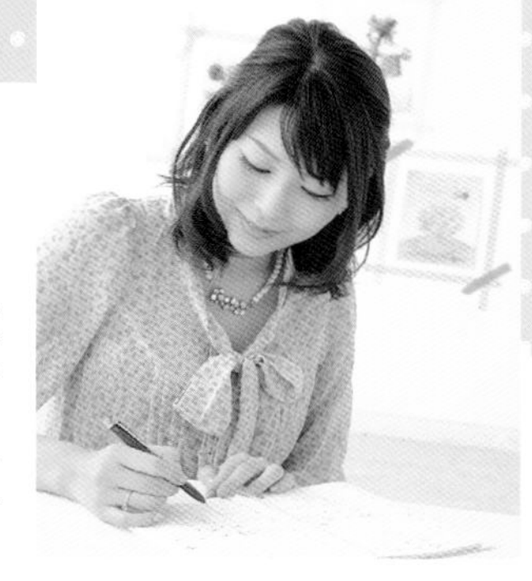

写分娩计划时，要在脑中描绘出理想的分娩过程。一份真实的分娩计划可以增进孕妇和医生之间的信赖关系。但要记住，虽然分娩计划是按照自己的希望制定的，但考虑到妈妈和宝宝的安全，很多时候并不能完全按照计划分娩。有些医院要求准妈妈一定要写一份分娩计划，但多数医院并不强求，准妈妈可以根据自己的想法来决定。

制定分娩计划的要点

阵痛时想做的事

顺利度过分娩的最大难点是实现自己的设想。事先了解分娩的大致过程后，妈妈就会清楚自己在阵痛时想做什么事，想让家人和医护人员为自己做什么事。

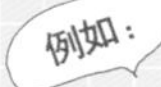

- 听一些轻松的音乐
- 尽可能让自己活动
- 沐浴或洗泡泡澡
- 利用香薰放松

分娩时想做的事

马上就要分娩了。是否希望丈夫陪同、对于侧切或催产针的意愿等可以逐一写出来。在写的过程中，也可以将分娩过程再复习一下，这样会比光在脑中想象更真实一些。

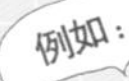

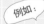

- 希望丈夫全程陪同
- 希望进行无痛分娩
- 痔疮非常严重，希望采取一些有效措施，使其不会因分娩而加剧

宝宝出生时

终于到了与宝宝见面的时刻。一定要写清是想产后先抱抱宝宝，还是想让人将宝宝抱进新生儿室，别给自己留遗憾。

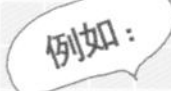

- 我想在产后立刻抱着宝宝喂初乳
- 我想让丈夫把宝宝抱过来

产后住院

和宝宝在一起的生活开始了！写下住院期间你希望宝宝得到的照顾方式，也可以加上对新晋奶爸的期待。

- 希望丈夫接受新生儿洗澡指导
- 希望产后 2 天母婴同室
- 希望尽可能母乳喂养
- 虽然要上班，但我仍想母乳喂养

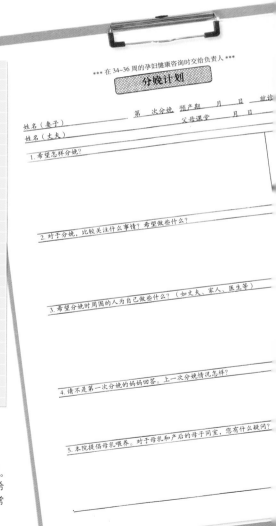

*** 在 34~36 周的孕妇健康咨询时交给负责人 ***

分娩计划

姓名（妻子）＿＿＿＿ 第＿＿次分娩 预产期＿＿月＿＿日 ＿＿就诊

父母课堂＿＿月＿＿日

姓名（丈夫）＿＿＿＿

1. 希望怎样分娩？

2. 对于分娩，比较关注什么事情？希望做些什么？

3. 希望分娩时周围的人为自己做些什么？（如丈夫、家人、医生等）

4. 请不是第一次分娩的妈妈回答。上一次分娩情况怎样？

5. 本院提倡母乳喂养。对于母乳和产后的母子同室，您有什么疑问？

我们的分娩计划

熬过阵痛的方法

因为想顺利度过阵痛，我就在分娩计划中写了“想听音乐”“和丈夫一起尝试呼吸法”等内容，在实际分娩时也是基本按照计划去做的。我觉得那是一次非常满意的分娩。

小嶋亚友美女士（31 岁）产后 3 个月

分娩计划全部实现

怀孕 10 个月时，我向医院递交了分娩计划。我写的“希望给刚出生的宝宝喂初乳”“希望家人马上抱抱孩子”都实现了。我非常开心，宝宝也非常可爱。

岩田由香里女士（28 岁）产后 1 个月

PART 3

为了顺利分娩，孕期要做哪些准备？

顺利分娩，做个漂亮妈妈

为了宝宝的健康，也为了顺利分娩，
妈妈要养成良好的饮食、运动和生活习惯。
只有保持身心舒畅，
妈妈才能在孕期和产后保持健康美丽。
这一章将介绍一些注意事项。

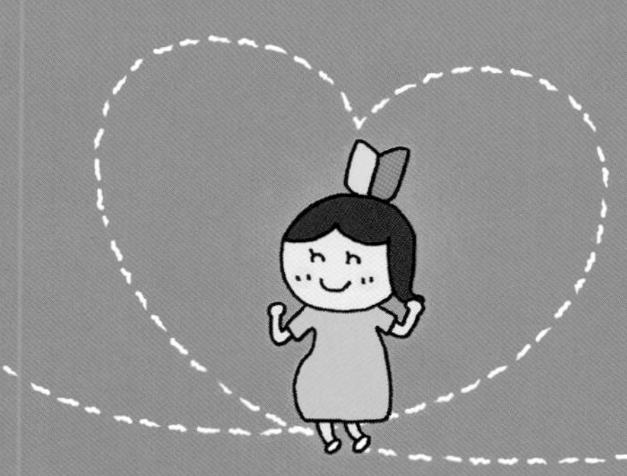

什么是『有助于顺利分娩的生活』？

为了顺利分娩，准妈妈平时就要调整身心状态。此时付出的每一分努力，都会在分娩时得到回报。

为了顺利分娩，要从怀孕开始做准备

“顺利分娩”在很多人的概念里就是能很快把孩子生出来。其实还有更重要的一点，就是分娩过程要令妈妈感到满意。分娩是宝宝和妈妈的第一次合作。分娩时保持良好的身体状态、尽了最大的努力，事后回想才不会觉得遗憾。另外，分娩和产后生活都是要拼体力的硬仗。

妈妈要从孕期开始就为顺利分娩打基础。养成良好的饮食习惯，保证足够的睡眠，做适当的运动，只有保持良好的身体状态，才能在面对分娩时充满信心。

顺利分娩的三大关键

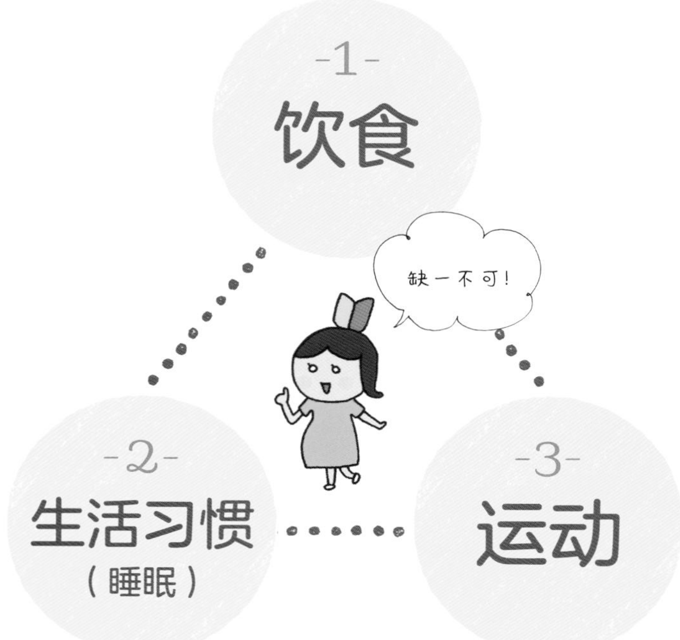

-1- 饮食 为了避免缺铁、缺钙，要保持营养均衡的饮食结构

合理控制体重的关键在于饮食。为了保证宝宝的正常发育和妈妈的健康，要养成营养均衡的饮食习惯。

做到营养均衡最基本的一点就是要吃多种食物，我们建议主食、主菜和配菜合理搭配。孕期准妈妈对蛋白质、叶酸和铁的需求量会增加，还很容易缺钙，因此在日常饮食中要特别注意补充这些营养元素。

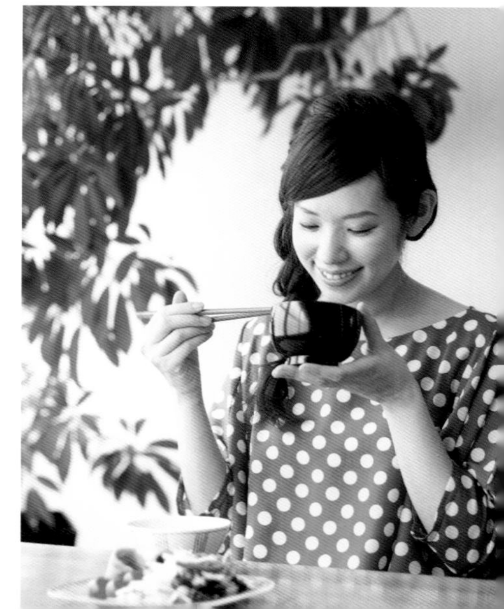

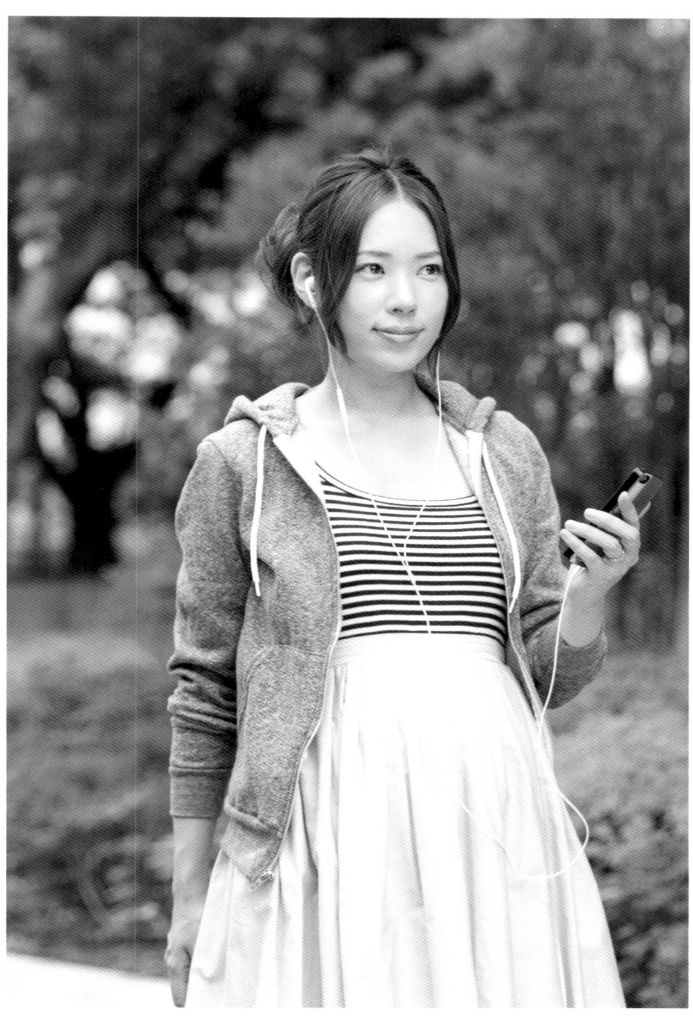

-2- 生活习惯（睡眠） 不熬夜，好好吃早餐

年轻女性常有晚睡的习惯。但睡得太晚会因为睡眠不足而无法充分缓解疲劳，造成晚起并形成恶性循环。另外，晚睡还会使人早上没有食欲，养成不吃早餐的习惯；不吃早餐就会造成脑部能量供给不足，使人心神不定，又容易在午餐时进食过量。

为了在产后帮宝宝养成良好的生活习惯，妈妈要从孕期开始改善自己的生活习惯，做到“早睡、早起、吃早餐”。

养成良好生活习惯的3个原则

1. 早睡
2. 早起
3. 吃早餐

阳光能促进血清素的分泌，而血清素具有安神的作用；促进睡眠的褪黑素的形成也需要血清素，因此坚持早起有利于早睡习惯的养成。吃早餐不仅可以使大脑活跃，还可以增加血清素的分泌。

答疑

Q 丈夫总因为工作很晚回家，这打乱了我的生活规律，怎么办？

A 丈夫应该理解妻子

准妈妈的生活规律被打乱更容易疲惫不安。丈夫应该理解妻子，在需要加班晚归时让妻子先吃饭、先就寝，不要等自己。

-3- 运动 适当运动，保持好心情

一直在办公室工作的准妈妈如果长时间保持坐姿，很容易出现脚部水肿、静脉曲张等症状，这些准妈妈应该在身体可承受的范围内尽量活动，如散步或游泳。不过在孕期一切要以身体为重，不要勉强运动，应该量力而行。

孕期运动的3个原则

1. **选择适合自己的运动**

   不要抱着“为了宝宝”的心态去做不喜欢的运动，应尽量选择让自己开心的运动。

2. **如果坚持不了，就马上停止**

   孕期每天的身体状态都不同。准妈妈要随时注意自己的身体情况，如果觉得不适就要马上停止。

3. **运动后及时补充水分**

   运动出汗会造成水分流失，所以要及时补充水分。准妈妈最好选择白开水或不含咖啡因的茶，不要喝甜饮料。

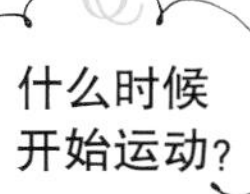

Q 什么时候开始运动？

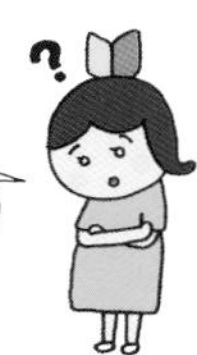

A 孕后15~16周、胎盘发育完成后

通常在怀孕4个月末~5个月初，胎盘会基本发育完全，怀孕进入稳定期。得到医生允许后，准妈妈可以适当进行游泳、瑜伽等适合孕妇的运动。

体重控制和饮食管理

体重增加过快或过慢都会影响宝宝发育。准妈妈要保证营养均衡的饮食，并将体重增加控制在标准范围内。

根据BMI值确定孕期目标体重

宝宝、胎盘、羊水、血液量及水分加在一起，会使准妈妈的体重增加6~7kg；再加上孕期保护胎儿、分娩时保证足够能量而增加的体重，就是孕期的应增体重。

孕期最终的目标体重会根据孕前体重而不同，准妈妈可以通过BMI值计算公式进行测算。在下表中填入自己的身高和孕前体重算出BMI值，再在对应栏中找出自己的目标体重。

测算BMI，确定孕期目标体重

孕前体重 [　　]kg ÷（身高 [　　]m × 身高 [　　]m）= BMI [　　]

身高以“米”为单位。例如，身高150cm，体重45kg，带入算式为45/（1.5X1.5）=20.0；而身高165cm，体重50kg，带入算式为50/（1.65X1.65）=18.4。

BMI	目标体重
小于18.5……………偏瘦	+9~12kg
18.5~25……………标准	+7~12kg
大于25……………偏胖	视BMI具体情况而定（如BMI为25，那么体重+5kg）

即使孕前体重相同，不同身高者的BMI值也不同

体重同样50kg，身高158cm的人BMI值为20.0，普通体型，对应的标准增重为7~12kg；而身高168cm的人BMI值为17.7，偏瘦，对应的标准增重为9~12kg。

目标体重构成

宝宝体重	约3kg
胎盘+羊水	约1kg
母体的血液量及水分等	1.7~2.5kg

‖
6~7kg
+
分娩和育儿需要的能量来源，即脂肪
（视孕前体重不同而定）

体重增加过多或过少的影响

增加过多

妊娠高血压 ➜ 参见P132

妊娠高血压是指从怀孕20周到产后12周出现高血压或伴有蛋白尿的情况。妊娠高血压会使准妈妈无法给胎盘输送足够的血液，使胎儿无法正常发育，并给妈妈带来危险。

妊娠糖尿病 ➜ 参见P134

妊娠糖尿病是指怀孕造成体内糖代谢异常、血糖值超过正常范围。肥胖孕妇或有糖尿病家族史的人更容易患上妊娠糖尿病。这会危及妈妈并造成宝宝发育过大、妈妈最终难产。

微弱阵痛

体重增长过多会造成分娩时阵痛微弱、宫颈口不能完全打开，分娩无法顺利进行。有一开始阵痛就很微弱和分娩过程中阵痛突然变得微弱这两种情况。

其他

骨盆内侧和产道周围脂肪堆积过多，会造成阵痛微弱、出血量增加等风险。

增加过少

宝宝在子宫内发育迟缓

宝宝发育迟缓的原因可能是自身有缺陷，也可能是妈妈患有妊娠高血压或进食太少。根据宝宝的发育状态，妈妈可能需要住院或在预产期前剖宫产。

低体重儿

指在子宫中发育不完全、体重不到2500g出生的婴儿。如果宝宝需要在新生儿重症监护室里接受护理，医院一般会让妈妈提前出院。

孕期饮食 注意事项

主食（米饭、面包、面条等）

每餐可食用2小碗米饭（200g左右），或2片面包。选择糙米、胚芽米等粗粮米饭，或全麦面包、燕麦面包等，可以获取更多膳食纤维、维生素和矿物质。

配菜（蔬菜类）

多吃一些富含维生素、矿物质的蔬菜类、海藻类及菌类食物。每天吃350g以上的蔬菜较为理想，其中1/3的蔬菜最好是富含叶酸、铁、钙、胡萝卜素、维生素C等营养物质的黄绿色蔬菜。

主菜（鱼、肉类）

应多吃一些脂肪含量少的肉，以及利于宝宝脑部发育、富含DHA的青背鱼，营养丰富的蛋类，富含钙的乳制品、富含蛋白质的豆制品等。烹饪时可以选择蒸或煮等方式，以控制食物的热量。

保证营养均衡

胎盘发育完全后，妈妈吸收的营养会传递给宝宝。不过，妈妈并不用一个人吃两个人的份量；关键不是吃的量而是均衡的营养，尤其是蛋白质、叶酸等物质的摄入量。此外还要特别注意，怀孕容易造成钙的流失。偏食的人正好可以借着怀孕的机会改掉这个不良习惯。建议参考下面的营养成分表，搭配日常饮食。

汤

做汤时别放太多盐，也要尽量少用调味料。尽量多吃富含维生素的蔬菜，富含膳食纤维的叶菜、菌类，及富含矿物质的海藻类等，既有饱腹感，又能保证营养均衡。

两菜一汤，营养均衡！

孕期每日摄入的营养物质

叶酸 480μg

孕期叶酸的摄入量应为孕前的2倍。宝宝的各个器官从孕初期就开始发育，最好孕前就开始有意识地摄入叶酸。另外，黄绿色蔬菜、水果、豆类都富含叶酸，但不宜过度加热或水煮，烹饪时需要特别注意。

铁 21~21.5mg

孕期比孕前需要更多的铁元素。铁是血红蛋白的主要成分，有输送氧气的作用。铁不足会造成贫血，因此在孕期要有意识地多吃含铁食物，如红肉、豆制品、贝类和青菜。

钙 650mg

很多年轻女性会缺钙，因此要有意识地摄入钙。乳制品、鱼类、豆制品、海藻类和青菜等含钙丰富。

盐 少于7g

盐分摄入过量容易出现水肿和高血压，因此应该多吃清淡的食物，还要特别注意加工食品、乌冬面、面包等的含盐量。

热量 1800~2200kcal

如果怀孕后活动量较少，要有意识地控制摄入的热量。如果孕前每天摄入热量为1750kcal，孕初期可以增加50kcal左右，孕中期可以增加250kcal左右，孕后期则可以增加450kcal左右。摄入的热量过多或过少都会增加宝宝将来养成不良生活习惯的概率，因此要注意合理饮食。

孕期必需营养物质之一

叶酸

理想的叶酸摄入量为

480μg/天

叶酸可降低流产和宝宝先天异常等风险

叶酸属于 B 族维生素，有助于红细胞及其他新细胞的形成。在胎儿各项器官形成的孕初期，叶酸不足不仅可能造成宝宝神经管畸形等先天性异常，还可能导致流产或胎儿发育不全。建议孕期每天的叶酸摄入量为 480 μg，特别是到怀孕 12 周左右，除了日常饮食外，还可以口服 400 μg 叶酸来补充。

小松菜等叶类蔬菜、生菜、韭菜、秋葵、红薯、芸豆、炸豆腐、羊栖菜、樱花虾等也含有丰富的叶酸。

富含叶酸的食材

- 毛豆（80g）……141μg
- 菠菜（2株/60g）……126μg
- 芦笋（3根/60g）……114μg
- 茼蒿（3株/60g）……114μg
- 西蓝花（2朵/50g）……105μg
- 牛油果（半个/100g）……84μg
- 草莓（5个/75g）……68μg
- 黄豆芽（1把/60g）……51μg
- 油菜（1株/70g）……46μg
- 卷心菜（半个/50g）……39μg
- 海带（干货/5g）……22μg
- 樱花虾（干货/5g）……12μg

※ 全部指未加工的生蔬菜，干货为水发前重量。

摄取叶酸的3个要点

1 加热时间不要过长

叶酸遇热或遇水极易流失，可将富含叶酸的食物用水冲洗后直接生食，以便保留更多营养。如果是需要加热的食材，则应将加热时间尽量缩短。

2 连汤汁一并食用

有些食物加热后会出汁水，因此可以把食材炒过后再浇汁食用；也可以做成汤，并连汤一起喝完，摄入更多叶酸。

3 水果

一般水果不需要加工、烹饪，可以直接食用。

叶酸 31μg

放在冰箱可以保存 3~4 天

红椒牛蒡腌菜

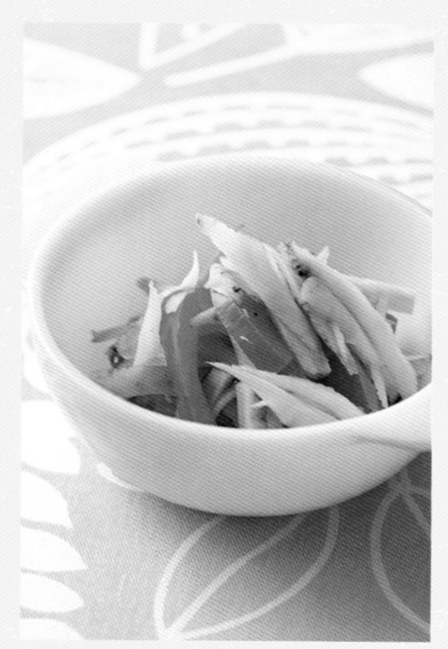

材料（2人份）

牛蒡…150g
红椒…1/4 个
A
- 苹果醋…2 大勺
- 水…2 大勺
- 砂糖…1 大勺
- 盐…1/3 小勺
- 香叶…1 片
- 大粒白胡椒…适量

做法

a. 将牛蒡和红椒切丝。
b. 将材料 A 放入锅中用中火煮沸，加入牛蒡丝和红椒丝再煮 3~4 分钟，收汁即可。

叶酸 157μg

西蓝花可以不加热，当凉菜同样好吃

芝士西蓝花

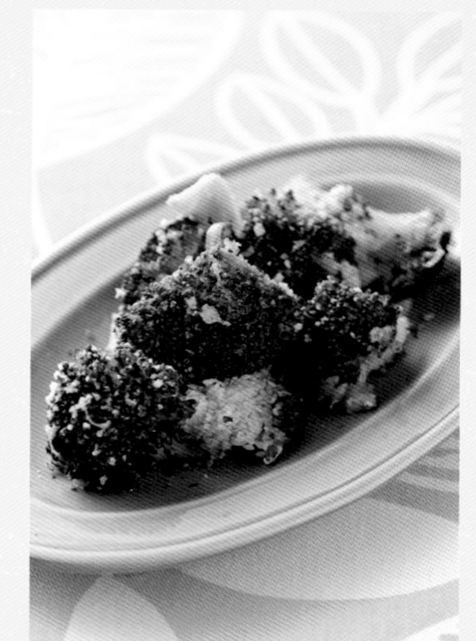

材料（2人份）

西蓝花…150g
橄榄油…1 小勺
盐、大粒黑胡椒…适量
芝士粉…1 大勺

做法

a. 将西蓝花掰成小朵。
b. 不粘锅里倒入橄榄油用中火烧热，放入西蓝花煎炒。放盐，加水，盖上锅盖用小火煮 2 分钟左右。
c. 打开锅盖挥发水分。出锅后撒上芝士粉拌匀，再撒上黑胡椒即可。

叶酸 65μg

品尝樱花虾特有的鲜味

卷心菜樱花虾

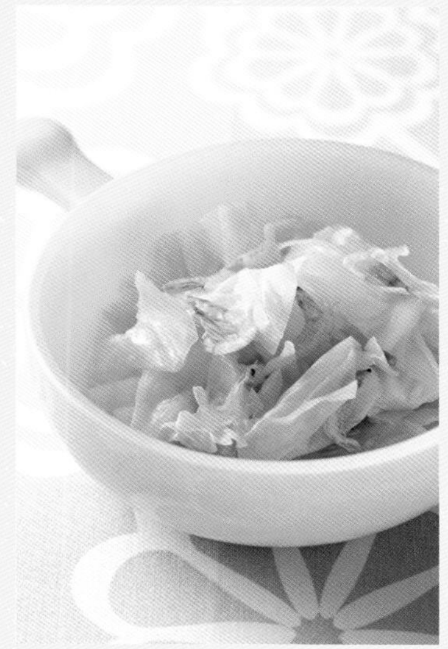

材料（2人份）

卷心菜…150g
汤料…1 杯
樱花虾…1 大勺
A［酱油，甜味料酒，酒…各 1 小勺

做法

a. 将卷心菜切碎。
b. 在锅里放入材料 A 和汤料，用中火加热，然后放入卷心菜和樱花虾快速烹煮即可。

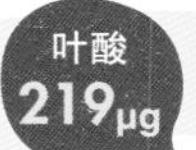

叶酸 219μg

方便快捷的一道菜

纳豆拌茼蒿

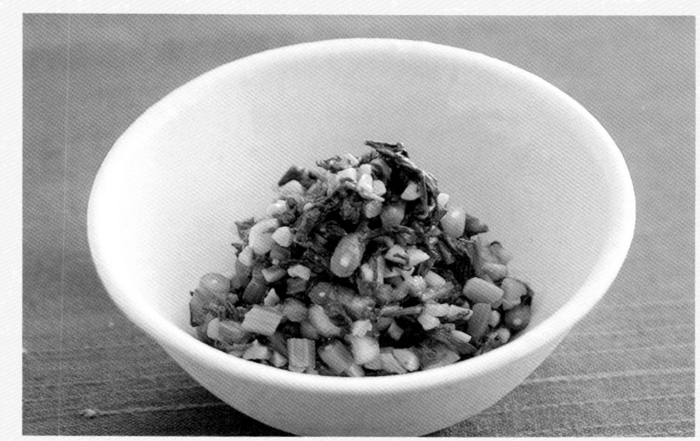

材料（2人份）

茼蒿…200g
纳豆…40g
葱（切末）…约 10cm 葱段的份量
A［酱油…1 小勺
　香油…1/4 小勺

做法

a. 将水煮沸，茼蒿先焯水再过凉水，控水后切成 7~8mm 长的小段。
b. 将纳豆放入材料 A 中拌匀，再加入茼蒿和葱末即可。

叶酸 158μg

不用开火就能迅速端上桌

紫菜拌芦笋

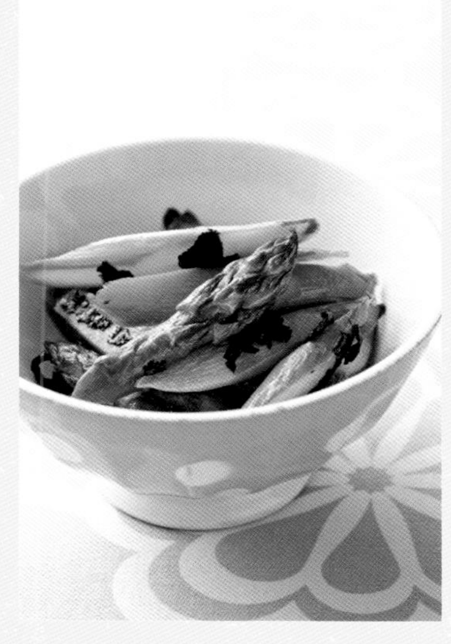

材料（2人份）

芦笋…150g
盐…1 小勺
香油…1/2 小勺
紫菜…半片

做法

a. 将芦笋削皮并切去硬根，斜刀切成长约 1cm 的厚片。
b. 将切好的芦笋铺在放了油纸的烤盘上，在烤箱里烤 7~8 分钟。出烤箱后撒上盐和香油拌匀，最后撒上碾碎的紫菜即可。

叶酸 44μg

吃水果不会浪费叶酸

南瓜猕猴桃沙拉

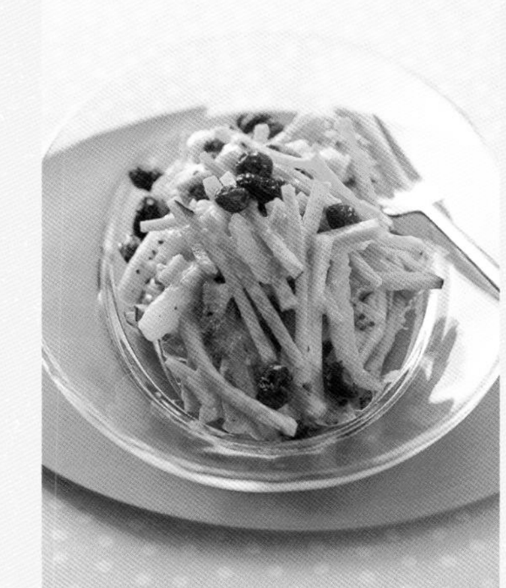

材料（2人份）

南瓜…100g
猕猴桃（切丝）…1 个
葡萄干…1 大勺
A［酸奶…1 大勺
　橄榄油…1 小勺
　蒜（切末）…少许
　盐…1 小勺
　胡椒…少许

做法

a. 南瓜去籽，放在耐热容器里盖上保鲜膜，膜上扎几个小孔进微波炉加热约 1 分钟，然后切丝。
b. 用热水泡一下葡萄干，然后控干水分。
c. 在锅里将材料 A 拌匀，加入南瓜丝、葡萄干和猕猴桃搅拌即可。

孕期必需营养物质之二

铁

理想的铁元素摄入量为

21~21.5mg/天

为宝宝输送氧气和营养

孕期血液量会随体重的增加而增多，但其中血浆的量会比红细胞增加得更快，造成血液浓度降低并引发贫血。红细胞最大的作用之一就是为宝宝输送氧气和营养，贫血不仅会使准妈妈出现心悸、气喘、容易疲劳等症状，还会对宝宝的发育产生不良影响。同时，贫血还可能使妈妈在分娩过程中出现出血性休克。

鱼、肉类富含血红素铁，而豆制品、蔬菜等则富含非血红素铁。为了更好地吸收铁元素，准妈妈每天都要有意识地吃些含铁食物。

富含铁的食材

- 羊栖菜（干货/10g）……… 5.5mg
- 蛤蜊（去壳100g）……… 3.8mg
- 金枪鱼罐头（调味罐头/80g）……… 3.2mg
- 豆泡（1个/70g）……… 2.5mg
- 牛肉馅（100g）……… 2.3mg
- 鲣鱼（100g）……… 1.9mg
- 木耳（10个/5g）……… 1.8mg
- 冻豆腐（1块/20 g）……… 1.4mg
- 干萝卜丝（10g）……… 1.0mg
- 沙丁鱼（中等大小1条/100g）……… 0.9mg
- 黄豆粉（1大勺）……… 0.5mg
- 蚬贝（10个/30g）……… 0.4mg

※ 全部指未加工的生蔬菜，干货为水发前重量。

摄取铁元素的3个要点

1 和维生素C一同摄入

维生素C能更有效地促进铁的吸收。含维生素C的食物有西蓝花、彩椒、卷心菜等。

2 用铁锅烹饪

在用铁锅等铁制品烹饪食物的过程中会有微量铁溶解，可以增加铁的摄入。在用铁锅或铁制不粘锅烹饪醋或番茄酱时，铁的溶解量会更多。

3 有意识摄取动物性蛋白质

动物性蛋白质富含血红素铁，比菠菜、黄豆等食物中所含的非血红素铁更容易被吸收。而非血红素铁应尽量和动物性蛋白质或维生素C一起食用。

铁含量 2.6mg

色彩鲜艳，配上香油更美味

彩椒牛肉沙拉

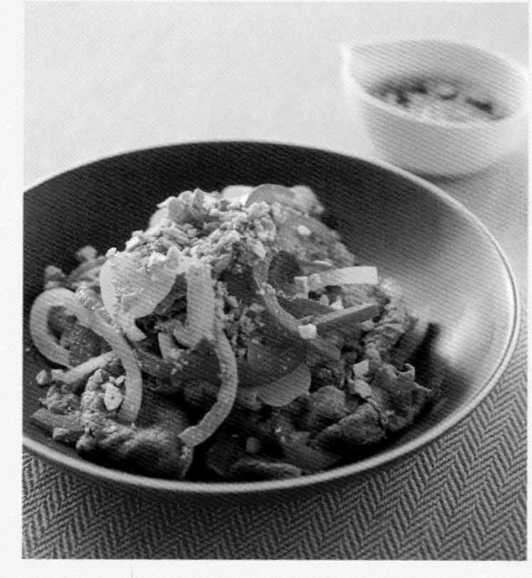

材料（2人份）

红椒、黄椒（切成5mm宽的丝）…各半个
火锅用牛肉片（里脊）…150g
A
- 腰果（烘烤后切碎），鸡汤，米醋…各2大勺
- 低盐酱油，砂糖…各1小勺
- 豆瓣酱…1/2小勺
- 蒜末…少许

酒…1大勺
盐…适量
胡椒…少许
香油…1小勺

做法

a. 将材料A拌匀。
b. 在锅里加水煮沸，放入酒和盐。随后按照彩椒、牛肉片的顺序将它们焯一下，之后过凉水并控干水分。
c. 在b步骤得到的食材中淋上香油、胡椒，盛盘后浇上a步骤中拌匀的调料即可。

铁含量 2.4mg

一道节约时间的蒸品

菠菜鸡蛋羹

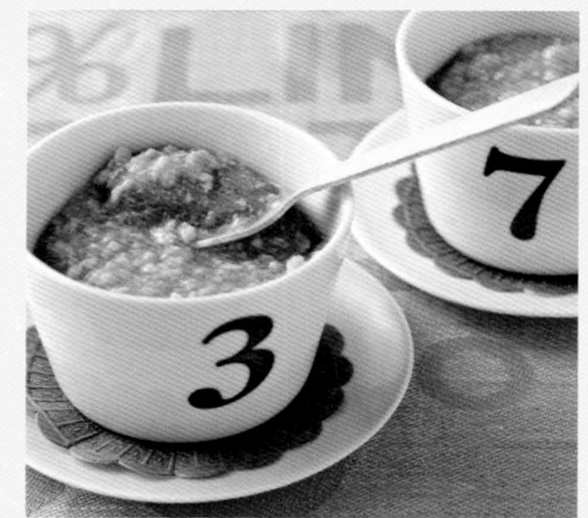

材料（3人份）

鸡蛋…1个
牛奶…1杯
盐…一小匙
菠菜…100g
鸡肉馅…50g
A
- 酒…2小勺
- 姜末…2小勺
- 味噌，蜂蜜…各2小勺

汤料…半杯
淀粉水（1小勺淀粉+1大勺水）

做法

a. 将菠菜、牛奶和盐放入搅拌器搅拌到顺滑，然后放入耐热容器，不盖保鲜膜，微波炉里加热2分钟左右。
b. 将鸡蛋打碎，放入a步骤得到的食材中搅拌后，分别盛入3个碗中。
c. 锅中放入约2cm深的水，然后放入b步骤中的碗，给锅加盖用中火蒸煮。水沸腾后将锅盖稍稍打开，再用小火蒸15分钟左右。用竹签扎一下，有清汤渗出即可。
d. 另一个锅中放入鸡肉馅和材料A拌匀后用中火翻炒。肉馅炒散后放入汤料煮开，最后用淀粉水勾芡。关火后浇在c步骤得到的蛋羹上即可。

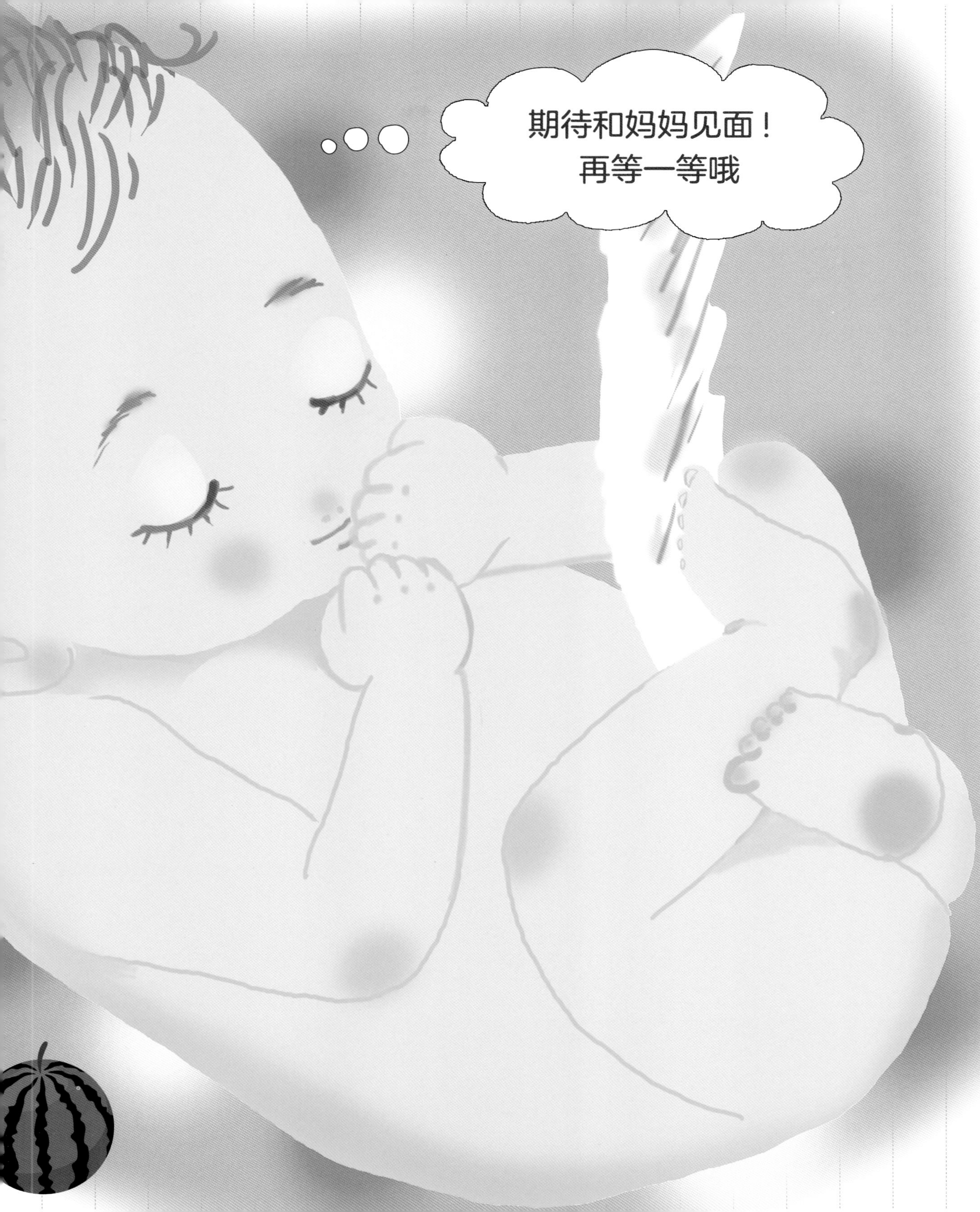
期待和妈妈见面！
再等一等哦

写一下自己的计划吧！

孕期悦生活

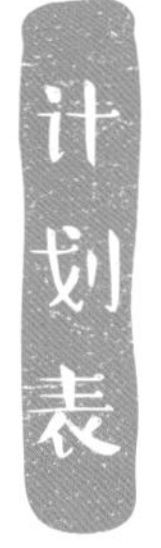

我们将谈你所想，解你所惑！

从确认怀孕到预产期将至，你将在这本书的帮助下对孕期事项了如指掌。在医院得知具体的预产期后，你可以在表中写上日期。

怀孕周数会以每7天为一个周期，要认真按日期做好记录。

怀孕时期	早期									
怀孕月数	2个月				3个月				4个	
怀孕周数	4	5	6	7	8	9	10	11	12	13
	/ ~	/ ~	/ ~	/ ~	/ ~	/ ~	/ ~	/ ~	/ ~	/ ~
距离预产期还有多少天	252天	245天	238天	231天	224天	217天	210天	203天	196天	189天
产检频率	2周1次								2 ～ 4周	

	2个月	3个月	4个
这个时期的身体状态	**月经推迟，身体状态变化，发现怀孕** ●怀孕迹象 体温持续处于高温期，出现身体无力、困倦、乳房胀痛、乳头刺痛、恶心等怀孕征兆。 ●药物的服用需要和医生商量 宝宝身体器官形成的最重要时期。药物影响会引起宝宝的发育异常，用药前必须要和医生沟通。	**孕吐达到高峰；生理，心理均开始发生变化** ●开始孕吐 大多数人开始出现孕吐，还会对食物的喜好发生变化，对气味开始变得敏感等。妊娠反应的高峰出现在怀孕 10 周左右。 ●要合理调整情绪 这个时期，人会变得易怒、焦虑、心情不好等。可以看看 DVD，写写微博等，尽量以平稳的心态度过这个时期。	**胎盘形成，腹部** ●孕吐开始减轻 孕吐减轻，食欲恢复， 食过量而造成体重增加 ●发热、无力等情 体温开始下降。发热、 消失，感觉会更加轻松。

此时你应该……

□到妇产科就诊

验孕棒显示阳性后，应该尽早到妇产科就诊，检查是否有宫外孕等异常情况（详见 18 页）。

□领取母子健康手册

记录怀孕、分娩过程和宝宝健康状态的手册。

□改善饮食和生活习惯

禁烟禁酒的同时还要改善生活习惯，更有规律地生活。

□更换孕妇内衣

在开始变为孕妇体型后，最好换用比较宽松、柔软的孕妇内衣。

□预约分娩医院

可以分娩的医院和产科医生数量都是有限的，很多比较热门的医院甚至需要在怀孕初期就预约；而计划回家乡分娩的妈妈也要尽早预约医院。

HOSPITAL

□收集关于怀孕、分娩的信息

认真了解怀孕分娩的过程可以消除不安，也可以借鉴微博等社交平台上有经验的妈妈们的经历和建议。

My memo

		中期													
月		5个月				6个月				7个月					
14	15	16	17	18	19	20	21	22	23	24	25	26	27	28	2
/ ~	/ ~	/ ~	/ ~	/ ~	/ ~	/ ~	/ ~	/ ~	/ ~	/ ~	/ ~	/ ~	/ ~	/ ~	~
182天	175天	168天	161天	154天	147天	140天	133天	126天	119天	112天	105天	98天	91天	84天	77
1次		4周1次								2 ~ 4周1次					

开始变大

一定要注意别因饮
快。

开始改善
力等状态开始逐渐

进入稳定期，这也是身体状态最好的时期

●腹部开始显怀

这是腹中宝宝茁壮成长的时期。妈妈的腹部开始变得更加明显，同时乳房开始增大。

●有些妈妈已经开始感觉到胎动

怀孕 18 ~ 20 周，妈妈可以感觉到子宫中宝宝的活动。最初的胎动就像是肠蠕动的感觉。

感觉到胎动，和宝宝距离更近

●几乎所有妈妈都能感觉到胎动

开始感到胎动时间因人而异，但当宝宝身长约 30cm 后，几乎所有妈妈都能感到胎动

●促进下半身血液循环

妈妈下半身的静脉受到子宫的压迫，会出现脚肿，形成静脉瘤等情况。洗澡时应注意保暖。

肚子越来越大，胎动越来越频繁

●胎动越来越强

宝宝越来越大，越来越有活力。而妈妈对宝宝的健康成长也越来越有真实的感觉。

●不急不躁，舒畅生活

即使身体状态很好，也会因为过于疲劳而出现脚部肿胀、腹胀的情况。妈妈此时不要急躁，应该平和地生活。

积极应对各

●如果感觉
去就诊

浮肿、贫血、腹
感觉“有些奇怪
就医。

●容易出现妊

此时妈妈肚子变
易出现妊娠纹。
不到的地方也要

□分娩准备 贴身衣物、尿不湿……婴儿产品应有尽有。首先要收集信息，将所需物品做好记录。婴儿要在商量的基础上一点一点准备。

□戌日祈祷顺产

在日本，有在怀孕 5 个月时的戌日祈祷顺产的风俗。拜神后，妈妈也许会觉得更加安心。

□准备宝宝的生活空间

要选能够让妈妈看到的、光照和通风都比较好的位置，还要考虑物品收纳和夜间哄睡的空间（详见第 83 页）。

□练习分娩

事先了解分娩方式和过程，等真正分娩时就可以预测下一步，以便更好地度过阵痛期（详见第 160 页）。

□住院准

怀孕 37 周后，宝
会出生，考虑到
提前出生的情况
准备住院用品。
提供一些物品，
确认（详见第 9

□让身体活动起来

怀孕 16 周后，妈妈可以在医生的许可下积极运动。运动既有益于管理体重、增强体力，也可以改善心情（详见第 114 页）。

□开始考虑宝宝的名字

尽早取好名字有利于宝宝出生后尽快上户口，可以考虑几个名字作为备选。（详见第 82 页）

□回家
孕 34

临产前一个
的情况。如
最好在怀孕

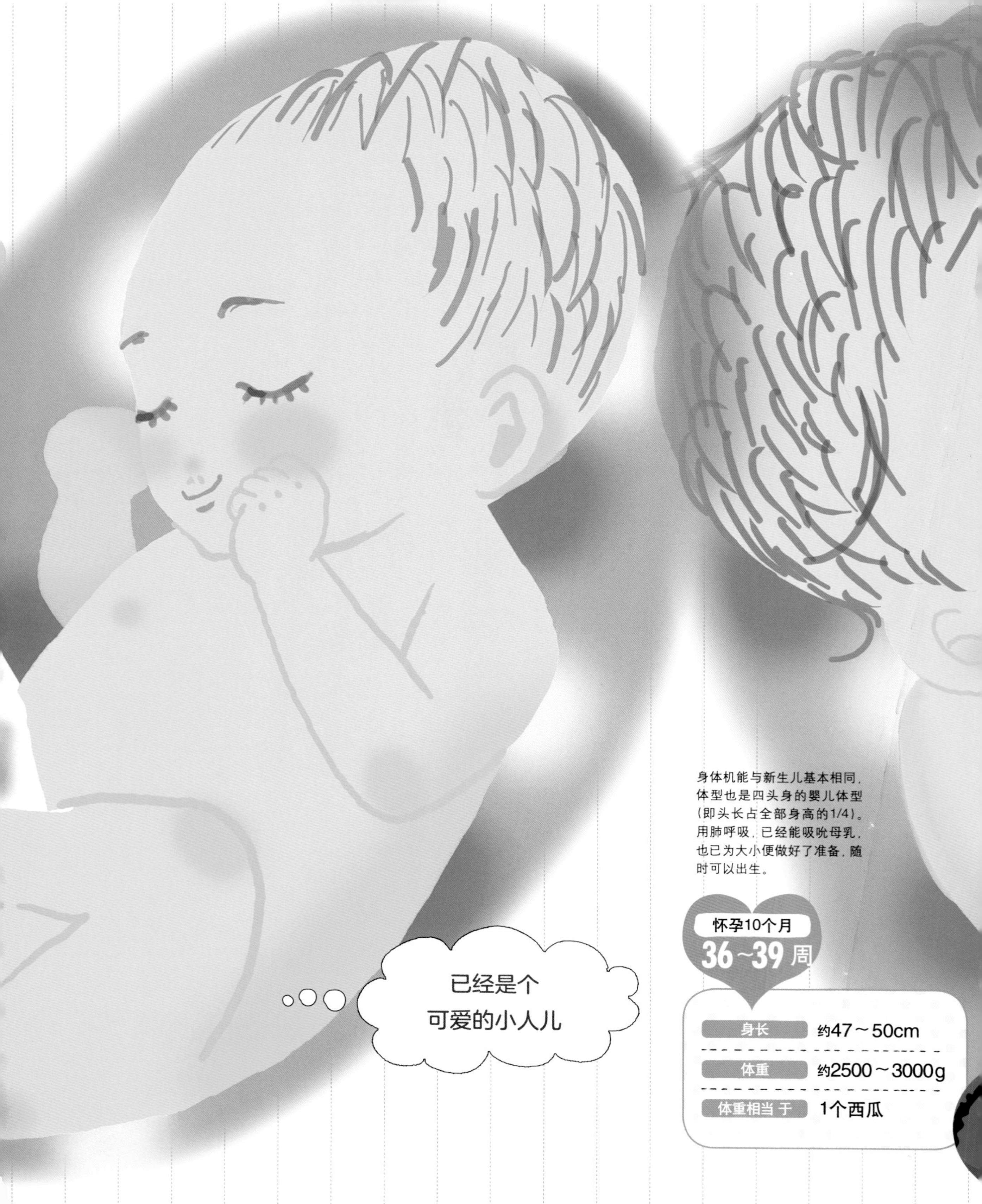
已经是个
可爱的小人儿
身体机能与新生儿基本相同，体型也是四头身的婴儿体型（即头长占全部身高的1/4）。用肺呼吸，已经能吸吮母乳，也已为大小便做好了准备，随时可以出生。
怀孕10个月
36～39周
身长 约47～50cm
体重 约2500～3000g
体重相当于 1个西瓜

后期												
个月		9个月				10个月						
30	31	32	33	34	35	36	37	38	39	40	41	42
/ ~	/ ~	/ ~	/ ~	/ ~	/ ~	/ ~	/ ~	/ ~	/ ~	月 日		
70天	63天	56天	49天	42天	35天	28天	21天	14天	7天			
2周1次						1周1次				按照医生的指示就诊		

中情况

平时不太一样，要

等情况会越来越多。只要就要为了保险起见前去

振纹

很大，皮肤受到拉伸，容
是肚子下方、臀部等看
意保湿。

身体开始为分娩做准备

●开始出现不规则的腹胀

每天会有几次腹部胀痛的感觉，这其实就是分娩的预演。但如果腹胀一直持续或疼痛加剧，还是需要就诊。

●分娩临近的一些特征

子宫增大直到心窝的位置，会感到烧心或胃胀，一次无法大量进食，但可以增加进餐次数。

分娩准备完成，宝宝随时可能出生

●胎动感越来越轻

怀孕37周后，宝宝已经足月，随时可以出生。宝宝的头部在骨盆中固定，较强烈的胎动会越来越少。

●可以看到一些即将分娩的特征

随着预产期的临近，阴道和宫颈口开始变得柔软，分泌物开始增加，还会有少量出血。

●如果已经过了预产期……

即使过了预产期，1周以内也不需要担心。但超过1周后，胎盘的功能会开始下降，要就医确认宝宝的状态。

婴儿床等较占地方的物品，夫妻双方

工作

随时都
宝可能
应尽早
医院也会
最好提前
页）。

□胎位不正的正位体操

当宝宝头朝上、脚朝下时，不同医院会进行各种关于正位体操的指导。

分娩要在
前动身

很可能在移动过程中出现分娩
怀孕期间没有任何问题，妈妈
周前回家（详见第77页）。

□和丈夫沟通产后的各种手续

产后妈妈不能立刻外出，因此出生证明等需要办理的手续，要交给丈夫（详见第91页）。

分娩前的最终检查！

- □确认产后安排
- □分娩所需费用
- □筛选宝宝备选名字
- □准备“宝宝出生”的通知
- □产后家中无人时的准备
- □预约网上超市或食材配送
- □考虑产后给来贺亲友的回礼

分娩可能随时开始，最好在此之前做好一切准备工作。

●联系医院，听从指示后住院

如果是首次分娩，在出现了间隔10分钟的阵痛或破水的情况时要马上联系医院，听从医生的指示。如果决定要住院了，尽快联系丈夫或家人，一个人的话也可以乘坐出租车到达医院。

感受一下宝宝实际的大小吧！

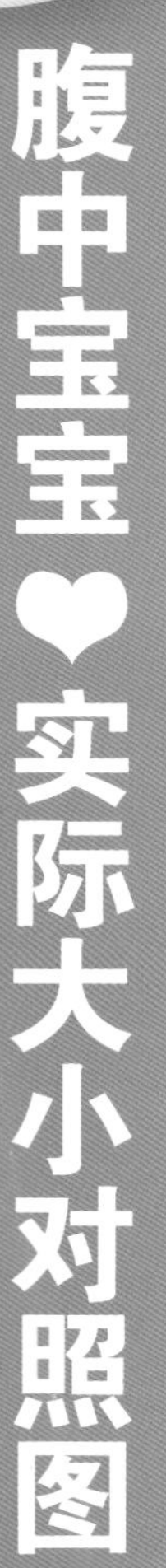
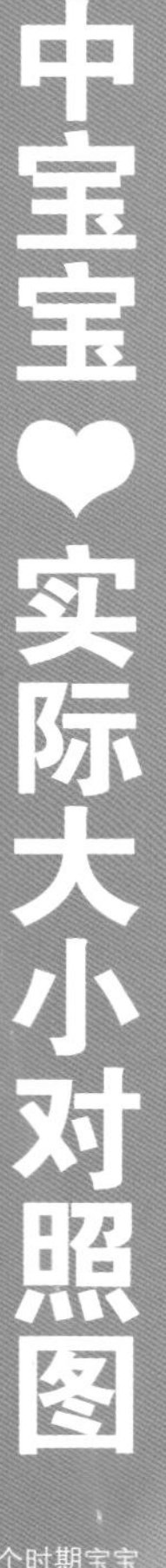

腹中宝宝❤实际大小对照图

※ 每个时期宝宝的数值都基于历史数据与平均值得出，宝宝的实际数值若与此处数值不同，并不意味着出现异常。

怀孕2个月 7周左右

身长	约9～14mm
体重	约1～4g
重量相当于	一粒葡萄

还像条小鱼！

宝宝还完全不像人的样子，但头部、身体、手脚已经可以区分。除了脑和神经之外，宝宝的心脏、肝脏等器官，眼睛、耳朵等五官也开始形成。

怀孕4个月 15周左右

内脏和手脚基本形成了！

身长	约80～83mm
体重	约100g
重量相当于	1个猕猴桃

宝宝的内脏和手脚等各部位基本形成，宝宝已经可以开始在羊水中转动。胎盘形成，宝宝可以靠它从母体得到各种营养。

随着骨骼和肌肉开始发育，宝宝开始在羊水中活动自如，而很多妈妈可以感到胎动。宝宝开始能听到声音，我们还能通过B超检查看到宝宝的嘴张张合合的样子。

怀孕6个月 23周左右

尽管还很瘦，但已经能动了！

身长	约30～33mm
体重	约400～600g
重量相当于	2个橘子

怀孕8个月 28～31周

身长	约40～41cm
体重	约1200～1700g
体重相当于	3个梨

宝宝的肌肉和骨骼发育完成，身体越来越大且头部朝下，开始变得比较稳定。B超检查时，可以通过性器官来判断宝宝的性别。

1cm

铁含量 2.1mg

甜辣口味，美味下饭

牛蒡猪肉丸

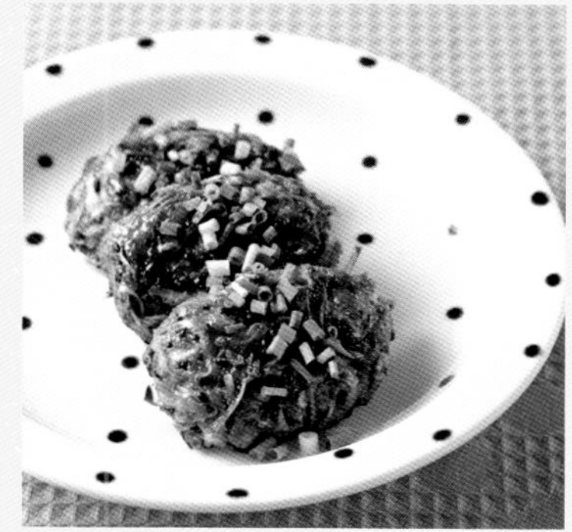

材料（2人份）

猪肉馅…150g
牛蒡…150g
A［砂糖，味噌…各1小勺
酒…1大勺
姜…1片
淀粉…1大勺］
香油…适量
色拉油…1小勺
小葱末…适量
B［酱油…2小勺
甜味料酒…2大勺］

做法

a. 牛蒡去皮切碎。
b. 碗里放入肉馅和材料A搅拌，再加入香油和牛蒡继续拌匀，然后将其分成适合的大小并捏成椭圆形。
c. 锅里放入色拉油烧热，放入b步骤中的肉丸两面煎炸，上色后加入材料B。
d. 收汁后盛盘撒上小葱末。

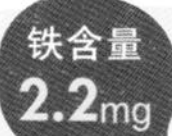

铁含量 2.2mg

香油味爽口小菜

鱼干芝麻拌韭菜

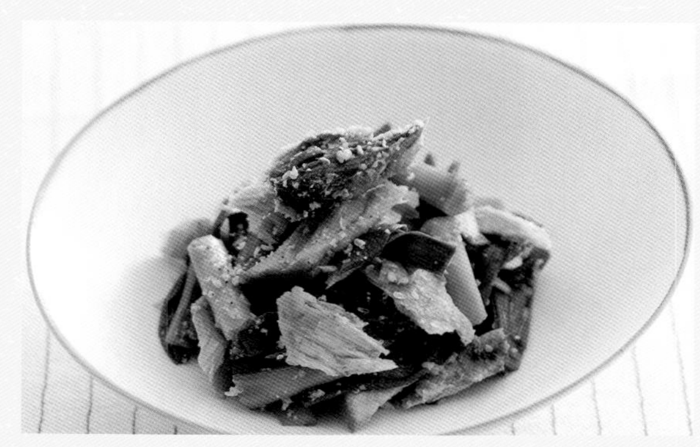

材料（2人份）

鱼干…60g
韭菜…100g
A［汤料…2大勺
酱油…1小勺
芝麻…5g］
香油…1小勺

做法

a. 在不粘锅里倒入香油用中火烧热，将鱼干两面煎好，放凉后捣碎。
b. 在锅中加水煮沸，放入韭菜焯一下再过凉水，控干水分后切成长3cm左右的小段。
c. 在碗里放入材料A拌匀，然后加入鱼干和韭菜即可。

铁含量 2.7mg

虾和豆瓣酱的鲜香组合

番茄豆腐煮虾仁

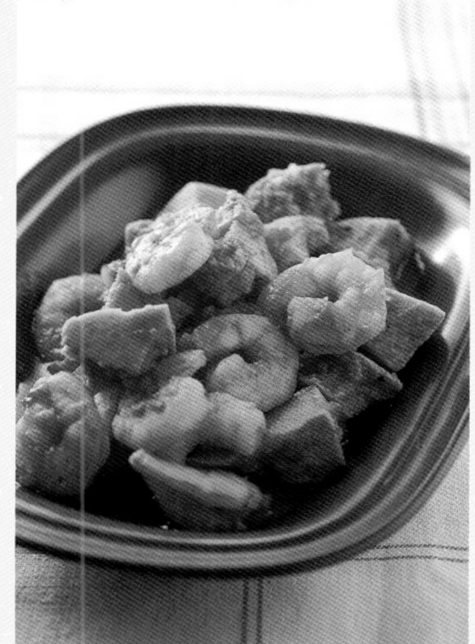

材料（2人份）

冻豆腐…2个
虾仁…150g
西红柿罐头…半罐
蒜末，姜末…各适量
汤料…半杯
豆瓣酱，胡椒…各少量
砂糖，橄榄油…各1小勺
低盐酱油…2小勺

做法

a. 将冻豆腐控干水分并切成适中的大小。
b. 在不粘锅中放入橄榄油，用中火加热，再放入豆瓣酱、蒜末、姜末煸炒，最后加入冻豆腐和虾仁继续炒。
c. 加入西红柿和汤料，再放入砂糖、酱油和胡椒调味，盖上锅盖用小火煮约20分钟即可。

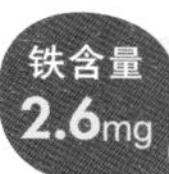

铁含量 2.6mg

让人爱不释“口”的味道

羊栖菜油豆腐炖黄豆

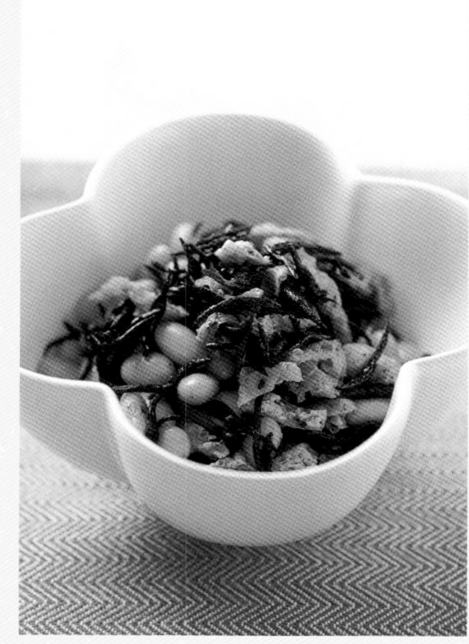

材料（2人份）

羊栖菜（干货）…5g
油豆腐（切丝）…半块
黄豆罐头…1罐（80g）
香油…1小勺
A［甜味料酒，酒…各1大勺
砂糖…1小勺］
B［低盐酱油…1大勺
汤料…1/4杯］

做法

a. 将羊栖菜用水泡发。
b. 在炒锅里放入香油，用中火烧热，放入控过水的羊栖菜、油豆腐丝和黄豆翻炒。
c. 在锅中加入材料A煮沸，然后再加入材料B并盖上盖子。小火煮20分钟左右，放凉后即可食用。

孕期必需营养物质之三

钙

理想的钙摄入量约为

650mg/天

钙能使宝宝拥有强壮的骨骼和牙齿，并有效防止妈妈患骨质疏松症

钙是宝宝的骨骼和牙齿形成过程中不可缺少的营养物质，还具有缓解孕期焦虑的安神效果。准妈妈孕期储存的钙会优先输送给宝宝，钙不足一般不会影响宝宝的成长发育，但会造成妈妈钙流失。产后如果母乳喂养，妈妈对钙的需求量会进一步加大，更容易缺钙并出现骨质疏松。

乳制品、豆制品、樱花虾、茼蒿等是富含钙的食物，而鱼干、小鱼加工品、发酵干酪等由于含盐量较高，食用时要特别注意。

富含钙的食材

- 油豆腐（1片/150g）……360mg
- 木棉豆腐（1块/300g）……360mg
- 原味酸奶（200ml）……252mg
- 水菜（一小把/120g）……214mg
- 发酵干酪（1块/20g）……126mg
- 小松菜（1株/50g）……73mg
- 调制豆奶（200ml）……65mg
- 多春鱼（鱼干/1条20g）……59mg
- 蛋黄（1个/20g）……30mg
- 小沙丁鱼干（半干/1大勺1.5g）……26mg
- 鲹鱼（中等大小1条/150g） 18mg
- 秋葵（2个/16g）……12mg

※ 全部指未加工的生蔬菜，干货为水发前重量。

摄取钙的2个要点

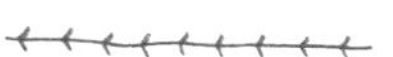

1 和维生素D一起摄入

维生素D可以帮助钙更有效地转变为骨质。鲑鱼、鲣鱼、香菇、菌类等富含维生素D，可以和含钙食材一起烹饪。

2 醋和柠檬等可有效促进钙吸收

醋、柠檬、苹果等所含的柠檬酸可以促进钙的吸收。小鱼、青菜中含有不易被吸收的钙，如果和含有柠檬酸的食材一起烹饪，能更有效地促进钙的吸收。

含钙量 274mg

\配上白萝卜末，口味更清爽/

小松菜炖豆腐

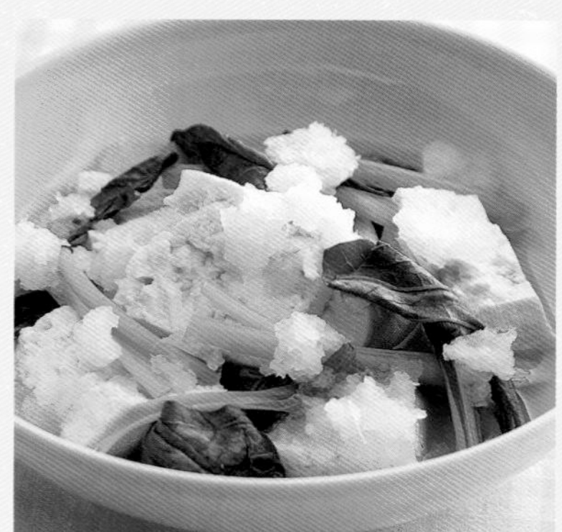

材料（2人份）

小松菜…150g
白萝卜…200g
木棉豆腐…200g
A 汤料…3/4杯
酱油，甜味料酒…各大半勺

做法

a. 将小松菜切成5cm长。
b. 白萝卜去皮，擦成碎末并控水。
c. 在锅中放入材料A用中火加热，豆腐用手掰成合适的大小放入锅中。煮沸后再加入小松菜，煮到入味。
d. 撒上白萝卜末，再煮2分钟左右出锅。

含钙量 539mg

\芝士和西红柿搭配的意大利口味/

芝士烤西太公鱼

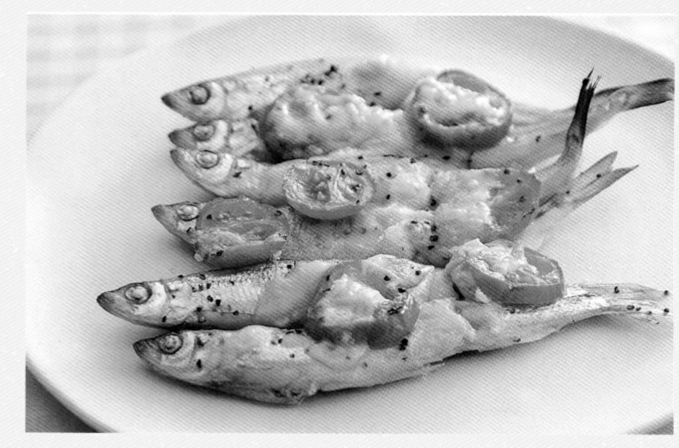

材料（2人份）

西太公鱼…12条
小西红柿…3个
比萨用芝士…20g
大粒黑胡椒…少许

做法

a. 西太公鱼用水清洗后控干水分。
b. 小西红柿去蒂后切成3~4mm厚的圆片。
c. 烤盘上放油纸，放上鱼后再摆小西红柿并撒上芝士、胡椒。烘烤7~8分钟直到芝士融化即可。

含钙量 161mg

撒上辣椒末可丰富口感

水菜樱花虾拌饭

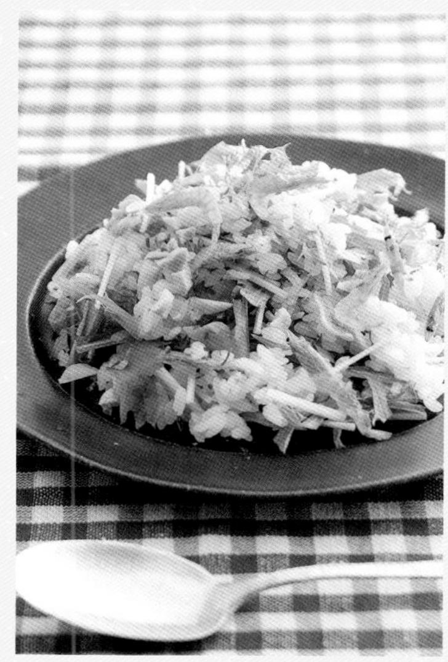

材料（2人份）

樱花虾…10g
水菜…50g
花生…10g
A［柠檬汁…2 大勺
　 辣椒末，盐…各少许
米饭…300g

做法

a. 煸炒樱花虾；水菜切成 2cm 长的小段。
b. 花生煸炒后剥去薄皮，切碎。
c. 将米饭放入稍大的碗中，放入材料 A 拌匀，再加入樱花虾、水菜和花生搅拌即可。

含钙量 107mg

小鱼干配酸奶，口感一级棒

南瓜沙拉

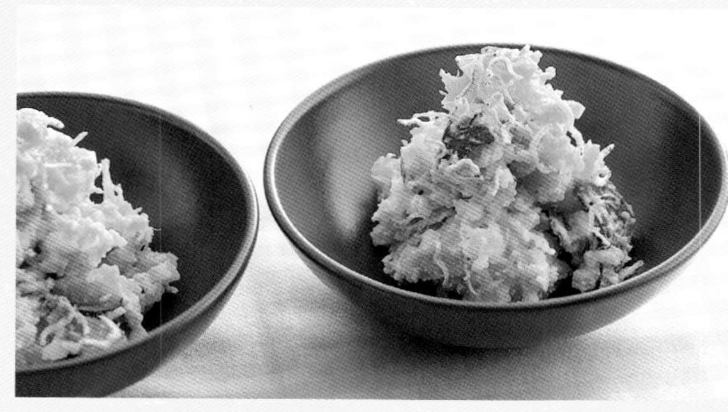

材料（2人份）

原味酸奶…100g
南瓜…200g
洋葱末…50g
小鱼干…10g
盐…1 小勺
胡椒…少许

做法

a. 将酸奶倒入放有过滤纸的筛网里过滤。
b. 将南瓜放入耐热容器，盖上保鲜膜，膜上扎孔用微波加热 5 分钟；静置至不烫手后用叉子碾碎，再加入洋葱末、盐和胡椒搅拌后放凉。
c. 用热水焯小鱼干，去掉一些盐分，然后在热锅里煎炒。
d. 在南瓜里放入控水后的酸奶和 3/4 的小鱼干搅拌后盛盘，再撒上剩余的小鱼干即可。

含钙量 149mg

鸡蛋配小葱的家常菜

多春鱼小葱蛋卷

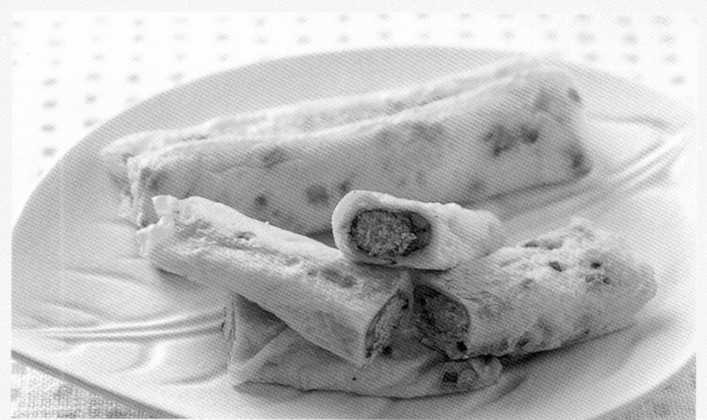

材料（2人份）

多春鱼…4 条
鸡蛋…2 个
小葱末…2 大勺
汤料…1 大勺
淀粉…1 小勺
色拉油…适量

做法

a. 将多春鱼烤熟。
b. 在碗里放入鸡蛋、汤料、小葱末、淀粉搅拌。
c. 向不粘锅里倒入少量色拉油，将 b 步骤得到的 1/4 混合物入锅，表面起泡后放上多春鱼并将其卷起，剩下的材料做法相同。

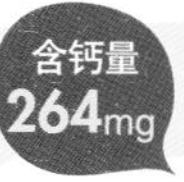

含钙量 264mg

配上芥末，鲜味倍增

豆腐鸡肉饼

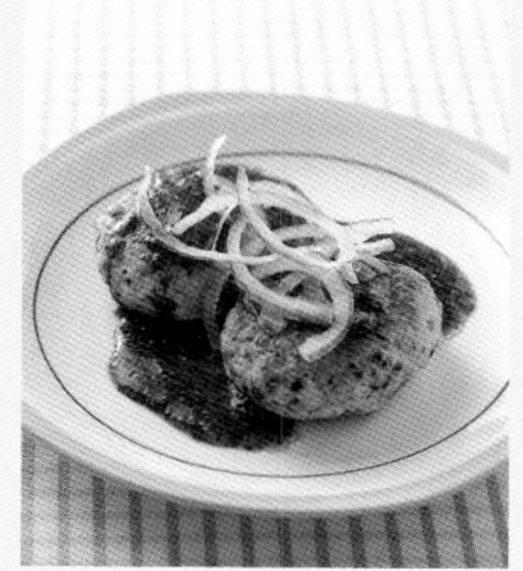

材料（4人份）

木棉豆腐，鸡肉馅…各 150g
羊栖菜（干货）…3g　　蛋液…1 大勺
面包糠…2 大勺
洋葱末，紫色洋葱片…各 1/4 个洋葱的量
黄麻叶末…3 大勺
盐…少许
胡椒…少许
汤料…半杯
低盐酱油，甜味料酒，米醋…各 1 大勺
淀粉水（淀粉 1 小勺 + 水 2 小勺）
芥末，色拉油…各 1 小勺

做法

a. 豆腐进微波炉加热 2 分钟左右，控干水分。羊栖菜泡发后控干水分。
b. 盆里放入肉馅和控水后的豆腐、蛋液、羊栖菜，再加入面包糠、洋葱末并搅拌，之后加入盐和胡椒并将馅分成四等份。
c. 不粘锅中放油用中火烧热，放入 b 步骤得到的肉馅并用大火煎至上色，然后改小火，盖上锅盖焖 3 分钟；反面也同样煎好。
d. 在另一个锅中放入黄麻叶、汤料、酱油和甜味料酒，煮沸后加入醋和淀粉水，最后放入芥末。
e. 将煎好的肉饼盛入盘中，浇上 d 步骤制作的汤汁，最后撒上紫色洋葱片。

进入稳定期后，
在身体允许的情况下
尽量活动

孕期动起来

适当运动不仅可以增强体力、预防便秘和水肿，还可以缓解不安的情绪。

稳定期的活动相对自由

孕初期准妈妈会出现嗜睡、不安、妊娠反应等状况，还要担心是否会流产。不过到了怀孕15~16周，胎盘基本发育完全，孕期也进入了稳定期。这时肚子还不会太大，准妈妈可以在医生的许可下适当进行一些运动。

运动不仅能有效控制体重的增加，还能增强体力，帮助准妈妈更好地迎接分娩；同时，运动还有利于促进血液循环，缓解水肿、腰痛、便秘等症状，益处多多。

得到医生的许可后量力而行

运动益处多多，但孕期还是要以身体为重，准妈妈要先得到医生的允许，再选择合适的运动进行锻炼。

在一些专门机构进行孕期运动可以结识一些孕妇朋友，让运动更加快乐。在选择机构时，首先要考虑其卫生条件、管理制度等，还要留意此机构在运动前是否会检查孕妇的身体状态。

如果选择自行运动，那么在散步或做拉伸运动时，若出现腹胀或不适，就应该立刻休息，不要勉强。

孕期运动的好处

★ 有效控制体重

★ 保持心情舒畅

★ 结交孕妇朋友

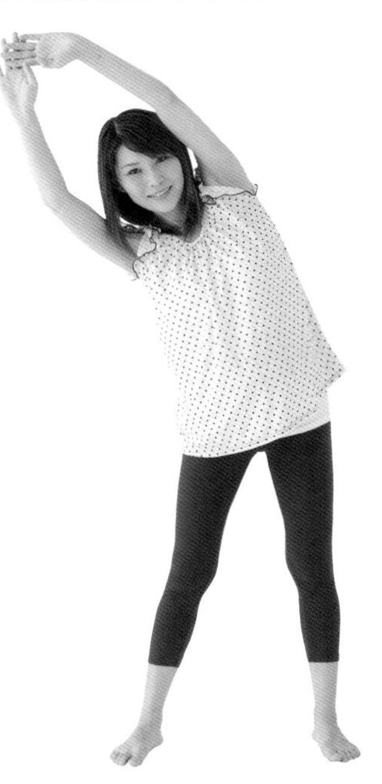

孕期运动 Q & A

Q 孕期运动要注意什么？

A 身体不舒服时不要运动

比起孕前，孕后的身体负担变重。如果出现腹胀、无力、状态不佳、头痛、精神恍惚等不适感，就不要勉强自己再继续锻炼。如果腹痛并伴随出血，要及时就医。

比较推荐的运动

散步 ➔ 参见P115　孕妇瑜伽 ➔ 参见P116

孕妇体操
专门为孕妇设计的健美操。全身运动可以缓解腰痛，也能有效锻炼肌肉。

伸展运动
可以预防腰痛并锻炼关节柔韧性，有利于妈妈适应分娩时的各种姿势。

孕妇草裙舞
在轻松的氛围中进行。尽管动作非常舒缓，但要使用腿部和腰部肌肉，准妈妈要在教练的指导下才能练习。

尽量避免的运动

球类运动、芭蕾、快节奏舞蹈、竞走、健身自行车、自行车等

这些运动在跑跳的过程中会给身体带来过大的负担，另外还有被球击中或摔倒的危险，在孕期应该尽量避免。

散步（最简单易行的运动）

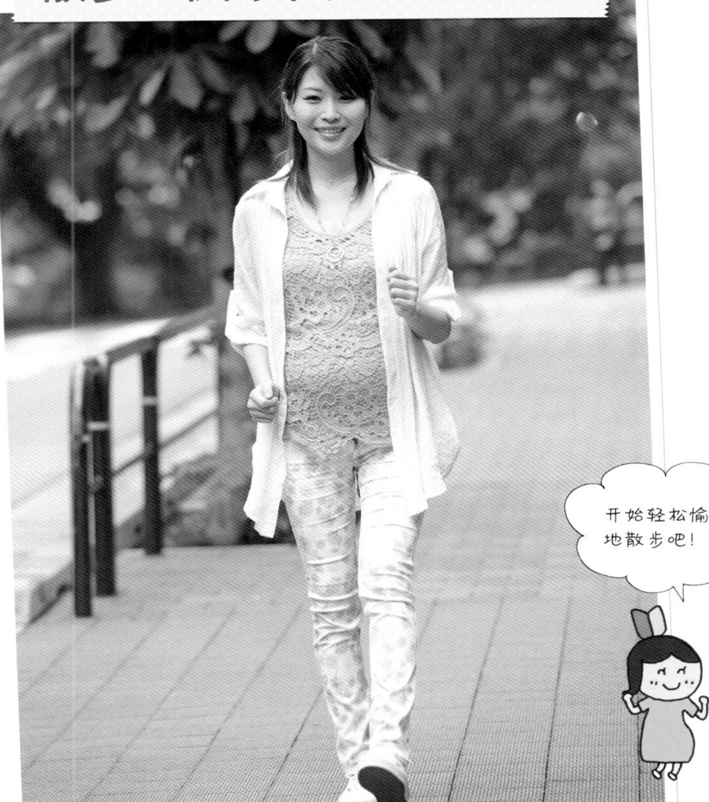

开始轻松愉快地散步吧！

穿着舒适的衣服，每天散步20~30分钟

散步是可以活动全身、促进脂肪燃烧的有氧运动。它能有效控制体重增加，且不需要专业人士的指导，非常适合准妈妈。

进入稳定期且在医生许可后，准妈妈可以每天散步20~30分钟。孕前很少做运动的妈妈，开始可以先散步5~10分钟，再循序渐进。

散步服装要选择宽松衣物，鞋子最好是穿惯的运动鞋。要避开空腹和饱腹的时间，选择较平坦的路段散步。在绿植较多的公园或步行街散步还可以放松心情。

散步方法

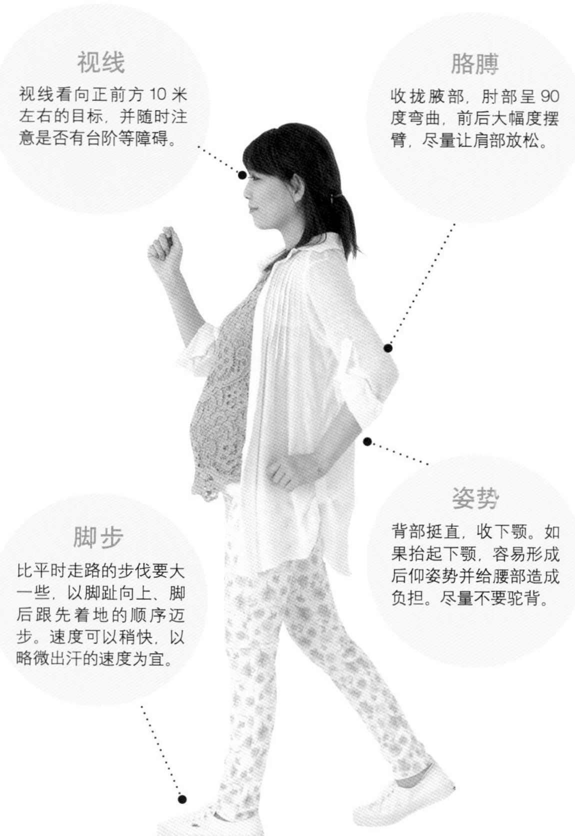

视线
视线看向正前方10米左右的目标，并随时注意是否有台阶等障碍。
胳膊
收拢腋部，肘部呈90度弯曲，前后大幅度摆臂，尽量让肩部放松。
脚步
比平时走路的步伐要大一些，以脚趾向上、脚后跟先着地的顺序迈步。速度可以稍快，以略微出汗的速度为宜。
姿势
背部挺直，收下颚。如果抬起下颚，容易形成后仰姿势并给腰部造成负担。尽量不要驼背。

散步的4个原则

1 进入稳定期且得到医生许可

开始运动前一定要得到医生的许可。孕期外出时，一定要随身携带母子健康手册、医保卡及医院的就诊卡，散步时也不要忘记。

2 把身体状态放在首位

即使有了医生的许可，也要在身体条件允许时再运动。随时注意身体变化，一旦觉得腹胀就要立刻停止。

3 运动前后做拉伸运动

不要突然开始运动，运动前后都要做一些拉伸运动。运动开始前先拉伸一下大腿、小腿和脚腕，运动结束后也要做些拉伸运动，让身体慢慢平静下来。

4 注意随时补充水分

运动出汗会造成水分流失，要随身带水、随时补充水分。另外最好带上擦汗用的毛巾，并戴上帽子防止紫外线照射和中暑。

孕妇瑜伽：放松身心，强健体魄

孕妇瑜伽可以在增强体力的同时，让准妈妈心情舒畅。

身体更柔软，心情更放松

孕妇瑜伽动作舒缓，重视呼吸调整。练习孕妇瑜伽可以帮助准妈妈们掌握深呼吸的方法，还能调节身心；这样一来，在阵痛强烈时，准妈妈就能更好地调整自己、放松自己。

练习瑜伽可以调整骨盆、锻炼肌肉、使身体更柔软并增强体力，帮助妈妈更好地迎接分娩。此外，孕妇瑜伽还可以缓解腰痛、水肿等症状。

通常在进入稳定期后就可以开始练习瑜伽，不过为了保险起见，还是要先征得医生的同意。

掌握呼吸法

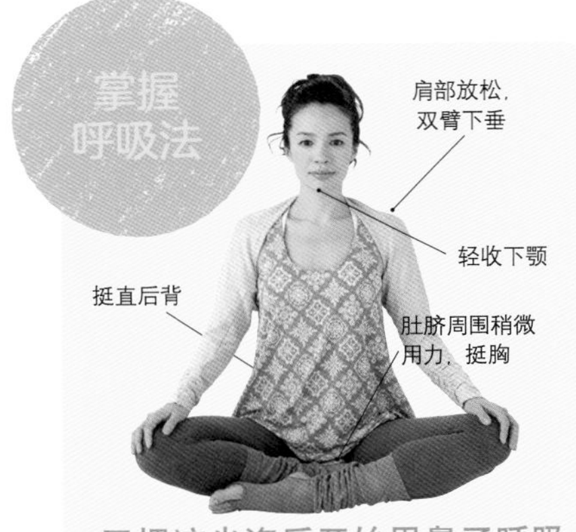
肩部放松，
双臂下垂
轻收下颚
挺直后背
肚脐周围稍微
用力，挺胸

习惯该坐姿后开始用鼻子呼吸

盘腿坐下，手掌向下放在膝盖上；用嘴呼气、用鼻子吸气，反复练习几次。接下来，练习用鼻子吸气后再用鼻子呼气。瑜伽练习中最基本的一点就是要用鼻子呼吸。

猫姿练习

功效
- 调整骨盆
- 练习如何用力
- 缓解腰痛

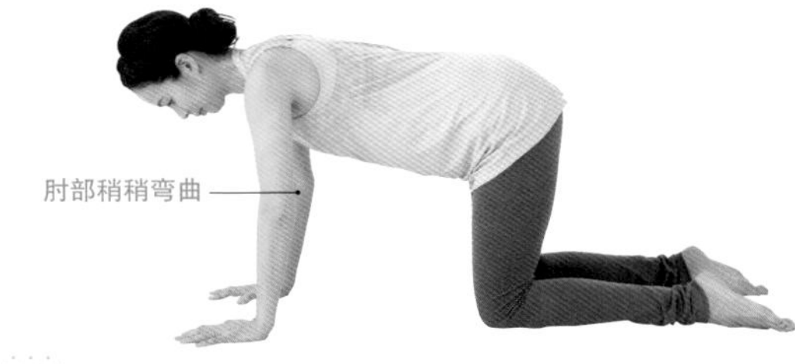
肘部稍稍弯曲

1 匍匐姿势

身体呈匍匐姿势，手掌平放在地，和肩部保持在同一直线上。伸展腰部，收腹，保持背部和腰部在一条直线上。视线落在双手之间，头部向后微仰。

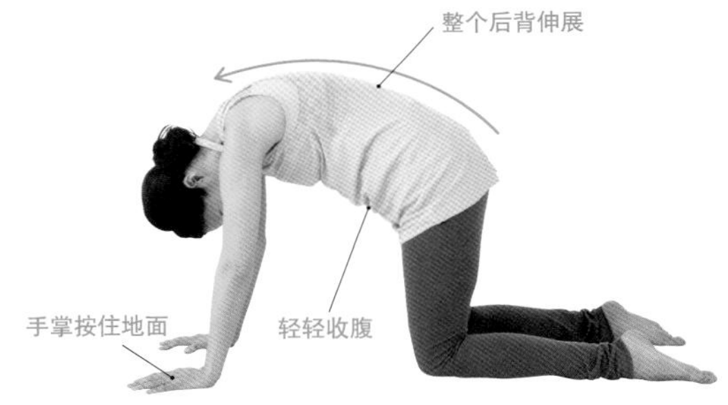
整个后背伸展
手掌按住地面
轻轻收腹

2 后背呈弧形

一边吐气一边弓起后背呈弧形，收腹。

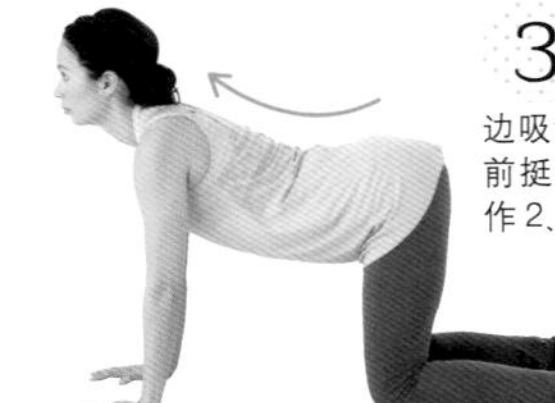

3 胸部前挺

边吸气边将之前收住的胸部前挺，眼睛直视前方。将动作2、动作3重复3~5次。

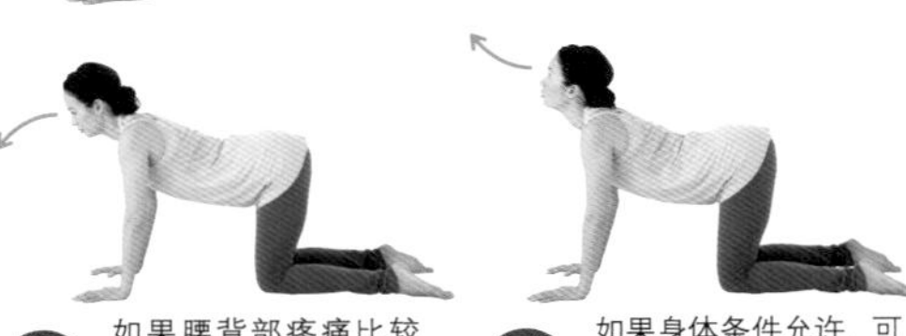

如果腰背部疼痛比较严重，做到直视前方就可以了。

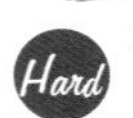

如果身体条件允许，可以将视线移至天花板，身体继续后仰。

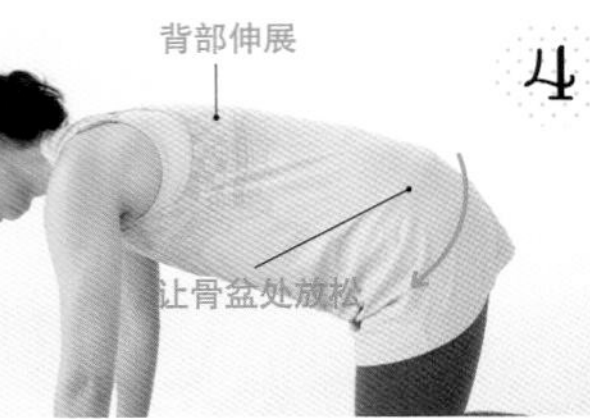

4 稍稍收臀

背部保持静止，转动骨盆。一边自然地呼吸一边收臀，腹部用力。

5 稍稍提臀

继续保持自然呼吸，稍稍提臀，将腰部下压。将动作4、动作5重复5次。

脚尖着地、保持平衡

功效
- 缓解水肿
- 增强下半身肌肉力量
- 预防抽筋

1 伸出右脚脚后跟

身体呈匍匐姿势，右脚后伸，脚尖着地。吸气，脚尖按压地面，呼气，脚后跟向后伸展。连续做 3 次后，换左脚做 3 次。

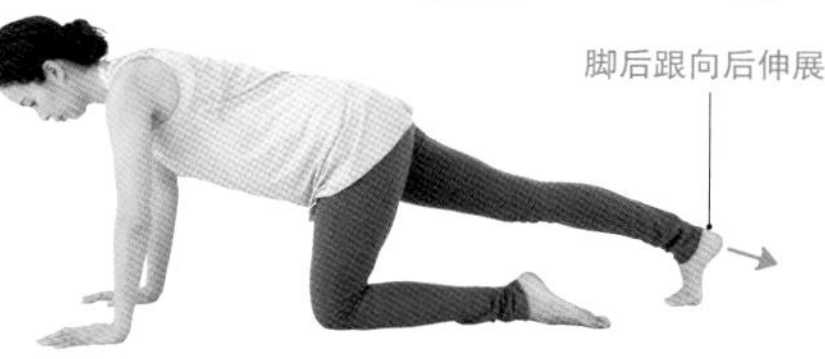
脚后跟向后伸展

2 脚尖着地，双膝分开，呈坐姿

恢复到匍匐姿势，脚尖着地，双膝分开。两手触摸膝盖，抬起上半身后抬膝，两手放在大腿上。保持这个姿势，呼吸 5~10 次。不好掌握平衡时可以将双手放在地面，如果觉得比较轻松，可以试着将双手合十放在胸前。

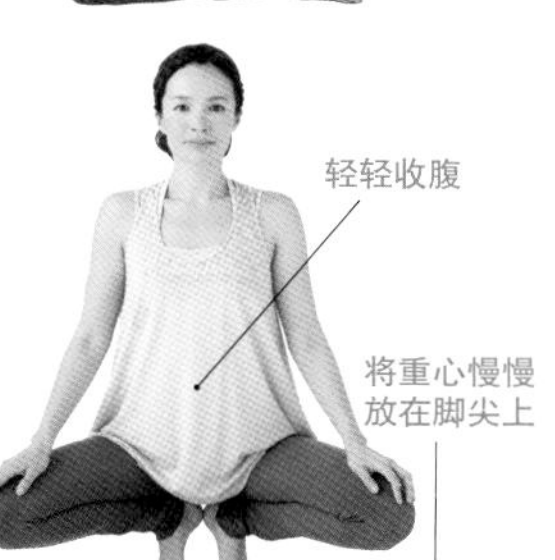
轻轻收腹
将重心慢慢放在脚尖上

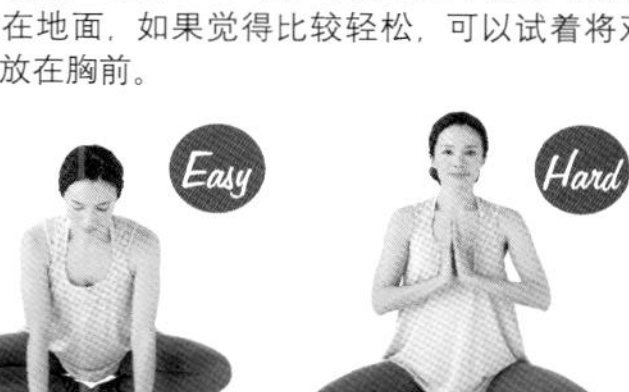
Easy
Hard

锻炼骨盆

功效
- 预防尿失禁
- 增强会阴部的韧性
- 练习如何用力

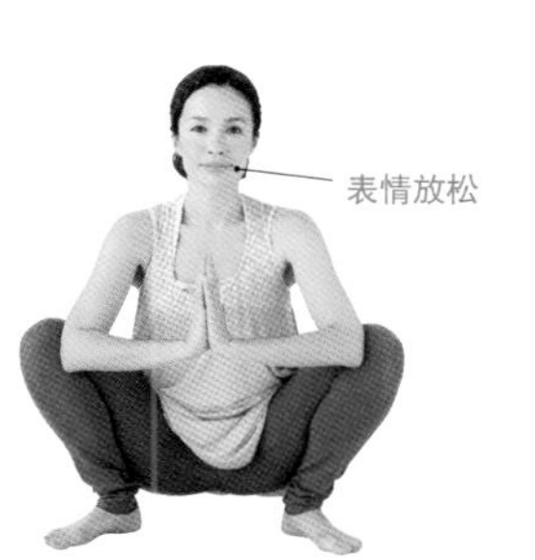
表情放松

1 双膝分开下蹲，双手合十在胸前

两脚分开与腰同宽，双手在胸前合拢，双肘分别碰触大腿内侧。

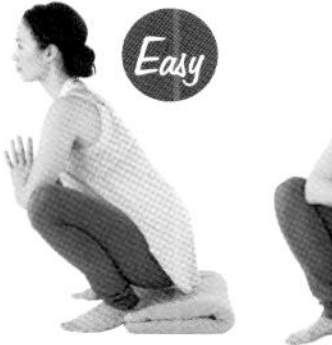
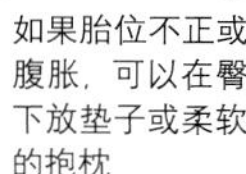

如果脚后跟够不到地面或脚踝不舒服，可以给脚后跟垫上垫子

如果胎位不正或腹胀，可以在臀下放垫子或柔软的抱枕

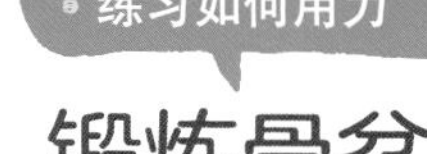
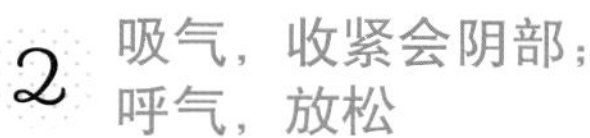

2 吸气，收紧会阴部；呼气，放松

一边吸气一边收紧会阴部，让骨盆用力，然后呼气放松，反复进行 5 次。

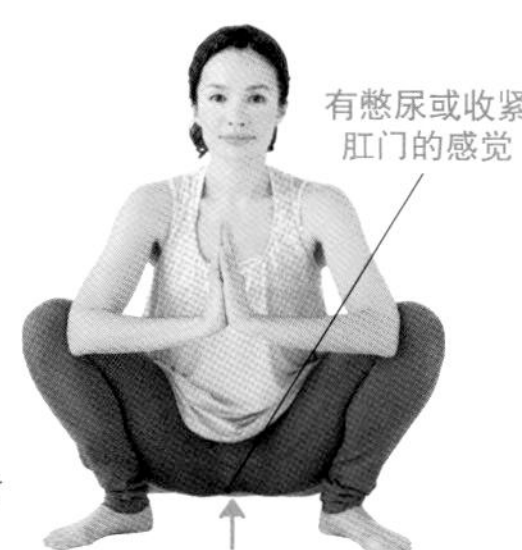
有憋尿或收紧肛门的感觉

跪伏姿势

功效
- 放松身心
- 缓解腰痛
- 缓解妊娠反应、胃胀等症状

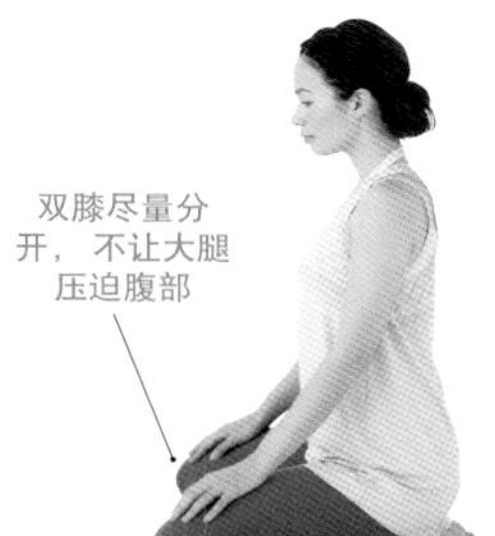
双膝尽量分开，不让大腿压迫腹部

1 跪坐，分开双膝

保持跪坐姿势，两脚大拇指相触，双膝分开与肩同宽。

2 将额头枕在双臂上

手向前伸，双臂合拢，将额头枕在上面呼吸 10 次。如果腰不舒服，可以让肘部更靠近膝盖，如果觉得比较轻松，就尽量拉大肘部和膝盖的间距。

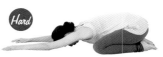

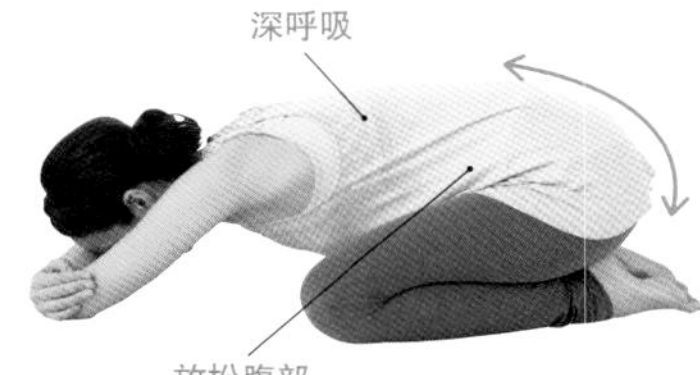

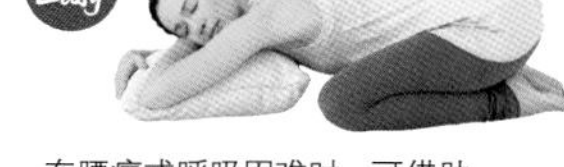
Easy
Hard

在腰痛或呼吸困难时，可借助垫子或抱枕完成动作

如果肚子还不太大，可以将双臂伸直，将额头贴到地面

最后休息，身心放松

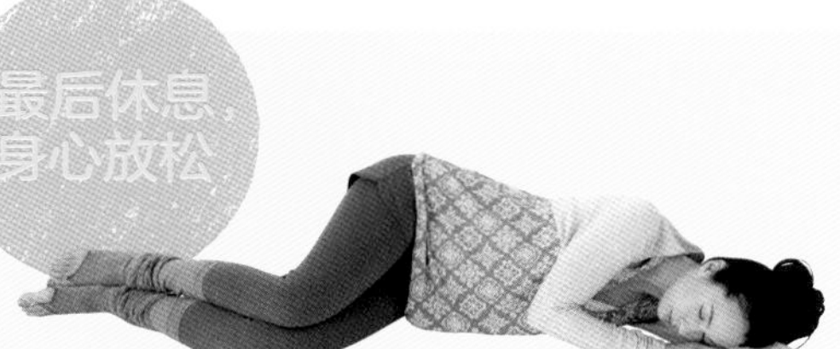

保持放松姿势，休息 5~10 分钟

保持一个比较舒服的侧躺姿势，边自然呼吸边放松，休息 5~10 分钟。如果觉得冷可以盖上薄毯。胎动较激烈或睡不着时也可以用这个姿势休息。

Point

如果觉得腹部不舒服，可以在双膝间放上垫子或抱枕

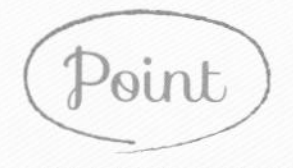
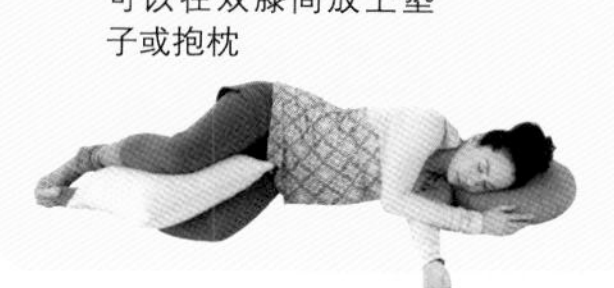

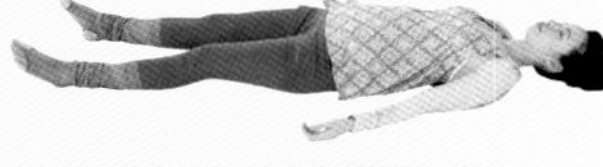

如果没有不适，可以仰躺。起身时先将双膝抬起，侧身到左面或右面，再用双手撑地起身。

积极的心态＋
放松的状态＝
顺产通行证

做好心理准备，缓解临产不安

准妈妈们都会对分娩心生不安。要在产前多了解，才能将不安变成自信，轻松迎接分娩。

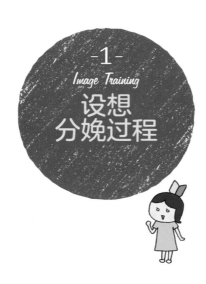

-1-
Image Training
设想分娩过程

保持积极心态，设想分娩过程

随着分娩期的临近，准妈妈会产生各种各样的不安，如“阵痛会有多疼？”“分娩需要多长时间？”等。为了缓解不安情绪，我们可以来设想一下分娩的过程。

最重要的一点是要直面阵痛。面对越发强烈的阵痛，可以告诉自己“马上就要和宝宝见面了”“宝宝也在和我一起努力”。而放松的心情也能加快宫颈口打开，使分娩更加顺利地进行。

6个关键点

Point 1 预习分娩流程

面对第一次分娩，准妈妈们都会非常不安。可以试想分娩的过程并事先预演一下，最大限度缓解不安。但要记住，每个人的分娩过程都不会完全相同，所需时间也有差异。万一遇到了意料之外的特殊情况，也不要惊慌。（参见 P160）

Point 2 参观分娩室

未知的环境很容易使人紧张。如果有条件，准妈妈可以参观一下分娩室和分娩台，对未来的分娩场所有个印象，以减少分娩时的不安。另外，和医生护士经常交流并建立良好医护关系，也有助于减少不安。

Point 3 参加孕妇学习班

多参加一些孕妇学习班，不仅能学到很多关于分娩、育儿的知识，还能交到一些孕妇朋友。此外，还可以和丈夫一起参加父母学习班，让丈夫掌握一些育儿知识，便于今后共同育儿。

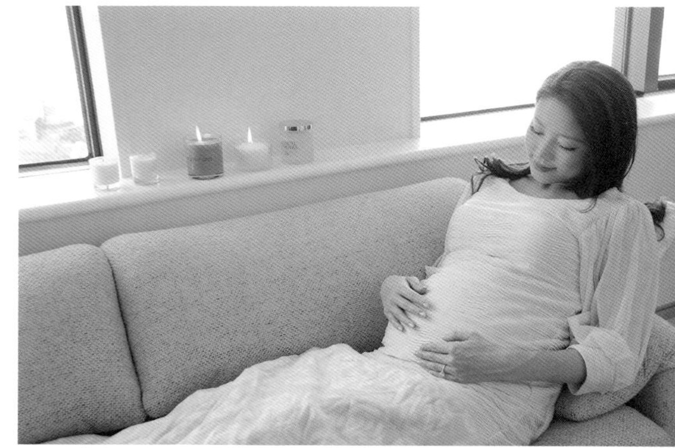

Point 4 试想分娩瞬间

可以预演一下在分娩时应该如何呼吸、在阵痛时应该采取什么姿势。但如果用力会给腹部造成负担，设想一下即可。（参见 P168）

Point 5 常和腹中的宝宝说话

腹中的宝宝可以听到妈妈的声音。研究认为，刚刚出生的宝宝就可以分辨出妈妈的声音。妈妈可以常对宝宝说些“和妈妈一起加油啊”“妈妈会加油的”之类的话，树立起“一定可以成功生下宝宝”的自信。

Point 6 听听其他妈妈的建议

多听听周围人的经验之谈，你会发现分娩的实际情况各不相同。即使周围没人可以传授经验，也可以上网收集信息。多多了解分娩知识，才能从容面对分娩。

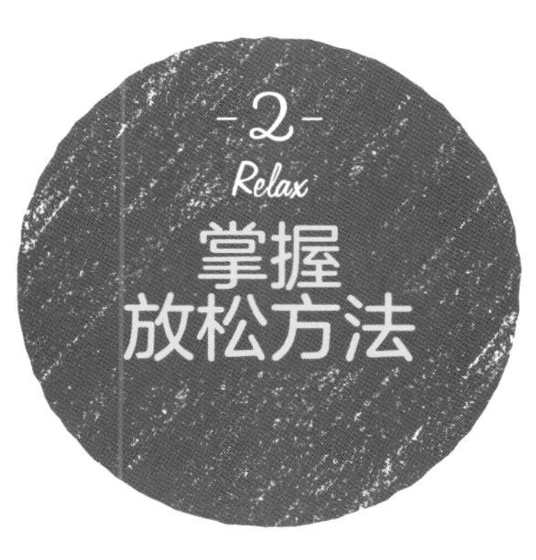
-2-
Relax
掌握
放松方法

学习放松法，闯过阵痛关

顺利闯过阵痛期的关键就是放松身心，只有在缓解身体紧张状态后，分娩才能更顺利地进行。平时可以多做尝试，找出能让自己更放松、更沉着的方法。即使在真正分娩的过程中，也可以多尝试几种放松法。

丈夫陪产是一个缓解紧张的有效方法。可以让丈夫给自己做做腰部按摩，或是握住自己的手，这些简单的小事都能给你一份意想不到的力量。

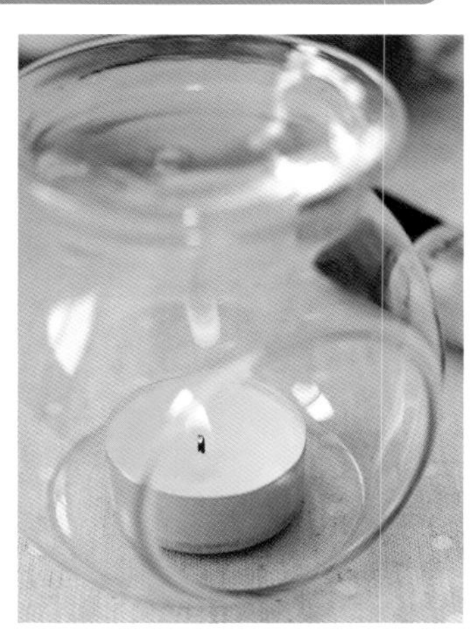

7个有助放松的方法

1 从B超照片中寻找力量

孕期拍摄的B超照片不仅能带来温暖，也能带来力量。将精神集中到B超照片里可爱的宝宝身上，可以有效地转移注意力，放松身心。

2 采用舒适睡姿

随着肚子越来越大，妈妈的睡眠质量也会越来越差。可以找些让自己更舒服的睡姿，在分娩时采用这些姿势也会有所帮助。

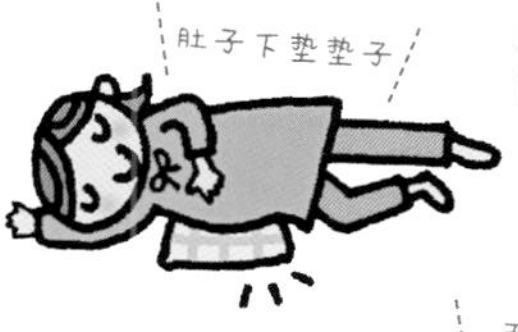
肚子下垫垫子

在肚子和床之间放一个垫子

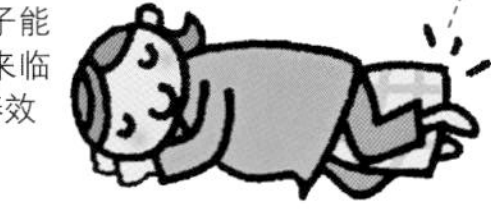
两腿间夹垫子

在双膝间放一个垫子能缓解腰痛，在阵痛来临时用这个方法也很奏效

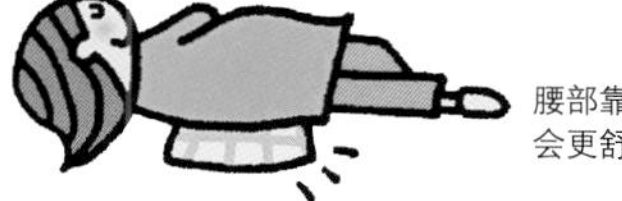

腰部靠在垫子上会更舒服

3 听些喜欢的音乐

古典音乐、温馨的音乐或一些自己喜欢的音乐都能让人安静、放松。可以将自己喜欢的曲子编成一辑，在分娩时听。

4 按摩三阴交穴

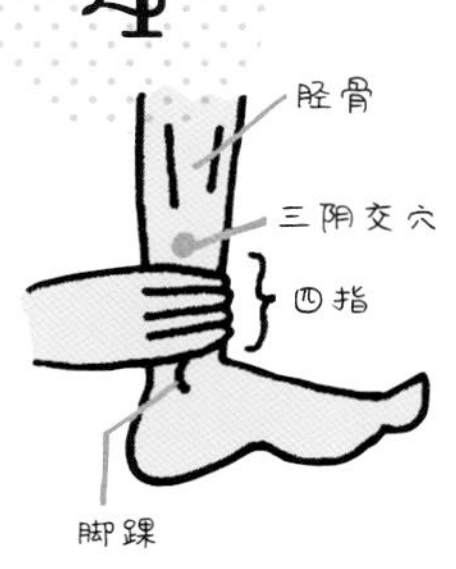
胫骨
三阴交穴
四指
脚踝

研究表明，按摩三阴交穴有助于分娩。按摩前先坐正，屈膝成直角，将除大拇指外的其他4个手指并拢，横放在足内踝尖（脚内侧内踝骨最高的地方）上方，小腿中线与手指的交叉点就是三阴交穴（如图）。此外，按摩三阴交穴也能有效缓解腰痛等症状。

5 用香薰

喜欢的香气可以让人放松身心、心情愉悦。不过，有些香气不宜在孕期使用，使用前应该向专业人士咨询一下。

6 泡澡、泡手或泡脚

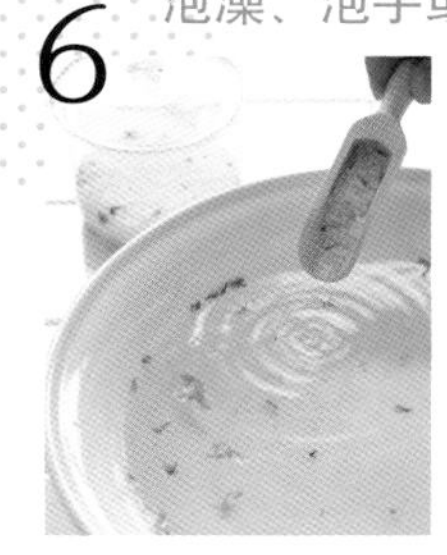

浸泡在热水中不仅可以缓解肌肉的紧张，还可以放松心情。再放些自己喜欢的浴盐，效果会更好。经常泡泡手脚可以促进血液循环，还能在分娩时有效缓解阵痛。

7 感受紧张和放松的不同之处

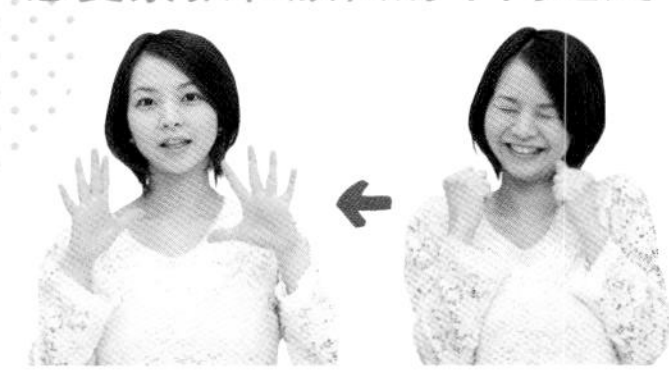

如果不知道自己紧张的状态如何，就体会不到什么是放松的感觉。可以试着先让全身用力，再完全放松，感受一下紧张和放松的区别。

怎样避免妊娠纹？

妊娠纹一旦出现就不会再消失，因此最关键的就是做好保湿等预防措施。

腹围和胸围增长过快，出现妊娠纹

皮肤分为表皮、真皮和皮下组织3个部分。比起伸缩性较好的表皮，真皮和皮下组织的伸缩性差很多。孕后肚子越来越大，肚子的表皮也随着拉伸，但真皮和皮下组织的拉伸速度却远远跟不上表皮。它们较慢的拉伸速度会造成皮肤的断裂，真皮表面会产生不规则的裂纹，表皮被拉伸进这些裂纹后，皮肤就好像一条一条凹陷进去，即所谓的妊娠纹。

另外，在孕期，加速肌肤失去弹性的激素会增加，而失去弹性的肌肤就更容易断裂。

预防妊娠纹，早期护理是关键

准妈妈从怀孕20周左右容易出现妊娠纹，28周左右会达到高峰。腹部周围、胸部、大腿、臀部和手臂都很容易出现妊娠纹。如果不注意护理，很可能长了妊娠纹而不自知。妊娠纹也许会慢慢变浅，却不会完全消失，因此在妊娠反应结束后就要尽早开始护理皮肤。

妊娠纹是这样形成的！

表皮
真皮
皮下组织

正常的皮肤

皮肤由表皮、真皮和皮下组织三个部分组成。随着皮下脂肪的增加，皮下组织逐渐增厚并变得更难伸展，因而更容易断裂。

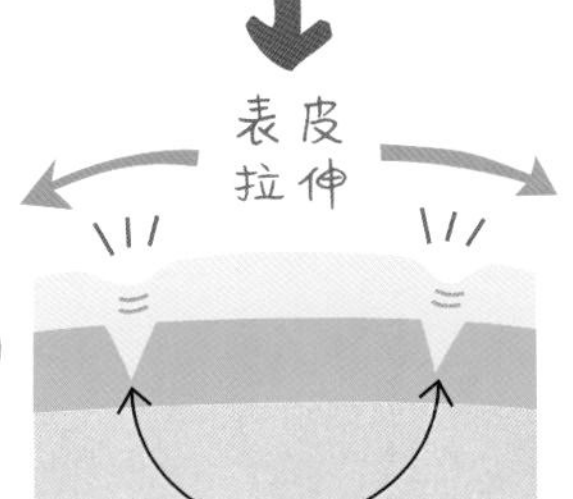

形成断裂并产生妊娠纹

产生妊娠纹的皮肤

真皮和皮下组织断裂后，透过皮肤表面就可以看到毛细血管，因此妊娠纹多呈红色或紫色。

一般来说，如果皮肤较干、较硬，就容易出现妊娠纹

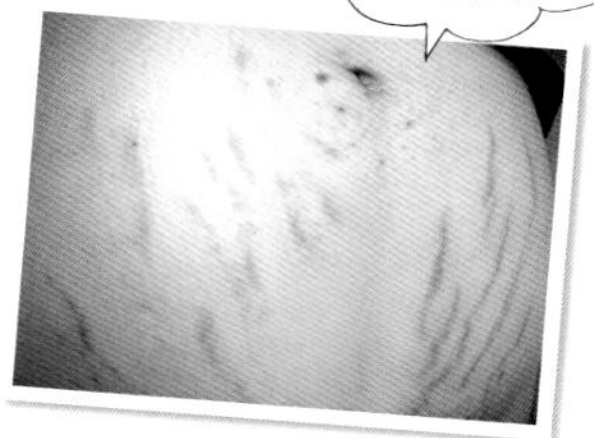

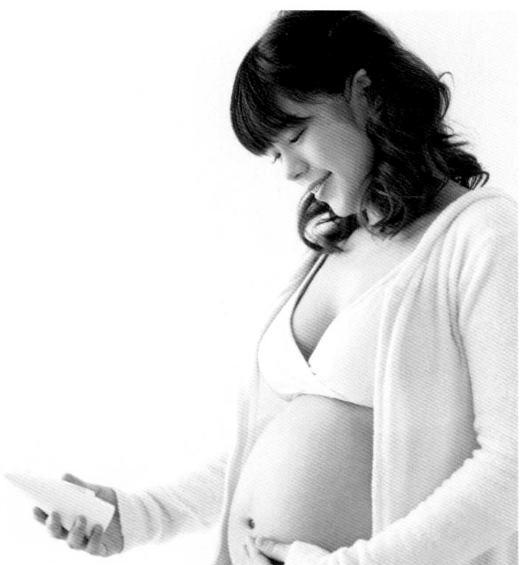

妊娠纹容易出现的时期

★ 体重突然增加的时期 ➔ 怀孕5个月左右

★ 宝宝生长发育较快的时期 ➔ 怀孕8个月左右

哪些人容易出现妊娠纹

★ 干性皮肤的人

★ 皮下组织较厚的人

干性皮肤更难伸展；而皮下组织会随着皮下脂肪的增加而增厚，这也是造成皮肤不易拉伸的原因之一。

出现妊娠纹的信号是什么？

如果开始觉得皮肤瘙痒，就要注意了！

真皮和皮下组织出现断裂并拉伸表皮后会引起瘙痒症状，但此时不会立刻产生妊娠纹。一旦出现这样的征兆，就必须马上开始对皮肤进行保湿护理。

预防妊娠纹的三大原则

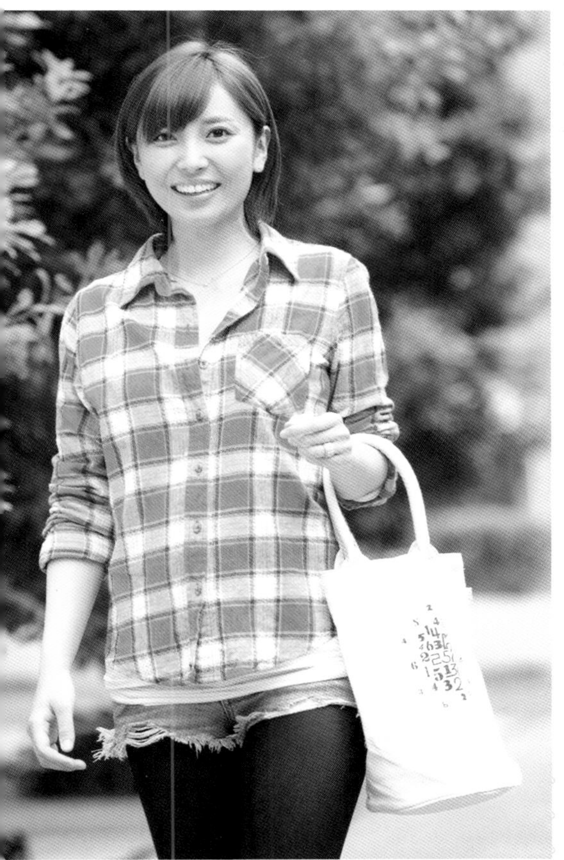

1 高度保湿，**提高肌肤弹性**

如果皮肤比较柔软，即使被拉伸也不易断裂、不易出现妊娠纹。因此绝不能忽视皮肤的保养，要坚持为皮肤保湿。

2 控制体重，**让皮肤拉伸循序渐进**

体重激增会导致腹围增加过快，造成表皮拉伸过快；而真皮和皮下组织的拉伸远远慢于表皮，因此才出现了妊娠纹。一定要有效控制体重的增长，让皮肤的拉伸过程循序渐进。

3 防止水肿，**减轻皮肤负担**

在孕期，激素的作用会造成皮下组织水分过多并形成水肿。水肿也会造成皮肤的拉伸和妊娠纹的出现。准妈妈可以通过拉伸运动来预防水肿。

容易出现妊娠纹的部位

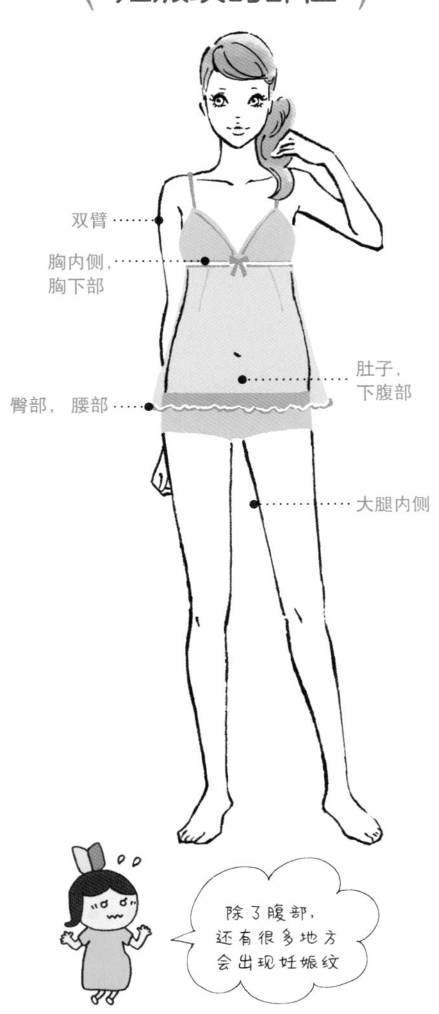

缓解水肿的拉伸运动

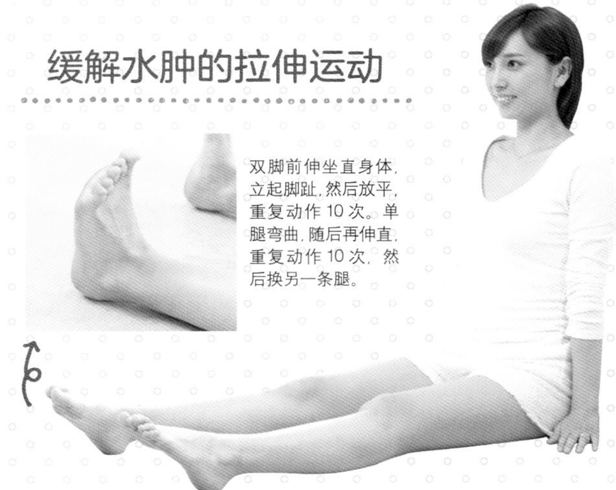

双脚前伸坐直身体，立起脚趾，然后放平，重复动作10次。单腿弯曲，随后再伸直，重复动作10次，然后换另一条腿。

护理要点

- ✳ 坚持每天护理
- ✳ 沐浴后及时护理，效果更加明显
- ✳ 不要忽视一些看不到的身体部位

孕期的护肤护发

在孕期受激素变化的影响，皮肤和头发容易出现各种问题。准妈妈们一定要小心护理，将皮肤和头发受到的影响降至最低。

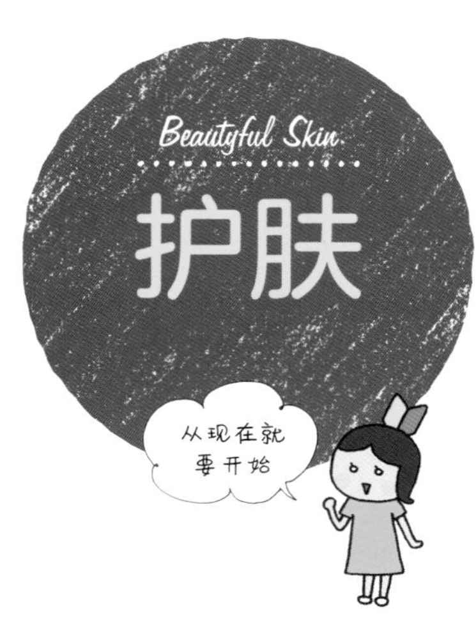
Beautyful Skin
护肤
从现在就
要开始

受激素变化的影响，孕期皮肤易长斑

很多激素的分泌在孕期都会出现变化。在随着怀孕而增加的激素中，雌激素和黄体酮会加快黑色素的产生和黑色素细胞的活化，使色素更容易沉淀，形成色斑。产后，随着激素水平恢复正常，色素的沉淀会逐渐平稳，色斑也会随之变浅，但常常不能完全消失。

孕期皮肤容易变得干燥，防御功能也会降低。因此除了色斑外，还会出现湿疹、瘙痒等很多烦恼。准妈妈要时刻注意皮肤的清洁，坚持保湿护理。

预防色斑、皱纹的4大原则

1 有意识地摄入维生素

维生素 B_1 能有效促进肌肤细胞的新陈代谢，维生素 C 能有效抑制产生色斑的活性氧生成，维生素 E 能有效防止肌肤老化。准妈妈应多吃富含上述物质的蔬果。

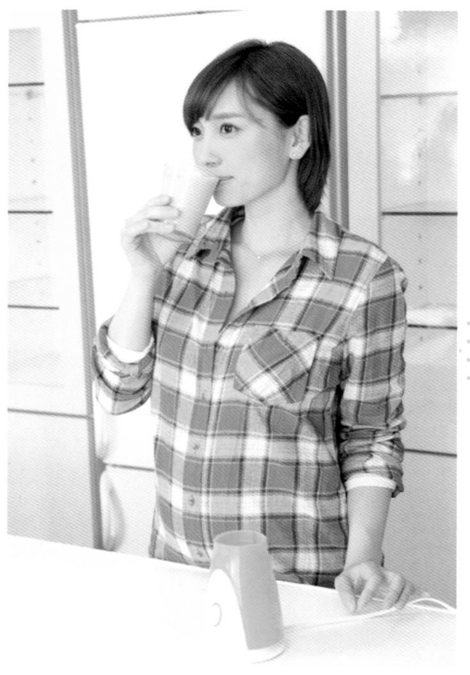

NG 改掉这些习惯

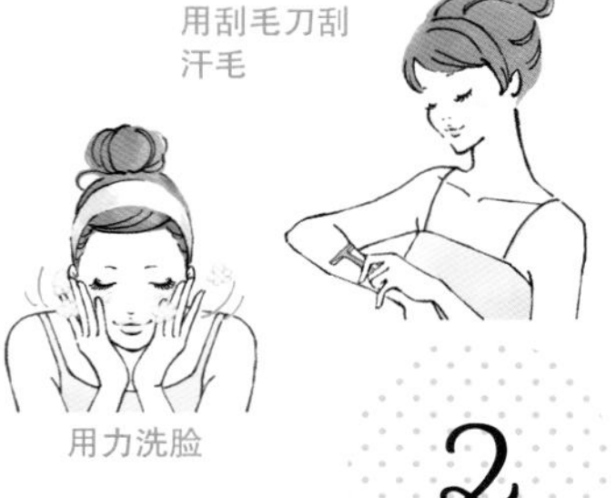
用刮毛刀刮
汗毛
用力洗脸

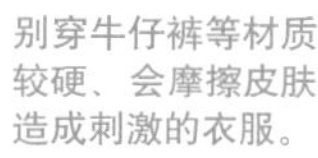

别穿牛仔裤等材质较硬、会摩擦皮肤造成刺激的衣服。

2 减少摩擦，给肌肤“减负”

孕期的黑色素细胞活性化更强，哪怕只是对肌肤微小的刺激，都会加速黑色素的形成。孕期比孕前更容易产生色斑，一定要多加注意。

3 使用刺激性小的防晒霜

紫外线照射会加速黑色素的形成，更容易出现色斑，因此孕期要注意防晒。日常生活中使用 SPF20~30、PA++ 的防晒霜就可以了；外出时最好带上遮阳伞或帽子。

4 保持笑容，减少压力

压力太大也会影响皮肤的状态。无论在孕期还是产后，想保持良好肌肤都应多给自己减压、保持心情愉快。

护发和预防脱发的三大原则

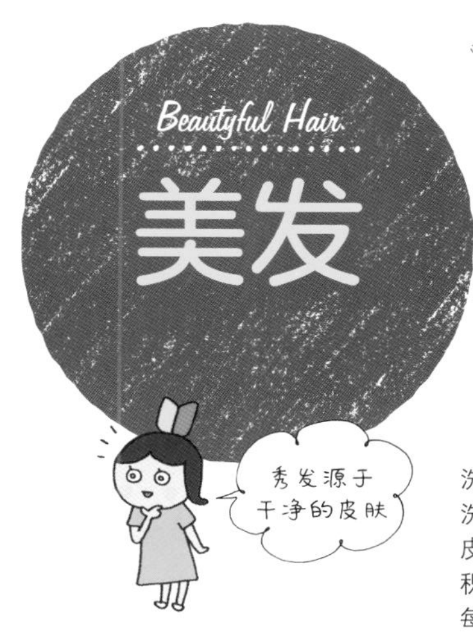

1 学习正确的洗头方法，保持头皮清洁

洗头其实并不是洗头发，而是清洗头皮。头皮的毛孔较大，如果皮脂分泌过盛就会造成污垢的堆积。因此要掌握正确的洗头方法，每天及时清除污垢。

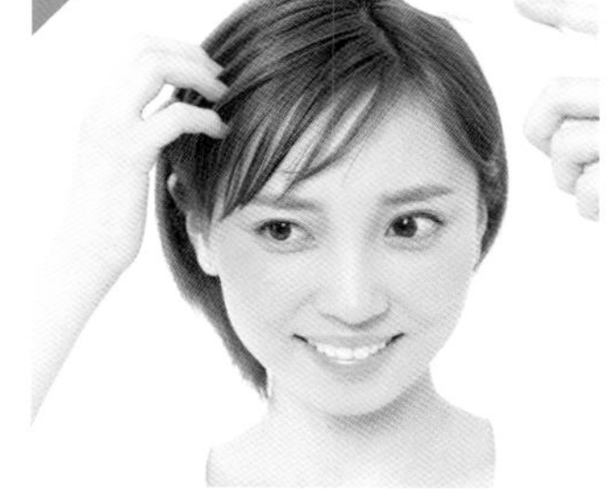

1 让头皮充分湿润

用 42℃ ~43℃、感觉稍热的水，充分润湿头发和头皮。

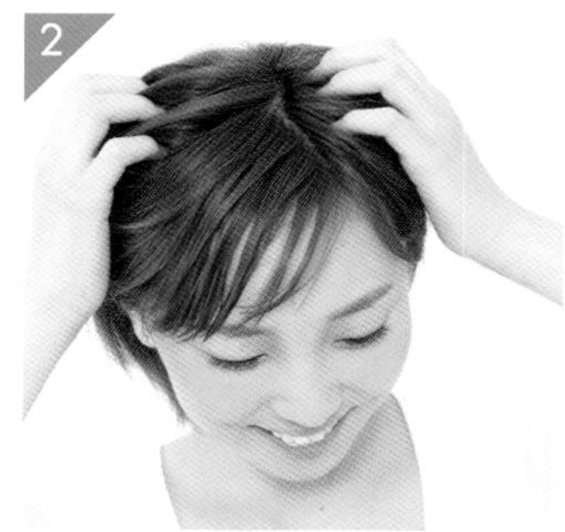

2 先只用水洗一会儿

用指肚按摩头皮，洗 1 分钟左右，可以洗掉约一半的皮脂和污垢。

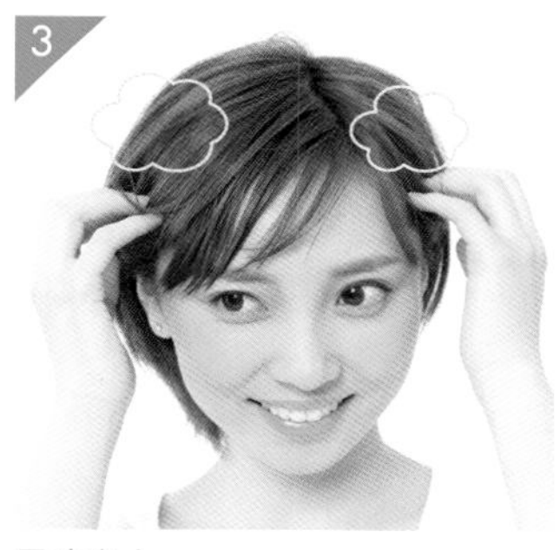

3 用洗发水

要对全头使用洗发水，并用指肚仔细洗净头皮。注意不要使劲地搓来搓去或是用指甲抓挠。

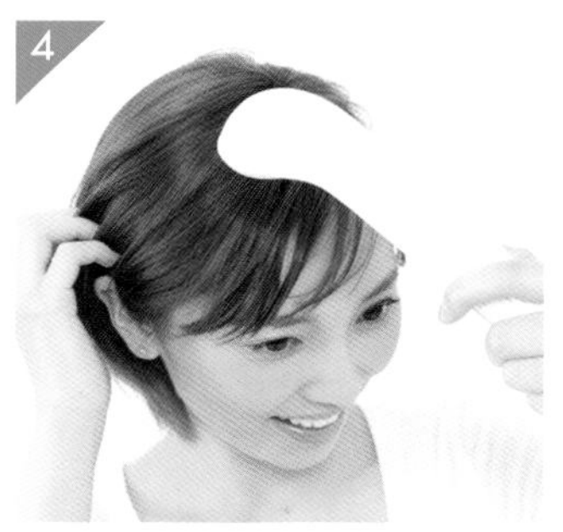

4 用清水充分冲洗

最后要用清水充分冲洗，以防止洗发水残留，因为残留的洗发水也会损害头发。

保持头皮良好状态， 有效防止产后脱发

产后 3 个月到半年通常是脱发最严重的时期。孕期分泌增加的激素会在产后恢复到正常状态，但从多到少变化过快，会导致激素平衡失调，仍会引起脱发。产后妈妈容易因照顾宝宝而睡眠不足，育儿的各种不适应、不习惯也会带来不小压力，这些都会给头发造成不良影响。

脱发现象一般在产后半年到 1 年基本好转，但为了将头发受到的损害降至最低，孕期就应仔细护理头发。要注意清洁头皮，不让毛孔中存留老化的角质和污垢，否则会影响头发的生长。

2 使用化学成分少的洗发水

含有化工合成成分的洗发水，其过强的清洁功能会洗掉过多头皮和头发中的皮脂，洗发水本身也容易在头皮中残留并损害发质。妈妈应尽量选择刺激性小、较为温和的洗发水。

3 按摩头皮

孕期激素分泌紊乱会造成血液循环变差，进而影响营养物质的输送。按摩头皮可以促进血液循环，使头发获得更多营养。

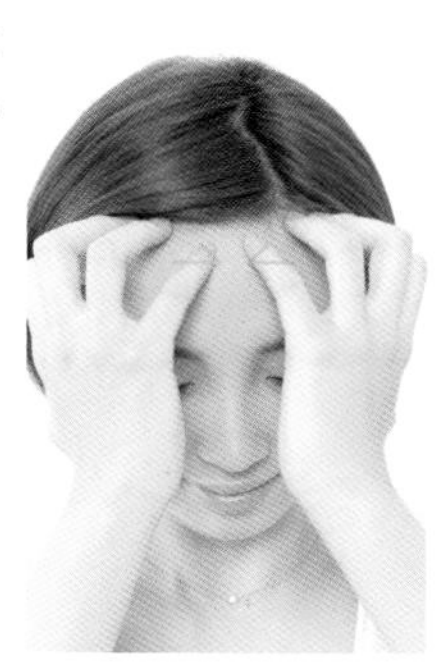

手指按在发际线上的发根位置，边按摩边向中央位置移动。

预防脱发的按摩区域

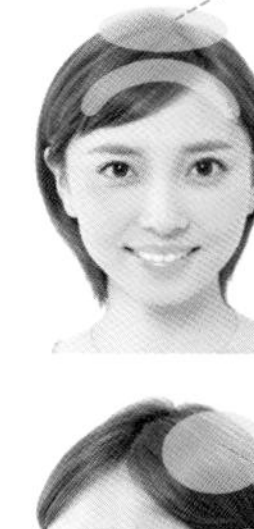

促进血液循环的区域

头顶部位总处于向下拉伸的状态，因此此处头皮容易发硬，也会造成血液循环不畅。平时洗头可以有意识地按摩头顶。

协调激素平衡的区域

额头上方是末梢神经集中的地方。经常按摩这个位置可以促进激素的分泌，有效调节激素的平衡。

缓解水肿的区域

轻按耳朵上方，如果有痛感则说明水肿较为严重。出现水肿就意味着血液循环不畅，应尽快采取应对措施。可以手握拳，用食指和中指的第二个关节按摩图示位置。

COLUMN

孕期的口腔问题不容忽视

孕期身体会发生各种各样的变化，口腔也不例外。孕期更容易出现龋齿、牙周炎等，必须比平时更注意口腔卫生。

孕期更容易出现口腔问题

口腔中含有大量细菌，孕后激素分泌的变化和免疫力的降低使造成牙周炎和龋齿的细菌快速繁殖。唾液量的减少使口腔的清洁功能随之减弱，患牙周炎、龋齿的风险也因此增大。另外，妊娠反应及子宫对胃部的压迫使很多人养成了少食多餐的习惯，这也是孕期口腔疾病易发的原因之一。

口腔中的细菌随着血液循环被送往全身各处，也会增加早产的风险。比起龋齿，牙周炎的症状更不明显，通常在发现时已很严重。因此，重视口腔的日常护理非常重要。

口腔问题易发的原因

1 牙周炎细菌繁殖加快

怀孕后，雌激素、黄体酮等激素的分泌增加，这会加快牙周炎细菌的繁殖，准妈妈会比孕前更容易患上牙周炎。

2 免疫力降低加速细菌繁殖

怀孕期间，为了防止胎儿被当作“异物”攻击，准妈妈抵抗细菌、病毒的免疫力会降低，对抗口腔中细菌的能力也会随之大幅减弱。同时，孕期容易疲劳，也会给牙周炎细菌和龋齿菌等可乘之机。

3 孕期容易忽视口腔卫生

在怀孕期间，如果孕吐后不刷牙或少食多餐，就会使口腔中常留有食物残渣，这也将加速细菌的繁殖。

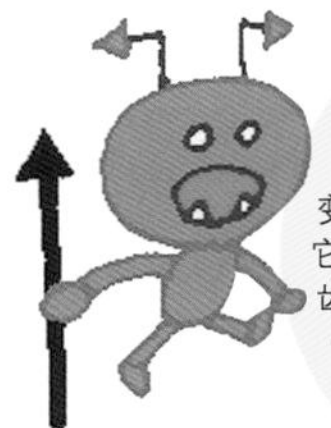

龋齿

变形链球菌是形成龋齿的原因。它会在牙的表面形成酸，腐蚀牙齿中的钙和磷。牙齿缝隙间最容易形成龋齿。

牙周炎

牙周炎细菌不厌氧，大多隐藏在牙齿和牙龈之间的缝隙里。因此牙周炎一般都是在牙齿和牙骨间、或牙骨之间出现并恶化。

牙龈炎

在牙周炎的初期阶段，牙床最外面的牙龈会出现炎症。牙齿和牙龈之间开始出现牙石、齿垢等，会伴有出血现象。不过在这个阶段，支撑牙齿的牙周组织还没有被破坏，故只称为牙龈炎。

关于牙齿护理的Q&A

Q 牙齿护理为什么很重要？

A 口腔疾病会增加早产或新生儿体重过轻的概率

牙周病已被证实有影响胎儿发育的可能，并会增加早产的风险。尽管原因目前尚未明确，但牙周炎产生的毒素会导致子宫更易受到感染。如果准妈妈发现自己牙龈出血或口臭，请在第一时间找牙医治疗。

Q 一定要在孕期去牙科做检查吗？

A 产后照顾宝宝可能更忙

产后，妈妈可能会忙于照顾宝宝，因此最好在孕期去做一次检查。如果产后有机会看牙医，可不必急于一时。

Q 麻醉药会影响宝宝吗？

A 提前告知医生即可

如果事先告诉医生自己已经怀孕，医生就会根据实际情况开药。局部麻药不会影响宝宝。但如果有药物过敏史，一定要提前告诉医生。

PART

4

孕期还可能遇到哪些问题和烦恼？

缓解孕期焦虑

孕期再小的问题也会让人担心很久。
在咨询医生的同时，
如果能对这些问题多作了解，
也许会更加安心。

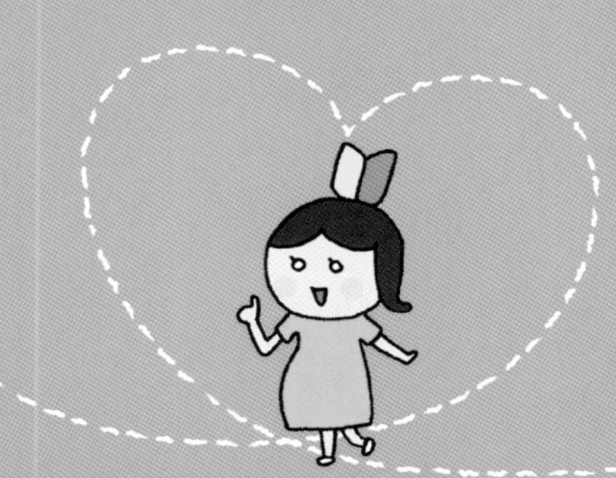

别忽视那些自己觉察到的危险征兆

腹胀、腹痛及出血

孕期判断是否出问题的基本依据是腹胀、腹痛和外阴出血。这里将介绍出现这些症状的原因和可行的对策。

轻微腹胀一般问题不大

孕期都会出现腹胀，到第20周后腹胀会越发明显。腹胀的感觉因人而异，如“整个肚子都变得很硬”“像气球一样膨胀的感觉”“感觉子宫在紧缩”等。

腹胀时可能会担心宝宝。其实，子宫里充满了羊水，妈妈腹胀对宝宝没有影响。

一般在长时间步行后、感觉冷、疲惫时或性生活后出现的腹胀都属于正常生理现象，不必太担心，躺下休息一会儿就会缓解。从怀孕初期到中期，随着子宫的增大，妈妈会经常有肚子突然变硬的感觉，如果没有伴随腹痛现象，一般无需担心。从孕初期到怀孕第37周期间，如果出现腹胀，可以先安静休息并观察一下。

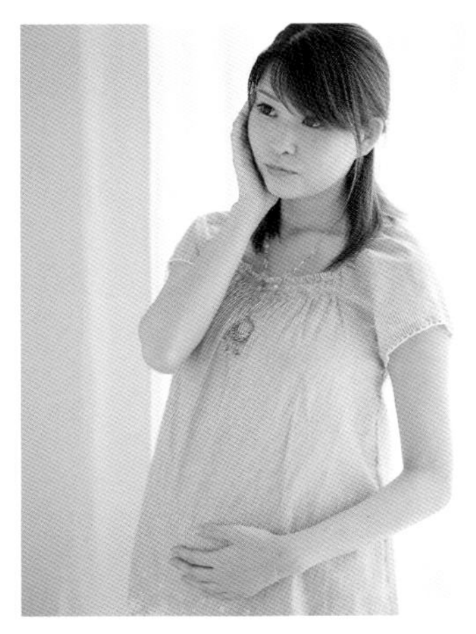

但如果腹胀和腹痛开始有规律地出现，就可能是早产或流产的征兆。尤其是伴随强烈腹痛或出血的腹胀，说明可能出现了胎盘早剥的情况，务必及时就医。

预防腹胀的诀窍

别做太激烈的活动
提倡适度运动，但中途出现腹胀就应立刻停止。这也是运动超过限度的警示。

缓解压力
压力过大会使肌肉变硬收缩，子宫也一样。因此妈妈要尽量缓解压力。

注意保暖
下半身如果受凉会影响血液循环，因此要特别注意腹部和脚部的保暖。即使在夏天，出汗后体温也会降低。妈妈应尽量穿上腹带和袜子，因为腹带可以保护腹部。

累了要马上休息
平躺是缓解腹胀最有效的方法。将身体放平有利于血液输送到子宫。

尽量不提重物
提重物需要腹部用力，这会引起子宫的收缩。

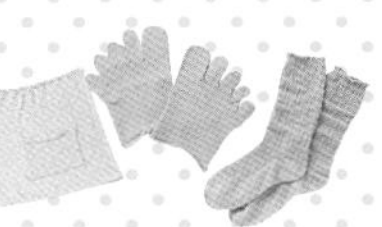

腹胀时【出现下列情况该去医院吗？】

可以先平躺30分钟~1小时观察一下

这样的腹胀是正常的

韧带被拉伸 常见于孕初期
支撑子宫的韧带被拉伸，妈妈误将抽筋和腹胀的感觉混淆。

皮肤紧绷 常见于孕初期、孕中期
随着怀孕周数的增加，肚子越来越大，皮肤也被拉伸紧绷，妈妈可能将此与腹胀的感觉混淆。

子宫收缩 常见于孕中后期
子宫周围增加的肌肉随着肚子越来越大会出现收缩的现象。

腹胀间隔越来越长，直至消失	不需要担心
腹胀间隔越来越短	联系医院
10~20分钟间隔的腹胀持续且没有缓解	联系医院
腹胀时还有带黏液的出血	尽早去医院
5~10分钟始终处于腹胀的状态	马上去医院
腹胀时出血	马上去医院
腹胀时腹痛	马上去医院

注意外阴出血的颜色和出血量

外阴出血一般说明出现了某些问题，但并非所有的出血都意味着危险。怀孕后子宫的血液量增多，轻微的刺激也可能造成出血。

但准妈妈自己无法判断出血原因。即使是少量出血，也不要盲目作出结论。不要惊慌，可以先观察出血量和血液颜色，如果此时伴随强烈腹痛或腹胀，应该立即和医院联系，听从医生护士的指示。

以下是正常的出血现象。

○怀孕初期的出血

在刚刚知道怀孕的阶段，受精卵在子宫内壁着床时会有出血的现象。这种情况的出血量一般非常少，但偶尔也会和月经出血量差不多。

○阴部糜烂或阴部息肉造成的出血

如果阴部出现糜烂或息肉的症状，怀孕会造成患处充血。受到刺激后患处也会出血，但一般不会有痛感。

○孕妇见红

怀孕进入37周后，宝宝随时可能出生。这个时期宫颈口附近的胎膜会从子宫壁脱落，引起毛细血管破裂，出现带有黏液的出血，出血量约为月经第二天的量。如果持续出血并伴随有疼痛，应尽早和医院联系。

【下列情况是否应到医院就诊？】

首先要确认出血的颜色、出血量和身体状态

先观察颜色

分泌物中掺杂血色　粉色
这是比较正常的，在孕期，随着分泌物的增加，很多人都会有这种经历。
→ **整个孕期都可能发生**

月经始末时的颜色　茶褐色
一般是体内的陈血，出血经过一段时间后排出体外，呈茶褐色。
→ **先观察2~3天，如果出血不止则需要就医**

鲜红色的　鲜血
颜色鲜红的出血表明准妈妈正在出血，且有可能持续出血，这可能是某些问题的征兆。

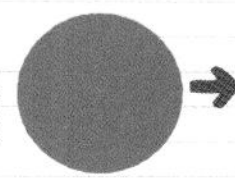

→ **马上去医院**

黏稠的出血　类似分泌物
一般来说，随着预产期临近，会出现带有黏液的出血，就是所谓的孕妇见红。如果出现这种情况，通常会在2~3天内分娩。

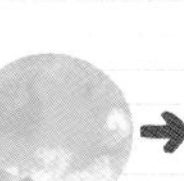

→ **如果怀孕不满37周** 联系医院
→ **如果怀孕37周以上** 如伴随阵痛或破水应该马上去医院

持续观察

只出血1次	→ 可能由于做爱或在孕后期刚做完内诊	→ 整个孕期都可能发生
时有时无	→ 可能有息肉或伤口	→ 先观察2~3天，如果出血不止则需要就医
持续出血	→	立刻就医

经验之谈

腹胀、腹痛与出血

出血让人担心，但就诊后一周就好了

得知怀孕后不久就开始出血，于是我赶紧去妇产科看医生。我流产过一次，想着“这次会不会又要流产了”，心情很沮丧。医生让我在家静养。所幸出血只持续了大约一周，最后终于平安度过了。

竹田菜穗（31岁）岳的妈妈

怀孕7个月时曾因腹胀去看医生，孩子出生后很健康

从怀孕7个月开始，我有时会在早上感到腹胀，在此之前都不会这样。腹痛感很明显，躺着也没有好转，于是我去了医院。医生内诊后发现宫颈口是闭合的，就告诉我“这是孕期常见的腹胀”。最后孩子生下来很健康，我也就放心了。

深绎绫子（29岁）倖辉的妈妈

第一次腹痛时很不安，但老公回家后就好了

还记得怀孕9个月时的一天晚上，肚子突然痛了起来。我当时很害怕，因为那是孕期第一次腹痛，而且还是一个人在家。在想着“明明离预产期还有一段时间，怎么就开始痛了……”时老公回来了，我渐渐感到安心，疼痛也消失了。虽然不知道疼痛的原因，但这也许是宝宝在告诉我“我要来了，妈妈要做好准备哦”。

草谷志穗（29岁）凉菜的妈妈

先兆流产和流产

先兆流产的症状加重就会发展成流产。如果应对得当，仍然有继续怀孕的可能，因此留意相关征兆是关键。

约七成先兆流产病例最终顺利分娩

先兆流产从字面上看会让人害怕，但这其实并不意味着流产，只是一个接近流产的状态。

先兆流产和流产的征兆都是出血和下腹部疼痛。出血多来自构成胎盘的组织，如果宝宝的胎心正常，应该问题不大，但在孕初期的 12 周内还是要慎重。13 周后即使被诊断为先兆流产，多数人都可以继续怀孕。

治疗的根本是静养

在确认宝宝胎心正常并被诊断为先兆流产后，首要的一点就是在家静养。根据症状、工作状况及家庭情况不同，家中静养或住院静养等措施也会有所不同。具体需要什么程度的静养，要严格遵医嘱进行。还在工作的准妈妈应尽可能请假休息。出血量较大、但因为家里有孩子需要照顾而无法静养的，可能需要住院。

怀孕初期一般不建议用药，到 13 周后医生会视具体情况开些控制子宫收缩的药。衣原体感染或细菌感染造成的宫颈炎带来的腹胀，也可以治疗。由身体原因造成的先兆流产一般是有征兆的，如果能尽早发现、尽早治疗，很大程度上可以继续怀孕。出现先兆流产症状后要尽量平躺，保持身体温暖并放松心情，尽量保证血液输送到腹部。

这些征兆要注意

出血

指持续不断地流出鲜血，量大且伴有腹痛。

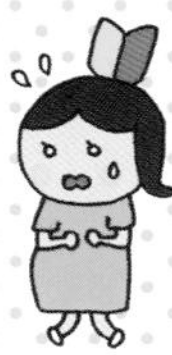

腹痛

除腹胀外，还伴有腹痛和出血现象。

非正常妊娠的出血现象

异位妊娠

受精卵在输卵管等子宫以外的地方着床被称为宫外孕。输卵管破裂会给准妈妈带来危险，因此一般要切除输卵管。如果在产科进行必要检查、及早发现并处置，一般不会对身体造成过大影响，但若出现了下腹部剧痛或大量出血的情况，就要马上就诊。

异位妊娠的种类

受精卵在卵巢或输卵管着床被称为异位妊娠。有 90% 以上的异位妊娠是输卵管妊娠。

葡萄胎

葡萄胎是指形成胎盘绒毛组织的一部分在子宫中非正常繁殖，导致胎盘发育成像葡萄粒一样的肿瘤，让宝宝无法正常发育。从症状上来讲，一般会在怀孕 8 周左右出现少量茶褐色出血，且无法听到宝宝的心跳。

流产原因基本来自胎儿

在母体中发育不到22周的宝宝，即使出生也不可能生存，22周可称为一条边界线，不到22周就产下胎儿被称为流产。

流产的概率为10%~15%，其中约8成发生在12周之前的孕初期。孕初期的流产主要是由胎儿染色体异常造成的，也就是说大部分流产的原因是受精卵无法发育成长。研究表明，35岁以上孕妇怀染色体异常胎儿的概率会增加，而40岁以上孕妇的流产概率则达到40%左右①。

造成流产的母体原因主要是子宫畸形、子宫肌瘤或子宫病变，以及免疫方面的因素或凝血等问题。

据统计，每6~7个人中就有1个人流产，流产并不少见。但如果有过2次以上流产的情况，最好进行不孕症的检查。

①但考虑到受精卵中有一半基因来自父亲，且尚不明确父亲的年龄是否纳入考虑，因此断言流产风险应归咎于高龄母亲并不合理。——编者注

关于先兆流产及流产的Q&A

Q 药物、烟酒会导致流产吗？

A 如果摄入烟酒或药物的量达到能让人流产的程度，这样的人本身就不可能怀孕。最好在怀孕前戒掉烟酒、停掉药物，如果在没有察觉的情况下怀孕，就一定要在知道怀孕后戒掉。不过，烟酒和药物并不是造成流产的直接和唯一原因。

Q 妊娠反应突然消失了，会不会是流产了？

A 很多孕妇妊娠反应的结束都不是循序渐进的，而是突然间就感觉舒服了很多。在确认了宝宝的心跳、且到了怀孕4个月前后，不能将妊娠反应结束视作流产。如果没有出现腹痛和出血现象，可以在下次产检前先观察一下身体的状况。

Q 胎盘发育完全后就可以完全放心了吗？

A 怀孕期间，你永远不知道何时会出现什么问题。妈妈不能完全像怀孕前那样生活，一切要以腹中的宝宝为重。不建议去一些陌生的地方旅行，因为你可能连医生都联系不到。

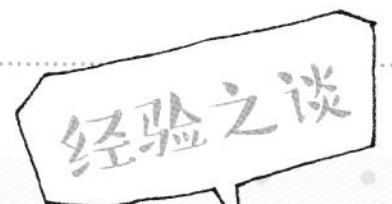

战胜先兆流产

无法在家静养，只好住院

怀孕12周左右，我突然出现了类似痛经的腹痛和出血，心中非常不安，马上去了医院。医生要求在家静养，但因为家里有孩子要照顾，我根本无法静养。丈夫和医生都非常担心，无奈之下我只好住院。不过还好，宝宝最终顺利出生。

木村朋子女士（28岁） 小枫的妈妈

告诉自己先兆流产和流产不同

在知道怀孕的同时，我被医院告知为先兆流产。产检时发现有褐色的分泌物，B超检查时也观察到了子宫内的出血。后来在家静养时也有出血现象，最后只好住院治疗。出院后再次出血，不得不再次住院。尽管很担心，但我还是鼓励自己，毕竟先兆流产和流产不同。很高兴自己等到了宝宝的顺利降生。

泽田美佳女士（32岁） 瑛太的妈妈

一个半月“与世隔绝”，全心全意为了宝宝

刚刚知道怀孕不久，就出现了下腹部疼痛和出血的现象，并被诊断为先兆流产。医生让我在家静养，我就这样过了1个半月“与世隔绝”的生活。因为正好是冬天，就在离卫生间最近的房间放了电热毯，每天除了去卫生间就一直躺着。那样的日子实在非常难熬，但想到这都是为了宝宝，我熬了过来。

五十岚裕美女士（37岁） hinata的妈妈

对宝宝说，
37 周前最好留在
妈妈的肚子里

先兆早产和早产

为了更健康顺利地成长，宝宝最好在妈妈子宫里待到足月。妈妈也要以宝宝为重，不要勉强自己。

别忽视先兆早产的信号

先兆早产是指宝宝有在 28~36 周出生的可能性。流产的原因一般来自胎儿，但早产的原因基本来自准妈妈。

出血、腹胀、下腹部和腰部疼痛及分泌物的增加等都是早产的信号，要做到早察觉、早预防。

此外，也要小心阴道炎。细菌、病原体等在宫颈内感染发炎会造成子宫收缩、破水。如果出现了分泌物增加、阴道瘙痒等症状，不要拖延，应该尽快到医院就诊，尽早治疗。

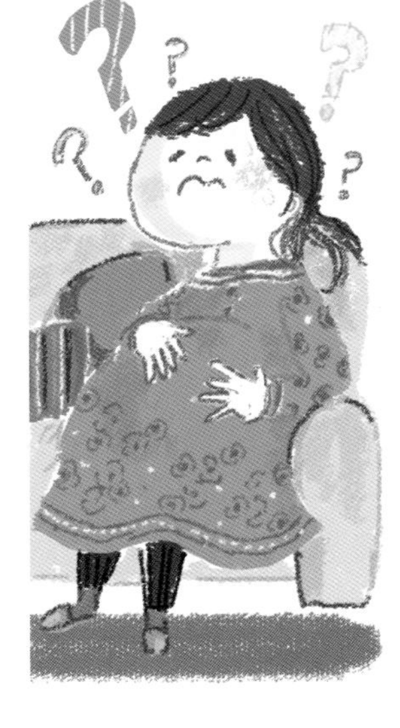

静养并配合药物治疗

如果被诊断为先兆早产，静养是最基本的治疗方法。同样，根据症状不同，静养的程度也不同。

有时，医生也会开些控制子宫收缩的药物。不过药物可能会导致心悸等副作用，一定要向医生咨询。

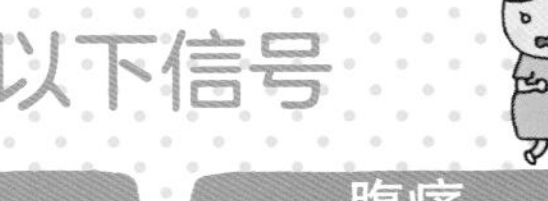

注意以下信号

腹胀

没有伴随腹痛的腹胀一般问题不大，但如果是较有规律的强烈腹胀，就应该引起注意。

腹痛

出现强烈的腹胀并伴随痛感时应该马上就医。不过这有时也可能是便秘引起的肠痛。

出血

出血是胎膜持续从子宫壁脱落的信号。如果出血量较大、而且是鲜血，就很可能是胎盘早期剥离或前置胎盘，应该马上就医。

破水

有时会在没有任何征兆的情况下破水。破水与排尿不好区分，如果觉得异常就应该马上和医院联系。

先兆早产和早产的 Q & A

Q 发育到多大的早产儿才有存活的可能？

A 一般在子宫内发育到 22 周以上的宝宝，存活概率会相对增加，但也因人而异。若宝宝发育到 30 周以上、体重达 1500g，即使早产，有后遗症的概率也会低很多。但早产儿的呼吸机能还未发育完全，要进保温箱、上呼吸机。

Q 不到预产期的宝宝个头较小，分娩时会不会更轻松？

A 在子宫内发育到 36 周的胎儿已基本做好了离开子宫的准备，但与 37 周后的宝宝相比，前者的呼吸器官还不太成熟。发育到 37 周后出生的宝宝成长起来会比早产儿更加顺利，所以还是尽可能让宝宝在妈妈腹中待满 37 周。

Q 如果预产期过了很久，孩子还没出生该怎么办？

A 预产期 2 周后还没有分娩称为过期产，这种情况下宝宝的状态也不乐观。随着胎盘功能的衰退，很可能出现供氧不足的情况。过期产的处理措施有很多，但超过预产期 1 周左右还没有分娩时，医院会采取相应措施催产。

即使在医学发达的今天也无法造出人工子宫，预产期前尽量让宝宝在子宫中发育

怀孕 28~37 周出生的宝宝称为早产儿，其比例为 6%~7%，其中从先兆早产状态最终发展为早产的情况占 30% 左右。早产的很大一部分原因是细菌或病毒感染。此外，妈妈的压力过大、宫颈松弛、前置胎盘和较大的子宫瘤等也会造成早产。如果被诊断为宫颈松弛，就要像本页图示那样做宫颈环扎手术。

发生早产时的应对措施很多，但一般都会将妈妈转到有新生儿重症监护病房的医院，紧急情况下还会出动救护车。为了保障宝宝的安全，多数情况下会采取剖宫产。

随着新生儿重症监护医疗水平的进步，早产儿体重达到 1500g 后，风险会相对较低；如果体重达到 2000g，就可以像普通的足月儿一样在妈妈体外继续成长发育。尽管如此，早产儿的身体器官均未发育完全，出现后遗症的风险仍非常高。现代医疗水平已非常发达，但我们还无法造出一个等同于妈妈子宫的环境，所以宝宝在妈妈腹中发育到足月再出生非常重要。

【早产的原因】

宝宝的原因
- 发育不全
- 多胞胎
- 羊水量过多或过少
- 先天性疾病

妈妈的原因
- 宫颈内口松弛症
- 妊娠高血压
- 前置胎盘
- 胎盘早期剥离
- 子宫囊肿，子宫畸形
- 感染
- 自身的体质、年龄原因
- 压力过大或生活不规律

宫颈 环扎术

宫颈松弛是指本来应该闭合的宫颈管或宫颈口处于张开的状态。具体原因尚未明确，但有一种可能是早期宫颈癌手术的后遗症。宫颈环扎术大约需要 20 分钟，但术前术后需要住院 10 天左右。

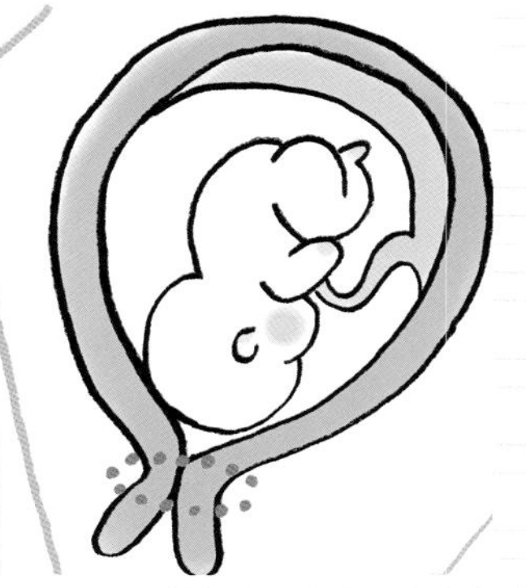

经验之谈

战胜先兆早产

被诊断为先兆早产前，都未发现腹胀

在怀孕 8 个月时，我被诊断为先兆早产。之前好像一直有腹胀的感觉，但直到确诊前，我都以为那是怀孕的正常反应。在家静养期间，丈夫并未觉得先兆早产很严重，也没有帮我做任何事，所有的家务都是我亲力亲为。

望月理绘女士（24 岁）结人的妈妈

做些婴儿用品分散注意力

我在怀孕 22 周时，出现了腹胀和出血现象，并被诊断为先兆早产，于是在家静养。虽然很担心宝宝的状态，但为了能让自己乐观一些，我开始制作婴儿用品以分散自己的注意力。这样做既可以消除不安，又能做很多有用的物品，可谓一举两得。

小彩妈妈（36 岁）

助产士的亲切安慰给了我力量

怀孕 31 周左右时，我腹痛持续了很长时间，之后被诊断为轻度先兆早产，开了一些药，并在家静养。在不安当中，是助产士的一句"不要太紧张，让自己放松"给了我力量和信心。

佐藤环女士（26 岁）小奏的妈妈

妊娠高血压

如果患上妊娠高血压，分娩后也不会立刻恢复正常，对妈妈和宝宝都有危害。妈妈要改善日常生活习惯，以预防为主。

妊娠高血压的两大症状：血压升高、蛋白尿

怀孕后血压值一般会有所下降，如果不降反升就可能是患上了妊娠高血压。怀孕前正常的血压值在怀孕 20 周左右超出正常范围时，就会被诊断为妊娠高血压（下面会介绍正常值）。

出现蛋白尿说明肾脏功能下降。这会给心脏和血管造成负担，使准妈妈出现各种问题，血液也无法正常输送到胎盘，影响胎儿的生长发育。此外，患有妊娠高血压还容易出现胎盘脱落的情况，这会使早产风险比血压正常的孕妇提高 2 倍。如果妈妈和胎儿状态恶化，会在必要时采取人工早产的措施。严重的妊娠高血压还会致使准妈妈出现昏迷、痉挛、脑出血等症状。

妊娠高血压的患病率为 3%~4%，非易患人群也要高度重视。有些孕妇在孕期非常顺利，但到了孕后期却会突然出现高血压，因此孕期全程都不能掉以轻心。

无法自行发现症状，每次产检都要认真测量血压

妊娠高血压的可怕之处在于，患病初期患者几乎没有什么自觉症状。因此准妈妈必须定期产检，并认真测量血压。随着病情加重，患者会逐渐出现头痛、耳鸣、眼晕等症状，一旦出现这些症状，病情就很可能突然加重，甚至威胁生命。

想要预防妊娠高血压，良好的日常生活习惯非常重要。易患人群更要养成健康、规律的生活习惯。

【什么是妊娠高血压？】

什么是高血压
最高血压超过 140mmHg
最低血压超过 90mmHg

怀孕20周到产后12周为止出现高血压的情况

高血压并伴随蛋白尿

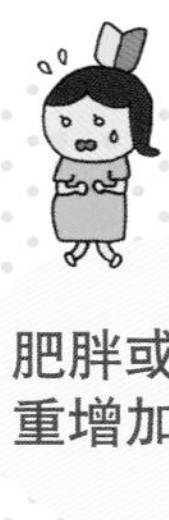

易患人群

- 肥胖或孕期体重增加过快者
- 血压本身偏高的人
- 多胞胎怀孕
- 高龄产妇
- 血细胞比容高的人
- 有慢性病的人

病情严重时需要住院治疗

妊娠高血压最常见的原因就是怀孕。整个怀孕分娩过程结束前，血压一般不会恢复正常，因此在产后 12 周前，都要特别重视妊娠高血压。

如果患上了妊娠高血压，就要注意日常饮食和生活习惯，控制血压。如果控制不了，还要住院治疗，配合降压药让血压不再继续上升。如果病情持续恶化，即使怀孕不到 37 周，也可能要采取人工早产的措施，以保证妈妈和宝宝的安全。

如果母子状况良好、症状不严重，也能正常分娩

如果能很好地控制病情，使血压值接近正常水平，而宝宝也能正常发育，妈妈就仍可正常分娩。但阵痛会导致血压升高，在分娩过程中会根据实际情况改为剖宫产。

血压升高超过正常值会造成妈妈脑出血，因此在分娩过程中一般会使用降压药或控制痉挛的药物。血压值过高时可能会采取麻醉分娩。在更严重的情况下，还可能提前剖宫产。

养成良好生活习惯，远离妊娠高血压

注意盐的摄入量，尽量吃偏淡的食物

人体在摄入过量盐分后为了保持血液浓度稳定，会使血液中的水分增加，这将增大心脏和肾脏的负担并使血压升高。因此，孕期要多吃清淡的食品。

计算调味料的使用量

使用低盐酱油

可以使用一些汤料

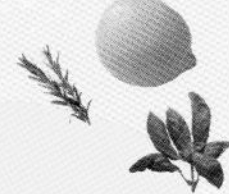

尽量不喝面汤

使用醋、柠檬、香辛料等增加口感

防止体重增加过快

孕期体重增加的速度和范围因人而异，可以参见 P106。最理想的状况是体重逐渐增加，尽量保证 1 个月内最多增加 2kg。即使临近预产期，也不能放松对体重的控制。

调整生活节奏，别太疲劳

生活节奏紊乱会造成浅眠并加重消化器官的负担，使人感到疲劳。在疲劳时血压值容易上升，因此要养成早睡早起的好习惯，并保证有规律的三餐。

别有太大压力

人在压力大时会血管收缩、血压上升。准妈妈应尽量避免太大压力，并找到适合自己的减压方法。身心放松的状态会促进血液循环，使血压值下降。

保暖有助于血液循环

身体受寒、长时间保持同一个姿势等都会造成血液循环变差并使血压值上升。准妈妈应尽量保证腹部及下半身不受寒，保持适量运动，感到疲惫时注意休息，以保障血液循环通畅。

了解妊娠糖尿病对妈妈和宝宝的影响

妊娠糖尿病及消化系统疾病

孕期受激素影响，很容易出现血糖升高的情况。要争取做到早发现、早干预和早治疗。

孕期血糖值容易上升

妊娠糖尿病是指在怀孕后检查出的，虽未达到糖尿病指标、但糖代谢出现异常的状况。怀孕后，随着食欲及进食量的增加，血糖值很容易上升。

怀孕后会产生胰岛素降解酶，而构成胎盘的物质会影响胰岛，使其不能充分发挥作用，进而阻碍血糖值的下降。尤其是原本偏胖的人、有糖尿病家族史的人及高龄产妇，患上妊娠糖尿病的概率会更大，要特别重视。

患上妊娠糖尿病后，容易出现妊娠高血压、尿路感染、羊水过多、早产等并发症。此外，妊娠糖尿病容易使宝宝发育过大，并增加其出生后发生低血糖的概率。为了更好地保护妈妈和宝宝，一定要做到早发现、早治疗。

治疗妊娠糖尿病，食疗和运动是关键。准妈妈要多吃高蛋白、低热量的食物。一次吃过多容易造成血糖值上升，要尽量少食多餐。如果没有其他并发症，也可以适当做些运动。

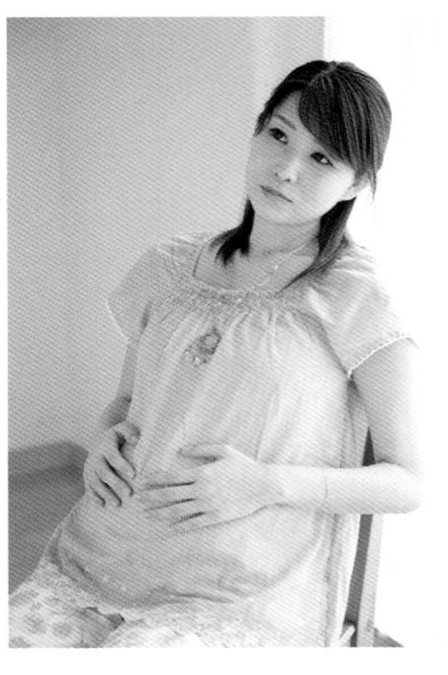

由妊娠糖尿病发展成糖尿病的概率不低，产后仍要非常注意

妊娠糖尿病一般会在产后治愈，但有研究表明，在下次怀孕后再次患病的概率高达36%~70%。此外，有5%的人在产后3~6个月内没有治愈并最终发展为糖尿病。

为了预防此类情况的发生，如果患上了妊娠糖尿病，在产后6~12周和产后1年左右都要检查血糖值。

此外，产后也应尽量注意饮食并适度运动。

如何减少患病率

高蛋白、低热量的饮食结构

为了宝宝的正常发育，在平衡饮食结构、摄取足够营养的同时，也要注意控制热量。可以尽量选用能控制血糖值上升、较有饱腹感的食材。

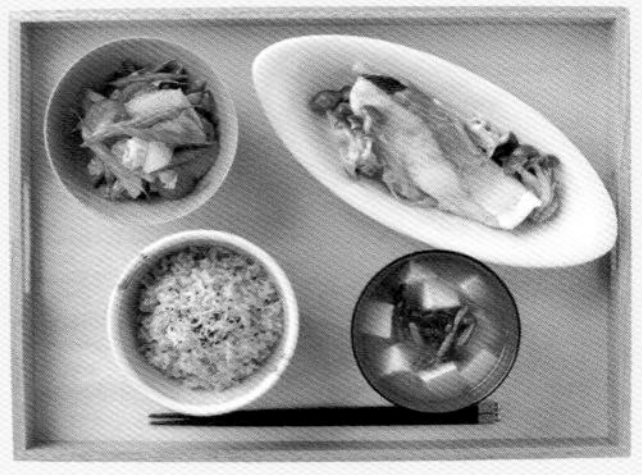

适度运动

所谓适度，就是指能使心跳稍微加速的程度。比如散步、游泳等能在充分呼吸的基础上活动全身的有氧运动，可以有效促进新陈代谢。

孕期激素影响会使胃肠功能下降

孕期激素会影响胃肠功能，很容易引起消化不良等胃肠疾病，如孕初期妊娠反应引起的呕吐，孕中后期子宫增大压迫胃部引起的反流性食管炎等。反流性食管炎是指胃肠内容物频繁反流进入食管，继而出现烧心或胃酸过多的症状。为了预防反流性食管炎，妈妈要尽量少食多餐，多吃一些好消化的食物，一定要细嚼慢咽。

在激素影响下，人体免疫力会下降，更容易患上肠胃炎。有恶心、呕吐、腹泻、腹痛等症状的急性肠胃炎分为病毒性和细菌性，病因不同，治疗方法也不同。如果出现了上述症状，应当尽快就医。

孕期一旦出现腹痛，妈妈就会担心宝宝是否有问题，不过轻微的腹痛和腹泻一般不会影响宝宝。但严重的呕吐、腹泻造成的脱水非常危险。症状较严重时，如果出现进食困难的情况，也要尽量补充水分。

腹泻会造成流产和早产吗？

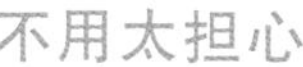

不用太担心

严重的腹泻会给腹部造成极大压力，对孕妇当然不好。促进肠运动的肌肉和控制子宫收缩的肌肉都由自律神经调节，也会受到一定影响。但腹泻不会强烈到引起流产或早产，因此无需过度担心。

【孕期容易出现的消化系统疾病】

反流性食管炎

孕初期妊娠反应引起的呕吐、孕中后期子宫增大压迫胃部等，都会引起胃肠内容物频繁反流进入食管。主要症状为烧心、喉部不适、打嗝、腹胀等。平躺时可以在后背垫些垫子或抱枕等以抬高上半身，这样会舒服一些。

细菌性肠胃炎

由O157大肠杆菌、沙门氏菌等细菌引起的肠胃炎。主要症状为腹痛、腹泻、呕吐、便血、发热等，一般会用抗生素和调整肠道功能的药物治疗。要注意细菌性肠胃炎在服用止泻药物后可能会有症状更严重的情况，需要补充大量水分。

消化不良

胃肠动力受激素影响而减弱，容易出现胃胀、胃部不适、腹痛等症状。应尽量避免进食太油的食物，不要吃得过饱、过快，多吃些易消化的食物，做到少食多餐。

盲肠炎

一般来说，下腹部右侧疼痛是盲肠炎的特征，但随着子宫的增大，疼痛的位置会变得靠上或更靠近外侧，增加确诊的难度。如果拖延治疗，可能会转成腹膜炎并造成生命危险，早期诊断非常重要。

预防贫血

孕期很容易出现缺铁性贫血，严重时会影响分娩，要尽早补铁。

孕期血液量增加造成贫血

在孕初期和孕后期，医生会要求准妈妈做血液检查，以测定其是否贫血。很多人怀孕前并不贫血，但随着怀孕月份的增加却开始出现贫血现象，这是为什么呢？

随着宝宝和子宫的增大，妈妈的血液量也会急剧增加，以便给子宫输送大量血液。但红细胞的增加速度远远不及血浆内水分增加的速度，就会使血浆浓度降低。同时，宝宝的成长发育也夺取了一部分铁，使妈妈在怀孕期间很容易出现缺铁性贫血。

即使在平时，铁也是一种容易缺乏的矿物质，在孕期就更需要补铁了。女性每天所需的铁元素为 10~11mg，进入孕中期后所需铁的量会达到 21.5mg。

准妈妈要有意识地在日常饮食中补铁。鱼类、红肉、猪肝、鸡肝等动物性食物所含的血红素铁容易被身体吸收，而青菜等植物性食物中所含的非血红素铁尽管较难吸收，但其丰富的维生素等营养物质同样不可或缺。

铁元素不易被人体吸收，可以将富含铁元素的食材和维生素 C、醋等一起烹饪，以便更有效地促进铁的吸收。

贫血判定的标准

	血红蛋白浓度	红细胞比容
孕期女性	低于11g/dl	低于33%
非孕期女性	低于12g/dl	低于35%
	血红蛋白浓度是指 1dl 血液中血红蛋白的量	红细胞比容是指血液中红细胞所占容积的百分比

为什么怀孕后容易贫血？

为了保证宝宝的成长发育，身体向子宫和胎盘内输送的血液量最高时会达到平时的 1.4 倍。但白细胞和红细胞的增加速度远远不及血浆量的增加，因而会使血液浓度降低并造成贫血。

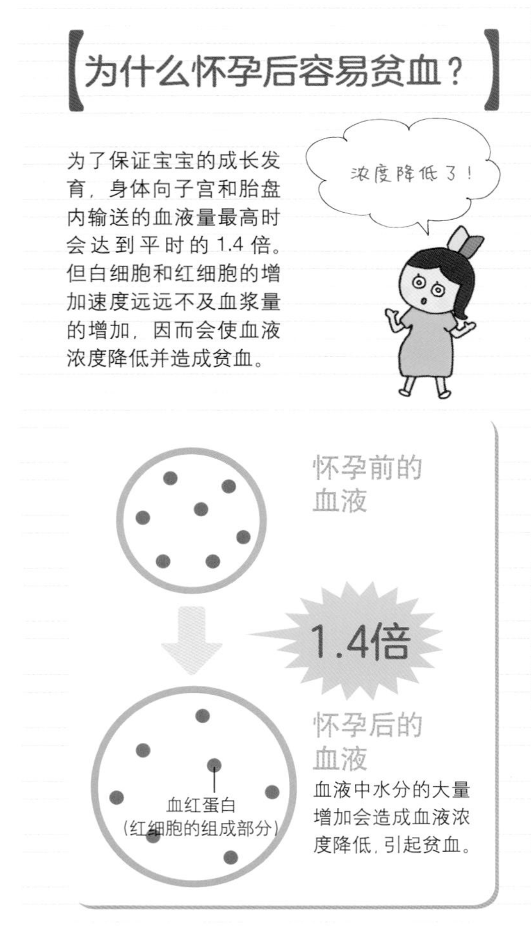

严重贫血会造成分娩时出血量增加

贫血突然加重时会出现头晕目眩、上气不接下气等症状。但孕前就有贫血倾向者的症状非常轻微、难以察觉。

体内的铁元素除了血液外也会储存在肝脏中。红细胞的含铁量不足会造成身体供氧不足，血液会自发从肝脏中夺取铁元素，造成贫血加重。

如果准妈妈贫血不太严重，一般不会伤害宝宝，但身体却会受极大影响。严重的贫血会造成分娩时出血量增加，进而影响产后恢复，有时还会影响母乳喂养。因此，准妈妈应尽可能在产前改善贫血的状况。

如何更好地摄取铁元素

○ 动物性蛋白质 + 维生素C

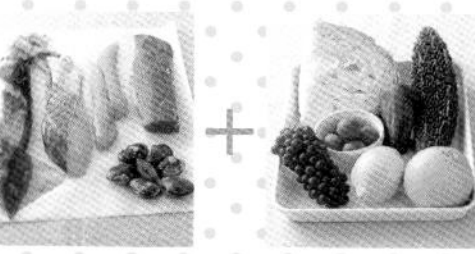

动物性蛋白、特别是红肉类含有丰富的血红素铁，而这类食材和维生素C一起食用，能有效促进铁的吸收。

× 单宁酸会妨碍铁的吸收

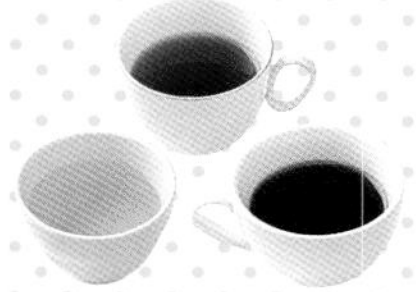

铁元素和单宁酸结合后不易被大肠吸收，因此不要在饭后立刻饮用红茶或绿茶。

贫血Q&A

Q 偶尔感觉头晕目眩，是因为贫血吗？

A 这也许是贫血造成的，但更可能是由体位性低血压引起的。怀孕后激素的变化及自律神经紊乱很容易引起低血压。同时，大量血液被输送到子宫和胎盘，那些有低血压倾向的人更容易出现脑部供血不足引起的眩晕。是否为贫血要经血液检查才能确认。

Q 可以靠孕妇健康食品补铁吗？

A 孕妇健康食品可以帮你更方便地摄取一些孕期所需的营养元素，但其含铁量不是很高。有数据显示，摄取过量健康食品可能危害肝功能，因此服用医生开具的铁剂会更安全。

Q 为了补铁，特别讨厌的肝脏类或菠菜等食物，也必须要吃吗？

A 不是只有肝脏类和菠菜才富含铁元素。贝类、鱼类、豆制品、海藻类等也含有大量的铁（参见P110）。

如果单靠食疗无法缓解症状，医生会根据实际情况开具铁剂帮助补铁。服用铁剂后会出现大便发黑的情况，这是没被吸收的铁被排出体外，无需担心。铁剂是改善贫血症状必需的药物，医生开具后必须定时定量服用。

不过，服用铁剂后有人会出现胃胀或便秘症状。即使症状较为严重也不要自己随意停药，要向医生咨询，必要时可能会改为注射铁剂。

在服用医生开具的铁剂时，需要特别注意哪些事？

感觉药物不太适合自己时，及时向医生说明

铁剂必须用水服用。如果用茶服用，茶中的单宁酸会和铁混合，阻碍铁的吸收。尽量在服用铁剂的前后1小时内不饮茶。服用铁剂后如果出现较严重的腹胀或便秘，要尽快向医生说明。医生可以根据情况改用其他铁剂，或是用注射的方法来补铁。

可能影响宝宝的疾病

妈妈生病会给腹中的宝宝带来什么影响？我们将在此介绍孕期容易患上的疾病和相应的应对措施。

感冒和流感

孕期免疫力下降，更容易感冒

怀孕后激素的变化会使人体免疫力下降，准妈妈会因此更容易感染流感、感冒等疾病。

病毒性感冒的主要症状是流鼻涕、鼻塞、打喷嚏等，体温一般会在37℃左右，静养2~3天就能基本痊愈。细菌感染则会持续较长时间，症状也会更严重。如果出现了高烧、咽喉疼痛、咳嗽等症状，应该尽快就医。

流感症状是突发性高烧、头痛及全身关节痛。流感症状比普通的感冒症状更加严重，有时甚至会引起肺炎等并发症。流感病毒一般不会通过胎盘影响宝宝，但严重时会危及准妈妈的生命。

不管是普通感冒还是流感，关键都是预防。准妈妈平时外出后要及时洗手、漱口，尽量避开人多的地方，减少精神压力、平衡饮食结构并保证充足的睡眠。室内也要及时通风、加湿。流感疫苗的风险远低于流感本身，建议及时接种。

一旦感染流感，一定要及时就医，还要注意补充水分并尽量静养。

孕妇流感的预防和对策

准妈妈的预防措施

- □ 保证合理的饮食和水分补给
- □ 保证充足的睡眠
- □ 用加湿器将环境湿度保持在50%~60%

家人的预防措施

- □ 回家后立刻洗手、漱口
- □ 尽量不去人多的地方

如果感染了流感

准妈妈要做的事

- □ 尽早就医
- □ 即使没有食欲，也要及时补充水分
- □ 保证充足的睡眠，保持体力

家人要做的事情

- □ 在家里也最好戴上口罩
- □ 尽量不和准妈妈待在同一个房间里

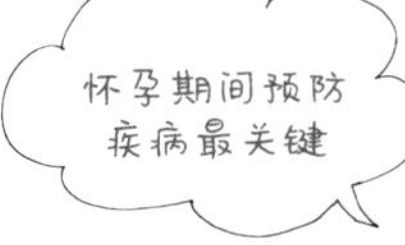

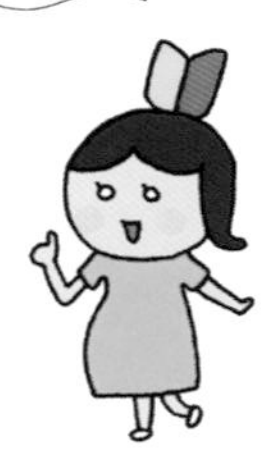

风疹

孕初期感染风疹会影响宝宝

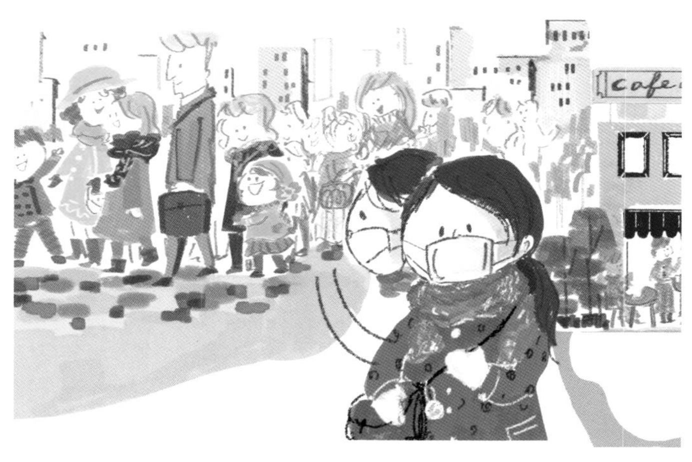

风疹病毒引起的感染就是风疹。主要症状为高烧、出疹子、关节炎、淋巴结肿大等，即使症状消失也还有传染性。如果妈妈感染了风疹，就可能传染给腹中的宝宝，使其患上先天性风疹。如果在孕初期感染风疹病毒，还可能导致宝宝患上心脏疾病、听力困难、白内障等。因此怀孕初期一定要进行风疹抗体的检查，如果没有抗体，到怀孕20周前都要避开人多混杂的地方，尽量降低感染风险。

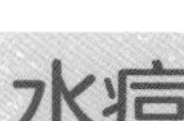

水痘

大部分人可免疫，偶有孕期感染的病例

这是由水痘带状疱疹病毒引起的感染，有出疹子并伴随瘙痒的症状。如果在孕初期感染，宝宝可能会患上先天性水痘综合征。如果在分娩前患上水痘，宝宝有患上新生儿水痘、甚至病症加重的可能。不过一旦感染过水痘就基本能终身免疫，95%的成年人都带有抗体，在孕期感染水痘的可能性也非常小。如果还是很担心，也可以通过血液检查确认是否有抗体。

传染性红斑

会造成宝宝的贫血和水肿

传染性红斑由细小病毒引起，感染后会出现高烧、关节炎、手足红斑等症状，双颊还会出现像苹果一样的玫瑰色红斑。这种病一般可以自行痊愈，但如果在怀孕不到20周时感染，会造成宝宝严重的贫血和水肿，这也是造成早产和流产的原因之一。该病没有疫苗，是幼儿较易感染的疾病，因此准妈妈在孕初期应该尽量避免去幼儿集中的地方，如儿科门诊等，也应尽量少去人多混杂的地方。

B型链球菌感染

如果宝宝在产道内被感染，会发展成严重疾病

B型链球菌是在阴道或外阴部长期存在的一种细菌，通常即使感染也没有特别症状，对怀孕无甚影响。但如果宝宝在产道内被感染，则可能患上新生儿B型链球菌感染症，出现呼吸困难、脑脊髓膜炎、肺炎等症状，如果治疗不及时还可能危及宝宝的生命。因此在孕中后期要做检查，如果确认有B型链球菌感染，就要从阵痛开始到分娩结束都配合使用抗生素。

弓形虫感染

对宝宝影响不大，但要注意家养宠物卫生

弓形虫寄生在猫等宠物体内，通过粪便传染，也有食用生肉感染的病例。孕初期和中期如果感染了弓形虫，会引起早产、流产，或使宝宝患上脑部或眼部疾病。但这种情况非常少见，不用太担心。家中一直饲养的宠物一般不会突然传染给人。此外，为了慎重起见，孕期应尽量不吃生肉。

总担心腹中的宝宝是否健康……

腹中的宝宝健康吗？

由于见不到宝宝，准妈妈心中总是充满了不安。想判断宝宝是否健康，一个简单的方法就是通过胎动去感受。

通过胎动判断宝宝的状态

判断宝宝是否健康、是否在顺利成长发育的主要方法有两个，其一是通过胎动，其二是通过体重。

有些妈妈会在16周左右就感觉到胎动，多数人在18~20周，即使稍晚也会在22周感觉到，时间因人而异。不要过分紧张，应该放松心情迎接胎动的到来。

从怀孕30周左右，宝宝开始有了比较规律的睡眠，会不分白天黑夜地重复睡眠、睡醒的过程。白天准妈妈一般会比较忙，不太能感受到胎动；而到了晚上安静躺下休息时，就会感觉胎动非常明显。准妈妈可以挑一个固定时间段来体会胎动。

宝宝的性格不同，胎动的方式也会有很大差异。有的胎动比较激烈，而有的胎动比较轻缓。准妈妈们不必过于执着胎动的强弱，只要有胎动就可以了。

关于胎动的Q & A

Q 总觉得胎动突然减弱了……

A 虽然不能一概而论，但宝宝状态不好时的确会出现胎动变弱的情况。这不是准妈妈自己可以判断的事，如果觉得不安，最好还是尽快就医。

Q 感觉胎动的位置发生了变化，是胎位不正吗？

A 到大约第30周为止，宝宝都可以在子宫内自由活动，因此胎动位置发生改变很正常。进入31周后，宝宝的位置已基本固定，如果胎动的位置在这时发生了变化，则可能出现了胎位不正的情况，可以通过B超检查确认。

Q 胎动激烈到妈妈几乎无法入睡，是宝宝哪里不舒服吗？

A 随着宝宝的成长发育，胎动也会越来越强烈，很多时候会让妈妈觉得疼痛或无法入睡，并会担心宝宝的健康。其实胎动只是宝宝健康的表现之一，即使胎动很激烈，如果妈妈自身没有不适，就不用太担心。

Q 是不是快到预产期时胎动会越来越弱？

A 怀孕38周以后，宝宝的头部会进入骨盆为出生做准备，其活动范围受到限制，妈妈就会觉得胎动减弱。但也有很多宝宝在出生前的活动都非常活跃。如果感觉不到胎动，也许是出现了什么问题，最好马上就医。

【可以采用10次计数法确认宝宝的健康】

记下连续10次胎动所需的时间

怀孕30周后，可以在每天固定的时间段侧躺放松后感受胎动，记下10次胎动所需的时间。如果是连续的胎动，可以等到最终停止后算成一次。如果10次胎动需要30分钟以上，可以每天记录2~3次。如果每次都需要30分钟以上，可以向医生咨询一下。

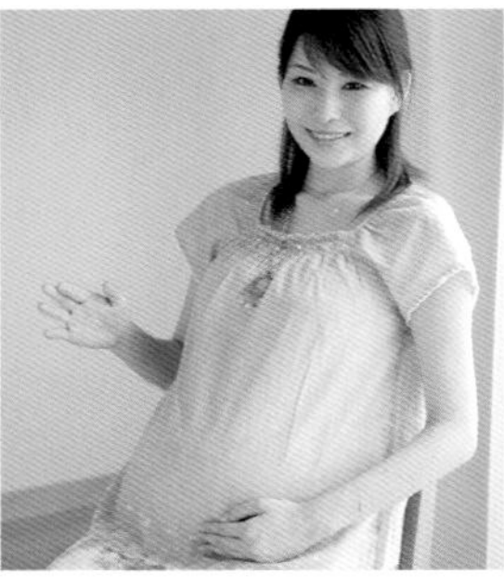

- 胎动非常迟缓
- 静卧时也感觉不到胎动

↓

马上联系医生

宝宝的个头各不相同

宝宝的个头，是B超检查时测量头部和身长后测算出的估计数值。根据怀孕周数会有可供参考的标准体重范围，但在整个孕期，如无意外情况，一般只会测2~3次。估算体重如果超出标准范围则是个头大，反之为个头小。不过估算体重与实际体重会有约15%的误差。就像成年人有高矮胖瘦一样，宝宝也有大有小，只要体重顺利增加就无需担心。

宝宝过小要担心其发育状况

宝宝如果太小，不排除其有心脏疾病、脑神经疾病、染色体异常等病变风险。此外，如果准妈妈患有妊娠高血压，给子宫输送血液的过程受阻，进而使宝宝由于营养和氧气不足发育迟缓。如果宝宝的体重过低，且随着周数的增加，宝宝的体重与标准值的差距越来越大，就要住院进行更详细的检查。

宝宝过大要担心能否顺利分娩

宝宝过大，可能是由妈妈自身热量摄取过多或妊娠糖尿病造成，也可能是遗传。如果爸爸妈妈个头较大，那么宝宝个头较大也很正常。估算体重本身有误差，不超过2周后的标准体重参考范围就仍算正常。此外，经产妇的子宫更容易拉伸，也会使宝宝发育偏大。宝宝过大可能会增加难产的风险，可以测定骨盆的形状和大小来判断顺产是否安全。一般来说，如果估算体重超过4kg，就要进行剖宫产。

【通过下列数据测定宝宝的成长】

宝宝的估算体重是B超检查时对双顶径、头宽、腹围、大腿骨长进行测量后推算出来的。

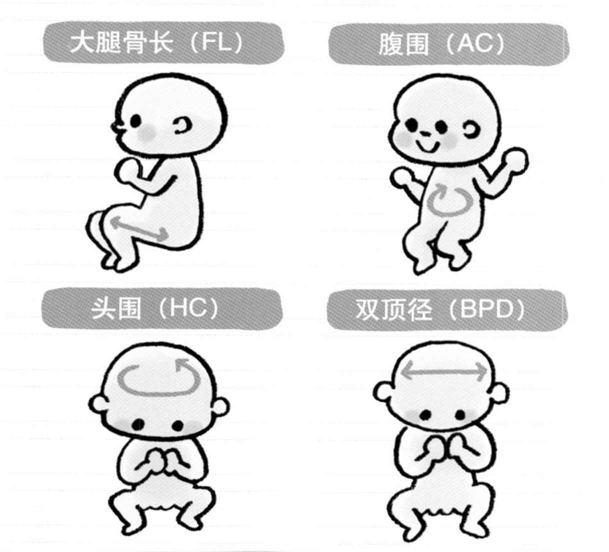

关于宝宝的个头Q&A

Q 如果宝宝过大，是不是要少吃一些？

A 宝宝过大的原因如果来自准妈妈自身疾病，就要采取相应的治疗措施。如果没有医生的特别指示，饮食一般不受影响。孕期禁止减肥，不过比起饮食的量，更重要的是营养均衡。

Q 如果宝宝过小，是不是应该多吃一些？

A 宝宝过小是发育的问题，医生会给出相应建议。如果不是这种情况，妈妈只需要保持健康的饮食、充足的睡眠和愉快的心情即可，千万别给自己太大压力。

Q 宝宝个头小些，分娩时会更顺利吗？

A 如果在37周后宝宝的个头还是比标准值要小，很可能是胎盘功能低下造成的。另外，很多妈妈分娩时因为无法承受阵痛刺激而不得不改为剖宫产，所以不能一概而论地说宝宝个头小就更有利于分娩。

胎盘、脐带和羊水

胎盘起到了滤网的作用；脐带就像宝宝的生命线；羊水则是保护宝宝的缓冲物。下面我们将分别详细介绍它们的作用。

输送营养并保护宝宝

胎盘、脐带和羊水是宝宝成长发育不可或缺的部分。胎盘将血液送来的氧气和营养通过脐带传送给宝宝，宝宝排出的二氧化碳和废弃物通过脐带传送到胎盘，再返回母体并被排出。胎盘就像一个过滤网，可以将必需的物质传送给宝宝，同时将废物带走。

脐带则是连接胎盘和宝宝的管道。脐带中有两条脐动脉和一条脐静脉，通过血液将氧气和营养传送给宝宝，并携带宝宝不需要的二氧化碳和废弃物返回母体。

怀孕 20 周后，子宫中羊水的主要成分就是宝宝排出的尿液和从羊膜中渗出的水分。这些液体充满了子宫，能有效保护宝宝免受外界撞击的影响。

有时，胎盘、脐带或羊水会因为各种原因出现问题，一定要尽早处理，以免造成更大影响。下面就来介绍一些可能出现的情况。

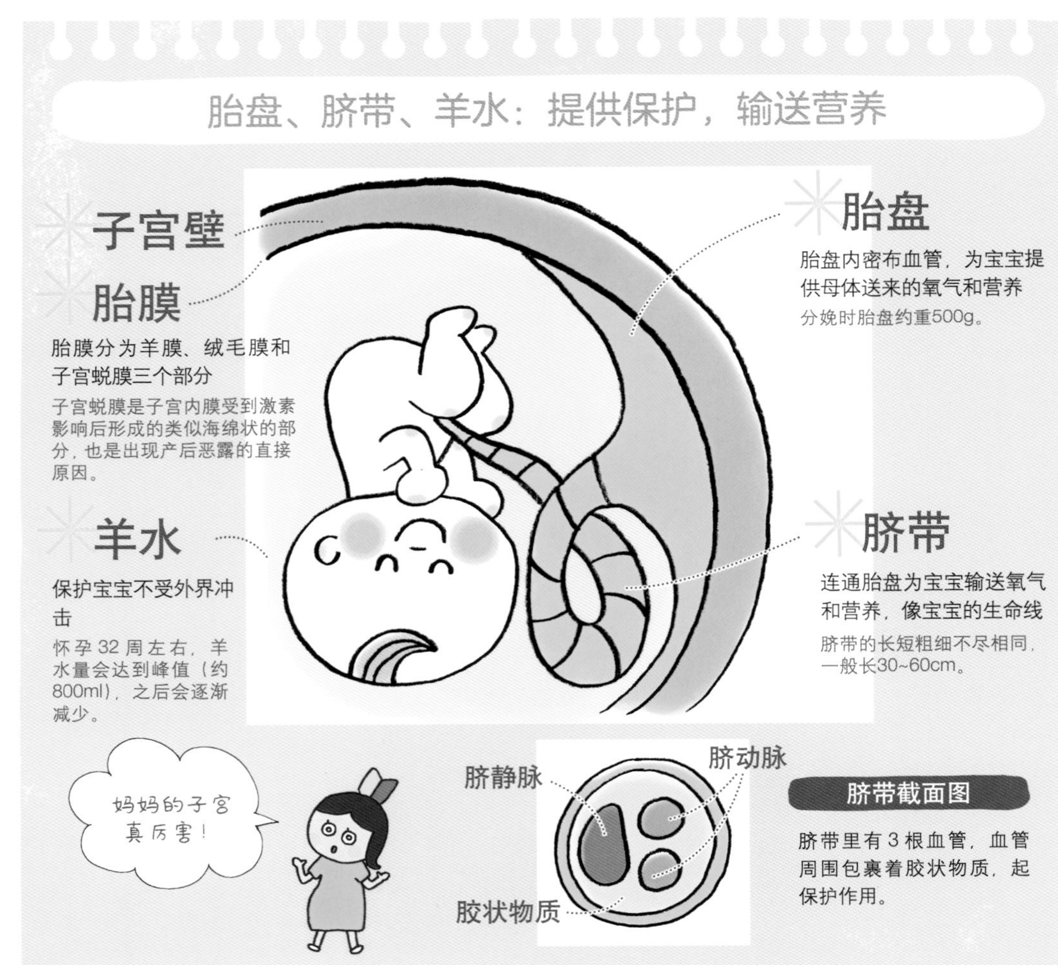

胎盘、脐带、羊水：提供保护，输送营养
子宫壁
胎膜
胎膜分为羊膜、绒毛膜和子宫蜕膜三个部分
子宫蜕膜是子宫内膜受到激素影响后形成的类似海绵状的部分，也是出现产后恶露的直接原因。
羊水
保护宝宝不受外界冲击
怀孕 32 周左右，羊水量会达到峰值（约 800ml），之后会逐渐减少。
胎盘
胎盘内密布血管，为宝宝提供母体送来的氧气和营养
分娩时胎盘约重500g。
脐带
连通胎盘为宝宝输送氧气和营养，像宝宝的生命线
脐带的长短粗细不尽相同，一般长30~60cm。
妈妈的子宫
真厉害！
脐静脉
脐动脉
胶状物质
脐带截面图
脐带里有 3 根血管，血管周围包裹着胶状物质，起保护作用。

胎盘可能出现的问题

如果分娩前胎盘脱落，要及时采取措施

如果胎盘附着于子宫下段，或胎盘下缘达到或覆盖整个宫颈内口，称为前置胎盘。胎盘位于宫颈口附近非常低的位置时称为低置胎盘。这些情况在怀孕期间都很常见。不过前置胎盘可能会随着预产期的临近而脱落，并引起大出血，因此在进入37周后，医生通常会根据实际情况采取剖宫产。

此外，正常位置的胎盘如果在分娩前发生脱落，称为胎盘早剥。这常见于怀孕8个月后或患有妊娠高血压的孕妇中，但具体原因尚不明确。胎盘脱落后无法再向宝宝输送氧气，还会造成子宫内大出血，届时妈妈和宝宝都会有生命危险。因此，在出现强烈腹痛时，应该马上就医。

脐带可能出现的问题

脐带缠绕或脐带先于宝宝产出母体都很危险

宝宝在子宫里的活动很可能会使脐带缠绕其脖子或身体，约3成的宝宝会出现这样的情况。宝宝通常可以顺利出生，但如果在出生时被脐带缠住以致呼吸困难，就可能要采取胎头吸引术、产钳分娩法或剖宫产等措施。

偶尔会出现脐带先于宝宝产出的情况，称为脐带脱垂。一般在胎位不正、羊水过多、宝宝发育过度、妈妈骨盆狭窄等情况下很容易发生脐带脱垂，一旦发生就要立即处理。

羊水可能出现的问题

羊水量及破水时间都可能出现问题

宝宝自身可以调节羊水量。羊水量因人而异，可通过B超检查测定，一般会在30周左右达到最高值。羊水过多可能是因为宝宝有消化道闭锁或肌肉疾病；羊水过少可能是宝宝的肾脏、泌尿器官或胎盘出了问题。但这类病例非常少见，妈妈不用太担心。

羊膜破裂、羊水流出被称为破水。随着分娩的进行，宫颈口开到足够大时就会开始破水，而阵痛前开始的破水称为提前破水。提前破水会导致细菌进入子宫引起感染或压迫脐带，如果出现提前破水，应该马上去医院。

胎盘、脐带和羊水 Q & A

Q 如果脐带绕颈，宝宝会不会很痛苦？

A 脐带的血管外侧包裹着一层胶状的弹性物质，即使缠绕着宝宝的脖子，一般也不会造成痛苦。但如果缠绕圈数过多或被用力拉伸，宝宝可能会感觉不适。可以通过监测胎心来确认宝宝的状态。

Q 脐带过短是否会影响分娩？

A 如果脐带过短，可能会使宝宝不易出生并延长分娩时间。过短的脐带被拉伸会导致脐带中的血管变细，使宝宝感到不适。如果脐带的长度在15~20cm以下，妈妈就无法自然分娩；即使勉强自然分娩，也可能拉伸整个胎盘并造成大出血。

Q 被告知“羊水过多”怎么办？

A 如果有妊娠糖尿病、多胞胎或胎儿消化道闭锁等情况，则可能出现羊水过多。如果羊水过多，可能会引起胎位不正、腹胀、宫缩等状况。但如果只是“羊水较多”则不必担心。

Q 前置胎盘可以自然痊愈吗？

A 前置胎盘有很多种，并非所有前置胎盘都完全覆盖了宫颈口。边缘性前置胎盘或部分前置胎盘会随着子宫的增大改变位置，妈妈仍有可能自然分娩。

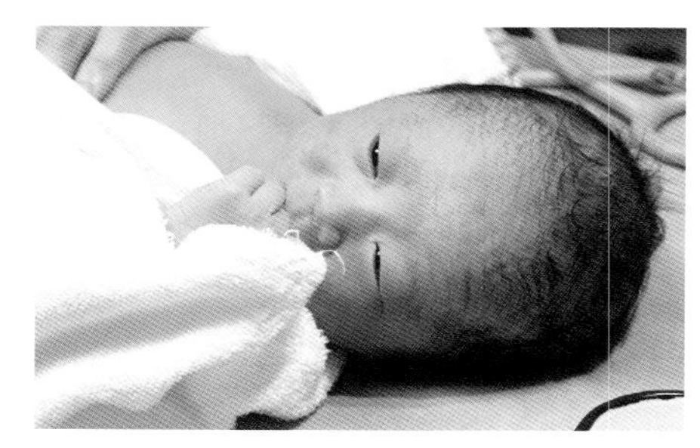

宝宝头部朝下是正常体位。如果胎位不正，还能在分娩前恢复吗？

胎位不正怎么办？

被告知胎位不正时，准妈妈肯定非常不安。但胎位不正一般能在产前调整过来；即使不能，也会有应对措施，准妈妈们不必因此烦恼。

约7成宝宝到妈妈怀孕8个月时都是头部朝上

宝宝头部较重，一般在羊水中都是臀上头下，称为头位；但也常会因为各种原因而变成头上臀下，称为臀位，即所谓的胎位不正。

臀位也分为几种。根据宝宝的姿势不同，有单臀位（臀部在下，两脚向上伸）、混合臀位（双膝弯曲，臀部和脚在下）、膝位（双膝在下）和足位（双脚在下）等。较常见的是单臀位和混合臀位，此外还有横位、斜位等。

即使胎位不正，宝宝也不会难受或发育受影响，准妈妈不用担心。

到怀孕 8 个月左右，个头尚小的宝宝还可以在羊水里自由活动，因此胎位不正非常普遍。50%~70% 的宝宝都会有胎位不正的现象，但出生前基本都能调整到正常胎位。

随着宝宝逐渐长大，子宫的空间在逐渐变小。宝宝的活动受限后，在子宫内的位置也就慢慢固定了。

胎位不正的原因各异，也许是宝宝在寻找更舒服的姿势

胎位不正的原因多种多样。受到前置胎盘、子宫肌瘤、子宫畸形等胎盘位置和子宫形状的影响，也会出现胎位不正。或许头上臀下的位置对宝宝来说更舒服。

双胞胎或多胞胎由于子宫空间有限，出现胎位不正的情况很普遍。此外，头部偏小、脐带过短等情况也会使宝宝的头部更难向下；而羊水过多、宝宝活动更自如等原因也会造成胎位不正。

【容易造成胎位不正的因素】

前置胎盘

胎盘在子宫内较靠下的位置或覆盖宫颈口时，宝宝的头部不易朝下固定。

多胞胎

为了保持更舒服的姿势，多胞胎在狭窄的子宫内常常出现胎位不正。

子宫畸形

双角子宫等先天性子宫畸形会使头上臀下的位置更容易固定，进而造成胎位不正。

子宫肌瘤

子宫肌瘤、卵巢囊肿等骨盆内疾病会造成子宫的变形，影响胎位。

胎位不正什么时候容易复位

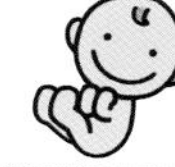

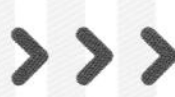

怀孕25~26周	怀孕27~28周	怀孕29~34周	怀孕35周以后
胎位还未固定	**可确认是否为胎位不正**	**复位的关键时期**	**复位概率极小**
孕初期宝宝个头还非常小，在羊水中可以转着圈活动。到了 20 周左右，宝宝会更加活跃，几乎时刻都在改变姿势。	怀孕 27~28 周，个头逐渐增大的宝宝在子宫内的活动越发受限，因而会保持一个相对固定的姿势。但即使是胎位不正，通常都会在之后复位成正常胎位。	可以通过胎位纠正操改变宝宝的位置，要谨遵医嘱，别过度运动。	随着羊水量和宝宝活动频率的减少，此时胎位不正复位的可能性非常小。

胎位不正一般采取剖宫产

胎位不正一般可以复位。不过也有一些宝宝始终处于异常胎位直到出生，这种情况的概率为3%~5%。

胎位不正情况下的分娩方法，根据宝宝的位置和大小、妈妈骨盆的大小、头胎还是二胎而有所差异，但一般会在38周左右剖宫产。

胎位异常时自然分娩的风险很大，可能会有诸如宫颈口开得不够大时早破水、宝宝头部过大无法顺利娩出等情况。特别是足位的异常胎位，在宝宝的双脚先于身体产出后，会出现非常危险的脐带脱垂现象。

如果妈妈怀的不是头胎，而宝宝又是臀部在下的情况，还是有可能顺产的。具体的分娩方式根据宝宝和妈妈的状态而异，应听从医生的指示。

不要强求异常胎位的复位

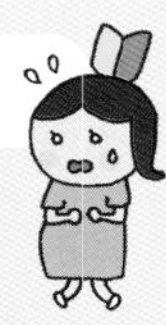

如果怀孕28周时被告知胎位不正，可以试着做做胎位纠正操。但做操时一定要严格遵守医生的指示，一旦出现腹胀就应该马上停止。有先兆早产或妊娠高血压的准妈妈，在被医生要求静养后绝不能做胎位纠正操。

纠正胎位的方法

胎位纠正操

胎位纠正操有很多动作，准妈妈要和医生商量后再做。另外，如果出现腹胀就要立刻停止。

膝胸位

如图所示改变休息姿势，让子宫有更大的空间以帮助胎位改变。

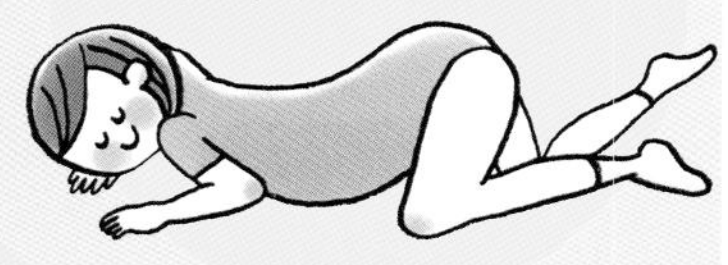

针灸

研究表明，传统医学的针灸对胎位纠正也很有效。但有时受到刺激的宝宝会突然开始剧烈活动，并可能产生脐带缠绕的风险。

至阴穴

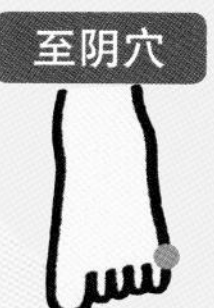

小拇指外侧指根的部位

三阴交穴

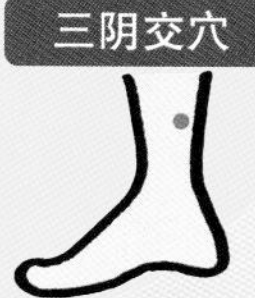

脚踝内侧最突出的那一点向上四横指处

外部倒转

医生用手隔着妈妈的腹壁转动胎儿的方法，要求医生的手法非常熟练。如果羊水过少或胎位为足位，不能使用这种方法。

经验之谈

胎位不正的分娩是怎样的？

本来要做剖宫产，但在分娩前突然复位，于是顺产

我一直在做胎位纠正操，但到9个多月时还没有恢复正常胎位，于是预约了剖宫产。也许是希望顺产的愿望太强烈了，在第35周就要住院时，胎位竟奇迹般地复位了。尽管听说过很多宝宝会在出生前恢复正常胎位，但真没有想到这也会发生在自己身上。3周以后，宝宝顺利地出生了。

坂井夕香女士（30岁）智香的妈妈

考虑风险后决定剖宫产

我试着做了胎位纠正操，医生也从外部尝试了倒转，但始终没能使胎位恢复正常。医生说脐带绕着宝宝的脖子，估计很难回到正常胎位，于是我们决定采取剖宫产。因为身边没有经历过剖宫产的朋友，我非常不安，所幸宝宝最后还是顺利地出生了。

大桥kaori女士（28岁）夏海的妈妈

为了让宝宝臀部朝上，一直采用侧睡姿势

怀孕到25周左右时被告知胎位不正，为了保证宝宝能臀部朝上，我根据医生的指示采取了向右侧睡的姿势。等到29周产检时，胎位已经恢复正常。侧睡时可以将抱枕夹在双膝之间，这样能有效分散肚子的重量。

谷本江美女士（36岁）爱美的妈妈

孕期常见的身体不适

孕期总有些没严重到要就医的不适，时时困扰着准妈妈，一起来看看如何应对吧！

造成不适的主因：子宫压迫内脏

孕初期出现不适主要是由激素变化造成，而孕中后期的不适则主要由子宫增大造成。逐渐增大的子宫在宝宝出生前一直压迫准妈妈的肠胃和膀胱，还会对准妈妈下半身的血液循环造成不良影响。

虽无直接影响，但如果感到极其不适仍应就医

不适症状一般会持续整个孕期，准妈妈可以尽量做些转移注意力的事，如适度运动等。保证营养均衡的饮食和充足的睡眠也能让症状相对缓解。

如果实在太难受，准妈妈也不要忍着，可以在产检时向医生、护士咨询一下。

便秘和痔疮

子宫压迫阻碍胃肠功能，造成便秘

女性本来就容易便秘，怀孕后更是如此。主要原因有二：其一，怀孕后黄体酮分泌的增加会降低肌肉力量，使肠蠕动变缓；其二，越来越大的子宫会压迫肠部，也会使肠蠕动变缓，造成便秘。

怀孕期间，预防便秘的基本方法如下：

- 多吃膳食纤维丰富的食物
- 适度运动，促进血液循环
- 每天尽量在固定时间去卫生间
- 每天至少摄入 2L 水

如果这样还不能缓解症状，可以到医院就医，医生会根据实际情况开具对宝宝影响较小的通便药。

此外，便秘会使肛门受到压迫并出现痔疮。应保持肛门的清洁，也可以对肛门四周进行热敷以促进血液循环。孕期会有很多不适，不必觉得不好意思，出现问题应及时到医院就诊。

便秘和痔疮 Q & A

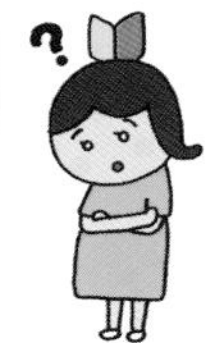

Q 可以服用通便药吗？

A 最好服用医生开具的药物。非处方药一般不会对宝宝造成直接影响，但如果药效过强，也可能加速宫缩并造成腹胀。

Q 约2天才有1次大便，没问题吗？

A 每个人的排便规律不同，如果 2 天一次、每次排便时腹部和肛门都没有痛感并能顺利排便，一般问题不大。如果总觉得腹胀、腹痛或 3~4 天都没有排便，则最好尽快就医。

Q 出现痔疮怎么办？

A 孕期痔疮多为外痔和肛裂。不管是哪种，首先要尽量缓解便秘，此外还要保持患部的清洁。冲洗式坐便器有助于清洗，值得推荐。此外，还可以对肛门周围进行热敷，促进血液循环，尽量不留淤血；即使在夏天也可以热敷，这样才有助于缓解痔疮。

全身症状

怀孕会影响身体各个部位

怀孕后，激素的变化、血液量的增加、血压的变化等都会对身体产生各种各样的影响。准妈妈应尽量保证足够的休息，做些可以缓解症状的有效护理。如果觉得特别难受，也可以到医院就诊，听从医生的指示。

水肿

用手按压小腿，如有凹陷且不能立刻恢复，就说明已出现水肿；有时手指也会水肿

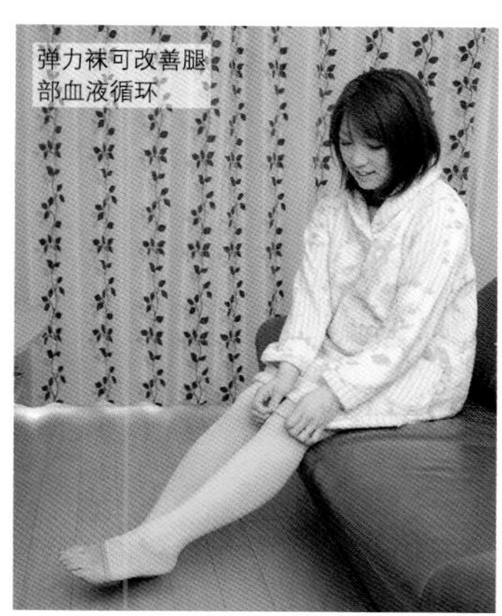
弹力袜可改善腿部血液循环

水肿是产检的必查项目之一。如果血压和尿蛋白没有异常，水肿一般只是孕期正常的生理现象，不用太担心。水肿是静脉受到肚子压迫造成的，躺着时将脚部垫高可以缓解水肿症状，另外也可以穿弹力袜。

起立时晕眩

由大量血液输送到腹部引起

突然起立时出现头晕目眩的情况被称为脑缺血。这个症状与缺铁性贫血不同，是由于大量血液优先输送给子宫、造成脑部暂时性供血不足引起的。如果只有一瞬间头晕、但马上就能恢复，则不用担心；但如果感觉身体失去平衡、甚至会摔倒，就需要注意。孕期要有意识地控制变换姿势的速度，尽量慢慢起身。

心悸

易出现在血液量增加的孕后期，出现心悸应马上休息

孕后期的血液量会达到孕前的 1.4 倍。此时心脏负担加重，容易出现心悸。如果出现心悸，就要立即休息直至症状完全消失。经休息能得到缓解的症状就不必太担心。而在心悸同时严重贫血或正在服用缓解腹胀药物的人，应该在产检时向医生和护士详细说明情况以寻找对策。如果心悸症状比较严重，则有可能是甲状腺出现了问题，应该及时就诊。

上火

由自律神经紊乱造成，应尽量让血液循环畅通

激素及压力造成的自律神经紊乱，会使血管无法正常收缩和扩张。要尽量给下半身保暖，促进血液循环，时时放松心情，才有助于缓解症状。

浑身无力

常出现在孕初期和后期，表明身体需要休息

怀孕初期，身体发生了巨大变化，容易浑身无力；而到了孕后期，身体的负荷也会造成体力不支。可以将浑身无力看作身体发出的需要休息的信号，有机会就要好好休息，即使只能闭目养神也可以。在身体条件允许的情况下，也可以适度运动。

心神不定

激素变化会影响情绪；对产后生活的不安也应设法缓解

怀孕初期，准妈妈在各种激素变化的影响下很容易身心不安。到孕中期逐渐适应了孕期生活之后，症状就会有所好转。但对分娩和产后生活的不安还是会引发焦虑。此时夫妻之间应保持良好的沟通，尽量缓解准妈妈的不安。为了拥有更好的产后生活，准妈妈尽量别让自己有太大压力。

难以入眠

改变睡眠姿势、利用香薰助眠；孕后期可尝试短时间深睡眠

随着肚子越来越大，仰卧睡觉会变得越来越困难。准妈妈可以试着将抱枕或毯子放在腰后支撑，找一个更舒服的睡姿（参见 P119）。随着预产期的临近，准妈妈受腹中宝宝睡眠规律的影响，常常会在半夜多次醒来。可以试着用些让自己放松的香薰，养成短时间、深睡眠的习惯。

局部症状

身体各部位的变化、姿势的变化等都会引起各种不适

子宫增大会影响骨骼结构并引发各种疼痛；为了更好地预防和缓解不适，准妈妈在日常行动中要保持正确的姿势，控制体重的增加。

准妈妈可以做适合孕妇的按摩，也可以在家适当做些伸展运动以防不适加剧。还在工作的妈妈，要注意别长时间保持同一个姿势；可以和上司沟通，也可以利用休息时间做些简单的伸展运动。

腰痛

尽量别保持肚子前挺的姿势

孕期腰痛的最大原因就是常保持肚子前挺的姿势，这会给腰部造成过大压力。准妈妈应尽量保持骨盆端正，并让头部和后背挺直（参见 P84）。

为了促进腰部血液循环，可以经常热敷。此外，体重增加过快也会对腰部造成负担，应注意控制体重。

脚部抽筋

夜里常见的症状，多由受寒和缺钙引起

脚部抽筋的原因多为缺钙或受寒造成的血液循环不好。此外，身体疲惫或水分不足也容易引起脚部抽筋，要注意补充水分。脚部抽筋常在夜里发生，就寝前可以做做腿部伸展运动，让肌肉和关节放松。如果出现了脚部抽筋，可以将脚尖慢慢向上抬，并将小腿尽量伸直，即可缓解。

头痛

孕期易疲劳，不要用眼过度

怀孕期间，日常生活也会给身体造成负担和压力，有时疲惫还会引起头痛。准妈妈在睡前几小时内应尽量不看手机、电脑，让眼睛和大脑充分休息以保证睡眠质量。如果是血压高引起的头痛则需要注意，一定要在产检时向医生咨询。

肩部酸痛

乳房增大也会引起肩部酸痛

一般来说，驼背和用眼过度都容易造成肩周炎。孕期随着乳房的增大，有时也会出现肩部酸痛的症状。孕初期到中期，乳房的增大比肚子更加明显，注意不要过于束缚乳房，尽量穿孕妇内衣以更好地支撑乳房。

耳鸣

自律神经失调，影响人对声音的分辨

这种耳朵听不清或感到耳鸣的症状平时只会出现在飞机起降时，被称为咽鼓管异常开放症，在孕期则多由激素变化和自律神经失调引起。准妈妈不要给自己太大压力，对颈部进行热敷也能促进血液循环、缓解症状。

尾椎骨痛

随着预产期临近，骨盆下方会出现痛感

随着宝宝入盆，腰痛的部位也会由背部下方转移到骨盆四周，尤其是尾椎骨周围，会出现被拉扯般的疼痛。应尽量不要受寒，做些适度的伸展运动并坚持到分娩结束。

尿频、遗尿

膀胱在子宫前方，受到压迫会出现尿频

子宫邻近膀胱，增大的子宫会逐渐压迫膀胱。随着预产期的临近，宝宝逐渐入盆，准妈妈更容易尿频。尽管如此，也不能为了减少去厕所的次数而控制饮水量，毕竟多饮水是为了多排出体内废弃物。如果出现遗尿现象，可以使用卫生巾，产后这些症状就会自然消失。

皮肤的变化

为了保护宝宝，皮肤、毛发也会发生变化

皮肤的变化不光体现在妊娠纹上。为了迎接分娩，胎盘会分泌大量激素，其中的雌激素会引起黑色素沉着，使乳头、乳房及外阴等部位颜色加深。症状的程度因人而异，一般会在产后慢慢消失。

乳头变大、变黑

受激素影响所致

受孕期激素分泌的影响，乳头和乳房的颜色会加深，产后会逐渐恢复。随着乳腺的发达，乳房也会变大。

瘙痒、荨麻疹

受新陈代谢影响会出现瘙痒症状

妊娠纹出现前会有瘙痒的症状，而新陈代谢加速也会引起瘙痒。在皮肤干燥时，这些症状更容易出现，因此要格外注意皮肤的保湿护理。此外还可能出现原因不明的荨麻疹，不要自行用药，应在产检时咨询医生，医生会在必要时开具孕妇使用的止痒药。

雀斑、黑色素

产生黑色素，应预防紫外线

受孕期胎盘分泌的大量激素影响，准妈妈会产生很多黑色素，更容易长雀斑。分娩后雀斑会逐渐变浅，但不是所有人的雀斑都会消失。另外，为了防止紫外线对皮肤的伤害，应注意防晒（参见 P122）。

腹正中线的变化

腹正中线颜色加深、长出汗毛

所谓腹正中线，是指腹部以肚脐为中心的一条垂直线。这条线平时不太明显，但随着孕期黑色素的增加愈加清晰，周围也会出现汗毛加重的现象。不过分娩后腹正中线和汗毛都会慢慢变浅，无需担心。

头发、指甲的变化

有人发质、指甲状况变好，有人反之

怀孕后，有些人的头发会变得又细又稀，指甲也更容易折断。这都是由激素分泌造成的，因人而异。反之，有些孕前发质不太好的人，会由于孕后更有规律的饮食和生活习惯而拥有更好的头发和指甲。

肚脐突出

由肚子变大造成，产后即可恢复

肚子前挺的人会更容易出现肚脐突出的现象。准妈妈可以趁此机会清洗一下肚脐周围，但这个部位的皮肤非常娇嫩，不可太用力。在产后，肚脐也会随着肚子的恢复而复原。

静脉曲张

脚部或外阴部出现静脉曲张

子宫增大会对下半身的静脉造成压力，使静脉膨胀并形成很多类似小瘤的肿块。静脉曲张容易出现在脚部、外阴部、肛门内等部位，有时会伴随疼痛，但一般无需治疗，会在产后逐渐恢复；穿上弹力袜也能起到一定缓解作用。但要注意，在外阴部形成的静脉曲张可能会在分娩时破裂出血，可通过热敷促进血液循环并缓解症状，且不能长时间保持同一个姿势。

汗毛加重

受激素影响，汗毛也会出现变化

体毛、皮肤等容易受到激素影响，孕期有人会汗毛加重；相反，有些原本汗毛较重的人则会在孕期汗毛变浅。这些现象一般会在产后慢慢复原。

不同的怀孕情况，不同的注意事项

同样是孕妇，年龄、环境等因素各不相同。不同的怀孕情况都有哪些注意事项？我们将在此介绍。

高龄产妇

能怀孕就说明有足够体力可以分娩

对 35 岁以上第一次怀孕的准妈妈来说，宝宝染色体异常、畸形等情况发生的概率会相对增加。此外，这类准妈妈也容易患上妊娠高血压、妊娠糖尿病，还容易并发子宫肌瘤等子宫疾病。同时，高龄产妇产道弹性的减弱会增加其分娩的时间。但高血压、难产是由很多原因造成的，并非只有高龄产妇才会出现。

即使年纪相对较大，但可以顺利怀孕就说明准妈妈本身有足够的体力可以迎接分娩。这类准妈妈对预防并发症、增强体力等事情应该更上心，但也不必如履薄冰。随着年龄的增加，人生阅历也会更加丰富，相信这类准妈妈会有更好的心理承受能力，在分娩时也能更加沉着冷静。要有足够的自信，高龄准妈妈才能愉快度过孕期生活。

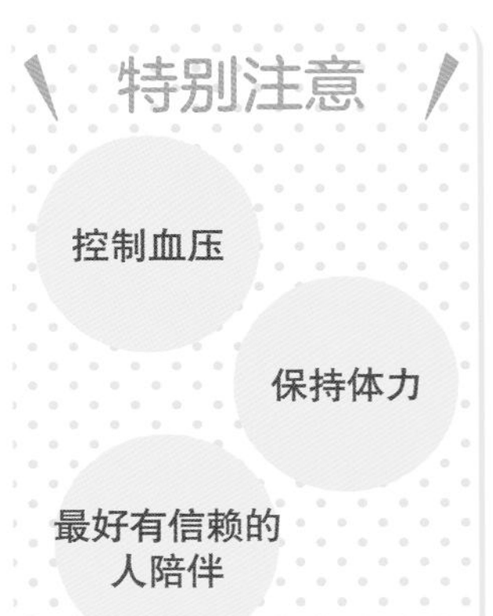

高龄产妇 Q & A

Q 高龄产妇必须接受产前检查吗？

A 通过 B 超检查、血液和羊水的检查等才能判断宝宝是否有染色体异常的情况。但并非所有问题都能通过检查发现。不过，羊膜穿刺也有引起破水和感染的风险。随着年龄的增加，怀孕的风险也会增大。万一在检查时发现了问题该如何解决，夫妻双方要做好沟通。

Q 产后需要注意什么？

A 即使分娩过程非常顺利，也要好好休养，让身体得到充足的休息。最好找一个产后帮手，如丈夫、父母、亲戚或保姆。如果患上妊娠高血压或妊娠糖尿病，分娩后也要注意观察和记录血压、血糖值的变化。

Q 随着年龄的增长，剖宫产的概率也会增加吗？

A 高龄产妇，特别是第一胎的孕妇，比较容易出现难产的情况，因此剖宫产的概率也会增加。但实际情况因人而异。注意日常的饮食和生活习惯，顺产的高龄产妇也有很多。

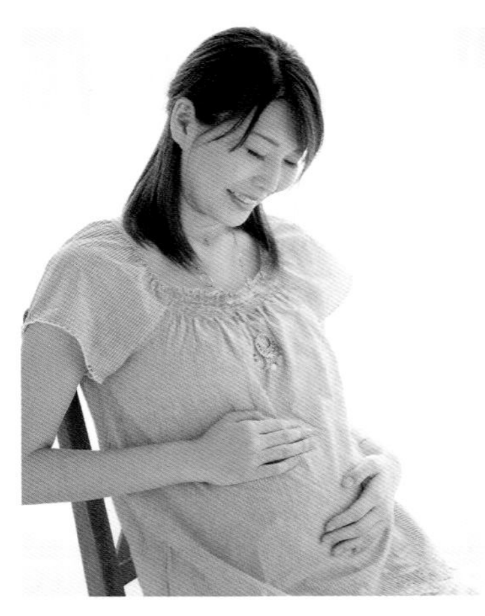

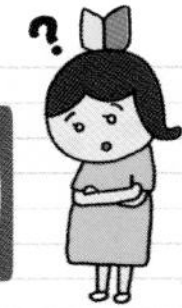

【治疗不孕症后的怀孕，需要注意哪些地方？】

首先，经过不孕治疗后的怀孕不会对孕期和宝宝产生不良影响，像普通孕妇一样生活即可。

然而，经过不孕治疗后怀孕的孕妇大多年龄偏大。其中由于子宫肌瘤、子宫畸形等原因造成不孕的妈妈，受到肌瘤位置、大小、子宫形状等的影响，出现流产、胎位不正的风险会相对增加，有时也会影响到分娩。但不管是什么问题，都不要独自胡思乱想，而应在产检时及时向医生咨询。

多胞胎

多胞胎怀孕的负担更大，有时需要住院

多胞胎一般能在怀孕 6~7 周通过 B 超检查确认。孕初期，多胞胎怀孕和普通怀孕没有太大区别，但从 6 个月开始，多胞胎孕妇的肚子会突然变大，也更容易出现贫血、腹胀、水肿、腰痛等症状。随着妈妈负担的加重，出现先兆流产、早产、妊娠糖尿病、妊娠高血压的风险也会随之增加。根据实际情况，医生可能会在准妈妈怀孕 28~30 周时要求其住院。

如果母婴状态良好、先出生的宝宝胎位没有问题，多胞胎也有可能顺产，但多数情况下还是会采取剖宫产。

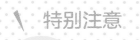

特别注意

- 不要勉强自己，只做力所能及的事
- 注意并发症（妊娠高血压、妊娠糖尿病）
- 多了解关于剖宫产的知识

同卵双胞胎和异卵双胞胎的区别

同卵双胞胎

一个受精卵分裂为两个受精卵。根据胎盘数的不同、是否在同一个孕囊内等不同情况，还有更细的划分。

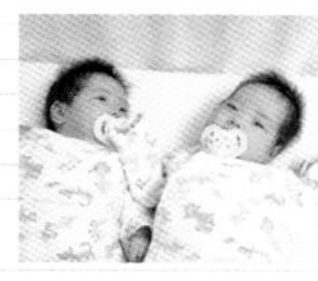

异卵双胞胎

两个卵子分别受精形成两个受精卵。异卵双胞胎孩子的容貌不如同卵双胞胎那么相似，性别、性格、血型等的差异也会更大。

孕期无法区分同卵双胞胎和异卵双胞胎。胎盘、绒毛膜、羊膜的数量非常重要，会直接影响宝宝的生长发育。一旦确诊是单绒毛膜性双胞胎，可能需要住院。

多胞胎怀孕 Q & A

Q 如何更好地控制体重？

A 比起普通怀孕，多胞胎的妈妈需要摄取更多热量。应摄取的热量值没有绝对标准，但要注意不能让体重增长过快、过多。如果以“单胎怀孕的标准体重增加量（参见 P106）+ 一个宝宝的体重（2~3kg）”为标准，双胞胎怀孕的妈妈大约增重 13~15kg 为宜。

Q 什么是双胎输血综合征？

A 两个宝宝在共用一个胎盘的情况下，如果血液只输送给其中一个宝宝，称为双胎输血综合征。供血不足的宝宝发育会越来越慢，而供血过多的宝宝会有较大的心脏负担。面对这种状况，准妈妈需要更加注意，及时就医。

Q 双胞胎怀孕的产后恢复会比较慢吗？

A 怀双胞胎的子宫会更大，这会造成产后宫缩耗时更长、出血量更多，孕期和分娩时妈妈的负担也会更大，产后恢复的时间自然更长。因此，多胞胎妈妈更要让身体得到良好的休息。

非首次怀孕

不能因为有经验就大意，仍应尽早做好准备

二胎及之后的怀孕，因为已经有了一定经验，准妈妈会相对轻松。但第一胎非常顺利并不意味着第二胎就一定顺利。此外，年龄的增长也可能导致相应问题的出现，为了照顾大孩子而不能好好休息等也是影响二胎妈妈的不利因素。即使有经验也不能掉以轻心，仍要按时产检。

有数据表明，比起首次怀孕，非首次怀孕的分娩速度会更快。如果首次分娩非常顺利，第二次可能会很快生下宝宝，因此开始出现阵痛就应尽快去医院。

特别注意

- 要记住比起第一胎时，自己年龄更大了
- 不要对自己的身体过于自信，要及时产检
- 第一胎非常顺利的人，在阵痛出现后更应尽早去医院

患有慢性病的准妈妈

有慢性病史的准妈妈除产科外，还要通知自己的主治医生，并更加谨慎地度过孕期生活。

和主治医生、产科医生沟通好

随着医学的进步，一些慢性病患者也可以正常怀孕，并生下健康的宝宝了。孕期是一个准备和宝宝见面的过程，健康女性的身体和心理负担已经很大，而身患疾病的准妈妈还要面对更大的风险，更要小心谨慎。

为了保护宝宝，也为了让准妈妈的病情不会恶化，孕期的治疗仍是必需的，而且需要慢性病主治医生和产科医生协作。知道怀孕后，准妈妈要及时告知自己的慢性病主治医生，医生会根据实际情况制订治疗方案。药物的服用方法、对自己和宝宝有何种影响、孕期该注意什么等，妈妈都要向主治医生咨询，这样才能在治疗疾病的同时顺利度过孕期生活。

此外，受疾病的影响，可能会出现低体重儿或有其他问题的胎儿，因此最好选择有新生儿重症监护室的医院分娩。

肾脏疾病

定期检查、注意静养、坚持食疗

孕期肾脏的负担也会加重，因此有慢性肾炎等肾脏疾病的人要事先了解怀孕、分娩的风险，再决定是否要怀孕。

孕期肾功能低下可能会造成血压升高并引发妊娠高血压，进而造成胎盘功能降低，并影响宝宝的生长发育。如果怀孕，就必须定期检查，严格遵守医生的指示。要尽量静养，还要注意饮食结构，尽量吃较清淡的食物。

准妈妈要特别小心膀胱炎、肾盂肾炎

即使非常健康，怀孕后的抵抗力也会减弱。激素的影响会使尿道肌肉松弛，造成细菌入侵并引起膀胱炎；另外，子宫对膀胱的压迫也是造成膀胱炎的原因之一。如果膀胱炎加重，细菌会通过尿道入侵肾脏并引起肾盂肾炎。准妈妈平时应注意不要憋尿，排尿时如有痛感要及时就医。

心脏疾病

选择有急救能力的医院

怀孕和分娩会带给心脏极大的负担，特别是在孕中后期，体内增加的血液量和增大的子宫都会影响心脏，即使健康的孕妇也会出现心悸、喘不上气的现象。心脏疾病的种类很多，严重程度也各不相同，患有心脏疾病的女性需要提前咨询主治医生，确认自己是否适合怀孕。

怀孕后必须定期检查，同时最好选择可以急救的医院分娩。孕期一定要保证充足的睡眠，分娩方式也应该和医生沟通，尽量选择给心脏负担较小的方法。产后，妈妈也不能对自己的身体状况掉以轻心。

胶原病

如果症状较稳定，仍可正常怀孕分娩

胶原病有很多种，在20~30岁女性中发病率较高的为系统性红斑狼疮（SLE）。

其主要症状为高烧、关节疼痛、皮肤出现红斑等。患者病情通过治疗得到控制后，仍然可以怀孕、分娩，但流产和早产的风险较大。此外，疾病如果引起高血压或肾脏器官并发症，会对宝宝产生极大影响，因此有这种病症的准妈妈需要由主治医生和产科医生合作治疗。

甲状腺疾病

必须定期检查甲状腺激素，随时监控病情

甲状腺激素过多或过少会引起甲状腺功能异常，进而增加流产和早产的风险。根据甲状腺疾病种类的不同和用药的不同，有时也会对宝宝造成影响。怀孕期间，患有甲状腺疾病的准妈妈必须定期检查，以监控甲状腺激素的浓度，还要配合药物治疗。

子宫和卵巢疾病

子宫和卵巢疾病包括子宫肌瘤、卵巢囊肿、子宫畸形等。子宫和卵巢直接关系到怀孕和分娩，因此这类器官疾病很容易引起过分担心。其实多数情况下，只要接受正确治疗并随时注意病情的变化，仍然可以顺利怀孕并分娩。患相关疾病的妈妈不要过于焦虑，遵医嘱即可。

子宫肌瘤

根据位置不同，可能影响分娩

子宫肌瘤是在子宫壁上形成的良性肿瘤。根据其位置和大小的不同，子宫肌瘤可能会造成流产或早产。不过除了肿瘤较大、数量较多的情况，普通的子宫肌瘤对宝宝一般没有影响。根据肿瘤形成位置的不同，可能会出现胎位不正或由于病变造成的疼痛等。即使患上子宫肌瘤，也有可能自然分娩，但如果肿瘤距离宫颈口过近而阻碍宝宝出生，一般会采取剖宫产。

卵巢囊肿

如果囊肿过大，即使怀孕也要通过手术摘除

卵巢囊肿是指卵巢中形成的肿瘤。患者会在怀孕初期出现卵巢肿大的现象，不过这只是在激素分泌影响下的暂时现象，到怀孕 13~14 周卵巢会自然变小。如果没有恢复，时间长了就会引起疼痛或囊肿破裂，这时一般会通过手术摘除囊肿。

子宫畸形

根据形状不同，会有早产的可能

子宫畸形有双角子宫、双子宫等多种情况。子宫畸形会使子宫内部变得更加狭窄，增加流产和早产的风险，并会对胎位和宝宝发育造成影响，因此静养和按时检查非常关键。如果出现出血或腹胀症状，要及时就医。

正常的子宫

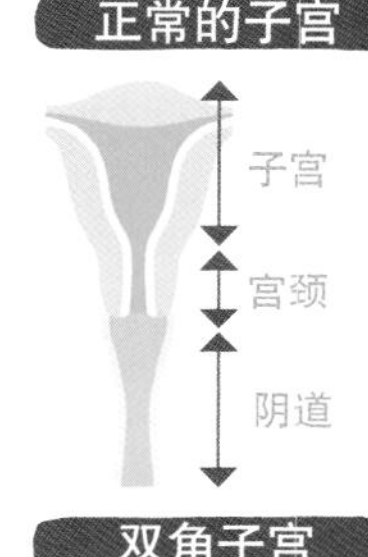

双角子宫

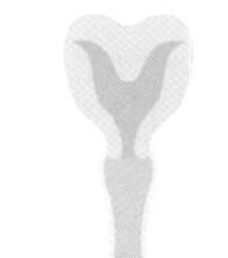

子宫内膜异位

一般会在产后缓解

子宫内膜组织在子宫以外的地方增长繁殖称为子宫内膜异位。即使症状很轻，也可能造成不孕。如果顺利怀孕，一般就没有大碍；但当出现巧克力囊肿或粘连的情况，会给怀孕和分娩带来风险。孕期不会有月经，这对于改善子宫内膜异位有益。

宫颈癌

多在孕检时发现

宫颈癌是在宫颈口附近形成的病变，多由 HPV 病毒感染引起。在孕初期会进行 HPV 病毒检查，这个时期查出宫颈癌的概率较高。如果是早期的，为了保护宝宝，一般会在孕期以观察为主，到产后才会开始正式治疗。

过敏体质

为了宝宝的健康也要坚持治疗

怀孕后过敏症状可能会加剧。很多准妈妈担心药物对宝宝有不好的影响，但是随便停药有时会使症状更严重，反而对宝宝不利。从发现怀孕到怀孕第 7 周是宝宝各个器官形成的重要时期，此时的确要注意某些药物的使用，但医生会开具一些对宝宝没有影响的药物，因此不要随便停药，要在不会影响宝宝的前提下坚持治疗。

哮喘

孕期如果出现严重的哮喘症状，会影响给宝宝输送氧气，并由此影响宝宝的发育。治疗哮喘的类固醇药物经临床证实对妈妈和宝宝没有任何影响，要坚持用药，控制病情。

过敏性皮炎

治疗过敏性皮炎使用的外用类固醇药物经证实对妈妈和宝宝没有不良影响；相反，如果随意停药造成症状恶化，对妈妈和宝宝的影响更大。

花粉症

花粉症较严重的准妈妈可以向产科医生或耳鼻喉科医生咨询，请他们开些比较安全的药物以缓解症状。一般在孕期常会使用眼药水或滴鼻剂。如果症状特别严重，在进入宝宝发育不易受到药物影响的孕中期，医生会根据实际情况开具一些内服药物。

此外要做好预防措施，如外出时带上口罩和帽子、回家后立刻洗手漱口、尽量在室内晾晒衣物等。疲劳、睡眠不足和压力等也会使病情恶化，要注意休息，保持良好的身体状态。

关于过敏的 Q & A

Q 过敏性皮炎会遗传给孩子吗？

A 如果妈妈是过敏性体质，孩子也可能是过敏性体质。但这不是绝对的，而且不是所有的遗传都会发病。就算发病，过敏性体质也不光有过敏性皮炎这一种，不用从现在开始就担忧。

Q 分娩时会不会突发哮喘？

A 哮喘发作无法预测，不能肯定其在分娩时是否会发作。哮喘患者的分娩方式会由产科医生根据实际情况决定，同时为避免紧急情况，最好选择有过敏科室或呼吸科的医院分娩。曾有哮喘史的人在怀孕后必须将情况告知产科医生。

Q 怀孕期间应该控制鸡蛋和牛奶的摄入吗？

A 有些准妈妈会因为担心宝宝的过敏问题，在孕期控制鸡蛋和牛奶的摄入，但这不是预防宝宝出现过敏体质的方法。做到不暴饮暴食、不偏食，保证营养均衡的饮食结构才最重要。

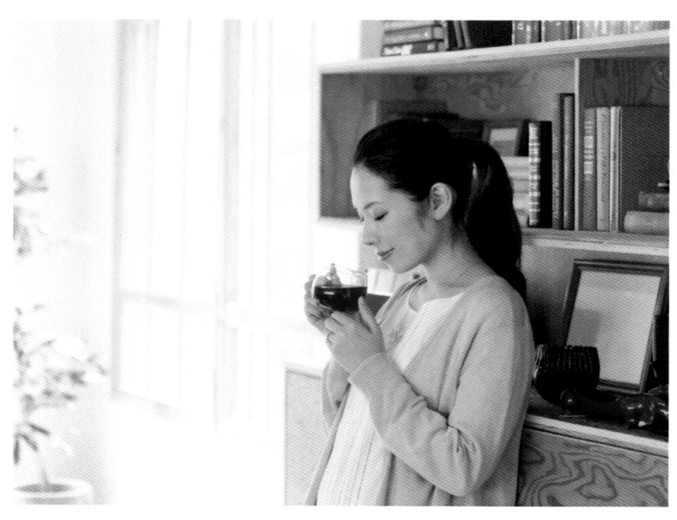

PART 5

事先多了解就不会害怕了！

顺利度过阵痛和分娩

和宝宝见面的这个瞬间既神秘又动人。
尽管分娩过程因人而异、无法预测，
但如果对其有了大致了解，心中的恐惧就会减少许多。
别害怕，你马上就要和期待已久的宝宝见面了。

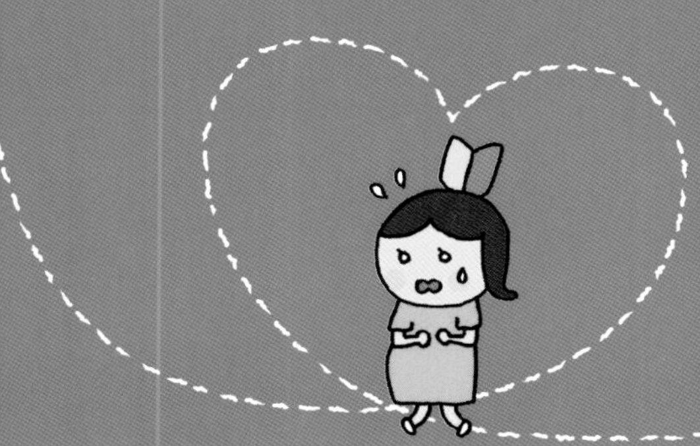

妈妈们的经验之谈

期待已久的、和宝宝的初次见面近在咫尺，让我们来看看这5位妈妈的亲身感受吧。

经验之谈 01
寺内广子女士

从破水开始的分娩

分娩过程非常缓慢 尽管非常担心，但

宝宝终于顺利降生 大家都感动落泪

总耗时：13小时

分娩时间比预想要长，但有家人陪在身边鼓励

寺内广子女士在婚后11年终于怀上了期待已久的宝宝。她孕期一切顺利，在预产期后2天的早上出现破水，马上办理了住院手续，但阵痛却迟迟没有出现。打了催产针后她终于开始阵痛，加上又按医生说的在医院内散了步，经过了种种努力，她终于迎来了分娩。

即使上了分娩台，宝宝也一直不能顺利出生，经过了13个半小时她才终于和宝宝见面。陪在分娩室的先生小聪也不禁感动流泪。

脐带缠绕使分娩花费了将近1天的时间，但产后妈妈和宝宝都非常健康，算是一次顺利的自然分娩。

AM8:00

破水，去医院

有漏尿的感觉，后来才发现是破水了。破水一直持续，我们便立刻联系医院，到医院后就办理了住院手续。但破水后阵痛却一直没有开始，我于是按照医生的指示，一直在病房附近散步。

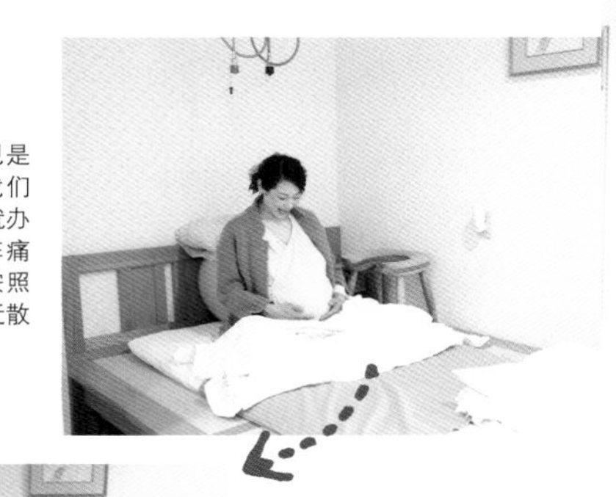

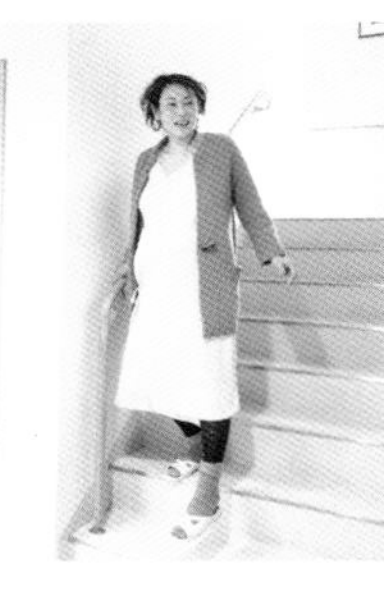

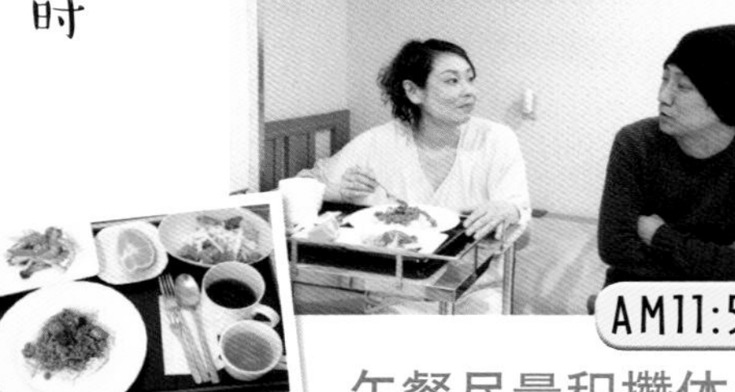

AM11:50

午餐尽量积攒体力

尽管没什么食欲，为了保持体力，还是坚持把午餐吃完。感觉自己当时的状态还不错，丈夫小聪也陪在一边。我想，分娩前最好还是吃些易消化的食物。

PM1:00

宫颈口开了3cm，以输液形式打了催产针

从破水开始已经过了5个小时。我偶尔会感觉腹胀，但阵痛却非常弱，于是通过输液打了催产针，之后开始了不规则的阵痛并逐渐加强。为了能更放松，我泡了泡脚，还请助产士为自己做了按摩。

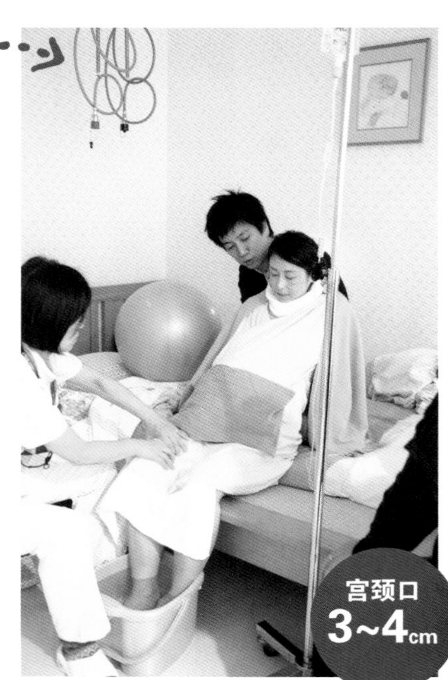

宫颈口 3~4cm

分娩前的身体状态

8天前	产检，宝宝体重约3000g。分娩还要再等等。
6天前	散步1小时，并在早上泡澡让自己放松。
5天前	参加孕妇瑜伽课堂，身体状态并无太大变化。
3天前	一直在家做面包。感觉腹胀比较频繁。
2天前	散步1小时。从早上开始脚一直抽筋。
1天前	产检，宫颈口开了1cm。就寝前发现稍有出血。

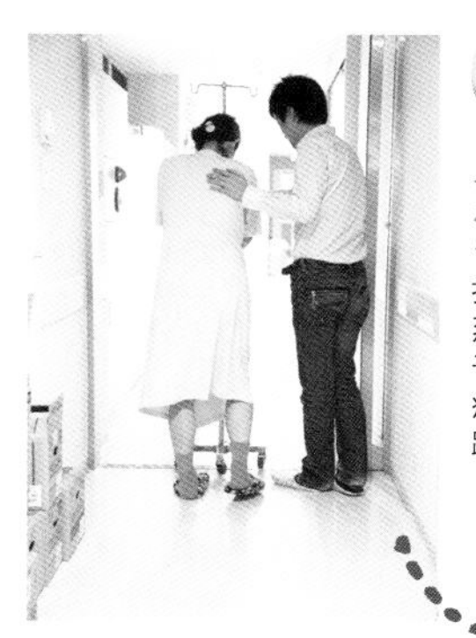

PM4:00

为了分娩顺利，尽量活动身体

打催产针后，阵痛一次比一次强烈，但医生仍要求我尽量走动。于是我忍着疼痛和先生一起在病房附近散步，期间还做了下蹲、转腰等活动。

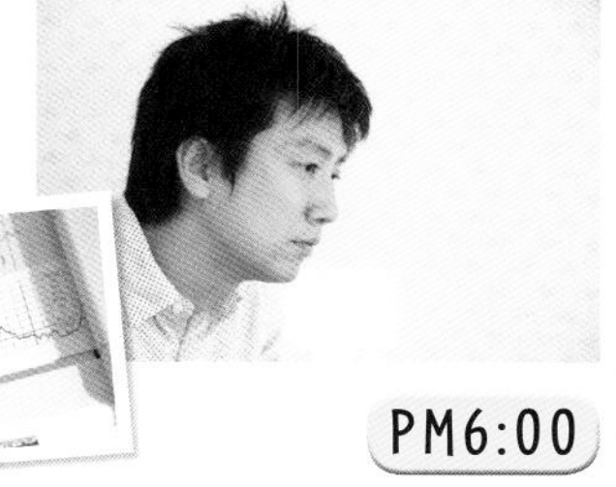

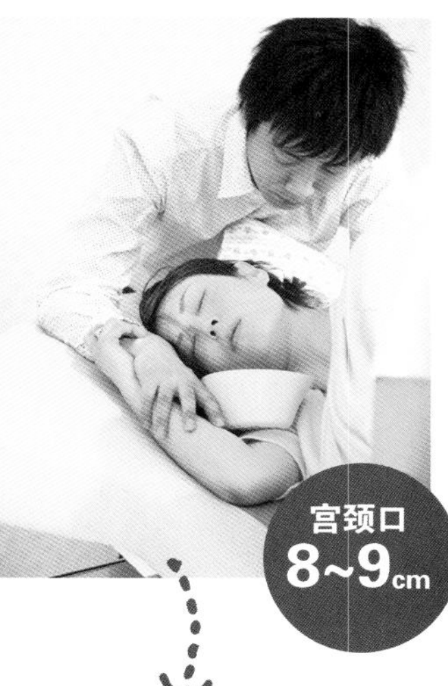

PM6:00

上了分娩台

宫颈口刚刚开到 8cm，按照医生的指示终于上了分娩台。阵痛非常强烈，让人想吐。守在旁边的先生一直握着我的手，还时不时为我揉腰。难熬的时刻马上就过去了。

宫颈口 8~9cm

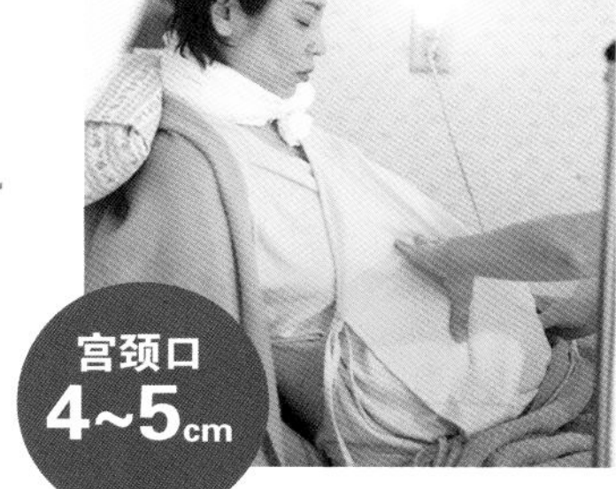

PM5:30

在阵痛时居然有了困意

1 分半一次的阵痛消耗了极大体力，在短短的阵痛间隔中我居然有了困意。助产士说，这是宝宝在让妈妈休息，如果困了就睡一下，睡着了分娩也不会停止。

宫颈口 4~5cm

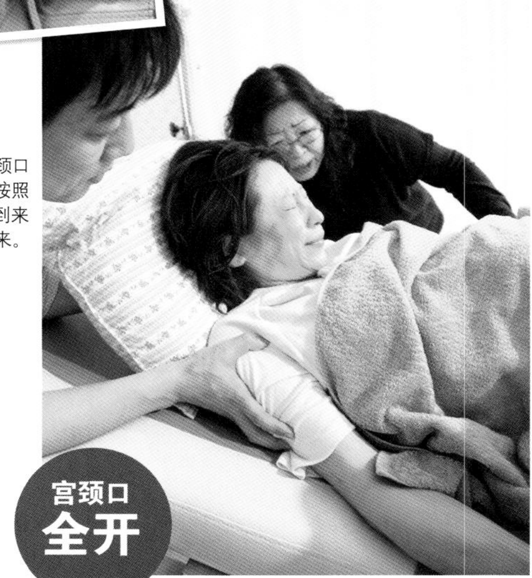

PM7:30

拼尽全力

上分娩台约 1 个半小时后，宫颈口终于全开，可以开始用力了。按照助产士的指示，我随着阵痛的到来用尽全力，但宝宝始终不肯出来。

宫颈口 全开

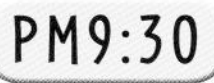

PM9:30

出生

用力了大约 2 个小时，可爱的小女孩终于肯从妈妈肚子里出来了。到最后真的全靠拼体力，太痛苦了。但看到女儿时全家人都非常感动，就连全程陪伴的老公都不禁流泪。

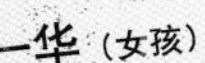

一华（女孩）

- 比预产期晚2天出生
- 分娩时间约13个半小时
- 体重2924g
- 身高48cm

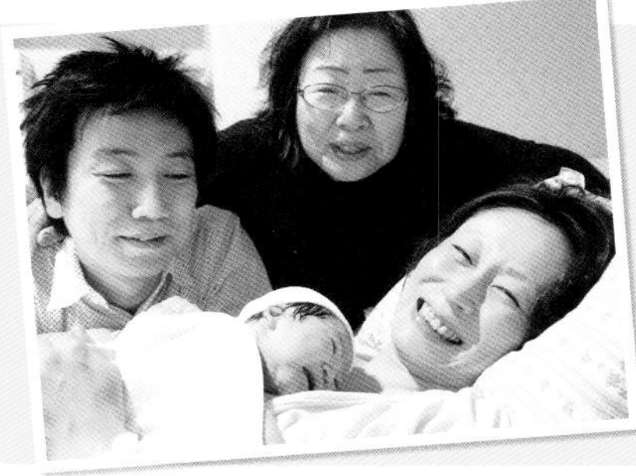

努力后感动的泪水

先生小聪说，中途看到广子那么痛苦，就跟她说喊出来也许会舒服一些，但她坚持不喊出声。在分娩的最后阶段，也许因为太疼，广子还是喊出了声。广子的妈妈也一直陪在一边，和他们一起迎接新生命的到来。

经验之谈 02
吉田千寻女士

非常快！ 总耗时：4小时

到医院1小时后宝宝降生，医生还没来得及赶来

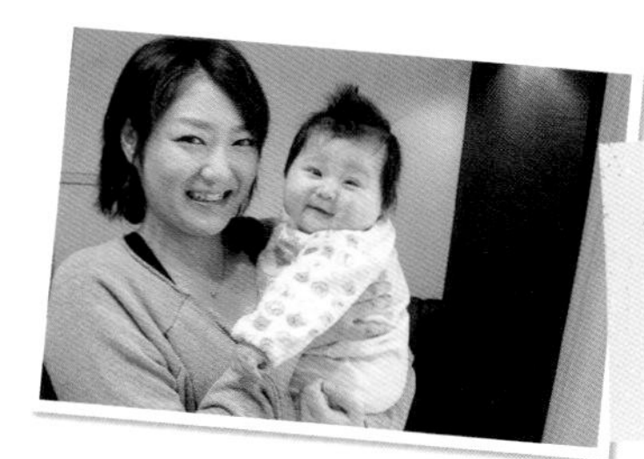
想菜（女孩）
●比预产期晚3天出生
●体重2475g
●妈妈是第一次分娩

阵痛每10分钟一次时，宫颈口已开7cm

预产期的第二天早上我就有了痛经的感觉，但不太像阵痛，就决定在家观察一下。第二天的痛感明显和第一天不同，变成了较有规律的每10分钟一次，我们马上联系医院并赶过去，检查后发现宫颈口已经开了7cm。

在待产室待了20分钟左右，我感到阵痛越来越强烈、间隔也越来越短，于是直接上了分娩台，30分钟后宝宝就出生了。先生在最后关头赶上了宝宝出生，但由于是周日，值班的医生都没来得及赶过来，后来医生一直说这个宝宝生得太快了！

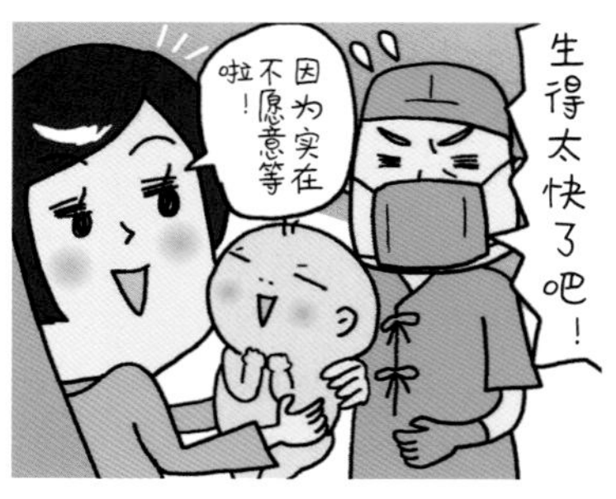

总结

疼痛并非无法忍受

具体的疼痛已经不太记得了，但印象中那不是非常难以忍受的疼痛。比起阵痛，更让我痛苦的是不能太早用力。

经验之谈 03
宫野有香女士

时间太长了！ 总耗时：31小时

5分钟的阵痛持续了10个多小时，中途越发不安

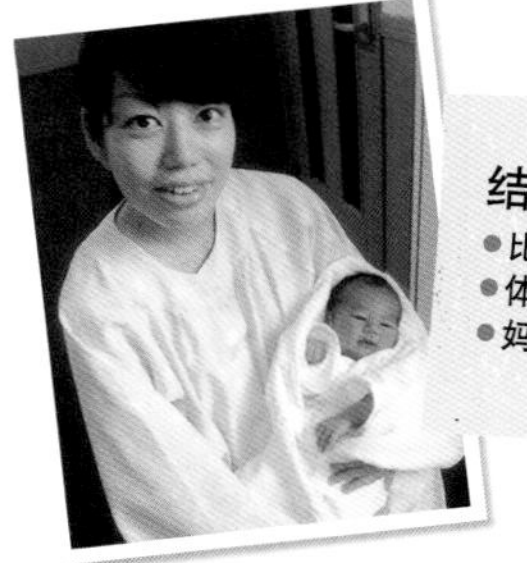

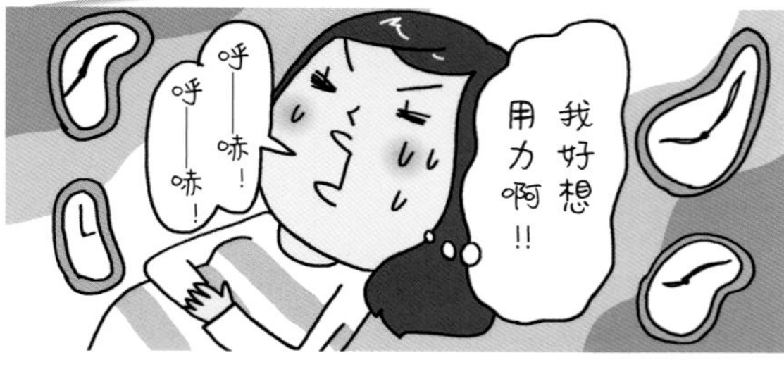

总结

比起阵痛，不能用力才最痛苦

要忍着不用力真的很痛苦。宫颈口的打开过程一直没进展，但我却在心里喊着，快让我用力吧！

上分娩台约2个半小时后宝宝才出生

我的整个孕期非常顺利，连妊娠反应都没有，没想到最后的分娩会用这么长时间。

10分钟一次的阵痛开始后，我就办理了住院手续，但宫颈口却在开了1cm后不再打开，无奈只得回家待产。之后8分钟一次的阵痛开始，我再次住院。但此时宫颈口还是停留在开了1cm的状态，阵痛则变成了5分钟一次。

5分钟一次的阵痛持续了10个多小时，宫颈口只开了3cm，我越来越担心宝宝能否顺利出生。

此后，1分钟一次的阵痛又持续了近3个小时，宫颈口才终于全部打开。也许是体力消耗过大，我在分娩台上都不知该如何用力，又经历了2个半小时宝宝才终于出生。

经验之谈 04
白井彩可女士

一直都是微弱阵痛 总耗时：3天

微弱阵痛使宫颈口不能顺利打开，足足花了3天时间

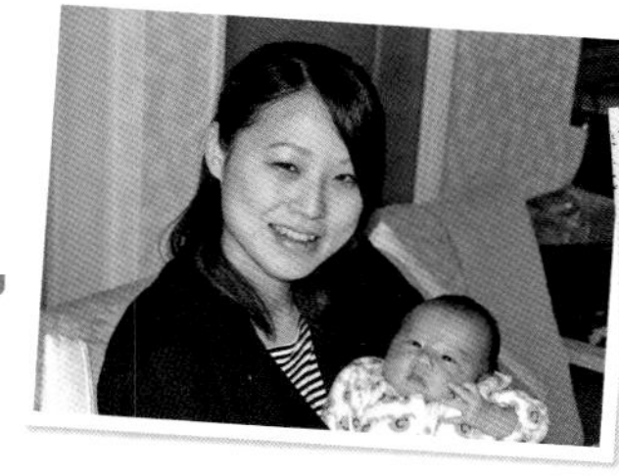

杏树（女孩）
- 比预产期提前9天出生
- 体重3264g
- 妈妈是第一次分娩

宫颈口开了2cm后就不再有进展，持续一晚后只好回家待产

从宝宝出生前 5 天起，我就开始频繁腹胀。分娩前 4 天开始有了 5~10 分钟一次的阵痛，到医院检查后发现宫颈口已经打开 2cm，就办理了住院手续。可经过一个晚上，宫颈口都没再继续打开，只好出院回家待产。医生说要多动一动，所以我一直在走来走去。

此后腹胀越来越强烈，但我不想到了医院又被告知要回家等待，就暂时在家观察。阵痛的间隔原本没什么变化，但晚上 10 点左右正准备睡觉时却突然破水。于是立即赶到医院，之后阵痛越来越强烈，破水 3 个小时后宫颈口终于全开。上分娩台约 1 个小时后，宝宝顺利出生了。

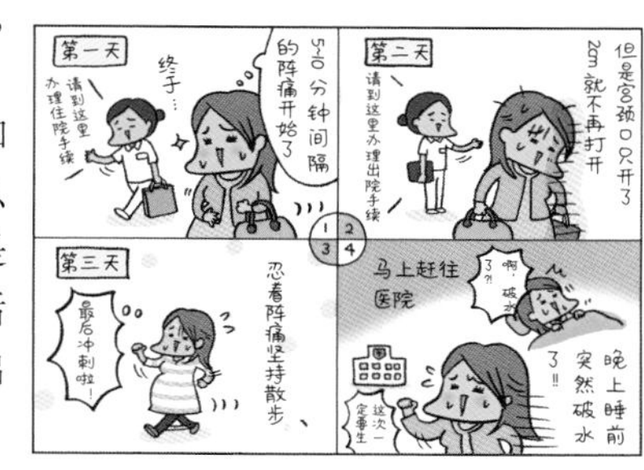
第一天
5~10分钟间隔的阵痛开始了
终于…
请到这里办理住院手续
第二天
但是宫颈口只开了2cm就不再打开
请到这里办理出院手续
第三天
忍着阵痛坚持散步、
最后冲刺啦！
晚上睡前突然破水了!!
啊，破水了?!
马上赶往医院
这次一定要生

总结

以为阵痛间隔会越来越短……

都说 10 分钟一次的阵痛出现后就要开始分娩了，但实际情况不完全是这样。

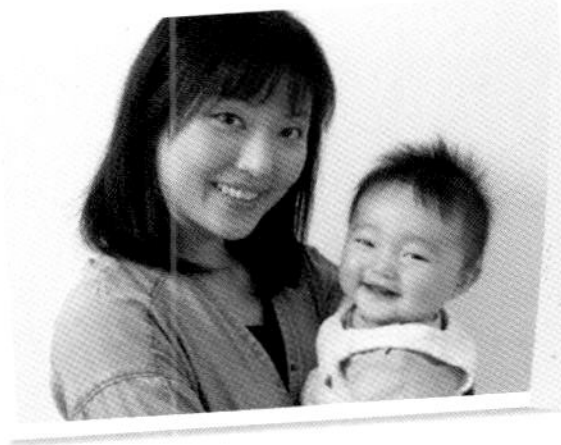

悠哉（男孩）
- 预产期后第二天剖宫产
- 体重2784g
- 妈妈是第一次分娩

经验之谈 05
佐佐木纱千子女士

剖宫产 手术时间20分钟

尽管因胎位不正选择剖宫产，但分娩还是喜悦满满

术后第一时间看到了宝宝

到了临产月还是胎位不正，在预产期前两周医生告诉我要剖宫产。在肚子上切一刀让我非常恐惧，但想到这是为了宝宝的安全，也不是紧急手术，我又安心了一些。

因为只麻醉了下半身，我在整个手术过程中都非常清醒，还很清晰地听到了宝宝的哭声。术后护士马上把宝宝抱到我身边，看到宝宝的样子，我立刻体会到了满满的喜悦。

麻药药效过后伤口非常疼，但宝宝的顺利降生比什么都重要。

总结

对分娩过程的记忆非常清晰

整个手术过程不是混混沌沌的，我的意识非常清晰。医生给我作了非常详细的说明，我也在术后第一时间见到了宝宝。

以图解形式了解分娩的过程！

分娩：从开始到结束

阵痛是什么样的感觉，会持续多久，会如何变化？多掌握一些分娩知识，你就能更有信心地迎接分娩。

分娩是这样进行的

在阵痛曲线表上，曲线越往上痛感越强，曲线最下端所在的时间段几乎感觉不到任何疼痛。

	分娩第一阶段 宫颈口逐渐打开直到全开	
时长	初产妇10~12个小时 经产妇4~6个小时	
宝宝的状态		
妈妈的身体状态及应对方式	阵痛开始 • 最初的阵痛像生理痛。每10分钟一次的规律阵痛预示着分娩即将开始，妈妈首先要联系医院。 • 如果破水先于阵痛，要马上和医院联系。破水后12~24小时内如果没有开始阵痛，医生诊断后一般会打催产针。 • 如果是持续不停的腹痛并伴有大出血，可能预示着妈妈和宝宝有危险。	如果宫颈口开到约4cm，说明分娩进程快达到一半 • 较强烈的生理痛和腰痛3~5分钟出现一次，阵痛的间歇期基本没有痛感。 • 宫颈口刚开始打开时需要的时间较长，一般在打开4cm后速度会加快。 • 在阵痛的间歇期应尽量放松，以保证给宝宝的氧气输送。
阵痛的感觉	每次疼痛持续20~30秒 阵痛间隔为10~15分钟 痛感加强，持续时间也会更长 阵痛间隔为5~10分钟	痛感更加强烈，一般持续1分钟左右 阵痛间隔为3~5分钟

分娩就像电视剧，随着剧情推进，疼痛各不相同

阵痛不是持续的。随着间隔时间的变化，阵痛分为几个不同的阶段。

分娩一般从10分钟一次的阵痛或破水开始。如果先破水，就只能等待阵痛的到来或使用催产剂。最开始的痛感像是痛经。

宫颈口一般会在打开到一定程度后，突然全开到足够分娩的大小。但如果产妇体力不足或过于紧张并出现微弱阵痛，则会延长分娩时间。

宫颈口打开到7~8cm时，是产妇最想用力的时候，但这时绝不能用力。一味的用力只会使宝宝痛苦，对分娩没有任何帮助，一定要忍耐。

随着分娩的进行，宫颈口会继续打开到足够宝宝出生的大小，即所谓的全开10cm，这时就要用尽全力。这也许是阵痛的最高潮，熬过了这个瞬间就可以和宝宝见面了，这种喜悦完全可以战胜疼痛。在听到宝宝的哭声后，妈妈就可以安心了。一般来说，经产妇的分娩时间会缩短一些。

	分娩第二阶段 宫颈口全开，宝宝出生		分娩第三阶段 胎盘娩出体外
	初产妇2~3个小时 经产妇1~1.5个小时		初产妇15~30分钟 经产妇10~20分钟
宫颈口全开 10cm		出生了！	
不能用力，此时最难熬 • 宫颈口打开到7~8cm时还不能用力，最为煎熬。 • 阵痛间隔为2~3分钟，疼痛每次持续1分钟左右。 • 可通过按摩腰部或按压肛门缓解阵痛，有人陪产在此时非常重要。	**用尽全力，开始分娩** • 如果宫颈口已经全开，就可以开始用力了。 • 用力的技巧是将全部力量放在下腹部，不要让身体后仰。 • 在短暂的休息期，要深呼吸以保证给宝宝输送氧气。	**宝宝的头出来后，不要再用力** • 宝宝的头出来后就无需再用力了。 • 宝宝身体的宽度比头要小很多，不用力也可以自然娩出。 • 有时为了让宝宝能更加顺利地出生，医生会采取按压产妇腹部的方法。	**阵痛再次出现，胎盘娩出体外** • 宝宝出生后，为了娩出胎盘，妈妈还会再经历一段持续的阵痛。 • 胎盘娩出后，医生会确认子宫内是否还有胞膜等遗留物；如果阴道和产道有撕裂，会进行缝合。 • 在分娩台上继续观察约2小时，测量血压和出血量，防止出现意外。
即使想用力也要忍住 上分娩台 一般这时开始破水	在阵痛最高峰时开始用全力 阵痛间隔为2~3分钟		胎盘娩出时的轻微阵痛 胎盘娩出体外

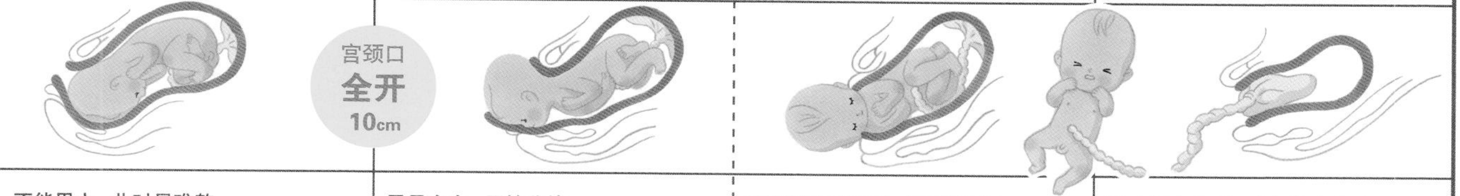

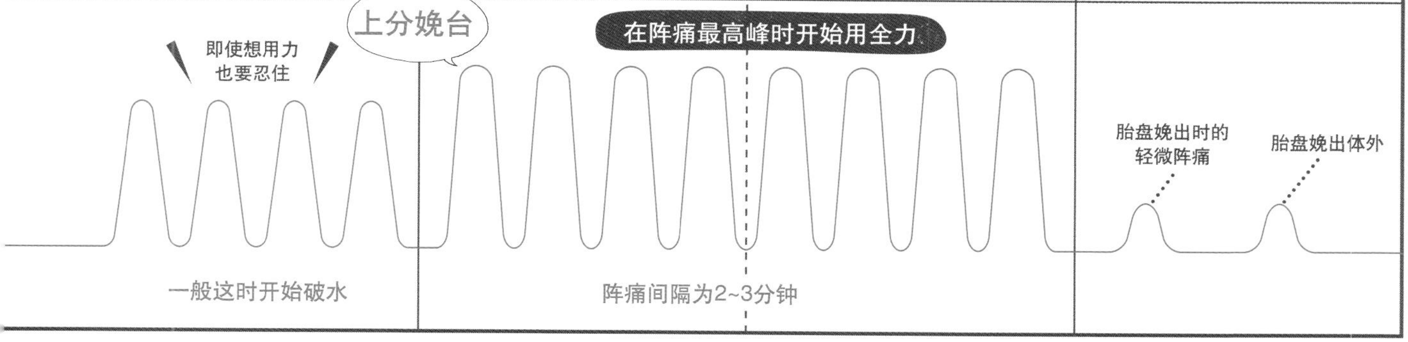

关于分娩的Q&A

Q 分娩时间越短越好吗？

A 从体力上看，时间越短越好

短时间的分娩基本不怎么消耗体力，从这个层面上说当然是时间越短越好。不过在短时间内面对越来越强的阵痛，产妇几乎没有适应的过程，因此短时间分娩的产妇并不会比长时间分娩的产妇更轻松。而且，分娩时间过短可能会造成产道撕裂或出血等情况。如果在到达医院前就分娩，还可能伴随更大的危险。

Q 分娩中可以休息吗？

A 可以在阵痛的间隔休息片刻

一旦分娩开始，就不可能有太长时间休息；不过在阵痛的间隙还是可以休息片刻。在这几分钟内一般没有痛感，妈妈可以试着深呼吸或睡一下，哪怕只是一瞬间也可以让体力稍有恢复，从而更好地迎接下一次阵痛。分娩其实是在拼体力，所以妈妈从怀孕开始就应注意保持体力。

Q 如果实在无法忍受阵痛该怎么办？

A 这是一份喜悦的疼痛，一定可以熬过去

阵痛和其他任何疼痛都不一样。它不是外力造成的疼痛，而是宝宝马上就要降生时令人喜悦的疼痛。阵痛越来越强烈也意味着更接近和宝宝见面的瞬间，相信妈妈一定可以熬过去。如果实在太紧张或无法忍受，也可以选择无痛分娩，尽管那并不意味着完全没有痛感。

Q 剖宫产不会经历阵痛，它带给身体的负担是否也相对较小？

A 剖宫产也有风险

剖宫产会在阵痛开始之前进行手术，妈妈不用经历阵痛的煎熬，手术也基本会在1个小时内完成。但事实上剖宫产给妈妈带来的负担会比顺产更大。除了伤口的疼痛，剖宫产的术后风险也比较大。

分娩从 10 分钟一次的阵痛或破水开始

分娩的开始和呼吸方法

怀孕进入第 37 周，宝宝随时可能出生。分娩是和宝宝见面的仪式，让我们一起期待吧。

分娩始于10分钟一次的阵痛或破水

分娩是从有规律的腹胀、腹痛或破水开始的。有的产妇会出现胎膜脱落出血的状况，但并非人人如此，这不能被视作分娩的开始。

很多第一胎的妈妈经常会问，阵痛到底是怎样的感觉？如果阵痛开始了，自己却没发现该怎么办？其实，能被忽略的疼痛一定不是阵痛，不用太担心。

少量的破水很容易和尿液混淆，如果感觉液体有些奇怪、不像尿液，就要赶快联系医院。不过，1 个小时之内宝宝肯定不会出生，别太慌乱。

见红并不是分娩的开始

随着预产期的接近，妈妈会出现出血的情况，俗称见红。见红可视为分娩的前兆，但并不是分娩的开始。很多妈妈在见红后一周才会出现阵痛，而有的则没有见红。见红不会伴随疼痛感。

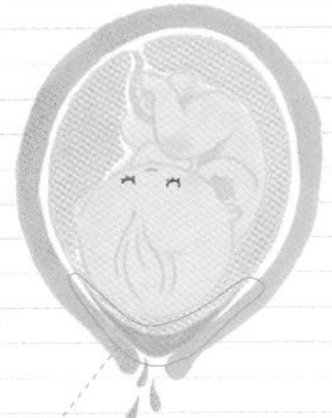

从图示位置出血

随着宫颈口打开，胎膜和子宫壁摩擦造成出血。出血量有时会相当于月经时的出血量。如果开始出血，就要马上和医院联系。

如果感觉阵痛开始了?!

1 记下间隔时长

START

开始觉得疼	0分0秒
疼痛停止（阵痛持续时间）	0分40秒
疼痛再次开始	10分0秒

下一次阵痛开始后停止计时

记下本次阵痛开始的瞬间直至下次阵痛到来时的时间间隔。如果逐渐开始了 10 分钟一次的阵痛，就说明分娩开始了。前期的阵痛一般没有什么规律，间隔也基本都在 10 分钟以上。

"× 分间隔"是指第一次宫缩开始到下一次宫缩开始的时间。"阵痛持续时间"是指一次宫缩从开始到结束的时间。

2 开始10分钟一次的规律阵痛后，及时和医院联系

如果身体状态允许，做好以下准备

- 洗澡（如果破水则不能洗澡）
- 再整理一下住院用品
- 吃些容易消化的食物
- 再设想一下分娩过程

如果感觉破水了?!

1 先做这些事

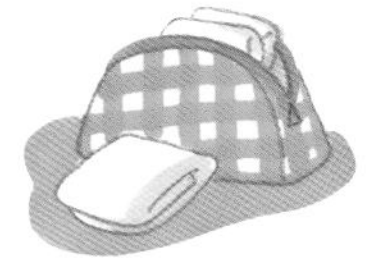

垫上卫生巾或干净的毛巾

为了不渗漏，最好使用夜用卫生巾。在没有卫生巾或羊水量较大、卫生巾不够用的情况下，可以使用干净的毛巾。

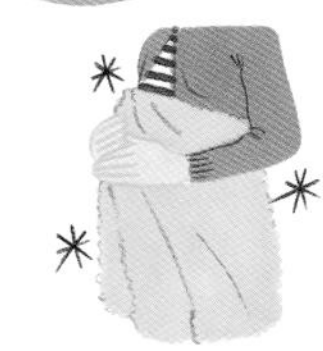

腰部裹上浴巾

量多时液体会随着身体的移动渗漏，在使用卫生巾的同时最好在腰部裹上浴巾。

2 联系医院

✕ 这些事绝不能做

- 不可以泡澡

破水后最危险的情况就是细菌感染胎儿，而泡澡会增加这个风险。

- 尽量不走动

身体的移动会使羊水渗漏得更多，因此尽量不要走动。即使医院非常近，也最好开车或坐出租车前往。

破水时羊水的种类

正常
- 无色透明
- 浅粉色或稍掺有血液的颜色

危险
- 绿色或比较混浊的颜色

遵医嘱住院

阵痛时最有效的呼吸方法

度过阵痛期的方法多种多样（参见 P168），其中最基本的就是使用正确的呼吸方法，在呼气时尽量放松身体。放松的状态更有助于宫颈口的打开和分娩的推进。如果身体太紧张，对疼痛就会更加敏感，因此在阵痛来临时要将注意力集中在呼气上。

正确的呼吸方法是在呼气后自然地进行下一次吸气，以便更好地给宝宝输送氧气。都说吸气最重要，其实更好地呼气才能让呼吸加深，从而更好地吸入氧气。牢记这个原则，避免在分娩过程中由于呼吸过浅而造成过度呼吸现象。

掌握正确的呼吸方法

1 慢慢、深深地呼气

挺直后背，收紧肋骨，尽量将肺部的空气全部呼出。不是一下子呼出，而是一边说着"呼——"一边吐气。

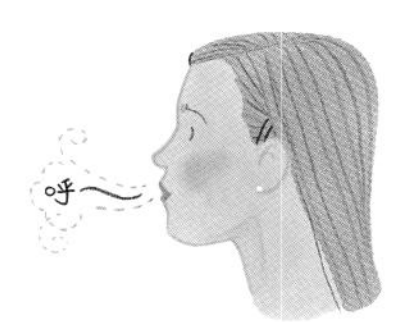

2 腹部不要用力

腹部用力会造成肌肉紧张，无法更好地放松。可以试想一下肋骨打开、收紧的样子。

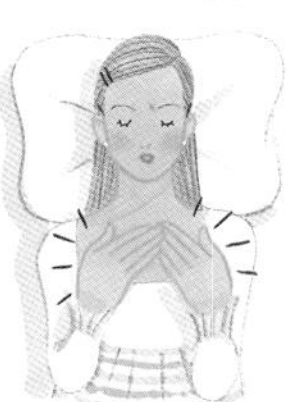

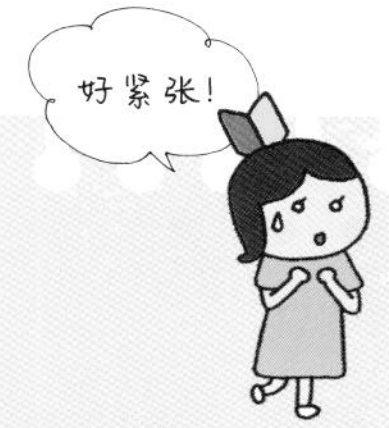

分娩时遇到以下情况怎么办？

需要叫救护车的情况

要先和医院联系，将具体情况告知医生，听从医生指示。不要随意叫救护车。

情况1 阵痛持续不断、没有间歇

非常强烈的阵痛持续不断并伴有出血时，很可能是出现了胎盘早剥。胎盘脱落就无法再给宝宝输送氧气，非常危险。妈妈和医院联系后必须尽快住院。

情况2 大出血

原因不明或伴随有腹痛等情况的大出血都非常紧急，需要叫救护车。不过有时见红的出血量也会很大，还是要先和医院联系再决定是否需要救护车。

情况3 曾被诊断为前置胎盘

如果胎盘覆盖在宫颈口，那么随着宫颈口打开，胎盘就随时有脱落的危险。如果在预定的剖宫产手术前出现阵痛或破水现象，必须要叫救护车。

一个人在家时

和医院、家人联系，如果医生说需要住院，要保持冷静前往医院。出发前再检查一下煤气、窗户等是否已经关好。

独自在外时

先和医院联系，听从医生的指示直接去医院或先回家再去医院，之后再和家里人联系。

半夜

半夜或凌晨开始的分娩非常多，此时要首先和医院联系。可事先预约夜间出租车，这样会更加放心。

TOILET

天啊，这可怎么办？

别着急！别着急！

和医院联系时需要告知院方的内容

- 姓名、怀孕周数
- 分娩已经开始
- 是否有阵痛及其间隔时间
- 是否有出血或破水等状况

和医院联系时要告知院方准确的信息，别担心医生护士是否会有怨言。医护人员在电话里的指示能让人更放心。

成功战胜阵痛后就能迎接和宝宝见面的时刻

阵痛到底是怎样的体验

阵痛是一种你从未体验过的疼痛。与其他疼痛不同，在这份疼痛的终点，是你和宝宝见面时无法言喻的喜悦。

宫缩带来阵痛

宝宝出生需要有一个推动力，这个推动力就来自宫缩。一个小生命从身体里出来，肯定会伴随着疼痛；但这种疼痛的最终目的是为了和宝宝见面，有了这样的信念，阵痛也就变得没那么可怕了。这不是一味痛苦的疼痛，而是分娩的力量。妈妈不妨试想一下自己都能做些什么；只是躺在那里对分娩没有任何帮助，让自己活动起来反而更利于分娩。在阵痛开始后，找个让自己舒服的姿势，也有助于分娩顺利进行。

阵痛有间歇期，利用短暂间隙放松

阵痛会随着分娩的进展越发强烈，但总会有间歇期，最长有 30 秒 ~1 分钟。妈妈可试着找些度过阵痛的方法，如把阵痛想象成波浪，疼痛时自己就在浪尖上；也可以在阵痛来后慢慢数上30次，再在阵痛间歇期尽量放松。分娩是长时间的战斗，保持体力非常重要。

了解阵痛，顺利挺过阵痛

1 一定会有休息时间

阵痛有间歇期，起初是 10 分钟左右，到最后是 2 分钟左右。在阵痛间歇期几乎感觉不到疼痛，妈妈可以有效利用这段短暂的时间调整呼吸、补充能量，尽量让体力恢复。

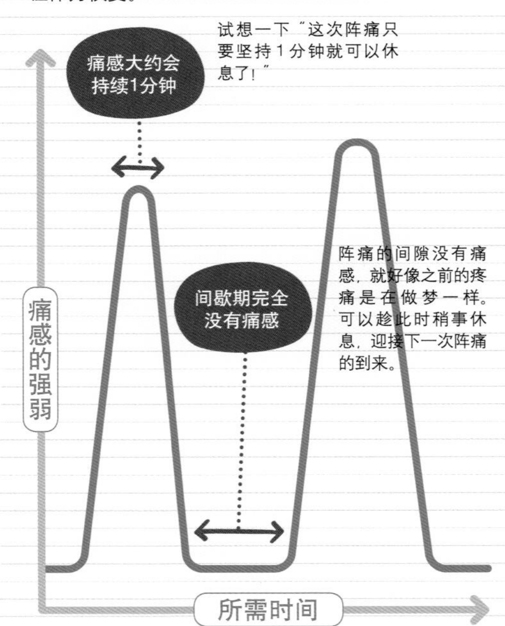
痛感大约会持续1分钟
试想一下"这次阵痛只要坚持 1 分钟就可以休息了！"
间歇期完全没有痛感
阵痛的间隙没有痛感，就好像之前的疼痛是在做梦一样。可以趁此时稍事休息，迎接下一次阵痛的到来。
痛感的强弱
所需时间

2 痛处不仅是肚子

痛感从骨盆内侧向外扩展，因此从后背向下，腰、尾椎骨等部位都会很疼。阵痛开始后，很多妈妈都说，比起腹痛，腰部的疼痛更加难以忍受。

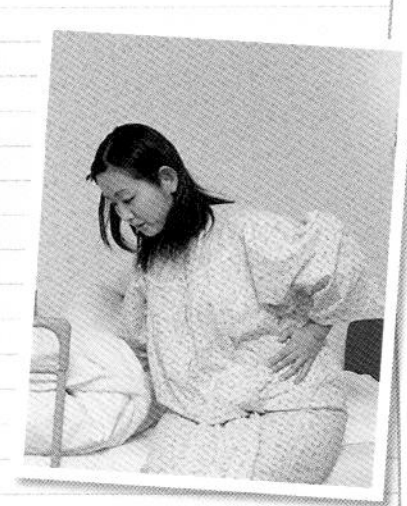

3 足够的体力和放松的心情更有利于分娩

过于疲惫会使体力下降，造成宫缩变弱，使分娩无法顺利进行。此外，身体过度紧张也会妨碍宫颈口打开。可以用音乐、灯光等帮助身体尽量放松。

4 觉得疼痛难忍时，想想宝宝也正在努力

宫缩时，宝宝的心跳也会相应减弱，因为宫缩会造成脐带输血量的减少。阵痛来临时，为了给一起努力的宝宝输送足够的氧气，妈妈要尽量深呼吸。

宫颈口会慢慢开到10cm

孕期闭合的宫颈口在阵痛开始时一般会打开1~2cm。随着分娩的进行，宫颈口会逐渐打开，直至最后全开到10cm。宫颈口打开的速度不是均匀的，也会因人而异，但一般到8cm后会很快全开。

全开 10cm

7~8cm

4cm

1~2 cm

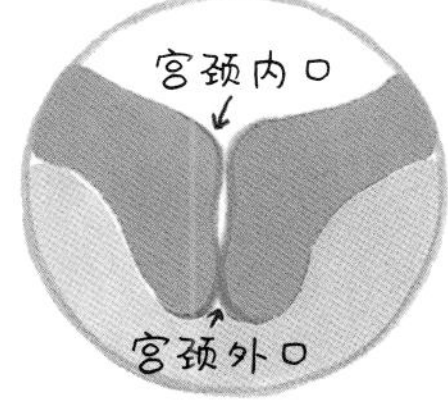

分娩刚刚开始

约5~10分钟一次的阵痛

除了痛之外，腹部也在强烈收缩。配合着有规律的宫缩，宫颈口会逐渐打开。

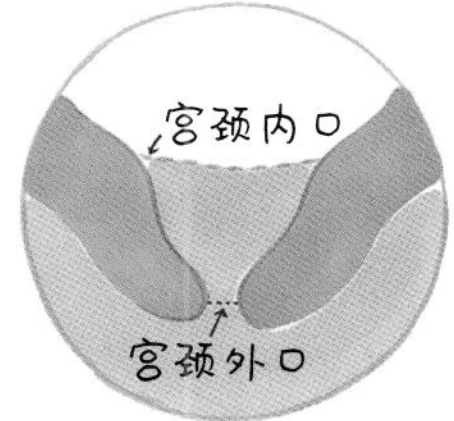

阵痛变频繁 需要时间

约3~5分钟一次的阵痛

宫缩越来越强烈，开始产生真正的疼痛。这是一段最长也最难熬的时间，熬过了这个阶段，宫颈口打开的速度就会加快。

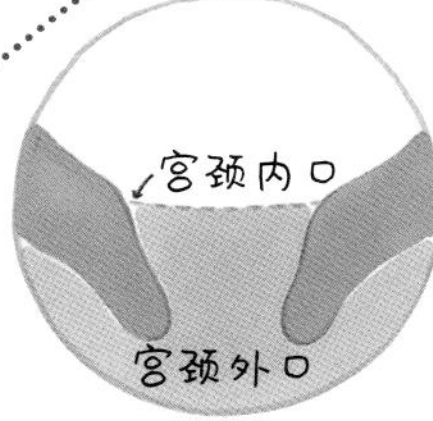

非常想用力，但不能用力

约2~3分钟一次的阵痛

痛感更加强烈，很想用力，但必须忍住，比较痛苦。可以找些让自己不用力的方法。

宝宝马上就出生了！

约2分钟一次的阵痛

宫颈口全开，阵痛到达最高潮。迎着这个高潮用尽全力，宝宝马上就要出生了。

无痛分娩是不是一点都不疼？

并非完全不痛，但至少能保存体力

无痛分娩是通过硬膜外麻醉来减轻疼痛的方法。医生一般会建议患有高血压等疾病的妈妈采用这种分娩方法，也有一些妈妈主动选择这种方法。硬膜外麻醉一般需要麻醉师在场，因此不是所有医院都能无痛分娩。

由于是局部麻醉，妈妈的意识会非常清醒。通过医生的调节，一些妈妈可以在最后用力生出宝宝。尽管不是完全无痛，但这种方法不用消耗太多体力。

无痛分娩的一般流程

1. 在产妇腰椎处插入一根导管，将麻醉药物通过导管注入体内。
2. 如果没有出现阵痛，一般会使用催产针诱发阵痛。
3. 随着宫颈口打开、阵痛加强，在导管内注入麻醉药物。
4. 宫颈口全开后开始用力，从这一步开始，之后的流程和普通分娩完全相同。
5. 宝宝诞生

为宝宝顺利降生做准备——

宝宝出生的过程

产道是一条非常狭窄的通道，而宝宝不需要任何指导，就可以自己通过妈妈的产道降生。

宝宝是边旋转边出生的

宝宝的出生需要产道（包括妈妈骨盆的大小和形状）、阵痛强弱和宝宝自身（即宝宝的大小和旋转方式）这三方面的平衡。进入骨盆中的宝宝，在受宫缩压迫而外移的同时，还要自身旋转着进入产道。

产道以极复杂的方式接入骨盆，并不是一个正常的圆筒形。为了尽可能配合这个形状的产道，宝宝要多次旋转身体才能进入。

旋转的同时，宝宝会将最柔软的头骨部分重叠，使整个身体中体积最大的头部尽可能缩小，以便进入产道。妈妈在忍受阵痛的同时，宝宝也正为出生做着准备。

此时的宝宝如果因为某些原因无法正常旋转，分娩就无法顺利进行。宝宝无法正常旋转的原因多种多样，包括妈妈阵痛微弱、骨盆的形状不好、宝宝过大、脐带过短等。如果在观察后发现妈妈的确无法顺利分娩，就需要通过剖宫产取出宝宝。

宝宝旋转的样子

1 将下颚贴在胸前，整个身体蜷起，进入骨盆（第一次旋转）。

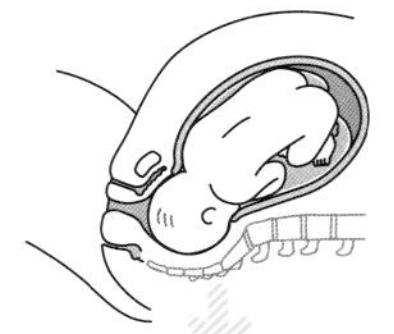

2 骨盆的入口是横向的，最开始宝宝脸部会面对妈妈身体的侧面，并以这个朝向进入产道。

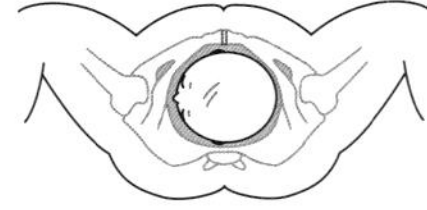

3 进入骨盆后，为了配合骨盆出口纵长的形状，宝宝脸部要朝向妈妈的后背（第二次旋转）。

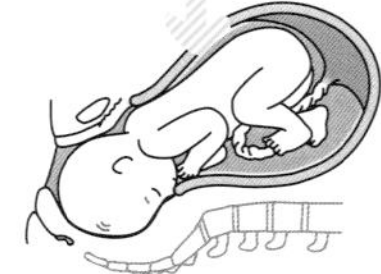

4 头部穿过产道后，为了配合产道的拐弯，宝宝的下颚要与前胸分开，形成一个马上就要离开母体的姿势。

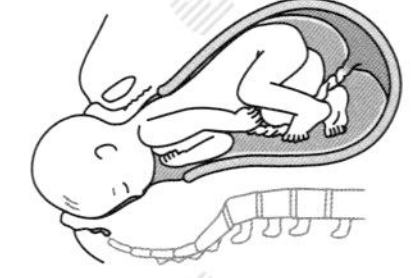

5 宝宝的头部伸出产道后，颈部就会后仰（第三次旋转）。

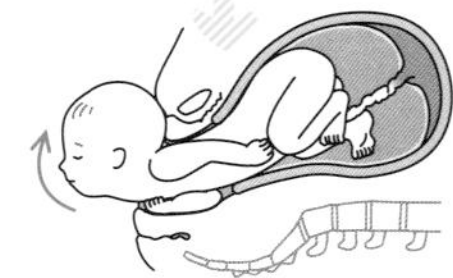

6 紧接着进行90度旋转，再次将头部朝向一侧，双肩娩出（第四次旋转）。之后妈妈还会经历一次较弱的阵痛，将胎盘娩出体外。

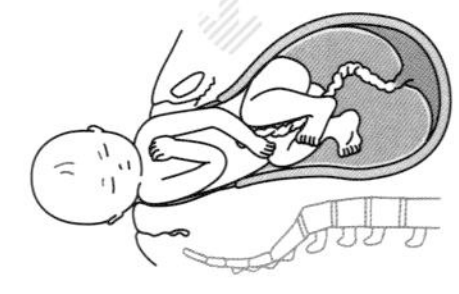

宝宝的头骨非常柔软，娩出体外时可以相互重叠

头骨由很多块类似圆形的骨头组成。宝宝的头骨非常柔软，还有一些缝隙。在通过狭窄的产道时，这些头骨间的缝隙会消失，骨头也会相互重叠以缩小体积。

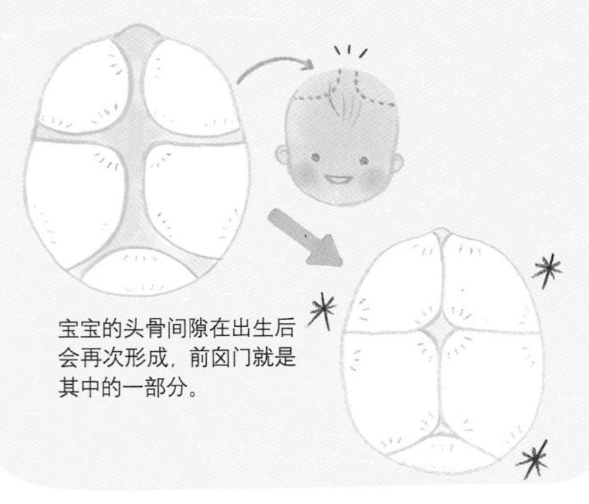

宝宝的头骨间隙在出生后会再次形成，前囟门就是其中的一部分。

身体较大的宝宝出生时肩部可能会受到阻碍

有妊娠糖尿病等情况的妈妈很可能因腹中宝宝发育过大而难产。宝宝发育时，皮下脂肪过多会造成其肩宽超过头宽，这会导致宝宝在头部顺利通过后肩膀无法通过。如果头胎宝宝的体重超过4kg，医生一般会建议剖宫产。但如果骨盆的形状和宝宝身体比较契合，即使个头较大的宝宝也能通过顺产出生。

关于分娩的Q&A

Q 什么是"分娩监测系统"？

A 这是可以同时观察宝宝心跳和妈妈宫缩状态、并将数值表格化的分娩监测系统，即无刺激胎心监护（NST）。它的2个传感器会通过腰带固定在妈妈的腹部进行监测。宫缩的强度、持续时间，以及在宫缩时给宝宝输送的氧气量是否减少、宝宝的呼吸是否顺畅等情况，都可以通过客观数据体现出来。

Q 受到宫缩的压迫，宝宝会很痛苦吗？

A 即使妈妈开始阵痛，宝宝也会因为羊水的保护而免受外界冲击。即使在破水后，剩余的羊水也足够保护宝宝，因此宫缩不会直接压迫宝宝。

Q 如果脐带绕颈会怎么样？

A 在宝宝能自主呼吸前，脐带都是提供氧气的命脉。因此，如果脐带在宝宝身体和子宫壁间被拉伸，就会使宝宝很痛苦。相反，脐带即使绕颈，只要不被拉伸，就不会使宝宝呼吸困难。在宝宝的头部离开母体后，医生和护士会解开缠绕的脐带或用器具做处理。

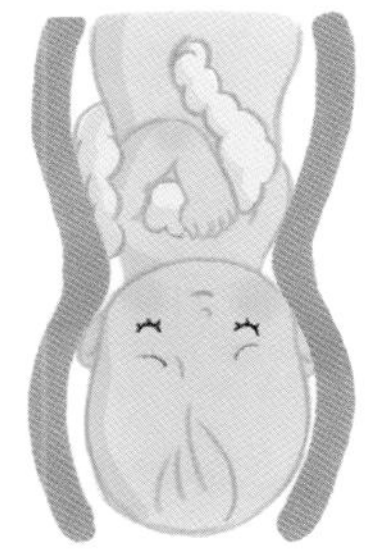

脐带如果在宝宝的肩部等身体部位和妈妈的子宫之间缠绕，就会压迫血管，造成血液循环停止，并使宝宝呼吸困难。

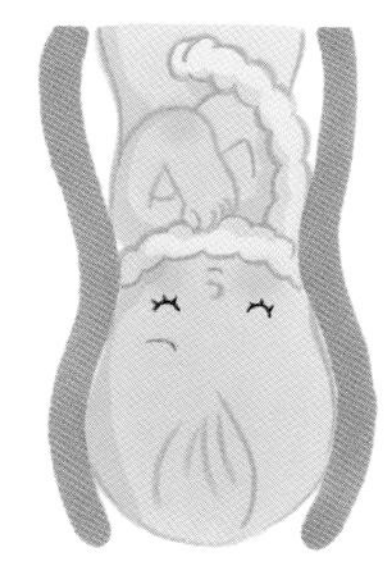

如果脐带没有受到压迫，即使脐带绕颈，也不会让宝宝窒息。

Q 宝宝会在什么时候出现不旋转的情况？

A 宝宝头部的形状与妈妈骨盆的形状不合，且宝宝的头部并非朝向妈妈的臀部而是朝向腹部时，又或是脐带过短、缠绕住宝宝身体时，就会出现宝宝旋转异常、妈妈无法顺利分娩的情况。此外，由子宫肌瘤引起的子宫变形等也会导致阵痛过弱。此时可以试着调整妈妈的姿势，因为盆腔状态的改变可能有助于改变宝宝的朝向。

Q 什么是"拨露"和"着冠"？

A 这是宝宝出生最后阶段的专门用语。所谓"拨露"，是指在妈妈用力后，在其阴道口可以看到宝宝头部的状态；而"着冠"是指即使不用力、宝宝头部也不会退回的状态。一旦宝宝的头部、肩膀离开母体，身体和脚部也随之离开，宝宝就正式出生了。

拨露

妈妈用力时，阴道口能看到宝宝的头。此时医护人员经常会说"看到宝宝的头啦"。

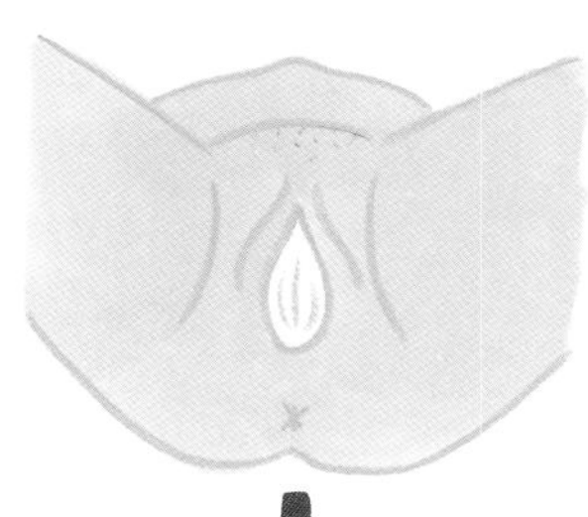

着冠

在没有阵痛时也能看到宝宝的头，且头部不会再缩回的状态。妈妈此时会有宝宝已进入耻骨的感觉。之后再用几次力，宝宝就可以顺利出生。

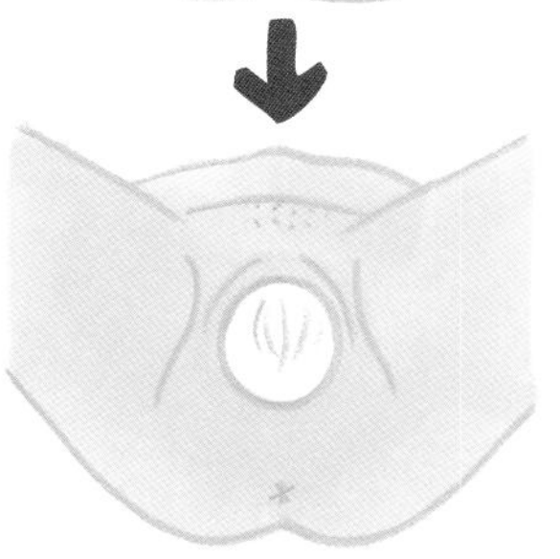

头部离开母体

着冠后不久，宝宝的整个头部就会离开母体。此时宝宝的脸仍朝向妈妈的臀部，随着之后身体的旋转，宝宝的双肩会相继娩出。

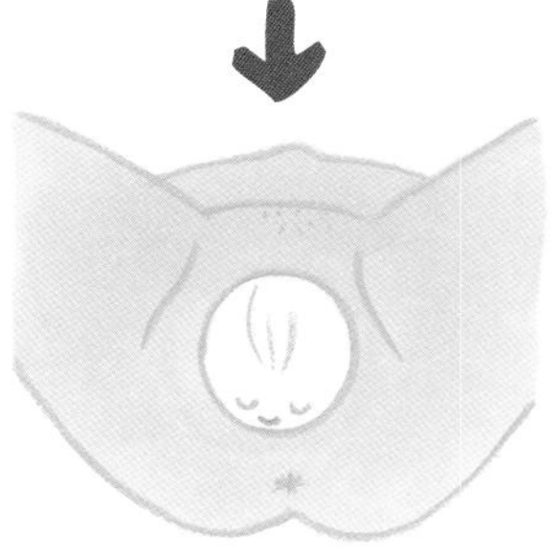

顺利度过强烈阵痛的诀窍

在分娩过程中，阵痛会很强烈，持续时间也会变长。妈妈要学会调整呼吸，才能顺利度过阵痛。

强阵痛=分娩顺利进行；尽管很痛，也要积极面对！

一旦身体太紧张，痛感就会更加强烈；如果身体较为放松、柔软，就能减轻疼痛的感觉。因此，首要诀窍就是深呼吸，通过吐气才能让身体变软放松（参见 P163）。

此外，良好的血液循环也非常重要。血液循环不好会使痛感更加强烈，可以通过按摩或保暖缓解。阵痛是宫缩和宝宝头部为顺利通过产道而用力挤压骨盆内侧同时造成的。正因如此，除腹部外，腰部也会出现强烈的痛感，按摩腰部也能减轻疼痛。

如果精神上不放松，无论如何调整呼吸，身体也无法放松。妈妈可以使用香薰，或是听听舒缓的音乐放松自己。最有效的方法是与信任的人聊天，这也有助于更好地呼气。如果无论如何都无法放松，也可以多听取医护人员的建议。

度过阵痛期的诀窍

1 改变姿势

可以利用重力度过阵痛期。抬起上半身，宝宝会更顺利地进入产道。妈妈可以多尝试，寻找让自己舒服的姿势。

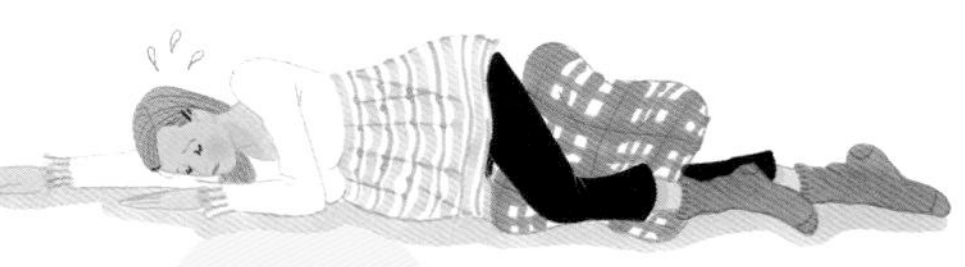

侧躺

阵痛强烈、较为痛苦时，侧躺并在膝盖之间夹住垫子，腰部会更加舒服。这也是一个让身体不那么紧绷的姿势。

膝胸位

垫上垫子，打开双膝跪在地板上，让上半身趴下。这个姿势对于缓解疼痛、让宝宝顺利进入产道很有效。

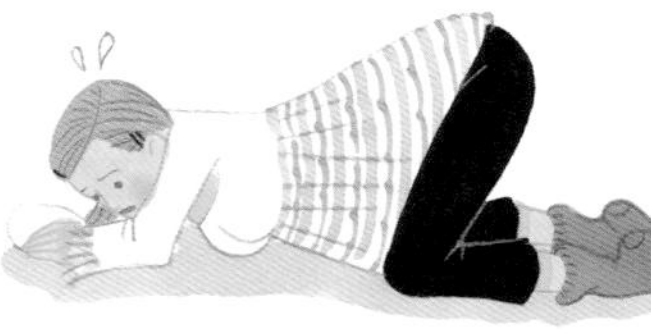

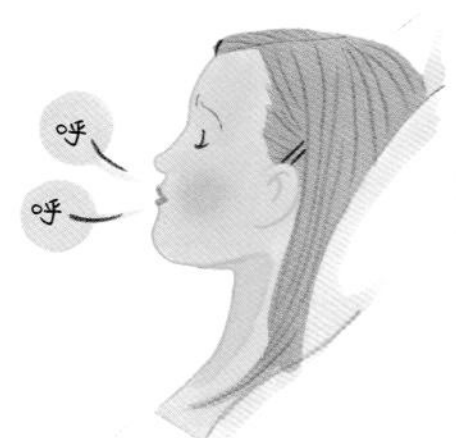

倚靠

为保存体力，在阵痛的间隙可以尝试靠着休息。

2 按摩

按摩能有效缓解疼痛，即使只是轻揉轻按也会舒服很多。

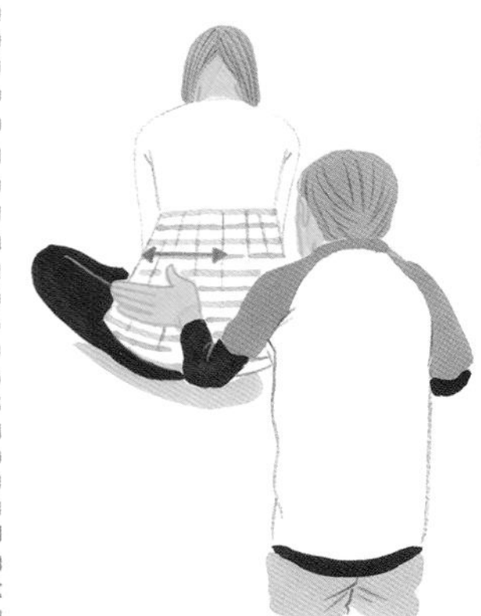

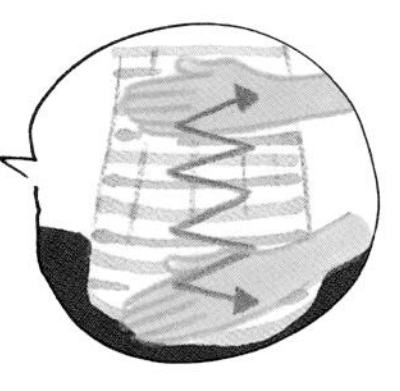

从腰部到后背

可以集中按摩较疼痛的部位，也可以从腰部到后背整体按摩。

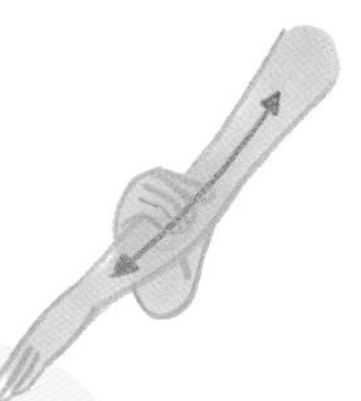

肩膀、胳膊

肩膀到胳膊都是很容易僵硬的部位，轻揉此处可以缓解紧张状态。

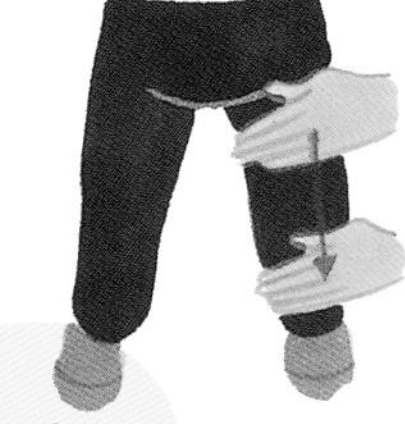

腿部

身体中肌肉最多的部位就是大腿，这里一旦紧张就会造成全身僵硬，可以对腿部进行按摩。

不能用力最痛苦！这时按住臀部，呼吸放松

阵痛来临时下腹部会下意识地收紧，人也会更想用力。但如果宫颈口只开到 7~8cm，宝宝还没有出来，一旦用力就会给会阴和产道带来很大负担，容易造成会阴撕裂。这时候想排便但又必须忍住，非常痛苦。

最有效的方法就是用力压迫肛门，通过呼吸让身体放松。采取侧躺或膝胸位的姿势转移重力也非常有效（参见P168）。

3 保持冷静

如果因疼痛而失控，痛感只会更加强烈，因此妈妈要保持冷静。此外，睁眼会比闭眼更舒服。

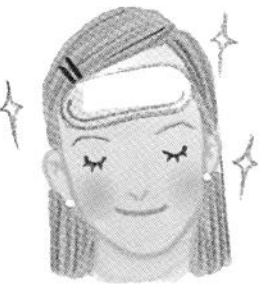

聊天

通过聊天可以更好地吐气，不妨和亲友聊些关于宝宝的愉快话题。

听音乐

不必非选古典音乐，只要是能让自己放松的音乐都可以。也可以大声唱歌。

放松

越放松，产道才越容易打开。最基本的放松方法是“吐气”，当然，握住丈夫的手或毛巾、喝水、给手脚保暖等都很有效。

香薰

可以在毛巾上滴几滴喜欢的精油闻一闻。

怎样才能不用力

用力按住肛门四周

用力按住会阴和肛门周围会让人舒服一些。可以请陪同者用高尔夫球帮忙按压，也可以坐在高尔夫球上面。

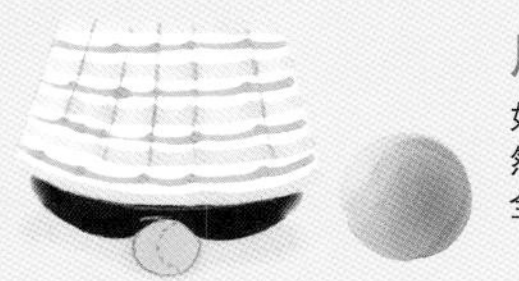

用高尔夫球按压

如果无人陪同，可以将高尔夫球放在臀下，然后使劲坐上去按压肛门，可以增强安全感，也能让无法用力的时间更容易度过。

让陪同者用手按压

让助产士或陪同者用拳头按压肛门，可以防止妈妈过于用力，也不会让妈妈太疲惫。

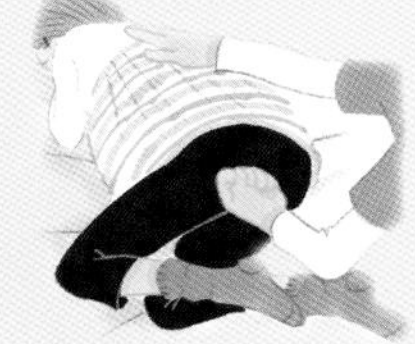

呼吸法

用呼吸法放松。在吐气快结束时发“嗯”并让腹部稍稍用力，以此作为这个阶段的缓冲。

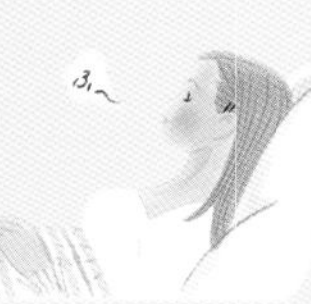

转移注意力

尽可能和旁边的人聊些轻松的话题，在聊天吐气的过程中自然度过这个不能用力的痛苦阶段。

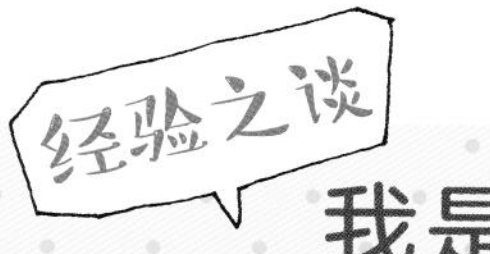

我是这样熬过阵痛的！

腰痛最痛苦，靠保暖度过

我本来就有腰痛的毛病，尽管准备了热水袋和暖宝宝，但腰痛还是非常严重、难以忍受。妈妈一直为我按摩腰部，用毛巾热敷，真是一点儿也不输给护士。

Mayu 女士（31 岁） 真由佳的妈妈

通过淋浴缓解阵痛

在所谓“真正的阵痛”时我基本没什么感觉，只是一直待在家里。到医院约 2 个小时后，宝宝就出生了。当时用了趴着、翘臀等各种姿势，特别疼时我就使劲抓住被子或毛巾；另外，淋浴也让阵痛缓解了很多。

M.Y 女士（27 岁） 幸四郎的妈妈

想用力而不能，太痛苦了！

宝宝没出生时，我一直在想，生出来的那一瞬间一定非常恐怖。实际上最痛苦的是想用力却还不能用力的过程。先生一直在用拳头帮我顶住肛门。当被告知“可以用力了”时，简直太高兴了！

佐藤佳织女士（30 岁） 千夏的妈妈

分娩时间过长怎么办？

阵痛微弱，就表示帮助宝宝离开妈妈身体的力量变弱。只有及时补充能量，妈妈才能顺利分娩。

阵痛微弱时，注意恢复体力并活动身体

虽然阵痛强烈时非常痛苦，但最消耗体力的其实还是过长的产程。所谓“微弱阵痛”，是指宫缩变弱，宫颈口一直无法顺利打开的状态。虽然是“微弱”，但也只是痛感达不到让宫颈口打开的强度，而非没有痛感。此时体力最关键，妈妈要补充能量，好好休息以恢复体力。同时，为了让宝宝更顺利地通过产道，还可以利用重力。比起一直躺在床上，站着、坐着、蹲下等让上半身直起的姿势会更加有效，而走路、下蹲等能让腰部动起来的动作还能转移注意力，并能有效地让身体暖起来，促进血液循环。

此外，有时阵痛不够强烈，妈妈要想着“阵痛很强才能更快和宝宝见面”，积极面对阵痛，才能让分娩更加顺利。

阵痛较弱时如何顺利分娩

方法1 站立、走路
重力可以让宝宝更顺利地通过产道。别躺着不动，要让身体动起来。可以在医院的走廊上散步，也可握好扶手上下楼梯。

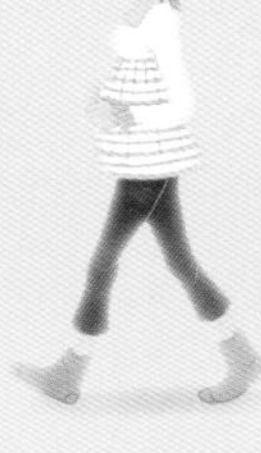

方法4 热敷或保暖
这样可以促进血液循环，让身体变热、放松，有利于分娩顺利进行。脚冷会让全身变冷，可以穿上袜子或泡个足浴给脚部保暖。

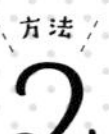

方法2 下蹲
慢慢下蹲、起立的动作既可以让分娩更顺利，也可以带来有效的阵痛。试着抓住支撑物尝试一下；最好分开双腿，这样更有助于宫颈口打开。

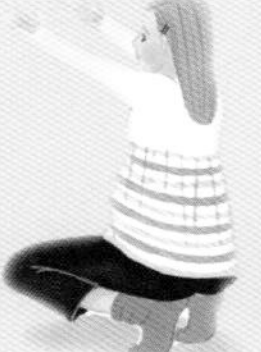

方法5 睡觉
睡觉是恢复体力的最好方法，哪怕只睡几分钟也能有效恢复体力。

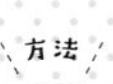

方法3 补充能量
在补充水分的同时，吃些果冻、香蕉、饭团、酸奶等易消化的食物。如果没有胃口，吃一口也比不吃好。

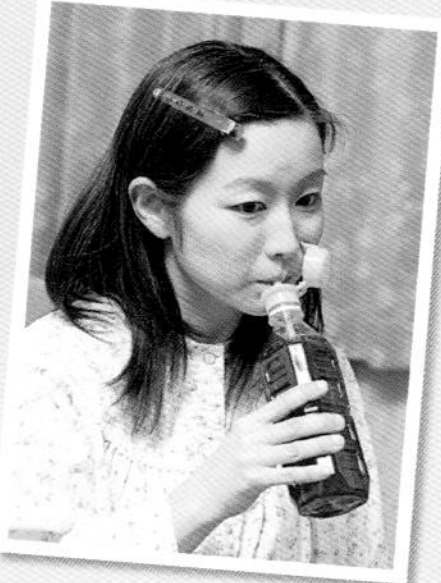

方法6 刺激宫颈口
内诊常会促进阵痛开始。也可以和医护人员商量，请他们帮忙刺激宫颈口。

打催产针

撇开体力和心情问题，单纯的分娩不顺利的情况也有很多。头胎超过 30 小时，二胎及以上超过 15 小时无法顺利分娩的，被称为“延迟分娩”，可以用催产针帮助分娩。此外，也有人工破水的办法。

延迟分娩会使妈妈体力下降，无法给宝宝输送足够的氧气；破水后时间过长，也会有细菌感染的危险。为了防止危险发生，一般会采取剖宫产。

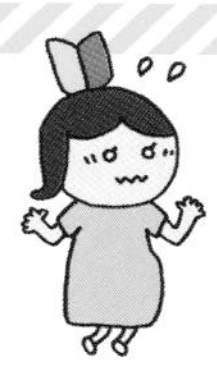

催产针 可怕吗？

打催产针会非常谨慎

如果要打催产针，医生一定会通过分娩监测系统来观察宫缩情况和宝宝的健康程度，还会严格控制输液量。在打催产针之前，医生会作详细说明，妈妈要认真听取，放心配合。

有一点紧张

阵痛中的医疗手段

以下是为了保证分娩安全顺利进行而可能采取的医疗手段。它们并不是必须的，但妈妈应该有所了解。

-1- 导尿

阵痛强烈、无法去卫生间时，会通过导尿管导尿。这会有异物感，但不会疼。排空膀胱可以有效防止膀胱麻痹。

-2- 灌肠

能促进大小肠的活力，让分娩更加顺利。具体操作是通过一根很细的导管从肛门注入液体药物。有时也会为了打开产道而进行这项操作。

-3- 剃毛

为了防止宫颈口全开时出现感染，事先剃去阴毛。剃掉的只是会阴部位周围的一小部分，很多时候妈妈自己都无法察觉。如今不剃毛的情况已经越来越多。

-4- 留置针

当紧急剖宫产可能需要输液时，会使用留置针。如果没有出现问题，只会输营养液；而一旦需要输血，留置针会非常有用。

经验之谈

经历了微弱阵痛的分娩

阵痛越来越弱！宝宝3天后才出生

我在宫颈口开到 3cm 时住院，之后一直都是 7~10 分钟一次的阵痛。住院后 20 小时破水，阵痛却越来越弱……最后还是用了催产素，终于在阵痛 3 天后生了下了宝宝。之前因为先兆早产还吃了药，真没想到最后会是这样！

M·S 女士（28 岁） 小健的妈妈

阵痛22小时！期间还回了趟家

宝宝出生前我身体一直很好，能正常做家务、散步。阵痛开始后去了医院，但因为阵痛太弱、宫颈口无法打开，又回了家。5 分钟一次的阵痛开始后再次住院，那时宫颈口打开了 4cm。之后的进展仍非常缓慢，22 个小时后宝宝才顺利降生。时间太长了！

天野光惠女士（38 岁） 辽太郎的妈妈

阵痛微弱让我犯困，护士直喊“别睡了！”

凌晨 3 点多开始阵痛，住院时睡眠不足。在宫颈口开到 5~6cm 时，阵痛越来越弱，间隔也从 5 分钟变成了 6~7 分钟，感觉越来越困。护士在旁边喊”阵痛越来越弱，别睡了！”我被迫吃了一个饭团，之后顺利生下了宝宝。

K.S 女士（37 岁） 智也的妈妈

要在分娩台上弯起身体，最大程度努力！

分娩时该如何用力

马上就可以用力了！妈妈要做宝宝出生时最好的后援。

调整呼吸，在阵痛高峰时用力

经过长时间反复的阵痛，宫颈口开到了 10cm，终于可以用力了。大家可能会认为，这时用力应该是最疼的。其实经过了必须强忍着不用力的煎熬后，这时反而最容易爆发出力量。

关键：时间点和用力方向

用力时应分开双腿，收下颚，将臀部和腰部靠紧分娩台。要与宫缩节奏一致，阵痛的高峰来临时用尽全力。用力的瞬间要屏住呼吸，使劲向下腹部用力。

用力方向应该是宝宝头部的出口方向。扭动身体或腰部悬空会让力量分散，不能有效帮助宝宝出生。

最开始掌握不好用力时间点没关系。跟着护士给的节奏来，你一定会慢慢适应。

分娩台上用力的关键

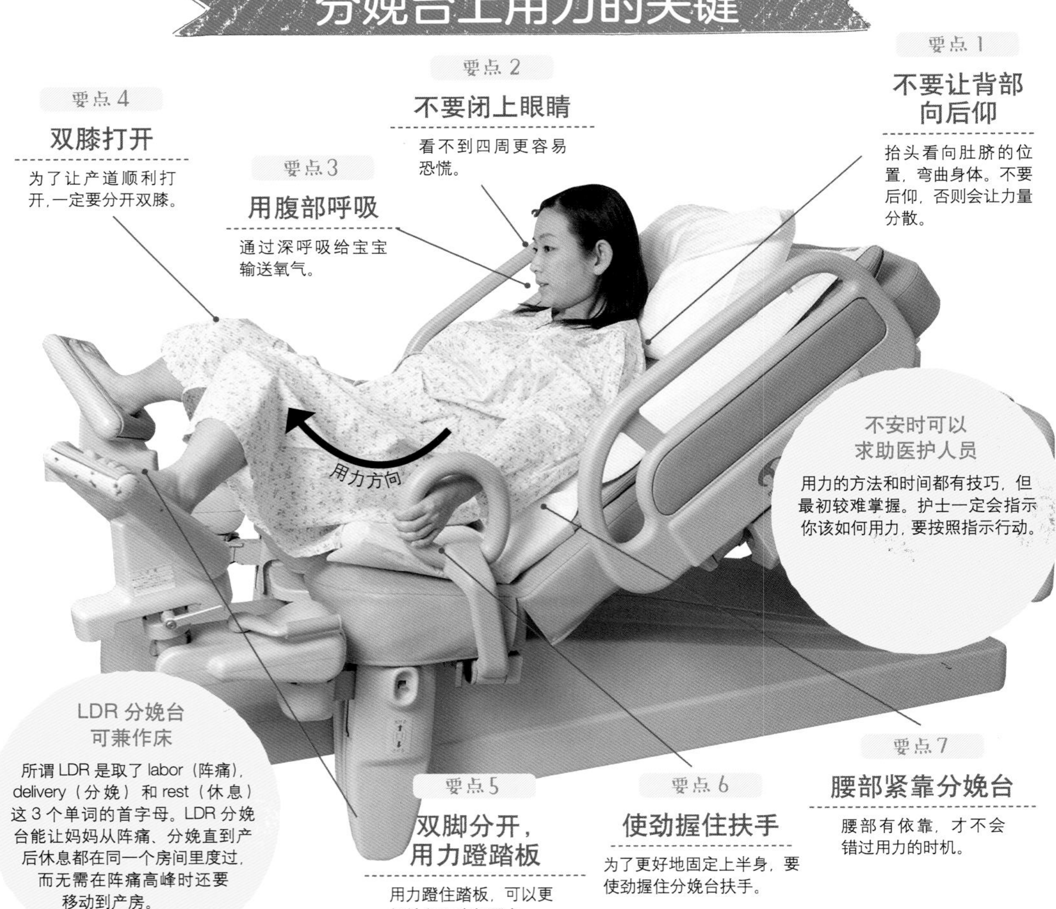

要点 1
不要让背部向后仰
抬头看向肚脐的位置，弯曲身体。不要后仰，否则会让力量分散。
要点 2
不要闭上眼睛
看不到四周更容易恐慌。
要点 3
用腹部呼吸
通过深呼吸给宝宝输送氧气。
要点 4
双膝打开
为了让产道顺利打开，一定要分开双膝。
用力方向
不安时可以求助医护人员
用力的方法和时间都有技巧，但最初较难掌握。护士一定会指示你该如何用力，要按照指示行动。
LDR 分娩台可兼作床
所谓 LDR 是取了 labor（阵痛）、delivery（分娩）和 rest（休息）这 3 个单词的首字母。LDR 分娩台能让妈妈从阵痛、分娩直到产后休息都在同一个房间里度过，而无需在阵痛高峰时还要移动到产房。
要点 5
双脚分开，用力蹬踏板
用力蹬住踏板，可以更好地向下腹部用力。
要点 6
使劲握住扶手
为了更好地固定上半身，要使劲握住分娩台扶手。
要点 7
腰部紧靠分娩台
腰部有依靠，才不会错过用力的时机。

宝宝离开身体的瞬间无需再用力

当护士说“不需要用力了”，要放松，不再屏住呼吸，可以“哈——哈——”地短促吐气。之后很快会感觉到卡在产道里的大东西掉落了，此时宝宝会以头、肩、身体的顺序离开妈妈的身体降生。

在宝宝出生后的几分钟至 30 分钟内，会再次出现较轻微的阵痛，随后胎盘便会脱离。至此，妈妈就成功地把宝宝带到了这个世界。

多种用力方法

蹲坐位

双膝直立、双腿打开的体位，能让妈妈在宝宝出生后立刻抱住宝宝。分娩时妻子可以靠着丈夫，既稳定又有安全感。

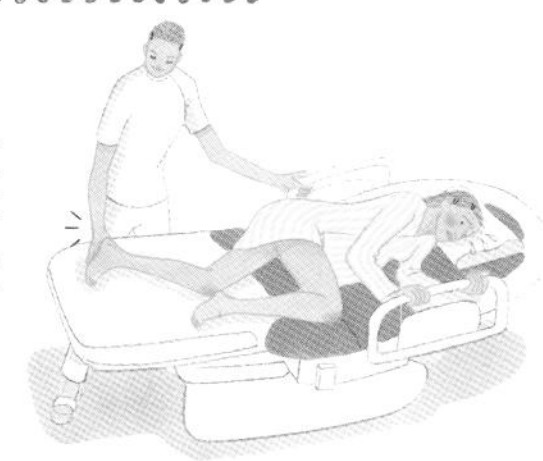

跪式

用力压住腹部，可以促使宝宝顺着产道滑下。缺点是脚会很累，还可能造成会阴撕裂。

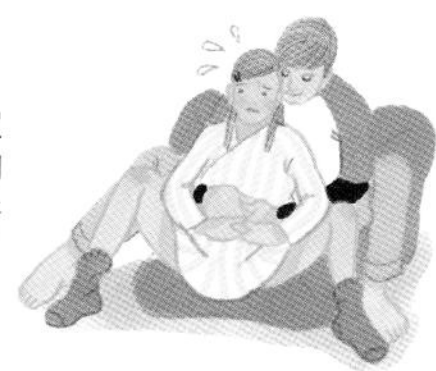

侧躺

不容易压迫子宫下的大动脉，更容易为宝宝输送氧气，也能防止会阴撕裂。比起仰卧，这个姿势会让呼吸更加顺畅。

分娩时的医疗处置

会阴侧切

两侧斜切

中部向下切

切开以防撕裂

会阴（阴道口和肛门之间的部分）受激素作用，在分娩的瞬间会变得很薄很软。但如果会阴部的弹性较差，或出现宝宝心跳变缓的情况，就要进行会阴侧切。如果发生自然撕裂，轻度仍可进行缝合，严重者则可能影响到肛门和直肠，之后的恢复会非常棘手。一般来说，初产妇多会进行会阴侧切，经产妇少一些。

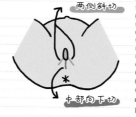

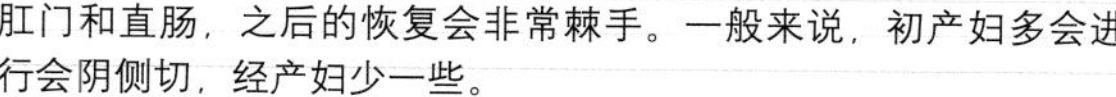

用医疗剪刀切开 3~5cm

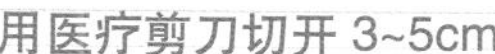

一旦决定做会阴侧切，就会进行局部麻醉。切开时医生会用手护住宝宝的头部，因此不用担心会伤害宝宝。一般会在阴道口的正下方斜切，麻药会让人感觉不到疼痛。

分娩结束后缝合

宝宝和胎盘脱离母体后，医生会将切开或撕裂的部位缝合。一般会使用可溶线，不需要拆线。在麻醉作用下通常不会产生痛感；如果痛感强烈，可以告知医生。

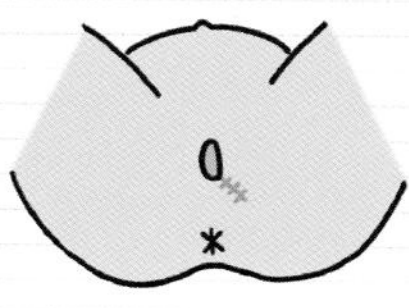

产钳分娩、吸引分娩

宝宝久久不出来时的牵拉方法

在宝宝头部已经开始向下，却仍长时间无法出来，或是在宝宝状态不好时，就会稍微牵拉一下宝宝的头部以助力分娩。不管是吸引器还是产钳分娩，为减少产道出口的阻力，一般都要做会阴侧切。牵拉时也会配合阵痛的高峰。宝宝的头骨非常柔软，有时牵拉会使宝宝头型变长或出现鼓包，这在宝宝出生后不久就会恢复，无须担心。

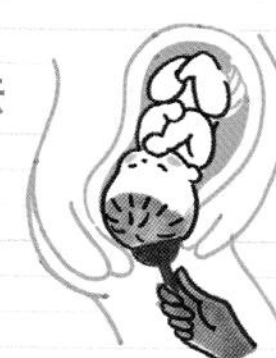

吸引器分娩

用硅胶等材质的吸引器贴住宝宝的头部，使吸引器内部处于真空状态，牵拉宝宝头部。

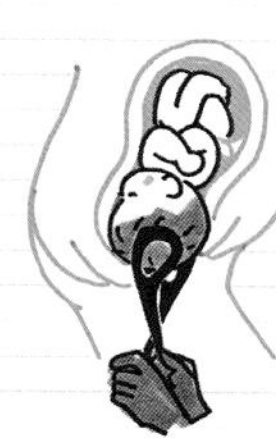

产钳分娩

用产钳从宝宝头部左右伸入，夹住头部牵拉。这种方法对医生的技术要求极高。

按压腹部

配合阵痛时间按压

在宝宝头部离开母体的瞬间，如果妈妈腹部产生的压迫力不足，医生或护士就会按压腹部。这种配合着宫缩波峰、在妈妈用力同时进行的按压，也称为胎儿压出法，有时也会和吸引器、产钳同时使用。

宝宝已经出生，但分娩过程还未结束

分娩后妈妈和宝宝的状态

很多人会将宝宝的第一声啼哭视作分娩结束。其实，在此之后妈妈和宝宝的身体状态仍有可能出现变化。

在分娩台休息约 2 个小时，观察产妇状态

宝宝第一声啼哭后，妈妈悬着的心终于可以稍稍放下了。随着之后轻微的阵痛，胎盘会娩出。

但在之后的 2 小时中，妈妈的状态可能还会有变化。所以产妇不会被马上移至病房，而是需要躺在分娩台上观察一段时间。其目的并不完全是为了休息，而是为了在突发大出血或血压升高、下降等情况时，可以及时应对。

剪断脐带的宝宝，在擦拭掉身上的血液和分泌物后，还需要将其肺里残留的羊水吸出。随后，医护人员会将宝宝放到保温床上，观察其呼吸的状态、皮肤的颜色、心跳是否有杂音等情况。

当确定宝宝健康无碍后，妈妈和宝宝的母子关系就可以从分娩台上开始建立。妈妈可以采取袋鼠育儿法将宝宝抱在自己胸前，或是给刚出生的宝宝喂初乳。

分娩结束后马上进行的护理和检查

妈妈

胎盘娩出后，做了会阴侧切的妈妈需要缝合伤口，同时要在分娩台上继续观察一段时间。如果母子都很健康，可以在分娩台上让妈妈第一次拥抱宝宝、第一次哺乳等——这也是让人感动的"初体验"。

身体检查

- 出血情况及会阴伤口的情况
- 宫缩状态等

初次哺乳

只要将宝宝的嘴靠近妈妈乳头，宝宝就会出于"吸吮反射"而本能地含住乳头。

擦拭身体、更换衣服

因为大量出汗，妈妈要脱下沾染了血液和体液的分娩服，在用浴巾擦拭身体后更换睡衣或住院服。

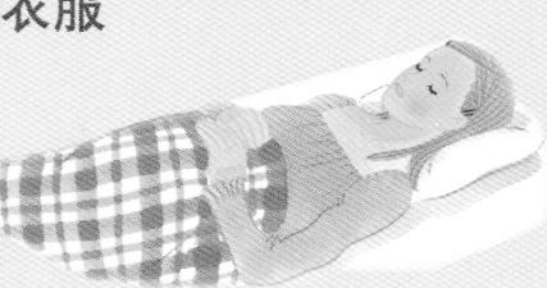

Q 什么是冰袋护理？

A 子宫收缩不好时，可以在腹部放上冰袋以促进其收缩。宫缩对止血非常重要，但有些医院为了防止妈妈出现低体温，不会采取这种方法。

宝宝

离开妈妈温暖的子宫后，体温调节功能还未发育成熟的宝宝就要适应低了 15℃ 的外界空气，因此千万别让宝宝受冻。要迅速在保温床上对宝宝的呼吸、心跳等进行检查。

剪断脐带

在宝宝的身体完全离开母体后，要用钳子夹住脐带止血，再剪断。

吸出羊水

宝宝肺中的羊水会随着第一次呼吸吐出来，残留部分则要用管子吸出。

擦拭身体

将宝宝身上沾染的血液和分泌物擦拭干净。体脂过多时也可以擦拭，但有时为了保护皮肤，可能会留下一部分不擦。

测量身高和体重

记录宝宝的身高和体重，作为其之后成长发育的标准。宝宝出生时的平均体重约为 3kg。

Q 什么是阿普加评分？

A 客观记录新生儿健康度的指数。新生儿皮肤的颜色、心跳、受刺激后的反射、肌张力和呼吸各为 0~2 分，5 项满分 10 分。根据这 5 个指标进行判断，如有问题，会马上治疗。

转移到病房后开始“新手妈妈”生涯

产后还要在产房待 2 小时。如有宫缩不足引起的出血异常情况，有的医院会给妈妈开具子宫收缩剂。如果没有任何异常，就可以将妈妈送回病房。

回到病房后妈妈要好好休息，缓解疲劳。有人会因为兴奋而睡不着，有人则会因为产后的疼痛而异常难受，有任何问题都可以和医护人员沟通。

产后6~8小时会再次测量血压、脉搏和体温。此后随着体力的恢复，妈妈可以试着给宝宝喂奶等，逐步开始当妈妈的新生活。

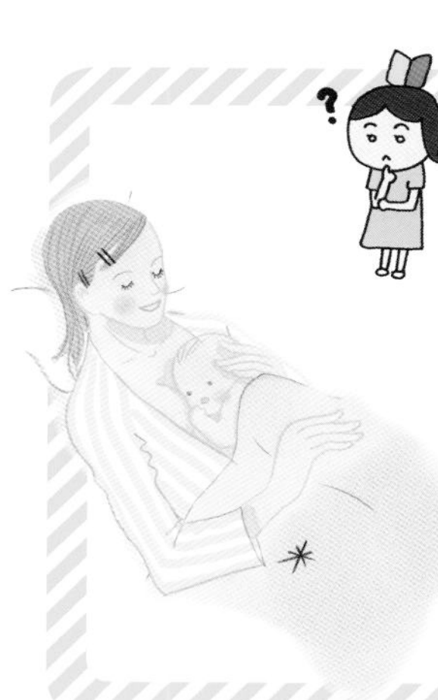

什么是“袋鼠育儿法”？

增进母子关系的肌肤接触

产后让宝宝紧靠在妈妈裸露的胸前、让肌肤零距离接触的方法就是袋鼠育儿法。它起源于一些保温箱不够用、但又不能让新生儿体温过低的医疗落后国家。妈妈可以抱起宝宝轻轻抚摸，并让宝宝含住乳头，即使初乳不多也没有关系。要让宝宝感受到妈妈的气味，吮吸乳头并记住母乳的味道。

产后 Q & A

Q 什么是新生儿黄疸？

A 新生儿黄疸是指新生儿皮肤颜色变黄，多在宝宝出生后 2~3 天开始出现，1 周 ~10 天后复原。这属于生理反应，无需太担心。但如果黄疸比较严重，在宝宝住院期间，会使用紫外线进行蓝光照射治疗。

Q 产后阵痛是什么？

A 宝宝出生后，妈妈的子宫还在收缩，因此会出现被称为“产后阵痛”的情况。这是为了让胎盘娩出、也为了之后子宫能恢复原本大小而出现的收缩。经产妇的产后阵痛通常会更强烈一些，而做了剖宫产的妈妈，因为子宫上有伤口，疼痛感也会比较强烈。产后阵痛会慢慢变弱，但在母乳喂养时还会持续一段时间。

Q 早产儿怎么办？

A 早产儿不能正常调节体温，很容易出现低体温状态，呼吸也很弱，容易被细菌感染，出生后要马上放入保温箱内，因此很多时候妈妈无法立刻抱到宝宝。在得到允许后，妈妈可以抱抱宝宝或是和宝宝说说话，做些能让宝宝感受到母爱的互动。

经验之谈 我在产后的状况

产后某天突然晕倒，被救护车送进医院！

产后母亲来家里帮忙做了很多家务，我总觉得自己也必须努力。尽管恶露的量有些多，但我一直优先考虑宝宝，没有去看医生。有一天我在卫生间突然晕倒，然后被救护车送到了医院。我这才明白产后千万不能逞强，也深觉必须重视自己的身体。

青山美香女士（28 岁） 奏太郎的妈妈

严重贫血，无法站立……

产前我只顾着和丈夫聊天，几乎没感觉到阵痛，等到疼得不行时才住了院，住院后 4 个小时就顺利分娩了。产后我因为贫血无法活动，从床上起来都必须要靠母亲帮忙。除了母乳喂养外，其他事情全交给了母亲，母亲帮了我们很大的忙。

H·T 女士（26 岁） 小圭的妈妈

产后第三天伤口就不是很疼了，比想象中快得多！

我分娩时希望尽可能不做会阴侧切，所以当医生说“不太好生，我们需要切一下”时很受打击。但因为打了麻药，所以切开的瞬间没有任何痛感。第二天我一直坐着圆形镂空坐垫，到了第三天就基本不疼了，产前设想的那些恐怖情景并没有出现。

伊藤茉绪女士（31 岁） 桃子的妈妈

每 5 人中会有 1 人剖宫产，让我们先稍作了解

剖宫产知多少

即使孕期没有任何问题，最后也可能要采取剖宫产。为防止在有突发状况时手足无措，妈妈要先对剖宫产稍作了解。

以妈妈和宝宝为重

顺产的过程是，宝宝随着阵痛的波峰从妈妈的宫颈口经过阴道降生。但如果宝宝无法靠自己的力量离开母体，就需要把妈妈的子宫切开并取出宝宝。这个手术就叫作“剖宫产”。

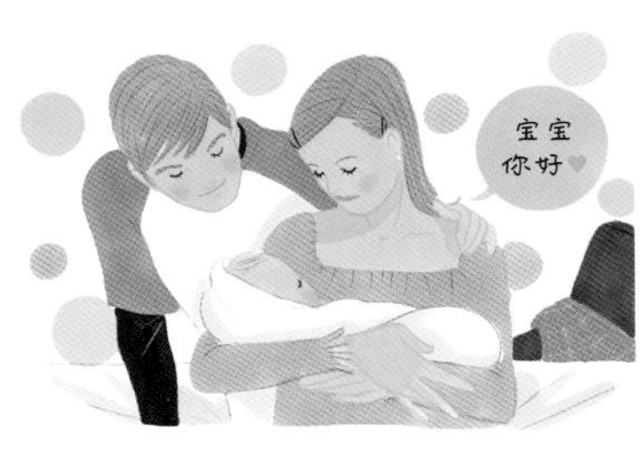

没人可以预测在分娩过程中会发生什么事情。即使孕期非常顺利，分娩时也可能发生无法预知的状况。而最重要的，就是保护妈妈和宝宝的安全。剖宫产的目的是为了让宝宝平安出生，现在日本约有 20% 的产妇会采取剖宫产。

剖宫产分为计划剖宫产和在分娩途中临时决定的紧急剖宫产。在出现宝宝头部过大而无法顺利通过骨盆的“头盆不称”，或胎盘位于子宫出口处的前置胎盘等情况时，会决定进行剖宫产。

另外，胎位不正、多胞胎（双胞胎、三胞胎等）、子宫肌瘤覆盖产道、子宫畸形、上一次分娩是剖宫产等情况也会采取剖宫产。现在人们可以通过超声波清楚了解子宫内的情况及宝宝的状态，因此计划剖宫产也越来越多。

听取详细说明，充分理解并接受手术

医生会判断妈妈是否要进行剖宫产。为什么要进行手术、是否可以自然分娩、会有什么风险等问题，医生都会作充分说明，妈妈应理解并接受手术。如有不安和疑问，可以随时向医护人员咨询。

此外，为了保证在手术时不过分紧张，妈妈可以事先了解术前的医疗手段、实际的手术流程、术后身体状态、住院期间的生活等，做好心理准备。

产前决定剖宫产的主要原因

曾做过子宫手术

曾做过剖宫产手术或曾因子宫肌瘤等做过子宫手术的人，其子宫的伤口位置会变薄，可能会在阵痛时破裂。

前置胎盘

前置胎盘是指胎盘正好在宫颈口附近的位置，这会让宝宝无法出生，必须进行剖宫产。

胎位不正

如果宝宝头部向上，那么最大的头部在分娩最后很难娩出，妈妈可能会因脐带受压迫而无法为宝宝顺利输送氧气和营养，这种情况大多会选择剖宫产。

多胞胎

如果是双胞胎或三胞胎等情况，在分娩过程中，第二个及之后出生的宝宝很容易有状态变差、留下后遗症的危险，多会选择剖宫产。

妈妈或宝宝有疾病

如果妈妈或宝宝患有重大疾病，为了尽量减少母子的负担，也会选择剖宫产。

子宫肌瘤

如果妈妈的宫颈口附近有肌瘤，可能出现宝宝无法顺利通过产道的情况，也会选择剖宫产。

顺产临时变为剖宫产

孕期非常顺利，最后却在分娩时因为某些问题而临时改为剖宫产的情况，称为紧急剖宫产。

紧急剖宫产的原因很多，比如在分娩时胎盘突然脱落的“正常位置胎盘早剥”，或是由于脐带受到压迫、无法正常输送氧气而导致宝宝呼吸困难时，必须采用剖宫产让宝宝尽快出生。

此外，宫颈口一直无法打开、宝宝无法顺利从产道出生的“软产道强韧”、宝宝无法顺利旋转着通过产道的“回旋异常”、头盆不称及其他各种原因造成的分娩停止、宝宝状态危险的场合，都会紧急改成剖宫产。

如果当前医院的人手或设备不足以支持紧急剖宫产，可能会将妈妈转移到其他医院。

剖宫产通常会通过腰椎麻醉让下半身没有痛感。妈妈的意识仍非常清醒，可以听到孩子的哭声，也可以看到孩子的样子。但在一些非常紧急的情况下，也会进行全身麻醉。

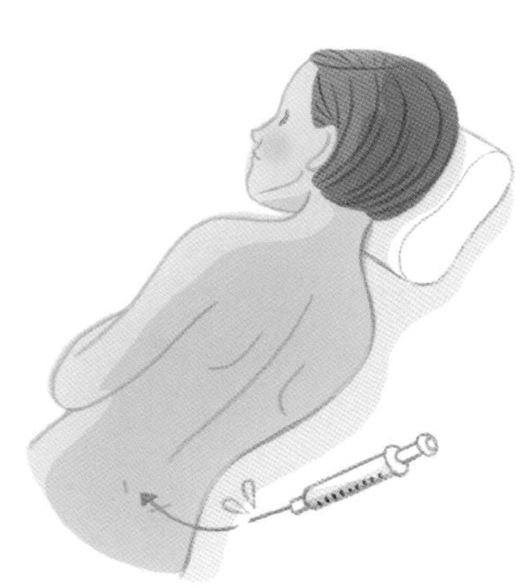

紧急剖宫产的主要原因

分娩停止、软产道强韧

阵痛开始后，分娩停止且无法用吸引器或产钳辅助分娩的场合，需要进行剖宫产。

正常位置胎盘早剥

胎盘本应在宝宝出生后才脱落，但因为某些原因，胎盘会在宝宝还未出生时就已脱落，此时妈妈和宝宝都会非常危险，要尽快采取必要措施。

宝宝状态危急

分娩时间过长，母体出现危险

宝宝的旋转情况不好

关于剖宫产的Q&A

Q 自然分娩或剖宫产会对宝宝的未来有影响吗？

A 不同的分娩方法不会对宝宝的未来产生影响，手术时的麻醉也无需担心。但如果是早产儿，不管是剖宫产还是自然分娩，宝宝在出生后的一段时间内都会有身体状态不稳定的情况。

Q 剖宫产会更加轻松吗？

A 如果事先决定剖宫产，就几乎不会感受到阵痛。但因为是开腹手术，妈妈术后会受伤口疼痛的影响无法马上活动和进食。剖宫产给身体带来的负担比自然分娩更大，因此住院时间通常也会长2~3天。不过，对剖宫产的感受因人而异。

Q 胎位不正时可以自然分娩吗？

A 胎位不正通常会采取剖宫产。如果坚持自然分娩，可能会出现在破水时脐带先出来的“脐带脱垂”，或是最后由于宝宝头部过大无法正常分娩的情况。但如果是经产妇，与医生沟通后仍有可能尝试自然分娩。

Q 如果头胎是剖宫产，二胎也必须是剖宫产吗？

A 要根据上次分娩采取剖宫产的原因来决定。如果是子宫畸形、骨盆狭窄等妈妈方面的原因，那么第二次分娩也采取剖宫产的可能性很大。如果是胎位不正、胎儿状态不好等宝宝方面的原因，那么在本次分娩过程中，如果宝宝的状态和妈妈之前的怀孕过程都没有问题，仍可能挑战自然分娩（尽管可能性极小）；但这会有子宫破裂的危险，现在已很少这样做。

为缓解紧张，可事先了解手术流程

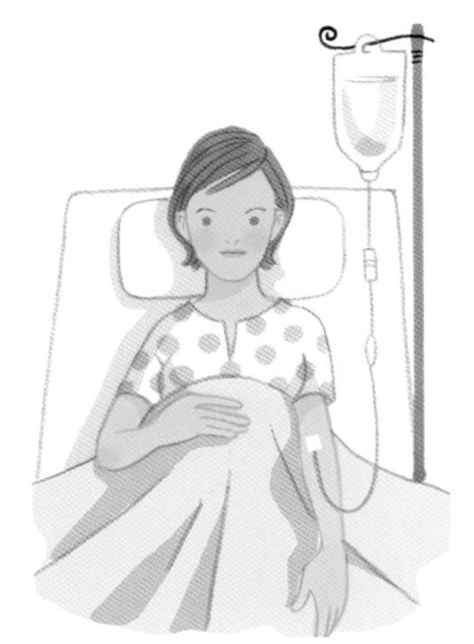

如果事先决定剖宫产，一般会在手术前一天住院，并在各项检查后从晚餐开始禁食。手术当天会确认宝宝的状态，并采取输液等必要的医疗手段。通常将宝宝取出只需要5分钟。

如果手术顺利，宝宝可以在出生后马上和妈妈见面。在宝宝出生、胎盘娩出后就会缝合子宫和腹部伤口，整个手术将会持续约1小时。

手术后会使用促进宫缩的药物、抗生素及止痛药配合治疗，妈妈需要静养。为了防止产后下半身血液循环变差及血栓，会在静养期间使用脚部按摩器。在术后第二天，妈妈可以试着下地行走。根据身体恢复情况，妈妈还可以在术后第二天开始摄入一些水分和易消化的白粥，并试着照顾宝宝。如果没出现异常，母子可以在术后一周左右出院。

医生会事先为妈妈详细介绍手术过程，妈妈也可以在待产期预习一下整个流程，更安心地迎接手术到来。

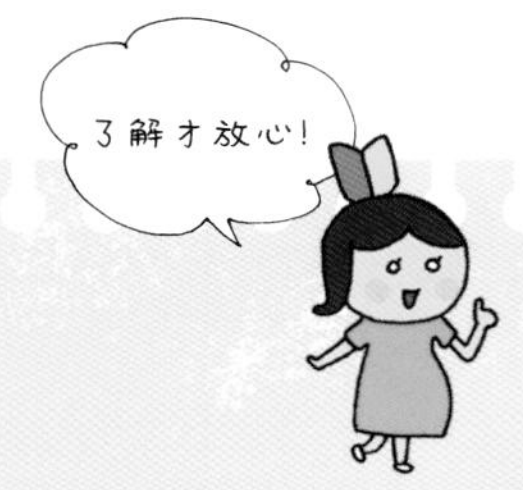

剖宫产的手术流程

手术流程

1 说明和签字

由医生说明手术的过程、注意事项等，家属在同意书上签字。如果有任何疑问，可以随时向医生和护士咨询，要尽可能安心地迎接手术。

↓

2 手术的准备

接受血液检查、心电图检查等必要的检查。如有对金属或乳胶的过敏史，要及时告知医生。

↓

3 开始输液

换上手术服开始输液，之后进入手术室并确认宝宝的状态。

4 麻醉

从腰部注入麻醉药，即腰椎麻醉。需要开腹的部位要进行剃毛、消毒、清洁等处理，随即开始手术。

↓

5 手术开始

在腹部切开10~15cm，然后切开子宫，医生会轻轻按压妈妈腹部取出宝宝。腹部切开时有纵切和横切两种方法。

宝宝出生

取出胎盘。

↓

6 缝合子宫和腹部

术后生活

术后次日开始走动

术后长时间不动会导致下半身血液循环不畅，进而造成血栓。为了防止这种状况，妈妈可以从手术后第二天开始试着走动，也可以开始照顾宝宝。

术后次日开始进食

术后第二天肠蠕动会重新开始，可以先摄入一些水分，之后再吃一些流食，逐渐恢复正常饮食。

照顾宝宝

母乳喂养和照顾宝宝可以从术后第二天开始（初乳可以在宝宝出生后马上喂，也可以等到第二天在护士的指导下喂）。不用太心急，要视妈妈的身体状态而定。

洗澡

淋浴可以在得到医生许可后，在术后3~4天开始。为了防止细菌感染，要在伤口处贴上防水创可贴。而泡澡要等出了月子才可以。

关于剖宫产手术的Q&A

Q 如果在手术前阵痛就开始了怎么办？

A 如果是前置胎盘或头盆不称等无法自然分娩的情况，在出现阵痛和破水后会紧急进入剖宫产手术状态。在非常紧急的情况下，手术会在15分钟内开始；而随着紧急程度的下降，手术会在30分钟~1小时内，或3~4小时内开始。

Q 因为害怕阵痛而选择剖宫产，可以吗？

A 一般在无法自然分娩的情况下才会采取剖宫产手术。妈妈可以把自己的要求告诉医生，不过如果从医学角度上看没有剖宫产的必要，医生一般不会同意。如果特别害怕疼痛，可以选择无痛分娩。

Q 腹部纵切和横切有什么区别？

A 横切的好处是伤口不太明显，纵切的优点是手术过程中医生的视野更宽阔。因此，在紧急手术中医生基本会采取纵切的方法。但无论腹部是横切还是纵切，子宫的刀口都是横切的。

Q 剖宫产可以有亲人陪产吗？

A 近年来，日本的医院开始允许剖宫产时有亲人陪产，并将其视作一种迎接宝宝降生的仪式。

Q 手术费用和自然分娩差多少？

A 剖宫产手术是在生育险报销范围内的，但报销额要视具体情况而定。剖宫产后的住院时间会比自然分娩更长，因此住院费和各种术后辅助费用的报销，根据保险及其报销条件的不同也会有所差异。

Q 间隔多久可以再次怀孕？

A 考虑到伤口的恢复，最好间隔1年以上。满月后的体检如果没有异常，在得到医生许可后就可以开始性生活了，但如果不希望很快怀孕，一定要做好避孕措施。

Q 听说有人做手术时子宫也是纵切的？

A 在胎位不正且宝宝体重不足1000g、但又必须分娩的情况下，即使采取剖宫产也会有碰到宝宝头部的危险，因此会采取子宫纵切。除此之外，在妈妈患有子宫肌瘤、或是由于前置胎盘或子宫肌瘤造成宝宝横位的情况下，子宫也要纵切。原则上，如果子宫纵切，腹部也必须纵切。

经验之谈

我经历的剖宫产

不管怎么用力宝宝都无法出来，最后只好改为剖宫产

宫颈口开到9cm后，无论我如何用力都达不到全开的状态。无法出生的宝宝在妈妈肚子里非常痛苦，于是医生紧急决定改为剖宫产。阵痛开始到分娩有2天时间，我的体力和精力几乎耗尽，最后又上了手术台。不过宝宝终于出生了，我无比高兴。

森岛由纪女士（32岁） 航生的妈妈

终于从臀位恢复成头位，但因阵痛太弱还是采取了剖宫产

怀孕到25周左右时，我被诊断为臀位，之后就一直在做体操和针灸，终于在30周时恢复成头位。本以为可以顺产，没想到由于阵痛太弱，宫颈口始终无法打开，最后还是采取了剖宫产。虽然感觉有些事倍功半，但和宝宝见面的喜悦很快就让之前经历的痛苦像梦一样消失不见了。

H·K女士（28岁） 小春的妈妈

尽管伤口非常疼，但最终顺利和宝宝见面，一切都值得

由于子宫肌瘤的位置影响了自然分娩，我事先就被医生告知要剖宫产。虽然曾为不能自然分娩而痛苦过一段时间，但为了宝宝顺利出生，还是以平常心迎接手术的到来。产后伤口疼了很长一段时间，但抱着宝宝的幸福感无与伦比。

U宝妈妈（39岁） 幸太郎的妈妈

我想知道……

COLUMN

多种多样的分娩方式

亲人陪产

可与亲人一起战胜疼痛、迎接宝宝的降生

从阵痛开始到宝宝出生都有家人陪在身边的分娩就是亲人陪产。亲人不只是站着，在产妇阵痛时，陪产亲人还可以帮其按摩腰部或按压肛门。尽管陪产者不会感到疼痛，但他/她可以和产妇一起体验分娩的感受。陪产者也应事先了解分娩全程，充分理解产妇的付出，让她感受到来自亲人的爱。

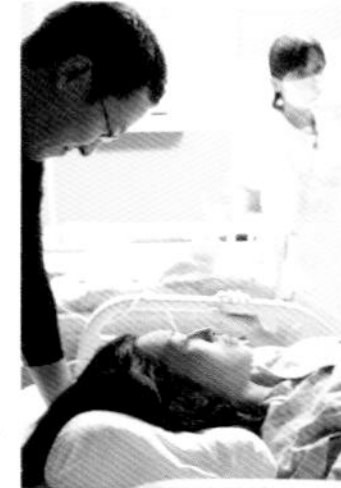

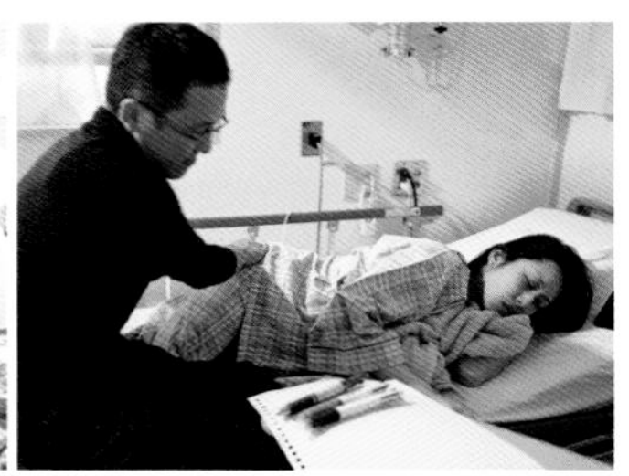

陪产家人还可以给产妇擦擦汗、递递水，为产妇做些她无法自行完成的事。

给爸爸的5条建议

1 陪产时要认真听妻子说的每一句话

阵痛是女性在和从未经历过的疼痛斗争，此时准妈妈可能会说些比较任性的话，丈夫应该做一个好的倾听者。

2 事先了解分娩全程

只有更好地了解妻子和她腹中宝宝的状态，才能提供更好的帮助。这就和去一个从没去过的地方前，要事先看地图是一样的。

3 丈夫也要保持体力、调整状态

陪产的丈夫如果在妻子分娩时出现了不适，会给妻子和医护人员添麻烦。因此随着妻子分娩的临近，丈夫要和妻子一起调整状态。

4 若无法陪产，应更用心地照顾妻儿

如果因为种种原因而无法陪产，丈夫也无需太自责和遗憾。比起陪产，产后照顾妻子和孩子的时间更长。丈夫应多抱抱孩子，分担妻子的工作。

5 要表现出对妻子和孩子的爱

爱不能总是放在心里，要用语言和行动表达出来。陪产并不是一个仪式，而是加深情感的机会。

自由体位分娩

除了平躺，还可以尝试各种姿势

分娩的方式并非只有平躺在分娩台上一种。匍匐的姿势、站着靠在一个支撑物上的姿势、侧躺的姿势……采用让自己最舒服的姿势，就是所谓的自由体位分娩。这种方式的缺点是有时不能及时发现宝宝状态不好，并会因此延误治疗。尽管在医院分娩时出于安全和制度考虑，自由体位分娩的可能性较小，但想尝试的妈妈还是可以在分娩前和医生商讨，将自己的愿望和理由告知医生，看是否可能进行自由体位分娩。

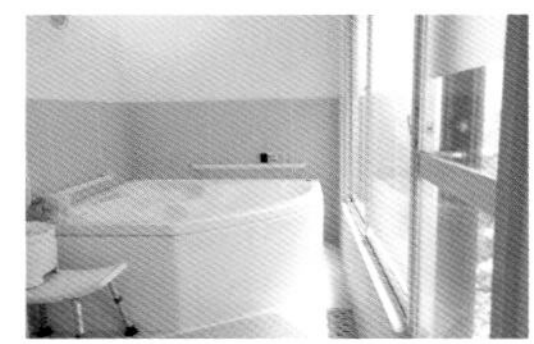

水中分娩

在专用的温水泳池中分娩。温水和水压可以让产妇更加放松。但要注意，这种分娩方式有细菌感染的风险。

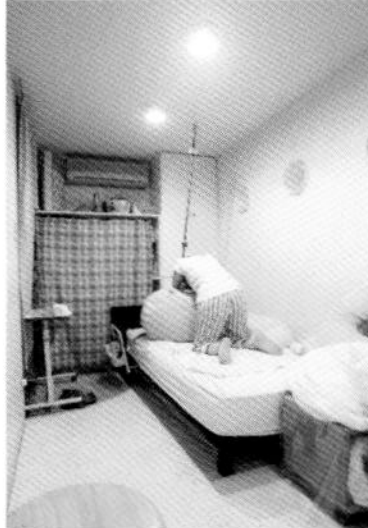

机动分娩法

在分娩时不只采用一个固定的姿势，还可以随时变换姿势。

冥想法、呼吸法等

通过想象或呼吸法缓解疼痛

妈妈还可以用特别的呼吸方法或想象来缓解疼痛。其中最有代表性的就是冥想法，即将疼痛冥想成“迎接宝宝到来的感觉”以战胜疼痛。而心理助产呼吸法则是将全部注意力集中到呼吸上并以此控制疼痛。想象练习法也多种多样，但这同样不能消除疼痛，而是为了放松身心以缓解疼痛。

PART 6

对妈妈和宝宝非常重要的时期

产后妈妈的身心护理

分娩不是终点，而是新生活的起点。
随着宝宝的出生，一段忙乱的生活拉开了序幕。
妈妈可以在孕期就多多了解产后生活，
如果对产后生活还有担心，本章或许能为你作出解答。

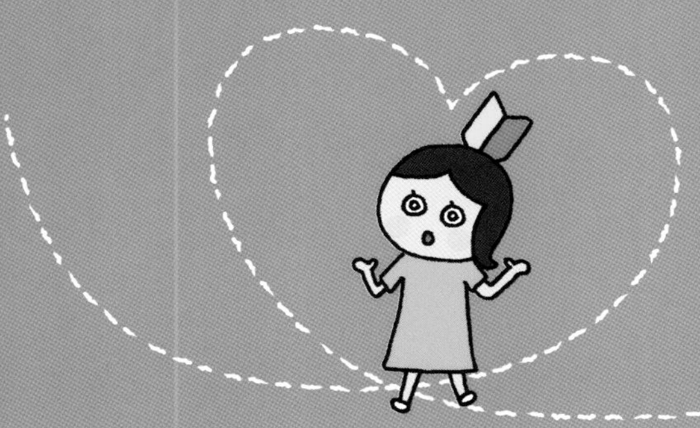

完成了一项艰巨任务后，妈妈的身心状态如何？

产后妈妈的身心状态

产后妈妈会感到非常疲惫。在出院前短暂的时间里，妈妈应尽量让自己多休息。

产后务必好好休息，有问题要及时沟通

在宝宝出生、胎盘娩出并进行必要的医疗处理后，妈妈还要在分娩台上静躺2小时左右。如经观察没有出现大出血或其他身体异常，妈妈就可以回到病房。在分娩当天，宝宝一般会由护士照顾，而且这天的宝宝基本都在睡觉，妈妈应该趁此机会好好休息。

分娩后6~8小时，护士会询问妈妈是否要去洗手间。这时即使不能顺畅排尿也无妨，因为排尿感会慢慢恢复。护士这样问，主要是为了确认分娩是否对妈妈的膀胱、尿道、骨盆底等造成了影响，关键要看妈妈是否可以自主排尿。

产后会出现宫缩引起的“后阵痛”，因为宝宝吮吸母乳会促进宫缩，妈妈同时会有腹痛感。经产妇的痛感通常比初产妇更加强烈，如果难以忍受也可以告知护士，护士会根据实际情况让妈妈停止服用促进宫缩的药物。

住院期间尽量恢复体力

分娩后身体会处于较兴奋的状态。红色的恶露会持续不断，肌肉也会有痛感。

孕期一直大量分泌的激素会突然停止分泌，身体状态将因此发生很大变化。在产后身体状态逐渐恢复的过程中，妈妈还要做好育儿的准备。

为了适应这个巨大改变，妈妈在住院期间一定要好好休息以尽快恢复体力。仍处于兴奋状态的身心有时会让妈妈很难入睡；另外，母子同室时宝宝的啼哭也会影响妈妈的睡眠。妈妈可以咨询护士，寻找更好的入睡方法。住院期间不要对亲自育儿一事过于执着，毕竟首要的还是自身的恢复。

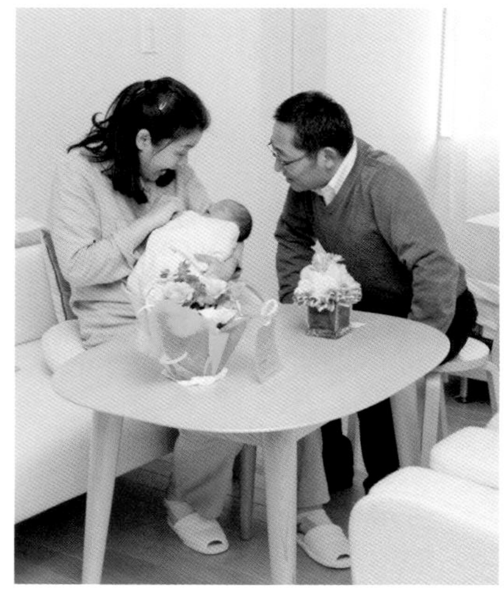

产后Q&A

Q 在排便时过于用力，侧切的伤口会不会裂开？

A 伤口不会裂开。但如果大便太硬，妈妈肯定会担心。在有便秘倾向或大便比较干燥时，妈妈可以向护士询问对策，必要时可以请医生开具治疗便秘的药物。

Q 产后马上就有母乳吗？

A 人体在孕期会分泌一种叫作催乳素的激素。产后随着胎盘的娩出，催乳素的分泌会更加活跃，使人体产生母乳。母乳是一点一点产生的，宝宝吮吸带来的刺激会使母乳分泌得越来越多。妈妈不必太焦虑，可以等宝宝哭了就喂，让母乳的分泌慢慢进入良好状态。

Q 产后活动有利于身体恢复吗？

A 产后首先要让身体得到充分休息。不过，适度的活动的确可以促进子宫恢复，并有效防止血栓的形成。根据分娩过程的不同，妈妈们的疲劳程度也不同。特别是那些出院后没有人帮忙的妈妈，更要利用这段短暂的住院时间尽可能好好休息。

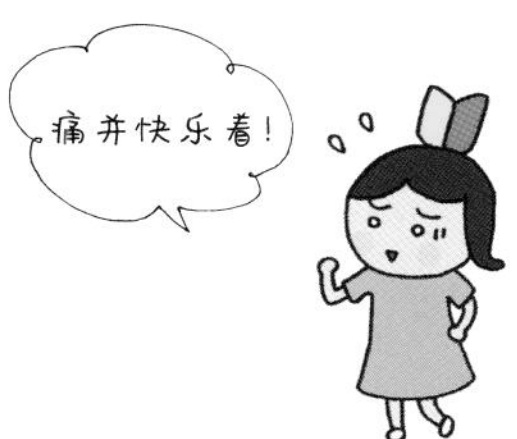

产后的身体状态

子宫状态

子宫内部
布满伤口

胎盘是由无数条血管交织在一起形成的。胎盘脱落后会出现很多出血点，进而给子宫内部造成大量创伤。从宫颈管到阴道这一段产道也会有很多细小的伤痕，因此很长一段时间内都会存在出血现象。

全身状态

身体变化较大，
需测量血压、检查排尿情况

产后子宫、乳房、血压等都会发生变化。如果分娩时间过长，还会对膀胱造成压迫，容易引起膀胱麻痹。因此，产后会经常测量血压值并检查排尿的情况。

心理状态

幸福的同时也充满了不安

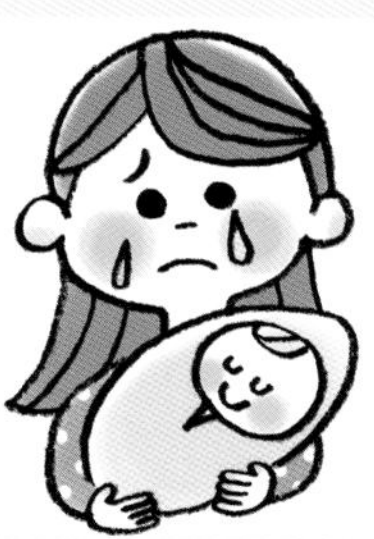

随着宝宝降生带来的变化和激素的急剧减少，很多妈妈常常会无缘由地哭泣或觉得不安，这与人的性格无关。妈妈要和丈夫、亲人、医生护士等多多交流，不要一个人沉浸在不安的情绪中。

乳房和乳头

乳房迅速变大
出乳孔或未通畅

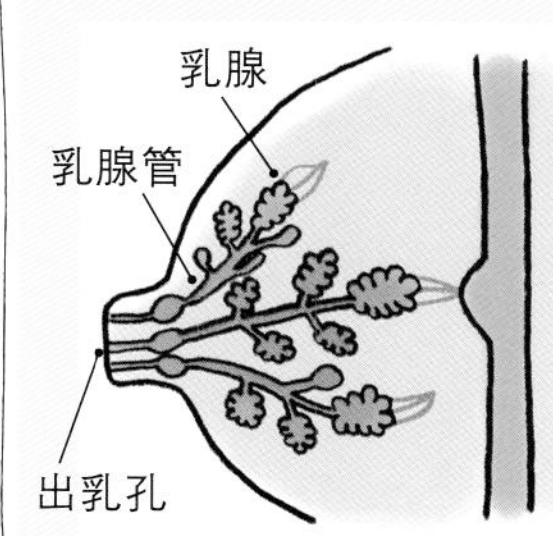

分娩结束后，乳腺就开始分泌母乳，乳房会呈现出肿胀的状态。但初产妇的出乳孔不会全部通畅，因此不能立刻分泌大量母乳。宝宝吮吸乳头的动作会刺激激素的分泌，促使妈妈分泌更多母乳。

侧切伤口

虽然疼
但愈合很快

伤口一般 3 天就可以愈合，期间要注意伤口的清洁。虽然最开始的几天会觉得很疼，但痛感会逐渐消失。缝合伤口使用的可溶线不需要拆线，但如果总觉得不舒服，也可以请医生查看。另外，排便时即使用力也不必担心伤口裂开。

剖宫产伤口

特别疼时
使用止痛药

剖宫产的伤口和后阵痛会使妈妈在向前弯曲身体时腹部更疼。疼痛会消耗大量体力，如果无法忍受要及时告知医生和护士，他们会根据情况开具止痛药。

边恢复身体，
边学习育儿！

住院期间能做什么

为了能更好地适应出院后的生活，妈妈在住院的同时，要开始学习如何照顾宝宝。

住院期间也很忙碌，更要注意劳逸结合

分娩当天可以好好休息，但从第二天开始妈妈就会变得非常忙碌。住院时，妈妈还有一个重要任务，那就是学习如何照顾宝宝。抱孩子、喂奶、换尿不湿、洗澡……这些照顾孩子最基本的工作都是从住院期间开始的。有不懂的地方可以直接问护士，这样才能在出院后更好地照顾宝宝。

提倡母乳喂养的医院一般会开设专门的讲座，或教授乳房按摩方法来帮助妈妈护理乳房。不过，这个时期的母乳量还不会特别丰富，宝宝也还没有习惯吮吸母乳，很多妈妈会因此焦虑。其实只要多让宝宝吮吸，母乳量就会自然增加，宝宝也会越来越习惯吮吸母乳。在住院期间，妈妈可以在护士的指导下慢慢习惯母乳喂养。

在母子同室的病房，宝宝一哭妈妈就要喂母乳，照顾宝宝也不分昼夜。在这样忙碌的生活节奏下，妈妈调整自己的身体尤为重要。如果睡眠受到严重影响，妈妈可以请护士暂时帮忙照顾宝宝。千万不能因为做了妈妈就不顾自己的身体，毕竟妈妈的健康对宝宝来说最重要。

住院期间的日程安排

分娩当天

好好休息

妈妈在产房室接受约 2 小时观察后会被送回病房。母子同室的医院也会考虑到妈妈的身体状况，在分娩当天安排护士照顾宝宝。

产后第 1 天

开始照顾宝宝

从产后第一天起，妈妈可以开始试着给宝宝喂奶、换尿不湿。医生会测量血压、体温等，随时监控妈妈身体的恢复情况。

产后 2~4 天

可以开始洗澡

产后第 2 天就可以了。为了防止感染，最好等出了月子再泡澡。同时可以开始学习如何给宝宝洗澡。给宝宝洗澡也是个体力活，可以请爸爸一起“协同作战”。

出院

检查身体，办理出院手续

※ 剖宫产手术还需要再观察 2~3 天，在术后 1 周左右方可出院。

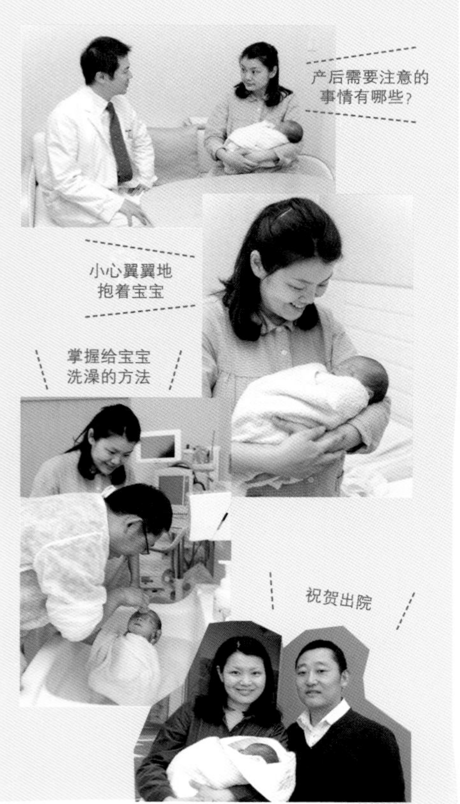

产后需要注意的事情有哪些？
小心翼翼地抱着宝宝
掌握给宝宝洗澡的方法
祝贺出院

住院期间每天都要检查宝宝的状态

和妈妈一样，新生儿的身体状态每天都会发生变化，因此每天都要接受检查。此时的宝宝还不能很好地调节体温，因此每天都要多次测量体温。宝宝的体重会在出生约 3 天后减轻，这属于正常的生理现象，之后会逐渐增加。但如果体重不增加，除了母乳外，一般还要遵医嘱增加奶粉。通过哺乳前和哺乳后给宝宝称体重，妈妈可以掌握宝宝每次的吃奶量。

此外，还要观察新生儿的原始反射。这种反射与意识无关，是宝宝受到刺激后的自然反应，也是用来监测脑部功能的指标之一。很多原始反射会随宝宝的成长逐渐消失，因此它们也是宝宝这个时期特有的可爱动作。

●吸吮反射

会吮吸碰到嘴唇的东西。宝宝会记住母乳的气味，本能地吮吸乳头以获取营养。

●抓握反射

轻触宝宝的手掌或脚掌，宝宝会马上做出抓握的动作。有人认为这种反射是人类为了不从树上掉下而保留的原始本能。

●拥抱反射

对声音或动作的一种反应，宝宝会伸开手脚做出拥抱的动作。

●颈肢反射

在宝宝仰卧时抓住宝宝的双手拉起，宝宝还不能直立的脖子会向上抬起。

●踏步反射

抱住宝宝的两腋让其双脚着地，宝宝会做出踏步的动作。

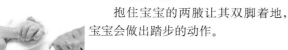

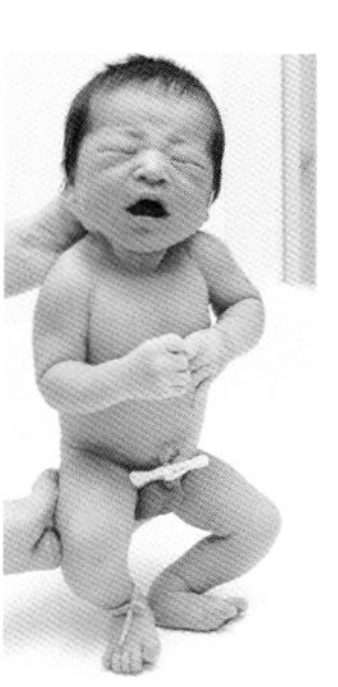

产后住院的 Q & A

Q 什么是维生素K？

A 新生儿很容易缺乏维生素 K。而缺乏维生素 K 会导致易出血等症状，有时还会引发各种新生儿疾病，因此会以注射的方式给宝宝补充维生素 K。

Q 为什么宝宝出生后体重会减轻？

A 新生儿吃的母乳或奶粉量很少，少于消耗的能量，因此宝宝在出生几天后会出现体重减轻的情况。这属于正常的生理现象，只要之后宝宝的体重逐渐恢复并增长就可以。

Q 什么是新生儿听力筛查？

A 宝宝出生两天后进行的一项检查，目的是对听力障碍早发现、早治疗。医生会通过 ABR 筛查让宝宝听声音，并判断其脑部反应。该检查不会对宝宝的身体有任何影响。

住院期间的用品

开衫

如果有朋友来探望，可以立刻披在身上，十分方便。在空调房里感觉冷时也可以穿上。

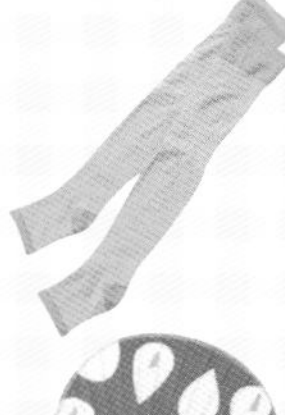

弹力袜

即使是自然分娩，产后也很容易出现脚部浮肿，而弹力袜可以在一定程度上缓解浮肿症状。

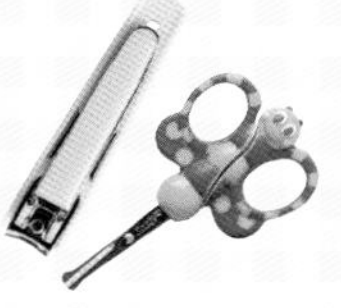

指甲刀

可以准备大人用和婴儿用两种，因为很多宝宝一生下来就要剪指甲。

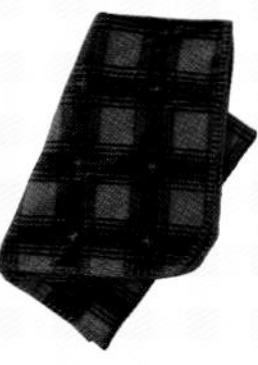

薄毯子

普通病房的室温调节比较麻烦。如果觉得冷时盖一条薄毯子，就能给妈妈和宝宝带来不少方便。

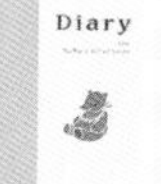

日记本

最开始可以把喂奶、换尿不湿的时间记下，这既是一份纪念，也是今后照顾孩子时很好的参考。

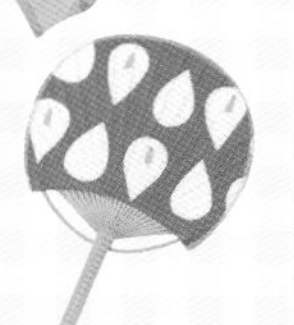

蒲扇

阵痛时可以用到，产后喂奶觉得热时也能随时扇一扇，凉爽的体感会让心情舒畅很多。

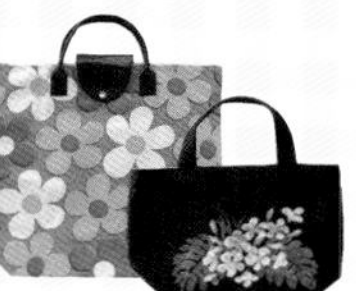

小包

住院期间会经常在卫生间、喂奶室等地方来回走动，可以把常用的东西装在小包里随身携带。

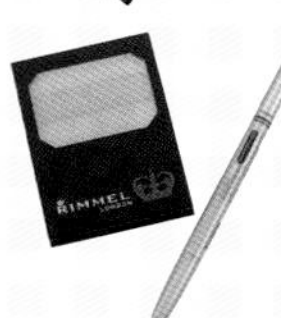

化妆品

亲友前来探视时，常会希望一起合影留念。如果不想素颜上镜，可以稍稍涂上眼影和腮红，气色会立刻大有改观。

出院后第一天的生活

照顾宝宝几乎要24小时连轴转。但也别太勉强自己，要先做个健康快乐的妈妈。

喂奶、抱宝宝、换尿不湿……24小时连轴转

出院后，照顾宝宝的生活就开始了。出乎很多新手妈妈的意料，宝宝并不会总在乖乖睡觉。如果不抱着，宝宝就会一直哭，喂一次奶要花很长时间，刚刚换完尿不湿又拉㞎㞎了……光是照顾宝宝就忙得团团转。尽管宝宝的状态各有不同，但总的来说，照顾新生宝宝确实比想象中要忙碌许多。

妈妈或许常听人说要3小时喂1次奶，但其实母乳喂养的宝宝不会按这个规律吃奶。此外，很多刚刚出生的宝宝一次还吃不了太多，经常会在刚吃完奶不到半小时后又饿了。但正是在喂奶、再喂奶的过程中，宝宝越吃越熟练，妈妈的母乳也越来越多。

在还不习惯照顾宝宝的日子里，妈妈常会顾此失彼、手忙脚乱，最好有人帮忙照顾宝宝和做家务。

啼哭是新生宝宝的"工作"

还未完全适应的新手妈妈会在听到宝宝的啼哭后惊慌失措，总担心宝宝是不是有这样那样的不舒服。其实啼哭是新生儿表达感情的唯一方式，宝宝哭一会儿没有关系。此外，妈妈的紧张情绪如果传达给宝宝，宝宝也会哭泣。所以妈妈要尽量放松、深呼吸，如此才能更得心应手地照顾宝宝。

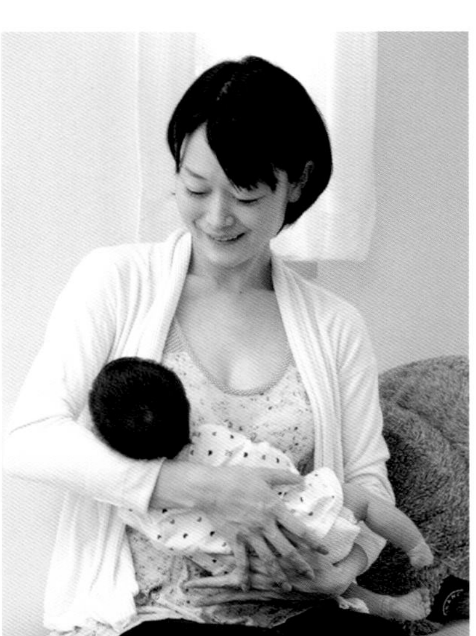

如果没有亲人帮忙该怎么办？

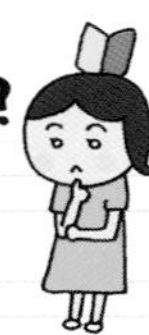

找些帮手

如果没有老人帮忙，最初照顾宝宝的日子会非常难熬。如果爸爸也休产假，情况也许会好一些，但如果白天只有妈妈一个人，最好找些帮手——亲人、朋友或保姆。

保姆

有些保姆只负责照顾宝宝，有些保姆可以兼做家务。很多保姆也是有经验的妈妈，她们是新手妈妈很好的咨询对象。

产后护理中心

这是有专业医护人员护理妈妈并帮助照顾宝宝的机构，服务和费用各不相同。有条件的家庭可以考虑让妈妈和宝宝到产后护理中心生活一段时间。

照顾新生儿的24小时

母乳 奶粉 换尿不湿

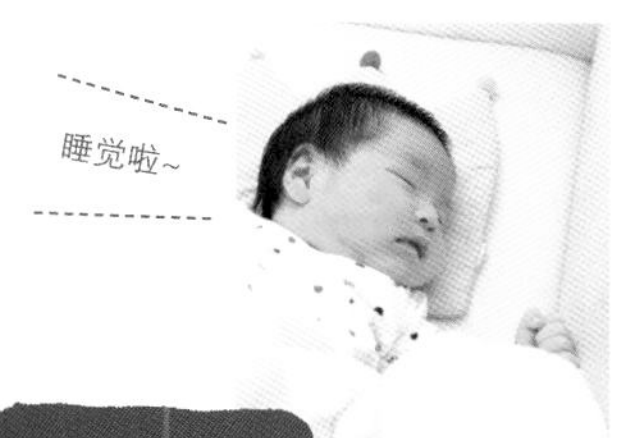

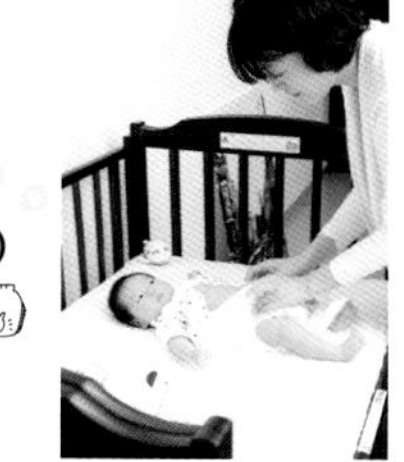

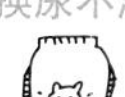

0:00 就寝

1:30

夜里也要每2~3小时喂一次奶

宝宝的胃还很小，一次不能吃太多。宝宝吃奶还不会区分昼夜，夜里吃奶的规律会和白天一样。每次给宝宝喂奶时最好也换一下尿不湿。

4:30

6:00

6:30

8:00 早饭时间

9:00

10:30 家人或保姆帮忙做家务

为了照顾宝宝几乎不眠不休

如果爸爸白天要上班，可以拜托姥姥、奶奶、自己的兄弟姐妹、朋友或保姆等帮忙。身边有个人聊天，妈妈的心情也更容易放松。

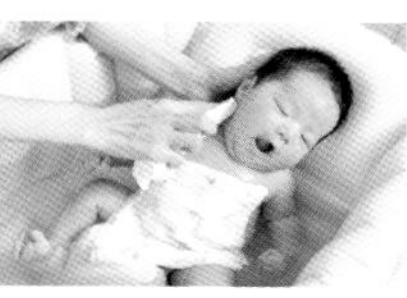

11:30 给宝宝洗澡

12:00

13:00 妈妈的午餐时间

14:00 ×2

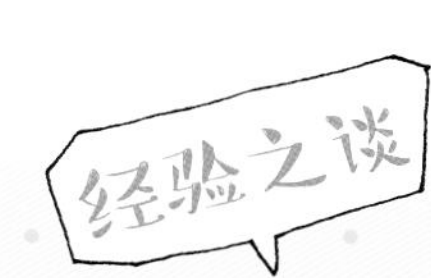

15:30

16:00

17:00

傍晚到晚上宝宝容易哭闹

就像大人到了傍晚会觉得疲惫一样，宝宝此时也很容易哭闹，经常要被抱着才能安静一些。这种情况一般在几个月后就会好转。在宝宝哭闹时可以带宝宝到阳台上透气、换换心情。

18:00

19:00 多加50ml奶粉

20:00 30ml奶粉

宝宝在13:00和20:00开始会睡较长时间。

21:00 晚餐时间

21:00 妈妈沐浴时间

23:00 夫妻闲谈放松时间

经验之谈

产后一个月的生活

从父母家回到自己家后突然开始睡眠不足

产后的前3周一直住在父母家，回到自己家后突然就忙得没时间睡觉了。老公因为工作每天早上4点就要起床；而女儿每天8点醒来，我要一直忙到她晚上9点睡觉。这样一来，我的生活节奏完全被打乱了。我总是在想，什么时候可以睡个觉？自己还能不能撑下去？但慢慢地也熬过来了。

岩井奈央女士（26岁）七咲的妈妈

宝宝不爱吃母乳，总担心自己的饮食有问题

我们已经把3岁的大孩子送到了幼儿园，所以感觉还算轻松。要是老大也在家，我简直不敢想象。我比较担心母乳够不够，不知道是不是我吃的东西不对，刚出生的老二有时非常抗拒吃母乳。如果我吃了炸鸡或饺子，老二就几乎一口母乳都不吃，还会一直哭、不肯睡。是不是在哺乳期间也应该控制一下饮食呢？

桥爪沙弥子女士（32岁）鼓太的妈妈

照顾宝宝精疲力竭，有时会跟宝宝一起入睡

感觉每天都过得好快，一眨眼一天就结束了。一开始宝宝几乎没什么表情，自己也常觉得非常闷。不过慢慢地宝宝开始会笑了，我才终于发觉，原来宝宝这么可爱。有时实在太疲倦，我会一边给宝宝喂奶，一边跟宝宝一起入睡。

丰田小百合女士（29岁）小空的妈妈

有了宝宝本应很幸福，可我为什么会无缘由地想流泪？

会不会患上产后抑郁症

谁都可能患上产后抑郁症，一家人应该对产后抑郁症有所了解。

受激素影响，无论做什么事都想哭

终于和期盼已久的宝宝见面了，这原本应该是件很幸福的事。但不知为何，有些妈妈总会无缘无故地流泪，一点干劲都没有。这时的妈妈可能已患上了产后抑郁症。

产后激素的分泌会发生很大变化。这种变化会影响自律神经和妈妈的精神，可能会使妈妈身心不安，甚至造成轻微抑郁。

谁都可能在产后心情沮丧，但这多半是暂时的。多多了解产后抑郁症，才能更平安地度过这个阶段。

及时预防，尽早就医

妈妈的身体通常会在产后一周适应新的激素环境，但受睡眠不足、育儿疲劳等外界因素影响，适应时间可能会有所延长。如果产后约 10 天仍感觉情绪持续低落，就应该尽快就医。如果一直忍着，可能会发展成真正的产后抑郁症。

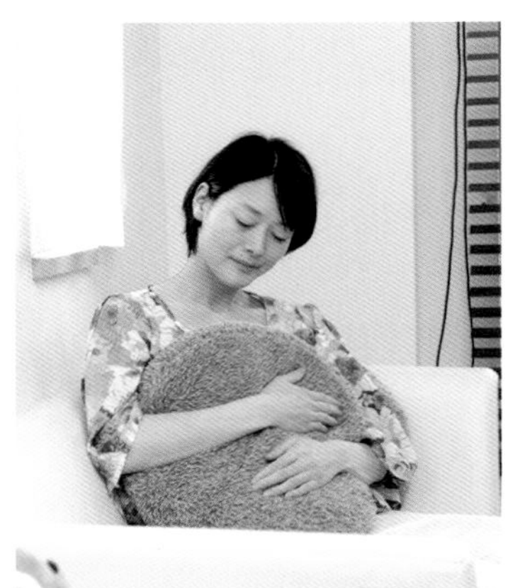

危险的信号：觉得宝宝不可爱

产后心情沮丧和产后抑郁不同，前者只是由于激素变化而出现的暂时现象。产后抑郁以产后沮丧为开端，会进一步发展为情绪低落、全身乏力、困倦、没有干劲的状态，最终变成真正的产后抑郁症。觉得宝宝一点都不可爱就是一个非常危险的信号。如果产后超过 1 个月都没有好转，妈妈一定要马上就医。

为了防止产后心情沮丧发展成产后抑郁症，妈妈要尽量安排营养均衡的饮食，利用短暂的时间好好休息，让身体尽快恢复。

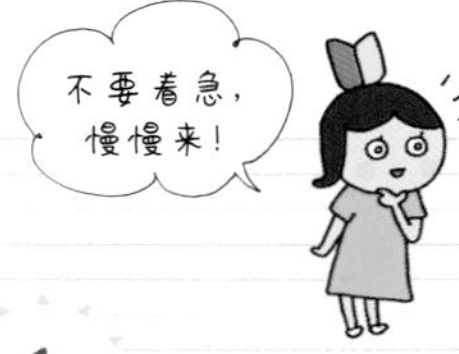

摆脱产后心情沮丧的方法

1 让身体休息

恢复体力最好的方法就是睡眠。除了喂奶，其他的家务都交给家人吧，这样才能让身体好好休息。

2 与他人交谈

通过发出声音来完成呼气的动作会让人放松。如果没有人可以交谈，妈妈可以自己跟自己说话，或是和宝宝聊天，期间不要忘记深呼吸。

3 想哭时大声地哭

想流泪时不要有任何顾忌，大声哭出来，哭泣也能舒缓低落的心情。有时痛快地哭过一场，人会变得轻松很多。

4 和宝宝培养感情

妈妈还可以多多感受宝宝的可爱之处。多拥抱宝宝，努力培养母子感情。

给妈妈的关怀和帮助最重要，不要吝啬鼓励和夸奖

妈妈想要保持好心情，亲友的关心和帮助非常重要。

爸爸的帮助尤为重要。即使不能休产假，爸爸也应在下班后尽早回家。不能因为自己不会照顾孩子、不会做家务就干脆不做，应该边学边帮妻子做些力所能及的事情。

如果真的因为工作太忙而无法分担家务，也要理解妻子。“谢谢，你辛苦了！”简单的话语，却是最好的抚慰。

如果可以，妈妈最好在孕期就和家人一起了解产后抑郁症。这样一来，家人也会尽量避免使用一些增加妈妈心理负担的语言和态度。

与新手妈妈相处，应遵守这些原则：

●不用消极的方式说话

●不说“你已经做妈妈了，就应该怎样怎样！”

●认可妈妈付出的巨大努力

有时，也许简单一句话就能让妈妈重拾信心。

另外，妈妈自己也不要总是想着“我必须更加努力”；相反，妈妈应该在有人帮自己分担时尽量休息。可以试着多与周围的人交流，这样也会有更多人在自己有困难时伸来援手。

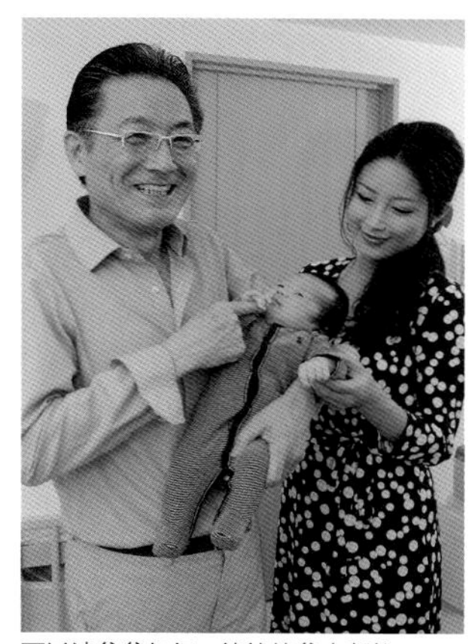

可以请爷爷奶奶、姥姥姥爷来帮忙。

改变说话方式的技巧

有时本意是鼓励对方的话语，会因为表达方法和态度不当，给对方造成伤害。试着改变说话方式，表达的效果或许就会大有不同。

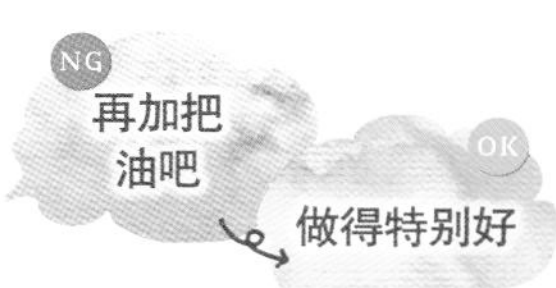

NG 再加把油吧 → OK 做得特别好

告诉妈妈“你已经做得足够好了”。

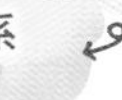

NG 这种事情谁都能做到 → OK 没关系

不让妈妈产生“是不是大家都做得很好，只有我不行？”的怀疑。

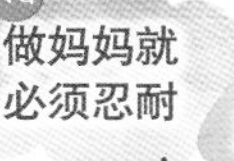

NG 做妈妈就必须忍耐 → OK 累了就休息一下

当了妈妈不等于变得无所不能，妈妈也要和宝宝一起成长。

NG 那样是不对的！ → OK 我觉得可以试一试

照顾孩子没有标准答案，不要执着于一种方法，要尊重妈妈的情绪。

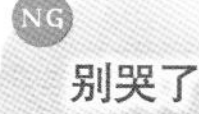

NG 别哭了 → OK 试着哭出来吧

哭泣不是坏事！想哭时痛快哭一场才能缓解压力。

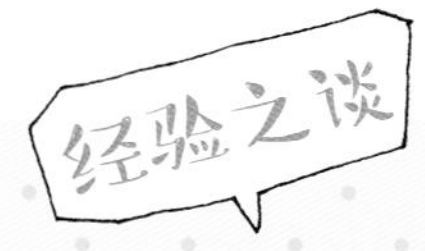

如何战胜产后心情沮丧

丈夫的理解是一剂特效药

产后住院的一周里我特别孤独，常常整晚都要抱着不肯睡觉的宝宝，还会经常流泪。但出院回家后，老公一直陪在身边，我这才坚强了很多。我的产后抑郁是被老公的温柔治好的。

杉山惠美子女士（25岁） 未来的妈妈

有经验的妈妈们支持着我走出无尽的隧道

产后我无法按时吃饭，伤口也一直很疼，感觉自己仿佛身处一条无尽的昏暗隧道中。后来我常和一些有经验的妈妈聊天、取经，终于明白原来这是每个妈妈都会经历的，自己并不孤单。那时我看到了希望，开始坚信，“这个时期终究会过去”。

前川采穗子女士（28岁） 樱子的妈妈

在重复的失败中明白，“重要的是去适应”

起初，宝宝的臭臭总会蹭到衣服上，我总是哭着想，我都这么努力了，为什么还是这样？但随着经验的累积，我慢慢掌握了技巧，在宝宝满月后终于得心应手了。那时我才顿悟，“不用刻意学习，人会在失败中慢慢适应和成长”。

Natsu的妈妈（31岁）

子宫的恢复及产后恶露

产后子宫的状态如何?产后还要注意哪些问题?

产后出血由宫缩造成,会慢慢消失

孕后期增大的子宫会到达胃的高度,而产后随着胎盘的娩出,子宫又会强烈收缩。此后子宫底会回到肚脐的高度,6周左右完全恢复。

分娩时,子宫壁和产道有很多伤口,它们在产后的出血和子宫内膜脱落的碎片混合在一起形成的分泌物就是恶露。

产后恶露的颜色为鲜红色,量也比较大,不过出血量会慢慢减少,颜色也会逐渐由鲜红变成褐色、黄色,最后变成透明。恶露一般会在产后一个月消失,但也可能持续6~8周。

恶露分泌时,为了防止感染,妈妈在每次大小便后都要用消毒棉擦拭,保证清洁。同时尽量不要泡澡。

如果已经减少的出血量又开始增加,而且比月经量更多,又或是有鲜红血块出现,很可能是一些疾病的信号,应该及时就医。

产褥热

受细菌感染,在产后2~10天发高烧

由于受伤的产道表面被细菌感染而出现的38℃~39℃度发热,称为产褥热。由于要使用抗生素治疗,有时要根据情况停止母乳喂养。不过现在的卫生条件、消毒水平比从前好,出现产褥热的情况也比从前少很多。

产后妈妈的身体比较虚弱,抵抗力也差,即使没有出现产褥热,也很容易发烧。要注意补充水分,尽量多休息。

妊娠高血压综合征

如果血压在产后12周都无法恢复正常,要引起注意

孕期如果被诊断为妊娠高血压,血压值一般会在产后12周(3个月)内恢复到正常值。但也有很多人不能恢复,甚至发展成高血压,35岁以上首次分娩的妈妈需要特别注意。有妊娠高血压的妈妈在产后应尽量静养,并注意控制体重。至于下一次怀孕,需要等到血压值完全恢复后、在医生指导下才能开始。

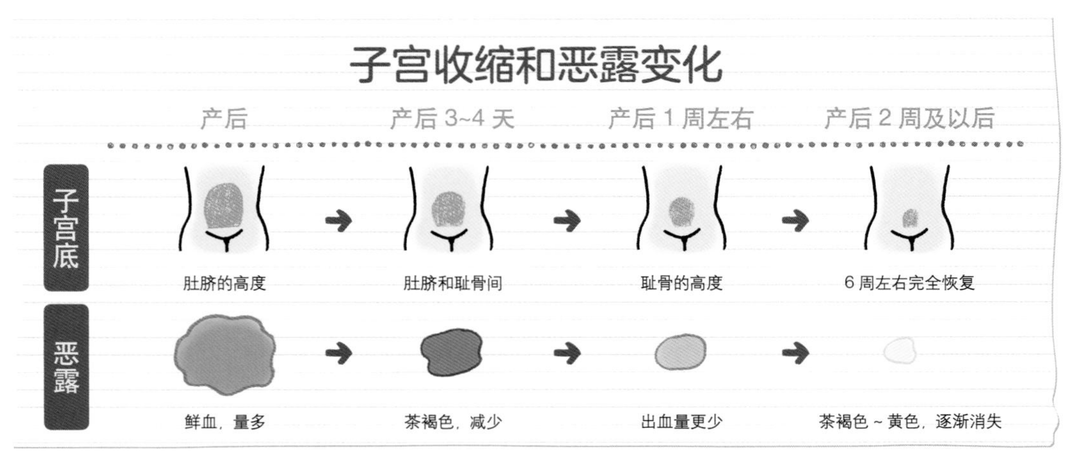

妊娠糖尿病

数年后患糖尿病的概率增加

孕期升高的血糖值通常会在产后恢复正常，但与没有患过妊娠糖尿病的妈妈相比，曾患妊娠糖尿病的妈妈将来糖尿病的发病率会增加 7 倍，因此糖尿病易发群体（参见 P134）一定要特别注意。

糖尿病是一种生活方式病，会引起很多并发症，比较棘手。为避免发展成真正的糖尿病，适度饮食和适当运动非常重要。妈妈不要在分娩结束后掉以轻心，应该继续坚持孕期养成的良好饮食习惯。一日三餐要规律，还要以清淡的食物为主，这样的饮食结构同时还能有效预防乳腺炎。

缺铁性贫血

贫血可能是分娩大出血和母乳喂养造成的

孕期贫血基本是由血流量增加而造成的正常生理现象（参见 P136）。但如果是产后贫血，就需要特别注意宫缩恢复不佳、恶露持续不断，及分娩时大出血的情况。有产后贫血的妈妈要严格遵医嘱改善贫血状况。

有些妈妈产后由于照顾宝宝而忽略了一日三餐，从而造成缺铁性贫血。母乳喂养的妈妈更要注意补充营养。照顾宝宝的前提是妈妈的健康，贫血的妈妈要及时调整饮食结构，不能让贫血继续恶化（参见 P110）。

即使月经没恢复，也可能怀孕

母乳喂养期间，催乳素的分泌会使妈妈的身体处于不易受孕的状态。但这因人而异，很多人即使正在喂奶，也会排卵。

月经是在排卵过后子宫内膜增厚并有一部分坏死内膜脱落而形成的出血现象。也就是说，排卵先于月经发生，即使月经没有恢复，妈妈也可能受孕。

如果不希望再次怀孕，或是还不到适合再次怀孕的时机，妈妈在月经没恢复时就要注意避孕。产后 6 个月内不能吃口服避孕药，这段时间最好使用避孕套或避孕环。

关于子宫恢复的 Q & A

Q 产后才3天恶露就没有了，这样正常吗？

A 恶露通常会在产后持续 1 周。3 天确实太快了，未排出的恶露很可能在子宫中形成了血块（即恶露滞留）。恶露不能顺利排出的原因可能是疲劳和压力，因此更要好好休息。

Q 恶露持续不断，应该在什么时候去医院看看呢？

A 恶露持续不断很可能是因为胎膜残留，而且子宫收缩状况不好。如果在产后一周左右出血量仍然较大，甚至刚换上的卫生巾就会被浸满，就要马上就医。延迟就医很可能引发重度贫血，绝不能忽视这样的情况。

Q 产后2周左右突然出现了血块，这是为什么？

A 妈妈出院前一般会接受很细致的体检，但这不能完全排除有胎盘或胎膜残留的情况。如果有残留，就很可能会有血块随着宫缩突然排出。如果这只是偶然现象且没有持续出血，一般问题不大；但如果出血持续不断，就应该立即就医。

Q 如果月经迟迟不恢复，要在何时就医？

A 月经恢复的时间会根据母乳喂养情况的不同而有所差异，但如果在离乳约半年后月经仍迟迟不来，还是应该到医院检查。但也存在没有察觉就再次怀孕的情况，此时月经肯定也不会开始。总之，如果察觉身体异常，妈妈就要尽早就医。

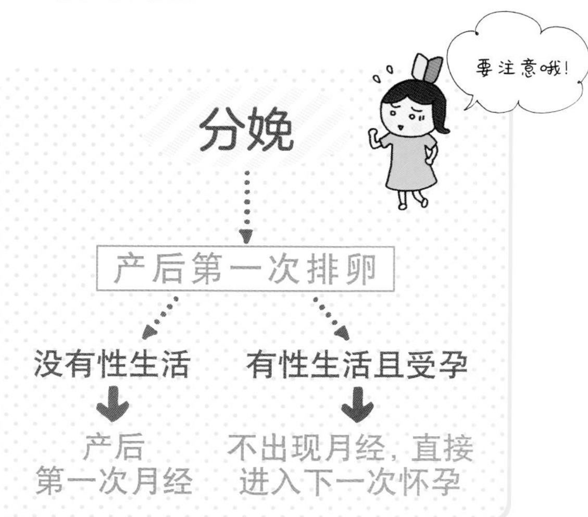

母乳喂养

母乳喂养益处多多，但道路却非常曲折，让我们先来了解一下。

母乳富含多种营养和免疫抗体

母乳含有宝宝成长必需的丰富蛋白质、脂肪、糖分、维生素及铁等矿物质。从营养价值上看，奶粉和母乳不相上下。不过，在产后1周左右分泌的淡黄色初乳里，还含有多种对抗病毒的抗体。这些抗体在孕期通过脐带传输给宝宝，在宝宝出生后如果能随母乳摄入，就可以在宝宝满6个月前一直守护宝宝。

此外，母乳喂养也能增进母子感情（当然，奶粉喂养也能增进母子感情）。生病要吃药或产假结束需要重新回到工作岗位的妈妈们可以用母乳和奶粉混合喂养，也可以只喂奶粉。母乳喂养对妈妈和宝宝都有极大好处，但不是喂养宝宝的唯一方法。妈妈可以根据实际情况选择，没必要执着于纯母乳喂养。放松身心、真正投入的母乳喂养才是最好的。

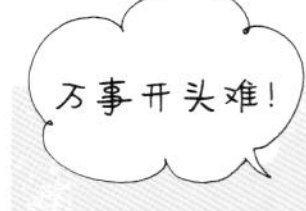

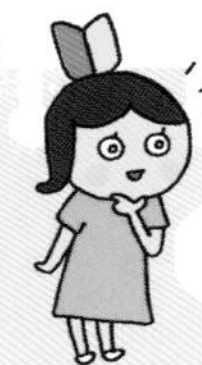

如何给宝宝提供更有营养的母乳

要点1 乳房按摩

为了改善乳房内的血液循环、增加乳房柔软性，可以按摩乳房。还要注意不能过度束缚乳房，尤其是乳房根部。

要点2 以清淡中餐为主，保证营养均衡

一日三餐可包含米饭、蛋白质和蔬菜，最好是营养均衡的两菜一汤。底料丰富的汤类可以保证母乳的营养和水分。

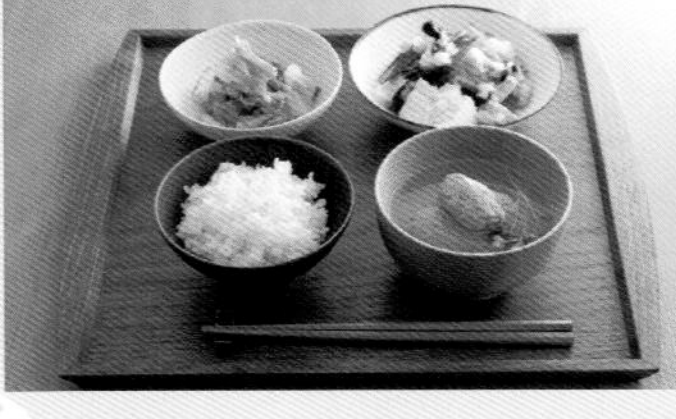

要点3 不要受寒

分泌更多母乳的关键是血液循环。妈妈可以做做肩胛骨周围的拉伸运动，或是用暖宝宝和热水袋热敷，以促进血液循环。

要点4 疏通乳腺

最好的办法是让宝宝经常吮吸乳头。也可以请人为自己按摩乳房来疏通乳腺，由有经验的专业人员按摩一般不会很疼。

要点5 尽量不吃黄油、鲜奶油

动物性脂肪摄取过多会造成血液内胆固醇的增加，进而增大血管堵塞的风险，并影响乳腺。易患乳腺炎的人要尤其注意。

要点6 放松

压力过大也会影响母乳的分泌，放松最关键。用眼过度会使头部和颈部僵硬、紧张，因此不要长时间看手机和电脑。

要点7 适应短时间深睡眠

新生儿最长的睡眠时间通常只有2~3个小时。妈妈如果能在短时间里沉睡，就可以保证睡眠质量、放松身心，这也有助于母乳的分泌。

在母乳喂养形成规律之前，应让宝宝频繁吃奶

产后的激素会促进乳汁的分泌，但由于出乳孔尚未全部通畅，乳汁量一开始很少。为了让乳汁的分泌更顺畅，最好的办法就是让宝宝多吮吸乳头。母乳的量比较少时，力气较小的宝宝每次吃得也很少。吃母乳、休息、再吃母乳、再休息，在这样的循环中妈妈和宝宝才能慢慢适应母乳喂养的节奏。

宝宝的吮吸力非常强大，开始很多宝宝会把妈妈的乳头吸破；不过这和妈妈的乳头形状也有关系。最好在乳头上涂抹一些对宝宝无害的油脂，以减少妈妈可能受到的伤害。

此外，有些妈妈的母乳分泌得很多，宝宝却吃得较少，这样一来母乳就会在乳房内堆积并引发乳腺炎；反之，有些宝宝食量很大，妈妈的母乳无法满足宝宝的需求。由此可见，适应母乳喂养也需要一个过程。妈妈应该坚持吃营养均衡、易消化的食物，注意保暖以促进血液循环，还要时刻保持身心放松，才能保证母乳的正常分泌。

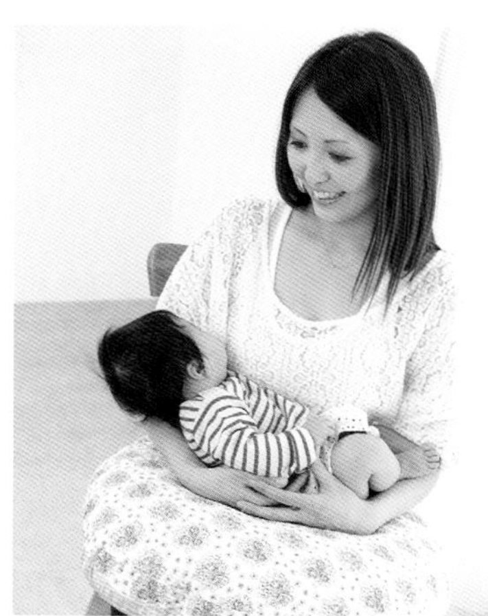

关于母乳的Q&A

Q 如果妈妈感冒了，还能给宝宝喂母乳吗？

A 病毒不会通过母乳传染给宝宝，但妈妈仍要勤洗手，最好戴上口罩。此外，普通的感冒药和抗生素也不会影响宝宝，可以服用。在身体允许的前提下，感冒的妈妈仍可以给宝宝喂母乳。

Q 乳头破裂、疼痛难忍时可以不喂母乳吗？

A 宝宝频繁吮吸，母乳才会分泌得越来越多，最好不要停止喂母乳。妈妈可以在乳头上涂抹对宝宝无害的乳头霜、戴上乳头保护罩，或用吸奶器吸出乳汁喂给宝宝，以防止受伤。

Q 母乳不够时添加奶粉，母乳会不会越来越少？

A 母乳不够时可以辅以奶粉，但宝宝吮吸得越多，母乳才会分泌得越好，因此尽量不要一次母乳、一次奶粉交替喂养，而应该让宝宝先吃母乳，不够再加奶粉。

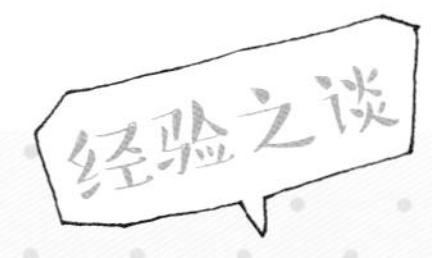

我的母乳喂养经历

宝宝一哭就喂，2个月后才规律起来

儿子出生时个头很大，有3600g，胃口大、力气也大。但我的乳头很小，母乳分泌得也不算多。医护人员建议只要宝宝哭了就喂，所以我30分钟~1个小时就会喂一次，乳头都被儿子吸破了。就这样过了2个月，母乳喂养才终于变得有规律了。

Kana妈妈（25岁） 健太的妈妈

总祈祷宝宝吃奶时不要睡着

女儿非常喜欢睡觉，这确实很省心，但喂奶就变得比较麻烦。她常常只吃几分钟就会迷迷糊糊地睡着，所以长得很慢。而我的乳房经常涨得很不舒服，只能用吸奶器。在女儿1个月体检时，护士建议我要开始添加奶粉了。

高田优实女士（32岁） 优香的妈妈

产后1个月患上乳腺炎，突然开始高烧不退

我的母乳非常多，母乳喂养一直非常顺利。产后一个月正逢元旦，可能因为吃得太多，我开始觉得胸部很肿，突然高烧39℃。赶到医院治疗后，就不敢再吃乳制品和高热量的东西了。

T.K女士（34岁） 树生的妈妈

妈妈的情绪会
直接传达给宝宝！

产后的各种不适

没有时间去医院，担心看病时没人照顾宝宝……先掌握一些缓解不适的办法吧。

把宝宝排在首位，但也要顾及自身

宝宝出生后，很多妈妈会把宝宝放在第一位，对自己的身体状态只能退而求其次。全身心照顾宝宝当然没错，但如果耽误了自己的身体，就是本末倒置了。产后妈妈的身体会比想象中更疲惫、耗损更大，而照顾宝宝时还会出现很多未知的状况。

如果感到不适却总认为不必去医院，病情可能越来越严重，因此妈妈要学会关爱自己。

●保证睡眠质量

●产后首次体检后，可以悠闲地泡个澡

●注意保暖

●进行适当运动

●饮食营养均衡、易消化

妈妈要有意识地做到以上几点，不要对自己的身体过于自信。我们稍后也会在第 196 页提到，产后不能立刻减肥，毕竟照顾宝宝就是在拼体力。

侧切伤口很疼

如果产后 2 周伤口仍然很疼，可到医院检查

侧切伤口一般在产后 2~3 天就不再有裂开的危险，痛感也会慢慢消失。如果 2 周后还感觉很疼，则可能是伤口化脓或出现血肿，应该到医院检查。不过，有些产妇伤口缝合处的不适大约会持续半年。

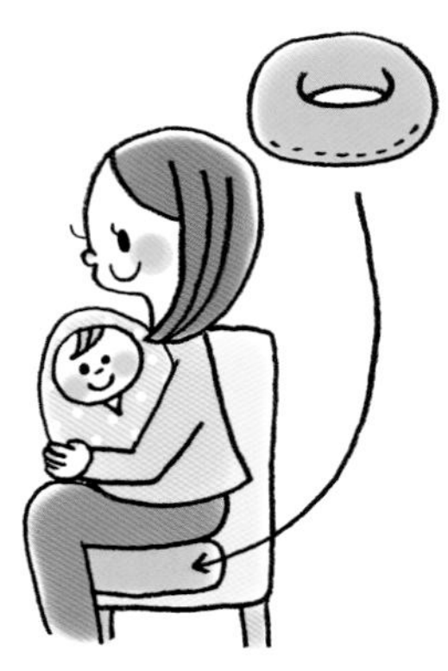

护理小贴士

如果出了月子还觉得伤口有痛感，可以试着涂些保湿霜。还要注意保暖，因为伤口受凉后会感到疼痛。妈妈出了月子后可以泡个澡，往浴缸里加些促进血液循环的泡澡剂也能放松身心。

便秘

保证如厕时间

产后会觉得起身、坐下时姿势别扭，会因为侧切伤口而不敢用力，身体会由于喂奶而缺水，运动量也会减少，这些都很容易造成便秘。此外，孕期形成的痔疮可能会因分娩时用力而加重，便秘也会加重痔疮的病情。

妈妈要多吃富含膳食纤维的食物，多喝水，还要适当运动。有人会忙到没时间上厕所，这并不可取。有便意时不要忍着，因为排便也能放松身心。

护理小贴士

妈妈要多吃些富含膳食纤维的蔬菜、菌类、海藻类等（参见 P52）。痔疮要尽早治疗。一般情况下，按时使用软膏、栓剂等药物，痔疮很快就会痊愈。

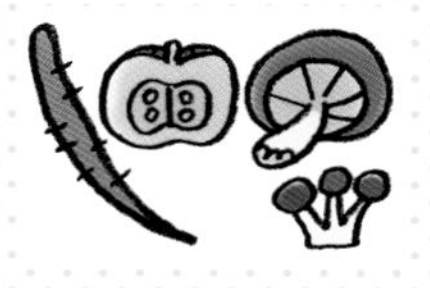

睡眠不足

保证睡眠质量

睡眠再好的宝宝在刚刚出生的一段时间里最长也只能睡 3 个小时左右。尽管常听人说，宝宝睡觉时妈妈就要跟着一起睡，但事实上妈妈并不能想睡就睡。在身体很累、但大脑清醒无法入睡时，妈妈可以试试右边介绍的方法。哪怕每次只睡很短的时间，也最好能保证每天有 5~6 小时的睡眠。

如何在短时间内快速入睡

不要看手机

手机屏幕会让眼睛始终处于很亮的环境中，大脑会因此处于清醒状态，很难入睡。

给脚部保暖

脚部感觉冷也会刺激大脑使之清醒。妈妈可以穿上袜子，还可以用暖水袋等给脚部保暖。

和宝宝一起睡或边喂母乳边睡

睡在宝宝身边。为了不堵住宝宝的口鼻，可以在宝宝头下放一块毛巾。

做做肩颈部的拉伸运动

如果还未完全习惯抱孩子和喂奶的动作，妈妈的肩部和颈部很容易僵硬。肌肉紧张会让人更难放松，妈妈可以做做拉伸运动。

使用精油

在枕边或毛巾上滴几滴喜欢的精油，如薰衣草精油。

遗尿和阴道松弛

由盆底肌松弛造成

产后被撑大的阴道之所以会变松弛，就是因为支撑子宫和膀胱的盆底肌和肛门括约肌在分娩时被拉伸，微小的动作也会造成遗尿。这种情况通常会逐渐恢复，较严重时可以垫上卫生巾。

自我护理

可以试着做做凯格尔运动。这个运动非常简单，就是要有意识地放松、收紧肛门和阴道。可以每天做几遍。

脱发

产后 3~4 个月最严重

大多数妈妈都会经历不同程度的脱发困扰，一般在产后 3~4 个月时最严重。这时洗头或梳头，常会有大把头发脱落。不过，这只是由于激素变化而出现的暂时现象，会在几周到几个月内慢慢好转，新发也会长出。

自我护理

尚无防止脱发的有效方法，不过妈妈可以改变发型或戴上帽子，耐心等待新发长出。

腱鞘炎及手腕疼痛

有时由紧张造成

产后易患腱鞘炎的原因之一是激素变化造成的关节松动，此外还可能是不习惯抱宝宝和总用手挤奶的紧张所致。妈妈要学会抱宝宝的正确方法，不要给手部、腕部和颈部造成太大负担（参见 P204）。

自我护理

腱鞘炎的前兆是腕部肌肉产生肿胀感。可以试着转转脖子、手腕，或是热敷后轻轻按摩。如果有了炎症、开始疼了，就要好好休息。改用正确的姿势抱宝宝也很重要。

腰痛

注意抱宝宝的姿势

孕期的腰痛通常会在产后好转，但抱起宝宝会给腰部带来新的负担。缓解腰痛的关键就是姿势。抱起宝宝时要放松腰部，而将宝宝抱上婴儿床时，也要避免过多使用腰部力量。

自我护理

可以缠布或使用骨盆矫正带支撑腰部。注意别后仰，后背要保持挺直（参见 P.197）。还可以锻炼腹部肌肉，因为腹肌力量减弱也会引起腰痛。

产后体重与身材恢复

生宝宝后恢复好身材是每个妈妈的愿望，而达成愿望的关键就是合理饮食和适度运动。

注意营养均衡，切勿过度减肥

刚刚分娩后，妈妈的体重不可能马上恢复到孕前水平，一般会比孕前增加 3~5kg。照顾孩子需要体力，也需要适当的能量补给。因此不能盲目减肥，而要保持营养均衡的饮食，在身体允许的范围内适度运动，使体重逐渐降低。

正常的减重标准为每周减 0.5kg，每月减 2kg。减重过快会给身体造成负担、引起不适，也容易导致体力下降，出现骨质疏松等症状。

母乳喂养会消耗很多能量，因此在哺乳期间要保证足够的饮食。在此期间，身体也正处于较易减脂、恢复身材的状态，这种状态一般会保持 6 个月，妈妈不妨利用这段时间恢复体型，做个健康漂亮的妈妈。

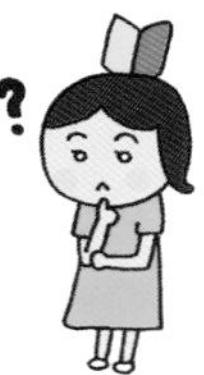

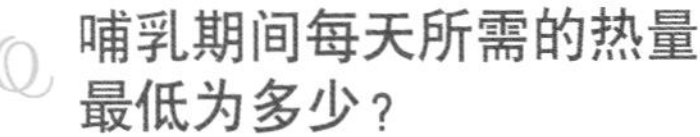

Q 哺乳期间每天所需的热量最低为多少？

A 大约比孕前所需热量多 350kcal，约等于一碗半米饭的热量。另外还要注意营养，比起甜食、饮料，更要多吃蔬菜、鱼类、肉类、谷类等。

Q 产后需要特别摄入的营养物质有哪些？

A 铁。为了能更好地吸收铁，要配合食用富含维生素 C 的蔬菜。另外，别只专注于某一种营养，要像孕期那样注重营养均衡。容易便秘的人还可以多吃些富含膳食纤维的薯类、菌类和海藻类食物。

Q 可以吃减肥食品吗？

A 减肥食品并非绝对禁止，但还是要以一日三餐的正常饮食为主。过度节食会产生严重的空腹感，最后可能导致暴饮暴食。有些减肥食品是低热量食物，多吃些没关系，但如果夜里吃得过多，也会影响消化。

Q 可以无节制地吃零热量零食吗？

A 不含热量的人造甜味剂会让人尝到甜味而血糖值不上升。但这种矛盾感会使大脑产生混乱并更想吃甜食，进而陷入恶性循环。因此这类零食也不宜多吃。

Q 如果宝宝完全靠奶粉喂养，妈妈可以减肥吗？

A 如果不喂母乳，消耗的能量会有所减少，控制进食量后，体重就会自然减少。但过度减肥仍会损害身体，营养均衡的饮食结构依然很重要。

Q 体重一直下降怎么办？

A 在体重减轻的同时，如果感到自己容易疲劳、头晕、无力或不适，就要改善生活习惯。可以休整一段时间，也可以到医院听听医生的建议。

重塑身材，腹肌运动有助收腹

很多妈妈都认为，生完宝宝后，身材比体重更难恢复。有时体重已经和孕前没有差别，但肚子却根本收不回去。

母乳喂养会消耗大量热量，因此很多妈妈的体重很容易恢复到孕前水平，但腹部却始终无法恢复平坦。另外，照顾宝宝时很容易身体前倾，造成驼背，使背部赘肉堆积，影响身材美观。

产后半年内，骨盆等骨头接缝处的缝隙较大，如果好好锻炼肌肉，身材就会发生明显的变化。

妈妈要在保持良好饮食结构的基础上适度运动。锻炼腹肌是保持好身材的关键，我们可以从产后体操开始，在哄宝宝睡觉或抱宝宝时都可以锻炼。其实不用专门空出时间锻炼，在带宝宝去散步或推着婴儿车时有意识地收腹，也能获得意想不到的效果。

值得推荐的腹肌运动

以下是一些既可收缩腹部，又可缓解腰痛，在育儿同时也能做的腹肌运动。

团身体操

1

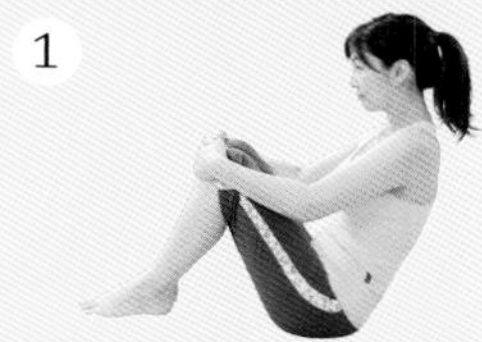

屈膝、后仰

屈膝坐下，双脚离地，一边吐气一边慢慢将身体向后仰。最好有脊椎一节一节依次着地的感觉。

2

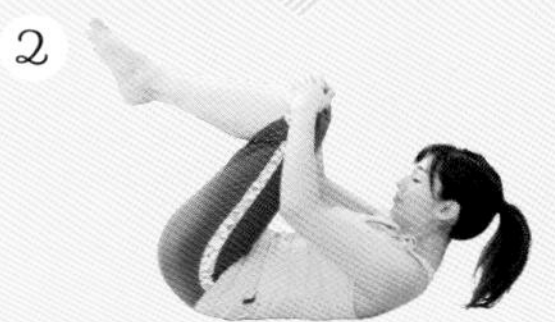

倒下后再起身

倒地后，一边吸气一边收腹，抬起后背。要靠腹肌的力量起身。

仰卧起坐

1

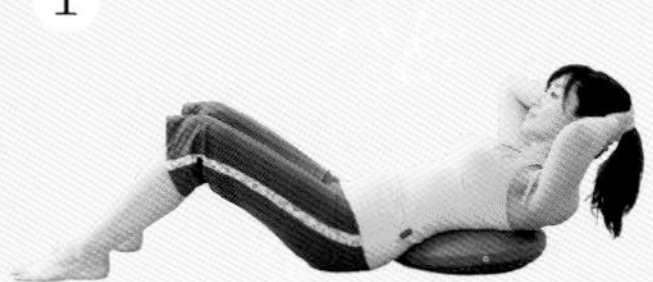

平躺、屈膝

平躺，轻轻屈膝，双膝打开与肩同宽。一边大口吸气一边放松颈部和肩部。

2

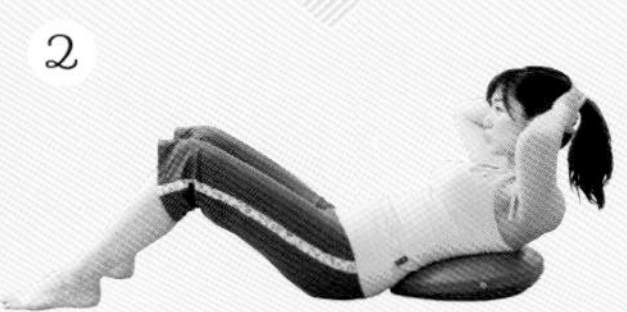

一边吐气一边抬起上半身

腹部用力，一边吐气一边抬头，注意下颚不要收得太紧。反复做 4 次。

正确使用骨盆矫正带或缠布

宝宝出生时要通过妈妈的骨盆，妈妈的骨盆会被撑大。在产后用骨盆矫正带等用品束缚骨盆更容易瘦下来。关键是要用力按压左右两边的髂骨和大腿根部；不要收腰，也不要收腹，而是要收骨盆。

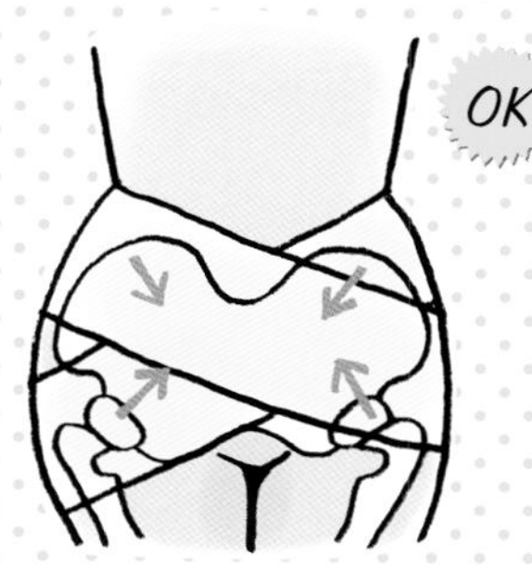

束缚骨盆的最上部及两边的髂骨。

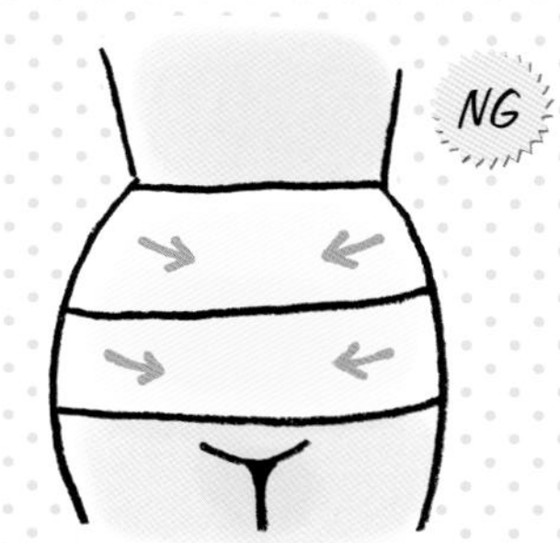

收腰只会让胃肠不适，起不到收骨盆的效果。

COLUMN

产后性生活

产后首次体检后即可恢复性生活

产后首次体检时会确认妈妈和宝宝的健康情况。如果母子都没问题，妈妈就可以恢复性生活了。不过，有些妈妈此时还有恶露。

但事实上，随着产后激素分泌水平的变化，很多妈妈仍然身心不安，同时睡眠严重不足。

比起男性，性生活对女性的精神影响更大。产后一心一意扑在宝宝身上的妈妈对爸爸的关注会少很多，很多人还无法和丈夫恢复性生活。

不过，良好的夫妻关系对宝宝的成长发育至关重要。夫妻二人此时要互相理解，多多珍惜在一起的时间。

妈妈们的经验之谈

Q 产后恢复性生活了吗？

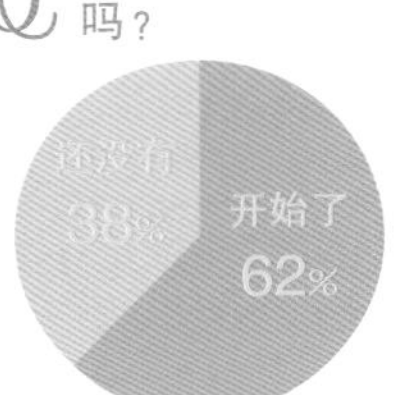

Q 性生活从何时开始恢复？

平均：产后 **5 个月**左右

Q 每个月性生活次数的变化？

分娩前 **7.2** 次→分娩后 **2.4** 次

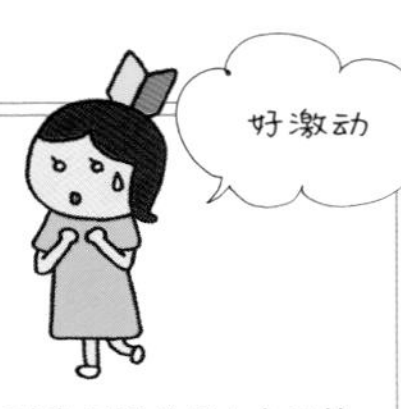

对产后平均 8.4 个月的家庭进行调查，结果显示有约 1/3 的家庭尚未恢复性生活。

关于产后性生活的 Q & A

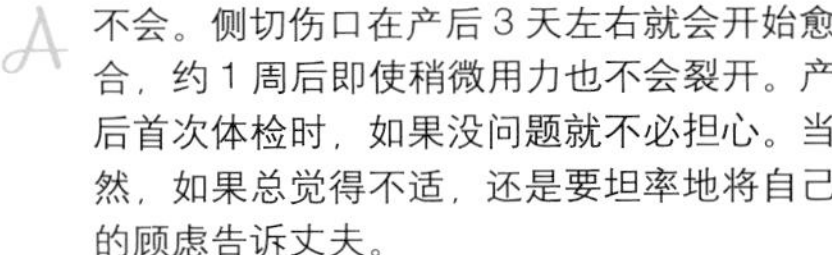

Q 产后真的会阴道松弛吗？

A 的确是这样。尤其是顺产的妈妈，由于宝宝直径约 10cm 的头部和肩部要通过阴道，妈妈的阴道会被撑大。很多人在泡澡起身后都有水从阴道流出的感觉，但可以通过锻炼盆底肌恢复。妈妈可以试试收缩肛门再放松的简单动作，长此以往或许能收获意想不到的效果。

Q 侧切伤口会因为做爱而裂开吗？

A 不会。侧切伤口在产后 3 天左右就会开始愈合，约 1 周后即使稍微用力也不会裂开。产后首次体检时，如果没问题就不必担心。当然，如果总觉得不适，还是要坦率地将自己的顾虑告诉丈夫。

Q 做爱时总觉得很疼，怎么办？

A 不管是侧切还是剖宫产，伤口隐隐作痛都很正常。如果特别疼，可以到医院检查。如果想做爱却不够湿润，还可以使用润滑剂。

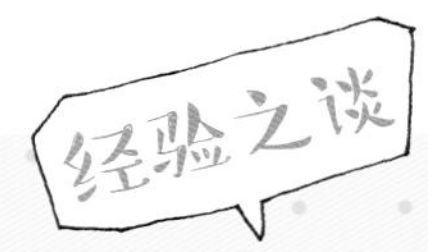

我的性生活

产后一直睡眠不足，比起性生活我更想睡觉

孕前性生活非常频繁，可产后我的性欲几乎为零。夜里常常每2~3个小时起来喂一次奶，因此我总是睡眠不足，别说性欲，就连食欲都几乎没了。但我不讨厌丈夫，在他有需求时还是会满足他。

Toko 妈妈（29 岁）

丈夫对孩子和家务都不管不顾，我也不想做爱

产后总觉得自己腹部赘肉特别多，很忌讳光着身子。而且宝宝出生后，丈夫还是像以前一样出去喝酒、聚餐，什么忙也不帮，很不重视我。所以我也不想做爱。

A・Y 女士（33 岁）

丈夫很重视我的感受，我却怎么也湿润不起来

丈夫很会照顾孩子，在女儿睡着后他也常想做爱。我在恶露完全干净后也想恢复性生活，但不知为何总是很干涩，导致做爱时总感觉很疼。无奈之下我们用了润滑剂，最开始觉得很别扭，但慢慢习惯之后它居然变成了必需品。不过，我还是希望能够自己湿润起来。

K 子女士（30 岁）

PART

7

购买婴儿用品

婴儿用品&照顾新生儿

宝宝健康成长需要哪些物品呢?
我们将带你了解新生儿的特点及如何照顾新生儿,
介绍需要购买的婴儿用品。
一起开启养育宝宝的新生活吧!

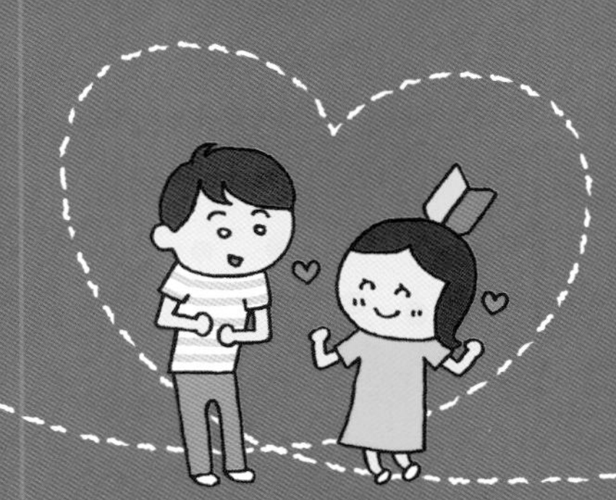

刚出生的宝宝就已经会很多本领了！

如何照顾新生儿

刚出生的宝宝软软的，哪怕只是抱在怀里都会让人非常紧张。还是先全面了解一下宝宝的身体吧。

在妈妈肚子里时五感已发育完全

所谓五感就是听觉、触觉、嗅觉、味觉和视觉。宝宝在妈妈肚子里时感官已经开始发育，出生后各项机能即可开始运作。感官中听觉发育最快，宝宝出生后立刻就能分辨出妈妈的声音。

手脚

伸手触摸宝宝小手内侧，宝宝会立刻握紧你的手指，这就是“抓握反射”。宝宝的腿一般会呈 M 形，手脚指甲也会在出生后继续生长。

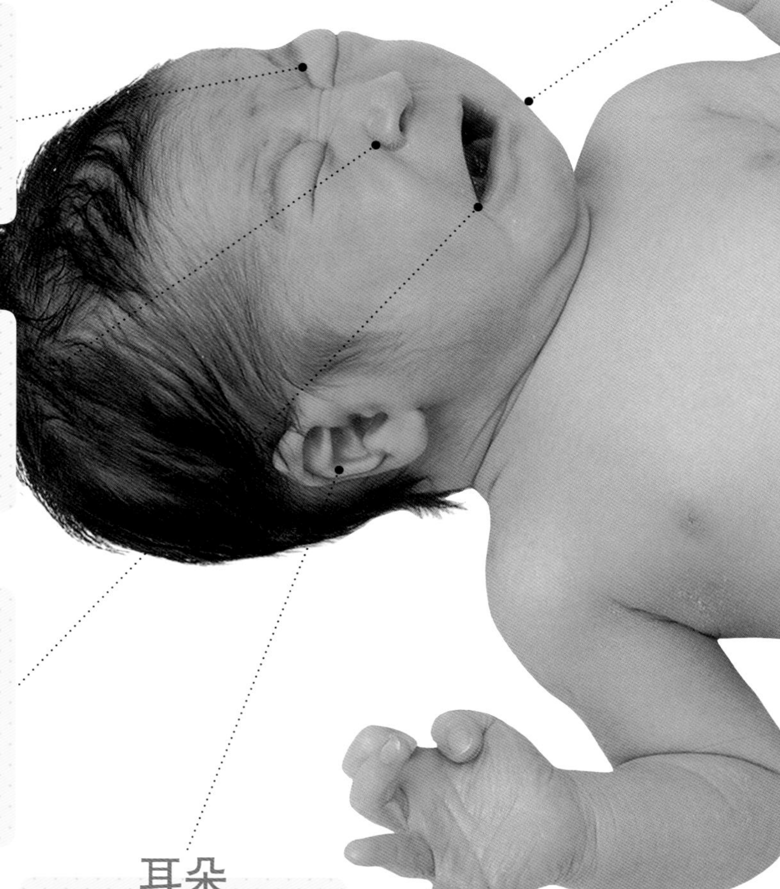

眼睛

虽然可以感知明暗，但宝宝能看到的范围大约只有 25~30cm，和宝宝相处时要尽量靠近。

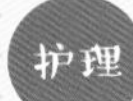

如果宝宝有了眼屎，可以用棉棒或消毒棉清理，给宝宝沐浴时也可以轻轻擦洗眼部周围。

鼻子

能闻到母乳的气味。宝宝的鼻孔还非常小，有时会听到类似鼻子堵塞的声音。

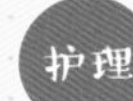

宝宝的鼻子经常堵塞，可以用新生儿专用棉棒或吸鼻器来清理。

嘴

轻触宝宝嘴的四周，他/她的嘴会立刻朝向被触摸的位置；轻触宝宝的嘴唇，宝宝会立刻做出吮吸的动作，这也是一种原始反射。新生儿通常尚未长出牙齿。

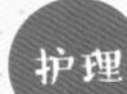

新生儿没有牙齿，因此不用刷牙。母乳喂养后，要把宝宝嘴巴周围擦干净。

耳朵

宝宝在妈妈肚子里时就能听到声音，可以分辨妈妈的心跳和声音。妈妈不妨多和宝宝说些话，让宝宝更有安全感。

护理

有时宝宝会有耳垢堆积，可以在洗澡后用棉棒轻轻擦拭。

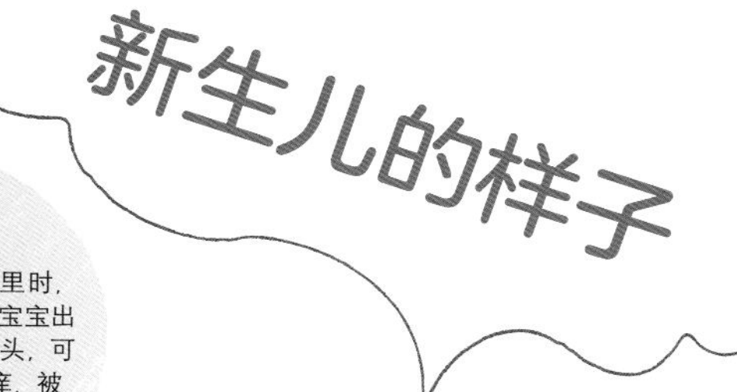

表情

宝宝面部肌肉的运动会使宝宝呈现出微笑的表情，虽然这种“新生儿微笑”只是一种原始反射，但还是非常可爱。

宝宝的感官

听觉

宝宝在妈妈腹中时就能听到妈妈的声音，出生后也能马上分辨出妈妈的声音。同时，宝宝对较大的声音也会产生原始反射。

视觉

在妈妈肚子里时，宝宝就已经能够感觉到光。不过，刚出生的宝宝只能看到25cm远的距离，逗宝宝玩时要尽量靠近宝宝。

触觉

宝宝还在妈妈肚子里时，触觉就已开始发育。宝宝出生后会寻找妈妈的乳头，可以感觉到疼痛或瘙痒，被拥抱时还会感觉到温暖。

味觉

宝宝能分辨不同的味道，喜欢甜味而不喜欢苦味或酸味，还会记住奶粉的味道。如果更换了奶粉，宝宝还可能因为不喜欢而拒绝进食。

嗅觉

宝宝的嗅觉发育得非常灵敏，可以在出生后立刻分辨出妈妈及母乳的气味，并能逐渐区分好闻和难闻的气味。

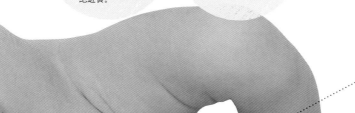

性器官

不管是男孩还是女孩，在刚刚出生时性器官都会有点肿胀，这是正常的生理现象，一段时间后就会恢复。

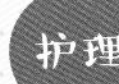
护理 在更换尿不湿和洗澡时要仔细，护理方法根据宝宝性别不同会有所不同。

皮肤

新生儿的新陈代谢非常快，皮肤也会很快脱皮、干燥、脱落，这是正常现象。

护理 可以给宝宝使用保湿霜。如果出现湿疹，需要就医。

肚脐

脐带在宝宝出生后就会被剪断，但仍会有部分残留。干燥后，脐带通常会在一周内自然脱落。

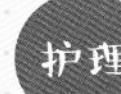
护理 脐带未脱落时要用棉棒消毒。脐带脱落后，在宝宝的肚脐完全干燥前还要继续消毒。

臀部

臀部和后背有时会有蒙古斑，约5~6年后可自然消失。

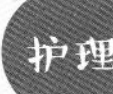
护理 在更换尿不湿和洗澡时都要将宝宝排便后留下的污垢清洗干净。

购买婴儿用品的小贴士

如何选择婴儿用品

新生儿的必需品都准备好了吗？可以参考第 203 页的列表，将各种用品备齐。

产前少买，产后补充

婴儿用品种类繁多，常让人不知该选哪些才好。根据宝宝的性格特点、生活习惯等，有些东西是必需品，有些东西则不必要。可以设想一下在家喂母乳、换尿不湿等场景，并据此决定需要购买的用品。先将必需品准备好，剩下的再在产后随时补齐。尤其像尿不湿、润肤霜等需要依宝宝肌肤状况而定的产品，最好先买少量，之后再根据需要购买。

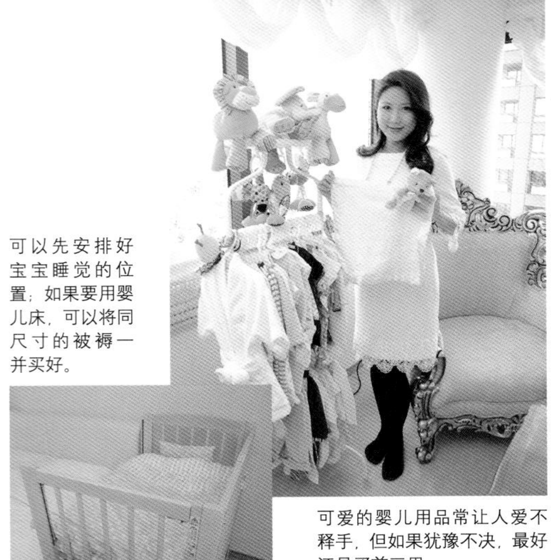

可以先安排好宝宝睡觉的位置；如果要用婴儿床，可以将同尺寸的被褥一并买好。

可爱的婴儿用品常让人爱不释手，但如果犹豫不决，最好还是买前三思。

根据用途列清单

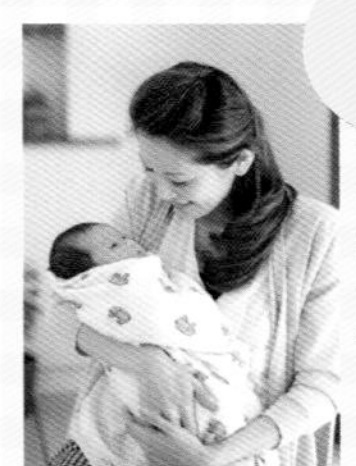

1 抱孩子

在家用毯子包住宝宝更容易抱，外出时则需要婴儿背带

宝宝最喜欢被人抱。在新生儿时期用毯子包住宝宝会抱得更得心应手。满月体检时可以用婴儿背带抱宝宝出门。

参见P204

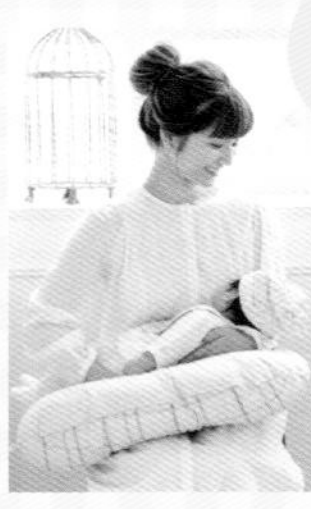

2 喂奶（母乳/奶粉）

母乳和奶粉喂养所需用品不同

母乳喂养会用到防溢乳垫、哺乳胸衣等，奶粉喂养则需要奶瓶、奶粉等。决定母乳喂养的妈妈们最好也准备一些奶粉喂养用品，以备不时之需。

参见P206

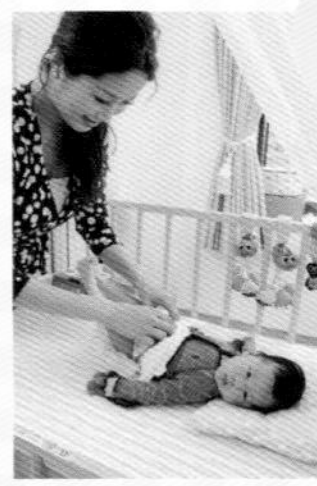

3 换尿不湿

用尿布的妈妈们最好也准备些尿不湿

尿布和尿不湿都很常用。如果决定只用尿不湿，可以先准备 1~2 包。而想用尿布的妈妈们也可以准备一些尿不湿，以防万一。

参见P210

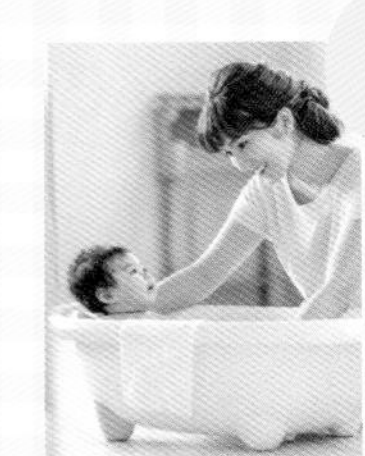

4 沐浴和清洁

新生儿最好使用婴儿澡盆

需要购买婴儿澡盆、水温计等。宝宝的肚脐清洁、剪指甲等清洁工作也要在出生后马上进行。

参见P212

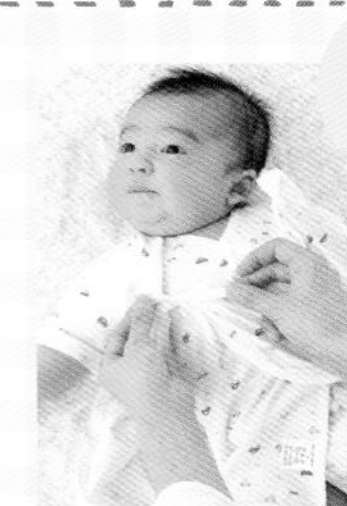

5 换衣服

主要购买贴身换洗内衣

满月前宝宝基本不用外出，只需多准备几件贴身内衣即可；等到可以带宝宝出门散步时，再根据季节为宝宝选购外衣。不过出院和首次体检时的外衣还是要提前准备好。

参见P214

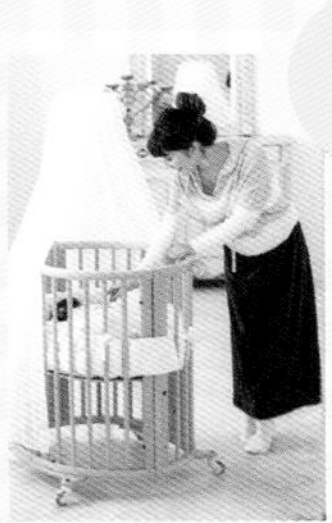

6 哄宝宝入睡

选择优质被褥；准备摇椅/摇篮

宝宝每天大半的时间都在睡觉，应选购质量较好的婴儿被褥。当宝宝啼哭时，大人可以用毯子把宝宝裹起来抱一抱，也可以放在摇篮、摇椅上摇一摇。

参见P216

育儿场景

新生儿用品清单

这是一份依据不同育儿场景拟定的新生儿用品清单。
◎为必需品○为根据需要可自行选择购买的物品。

用品	数量	必要程度	推荐理由/建议
抱宝宝外出时			
□小毯子	1~2条	◎	新生宝宝如果被紧紧包裹，会更有安全感
□婴儿背带	1条	○	出院、首次体检和外出时会用到
□婴儿车	1辆	○	可以放置随身物品和婴儿用品，外出购物时非常方便
□婴儿安全座椅	1个	○	如果出院时要开车，应该事先在车上装好
□妈咪包	1个	○	轻便且口袋多，大人可以斜背或双肩背，非常方便
□哺乳巾	1件	○	哺乳时用于遮挡，方便随时喂母乳
喂奶时			
□哺乳胸衣	2~3件	○	不会过度束缚胸部，喂奶很方便
□哺乳枕	1个	○	能让妈妈以舒服的姿势喂奶
□防溢乳垫	1包	○	可防止母乳侧漏；分为纸质和布质
□吸奶器	1个	○	有助于规律的母乳喂养
□哺乳衣	1~2件	○	胸部有开口，非常方便
□奶瓶、奶嘴	1~2个	◎	母乳喂养的妈妈也最好准备一个，以防万一
□奶粉	1罐	◎	多为固体奶粉，但也有不少瓶装婴儿液态奶；住院期间可以询问医院是否提供
□恒温电水壶	1个	○	保持热水24小时恒温，方便随时冲泡奶粉
□洗奶瓶用具	1套	◎	准备奶瓶刷和无添加剂的洗涤液
□奶瓶消毒用具	1套	◎	在宝宝满4个月前，奶瓶都要消毒；市面上的奶瓶消毒器种类繁多，家长可按需选购
换尿不湿时			
□尿不湿	1~2包	◎	适用尺寸会随宝宝的成长而迅速变化，不要一次买太多
□尿布	20~30片	○	各式各样
□尿布专用兜/裤	3~5件	○	如果使用尿布，就一定要买；最好选择纯棉的尿布兜
□湿纸巾	1~2箱	◎	应选购婴儿专用湿巾或棉纸
□装尿不湿用的小包	1个	○	外出时非常方便

用品	数量	必要程度	推荐理由/建议
沐浴和护理			
□婴儿澡盆	1个	◎	可以选择充气或塑料澡盆
□水温计	1个	○	在宝宝洗澡前测一下水温会更安心
□婴儿皂/沐浴露	1份	◎	对宝宝刺激较小；瓶装按压式沐浴露更方便
□沐浴用小毛巾	2条	◎	沐浴时搭在宝宝身上，可以保暖
□浴巾	2条	◎	最好是容易包裹的正方形，以棉纱布材质为佳
□口水巾	10~20条	◎	喂奶、清洁……用途极广
□棉签	1盒	◎	婴儿专用棉签可以用来清理宝宝的耳鼻
□指甲刀	1个	◎	要用圆头指甲刀
□梳子	1个	○	沐浴后使用，最好选择婴儿专用梳子
□宝宝沐浴用品	1~2个	○	种类繁多，如浴球、浴帽等，要根据宝宝的肤质选择
□婴儿用体温计	1个	○	耳温枪非常方便
□吸鼻器	1个	○	可以缓解宝宝鼻子堵塞的问题
贴身衣物、外衣及其他衣物			
□分身内衣	共3~5件	◎	使用频率最高
□连体内衣		◎	可以防止宝宝腹部受凉
□连身套装		◎	穿着方便
□两用外衣	共3~5件	◎	根据系扣方式的不同，有两种穿法
□普通外衣		◎	可以将宝宝的两脚分开，全身裹在衣服里
□外套		○	保暖
□围嘴	1~2条	○	除了常规造型外，还有背心式围嘴和针织围嘴
□帽子	1顶	○	可以防寒、防暑并保护宝宝的头部
□袜子	1~2双	○	给宝宝的小脚丫保暖；秋冬季节特别需要
□婴儿礼服	1件	○	出院或出席各种仪式时穿，最好有帽子
睡觉时			
□婴儿被褥	1套	◎	最好适用于多个季节
□床垫	1~2块	◎	替换用
□婴儿专用枕	1个	○	可以固定宝宝的头部
□毛巾被	1~2床	◎	午睡或外出时用
□婴儿床	1张	○	有2个以上孩子的家庭利用率更高
□婴儿座椅	1张	○	摇椅或可调节高度的摇篮
□胎音玩具	1个	○	让宝宝可以听到和妈妈肚子里同样的声音，使宝宝更有安全感
□旋转八音盒	1个	○	轻柔的音乐有利于宝宝入睡

新生儿的身体非常软，一定要支撑住宝宝的身体

照顾篇1 抱宝宝

抱宝宝是最基本的动作，也是爸爸妈妈和宝宝交流的一种方式。在尽可能放松的状态下和宝宝进行第一次亲密接触吧。

不恰当的抱法容易造成肩周炎或腱鞘炎

大家抱刚出生的小宝宝时都会非常紧张，肩部和腕部都会用力，很容易造成肩周炎或腱鞘炎。父母要支撑住宝宝的脖子，让宝宝的头部尽量贴近自己的身体。抱是父母和宝宝的重要沟通方式，父母要温柔地抱起宝宝，看着宝宝的眼睛，和宝宝说说话。

基本抱法

1

将手伸到宝宝颈下

新生儿的脖子还支撑不了头部，软软的，会晃来晃去。将宝宝抱起前要先用手心支撑住宝宝从脖子到后脑勺的部位。

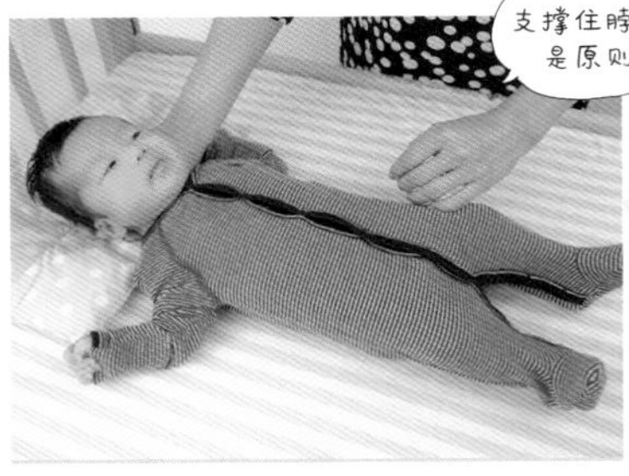

支撑住脖子是原则

2

另一只手伸到宝宝臀下

一只手托起脖子后，另一只手伸到宝宝的臀下。手腕从双脚间伸入，将整个手掌贴住宝宝的后背才更安全。

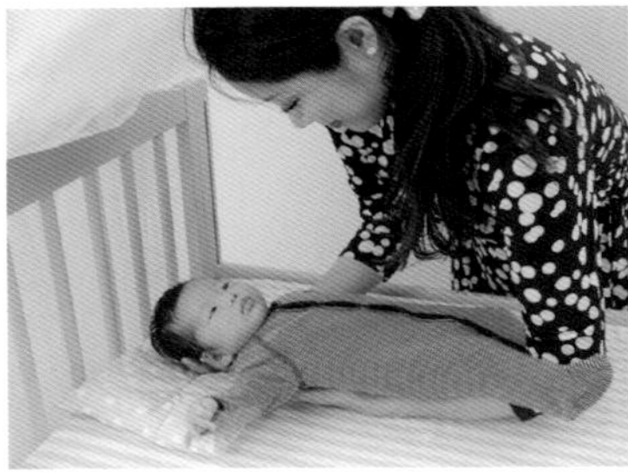

3

将身体慢慢靠近宝宝

身体先要保持稳定，然后慢慢靠近宝宝，最后轻轻将宝宝抱起。这比让宝宝靠近大人的身体更安全。抱宝宝的姿势不妥也会引起腰痛。

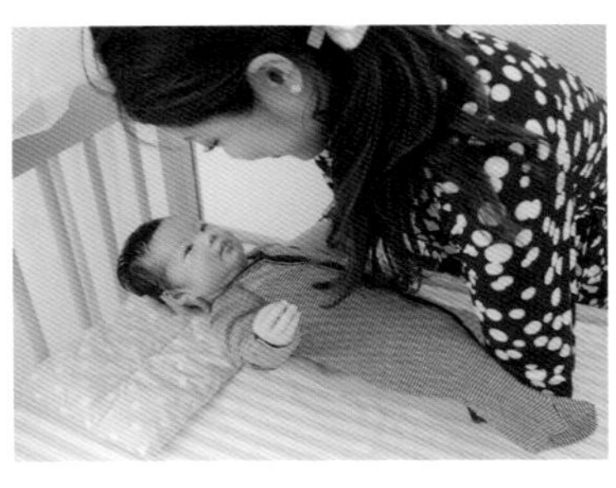

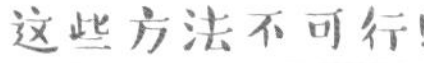

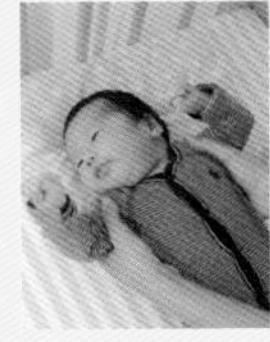

抱住双腋

宝宝的脖子还支撑不了头部，这种抱法非常危险。在宝宝的脖子能支撑头部之前，都必须先托住脖子再抱宝宝。

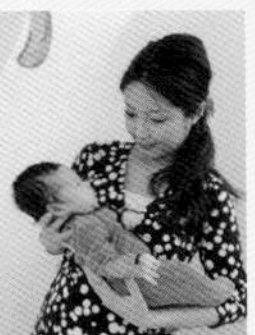

只用手抱宝宝

长时间保持这个姿势易患上腱鞘炎，要尽可能用手臂的力量。

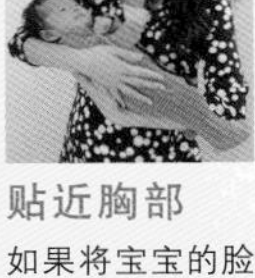

贴近胸部

如果将宝宝的脸贴近大人的胸部，会让宝宝很不舒服。

成功抱起宝宝

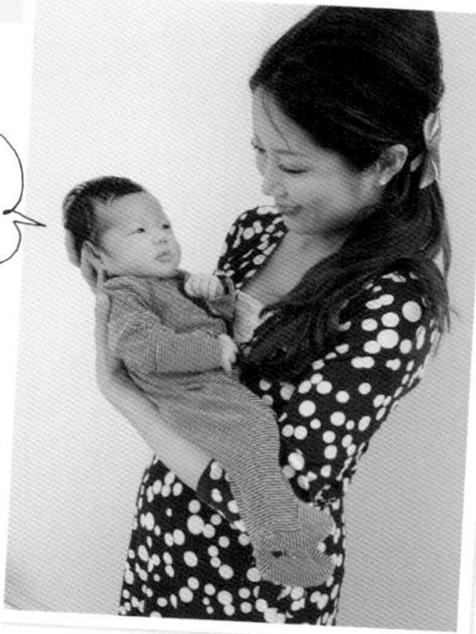

从横抱换成竖抱

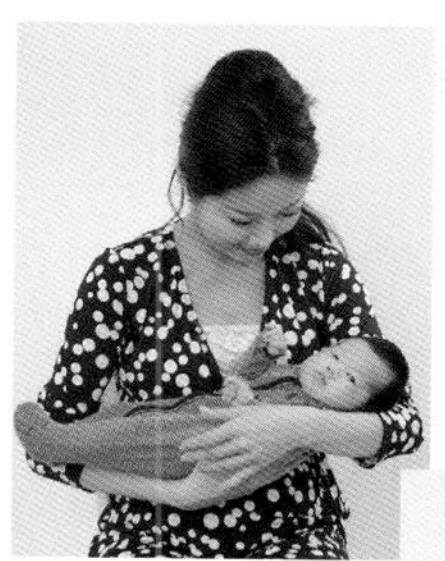

1
以宝宝臀部为轴转方向
保持抱宝宝的姿势不变，轻抬宝宝的上半身，支撑住宝宝的臀部。

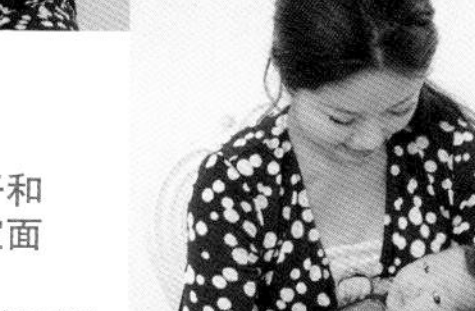

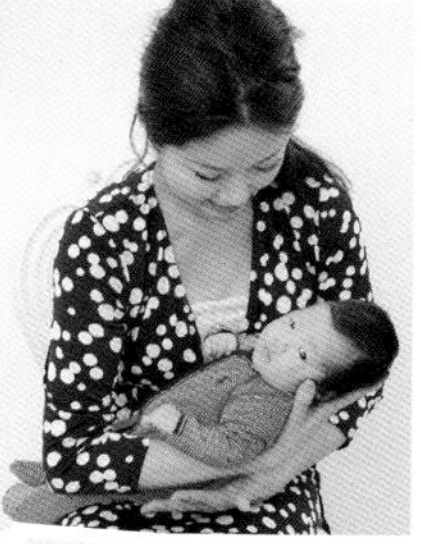

2
托住宝宝的脖子和后脑勺，让宝宝面向大人
支撑住宝宝的臀部后错开手，边托宝宝的脖子和后脑勺，边以臀部为轴转90度，换成竖抱的姿势；另一只手要一直支撑住宝宝的臀部。

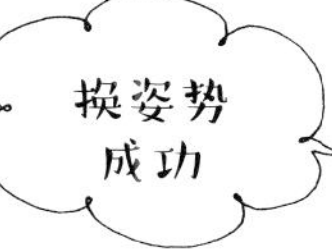

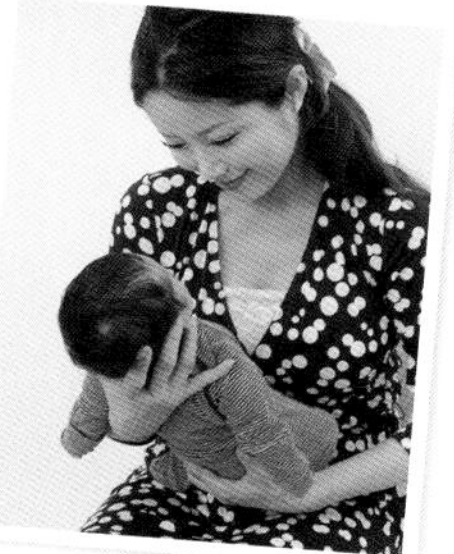

托住宝宝的脖子、背部和腰部，让宝宝朝向大人，完成抱姿转换。

替换左右抱姿

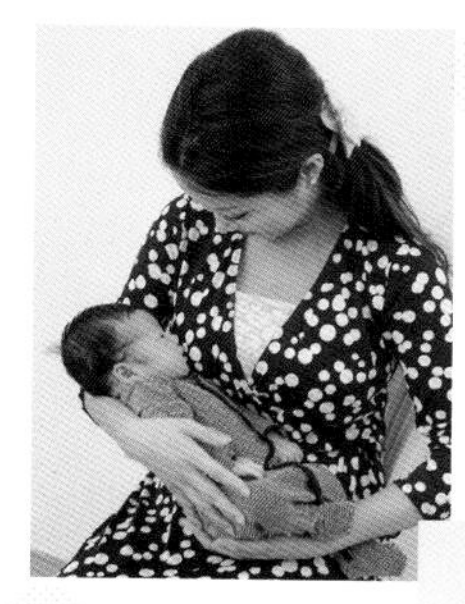

1
先从横抱开始
先用单手手腕支撑宝宝的整个身体。

2
手转到宝宝脖子后
支撑着宝宝臀部的手转到宝宝脖子后托住头部，让宝宝的身体慢慢转成面朝大人的方向。

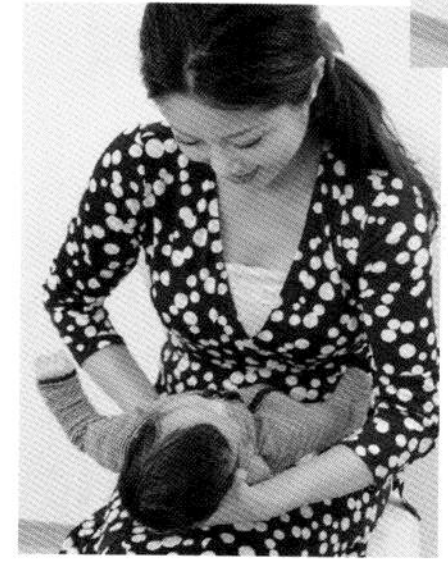

3
以臀部为轴转向相反方向
在支撑住宝宝脖子的同时，另一只手抱住宝宝的臀部，然后以抱住臀部的手为轴，将宝宝的身体转向另一个方向。

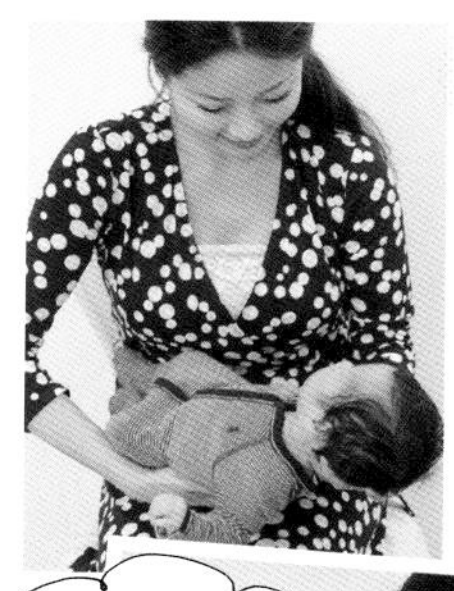

4
让宝宝的头和脖子枕在另一侧手臂上
先用支撑宝宝臀部的手支撑其整个背部，再让支撑宝宝脖子的手改变位置，使宝宝的头和脖子枕在臂弯里。

转变抱姿
成功

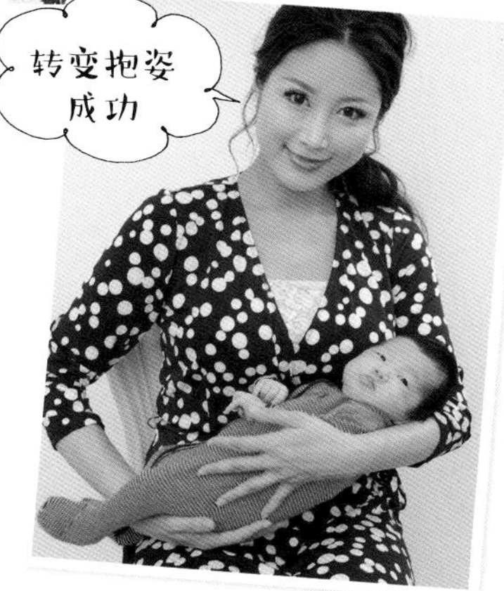

用整个臂弯支撑宝宝的身体，另一只手托住宝宝的臀部。

新生儿体检要做哪些准备？

准备外出用品

抱宝宝外出时

使用婴儿背带后，脖子还不能支撑头部的宝宝也能外出。

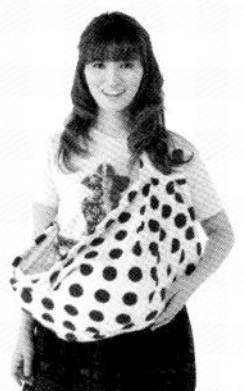

婴儿背巾
能让宝宝回到在妈妈腹中时的姿势；可以竖着抱或如图示抱宝宝。

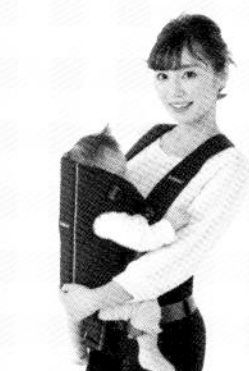

婴儿背带
选能支撑宝宝颈部的款式。这类背带能让宝宝和妈妈面对面，更有安全感。

横抱婴儿背带
可以在宝宝睡觉时抱其外出；用这种背带一般也能正面竖抱或背着宝宝。

你或许还需要……

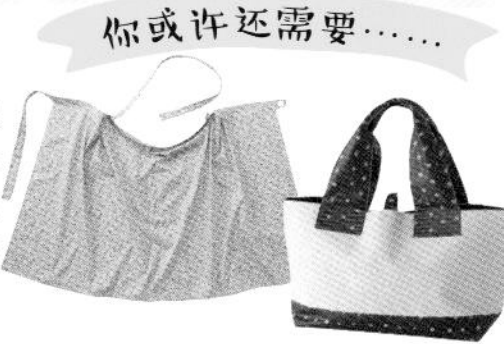

哺乳巾
可在外出或家里来客人时作为哺乳时的遮挡，还可用作围巾。

妈咪包
专为妈妈设计的包，可放尿不湿、换洗衣物等；书包的特点是有很多口袋且非常轻。

推婴儿车外出时

可放平的婴儿车能让宝宝躺在车里睡觉，外出时很方便。同时，婴儿车下还可以放很多东西，购物也很便利。

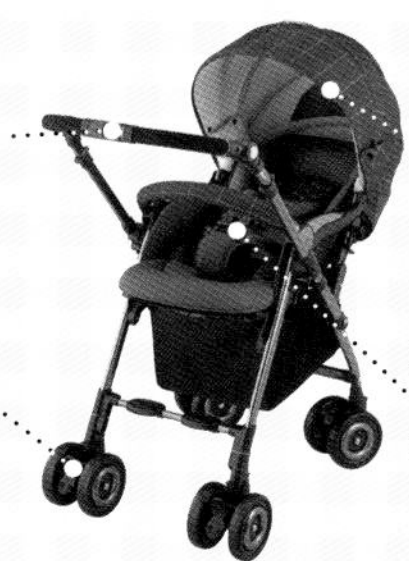

车把的高度到大人肚脐的位置较为合适；可双向使用的婴儿车最受欢迎。
大遮阳篷能遮挡阳光；父母可从天窗确认宝宝的情况。
小车轮方便转动，而大车轮更加稳定；应根据使用环境来选择。
要确认安全带的安全系数和便捷性。

开车外出时

必须安装安全座椅。如果出院时要开车，就要在分娩前安装好。有的安全座椅可以和婴儿车兼用。

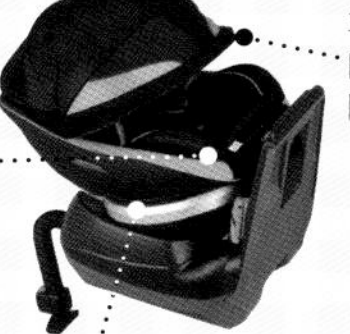

在车后座上朝后安装；遮阳篷可遮挡阳光。
要选择安全带可调节、安全系数高的产品。

有些座椅可以旋转，能转到车门方向以便宝宝乘坐。

别焦虑，坚持喂奶，和宝宝一起慢慢适应

照顾篇2

喂奶（母乳及奶粉）

产后很快就要给宝宝喂奶，开始也许会手忙脚乱，但只要坚持，大人和宝宝都会渐渐习惯。

母乳喂养 乳汁随着宝宝的吮吸会分泌得越来越多

母乳富含宝宝发育所需的营养物质，产后1周内分泌的初乳更富含多种对抗细菌、病毒的免疫物质，能有效防止宝宝遭受病毒侵害。妈妈的乳房通常会在产后2~3天变得肿胀并开始分泌乳汁，不过情况因人而异。即使最初量很少，乳汁的分泌量也会随着宝宝的吮吸越发稳定。另外，宝宝开始还不太会吮吸，妈妈别太焦虑，要给自己和宝宝适应的时间。

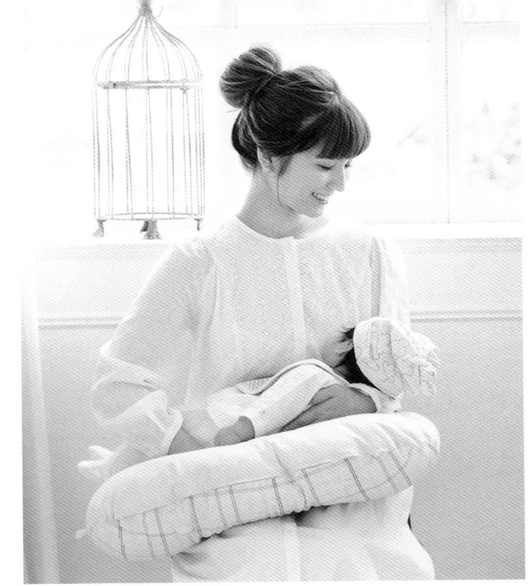

每天都用相同的姿势喂奶，不知不觉给妈妈的背部和腰部带来负担。喂奶应该尽量放松全身，可以用哺乳枕或普通枕头来调节宝宝的位置，让喂奶变得更轻松。

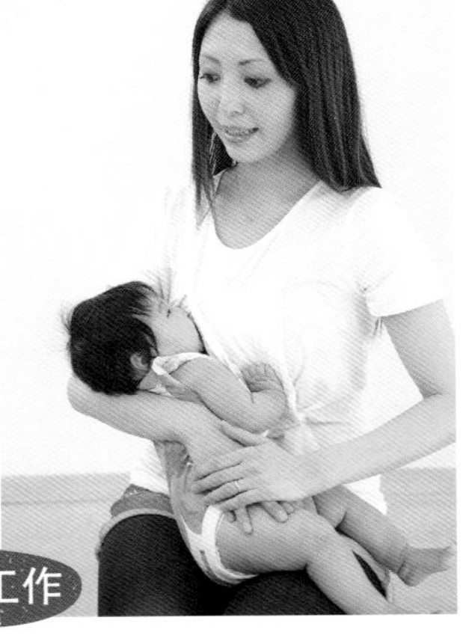

喂奶前的准备工作

- 挺直后背，全身放松，不要用力
- 如果是坐着喂奶，要保证脚后跟着地
- 乳头或宝宝的姿势不太舒服时，可以用抱枕或枕头调整

喂奶的正确姿势

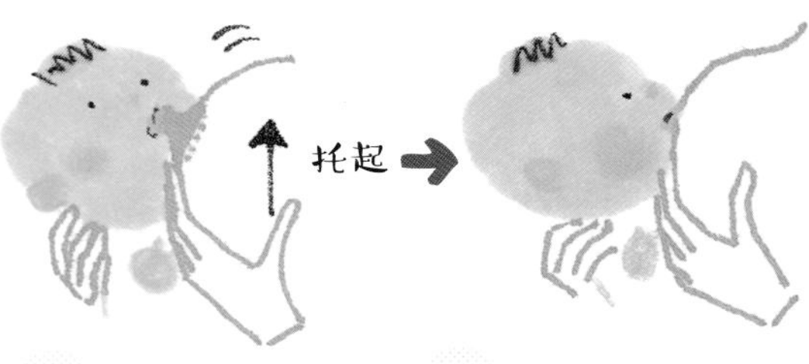

1 托起乳房，调整高度

抱起宝宝，单手支撑宝宝的头部；用另一只手托起乳房，让乳头贴近宝宝的嘴。

2 将乳晕部分放入宝宝口中

宝宝会使用下颚的力量，这样能更好地吮吸母乳。妈妈要时时留意宝宝的吮吸情况。

哺乳必备用品

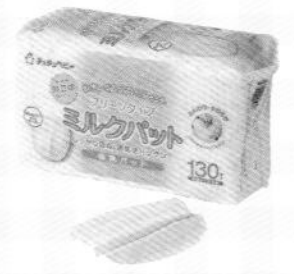

防溢乳垫
放在乳房和文胸之间，防止乳汁侧漏；有一次性防溢乳垫和布质防溢乳垫两种。

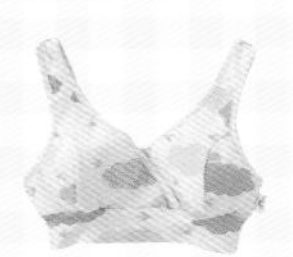

哺乳胸衣
罩杯可以打开，既不会束缚乳房，又方便喂奶。

哺乳推荐用品

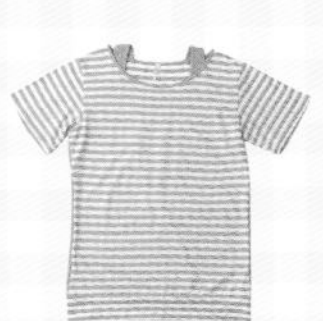

哺乳衣
胸部位置可以打开、方便喂奶，外出时尤为便利。

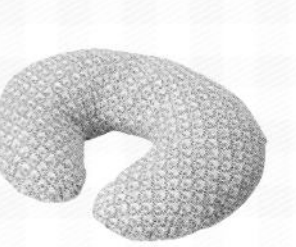

哺乳枕
可以让宝宝固定在妈妈胸部的高度，也可以在日后宝宝练习坐时派上用场。

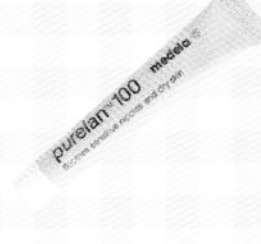

乳头霜
乳头皲裂或干燥时使用；专用乳头霜不会对宝宝造成伤害。

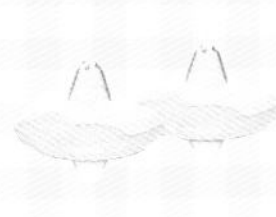

乳头保护器
乳头受伤或觉得疼痛时用，既能保护受伤的乳头，又不会妨碍宝宝吮吸。

方便喂奶的抱姿

3 种较为舒适的喂奶姿势

喂奶有 3 种姿势：摇篮式抱姿、胸前竖抱和橄榄球式抱姿。妈妈可以根据自己的乳头形状、乳房大小等选择一个最适合自己和宝宝的喂奶姿势。但要注意，不当的喂奶姿势会造成肩周炎、腰痛等不适。

1 摇篮式抱姿

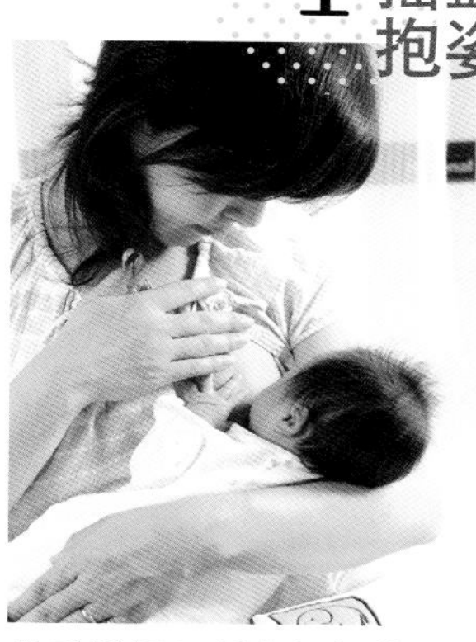

几乎适用于所有妈妈的基本姿势

让宝宝的头枕在妈妈的臂弯里喂奶。用妈妈的手臂支撑宝宝的头部，妈妈和宝宝的身体尽量贴近，让宝宝衔住乳头。

2 胸前竖抱

适合乳头或乳房较小的妈妈

竖抱宝宝，让宝宝可以吸到乳头，同时让宝宝紧贴妈妈的腹部。这个姿势便于宝宝吮吸乳头，适合乳头或乳房较小的妈妈们。等宝宝的脖子能挺直后，可以让宝宝直接坐在妈妈的大腿上。

3 橄榄球式抱姿

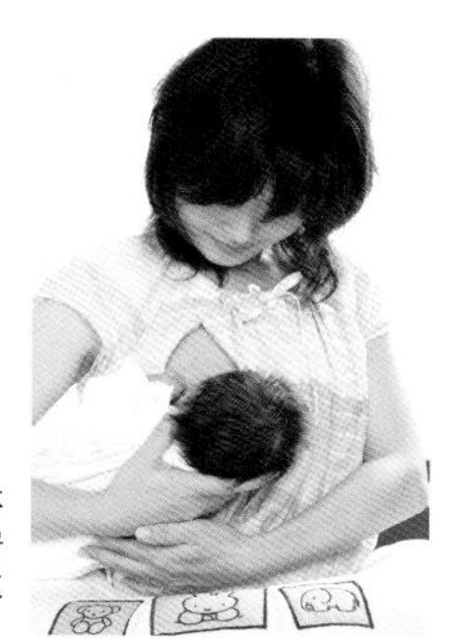

适合乳房较大或乳头偏向外侧的妈妈们

像在腋下夹橄榄球一样将宝宝抱在身体外侧，用抱枕来调节宝宝的高度。乳房较大或乳头偏向外侧的妈妈比较适合这种姿势。

这些姿势不可行！

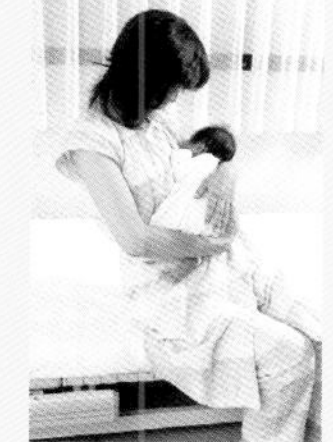

过度后仰

一心只想让宝宝好好吃奶，妈妈会不自觉地全身用力，造成身体过分后仰。这很容易让妈妈的背部和腰部疲劳。

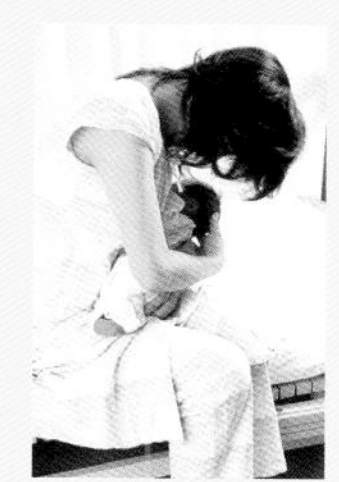

弯腰过度

抱着宝宝弯腰过度，不仅妈妈的背部和腰部会很累，还会压迫宝宝，因此妈妈要尽量挺直后背。

大受欢迎的侧躺式是什么样的？

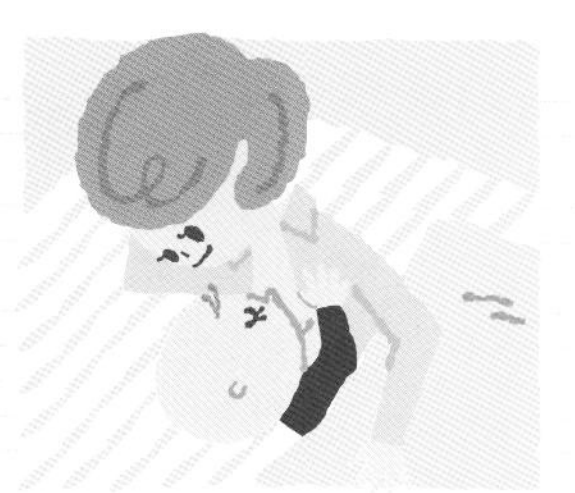

用哄宝宝睡觉的姿势来哺乳。宝宝常常会边吃母乳边睡着，妈妈也比较轻松。但在宝宝刚出生的一段时间里，妈妈最好还是坐着哺乳。即使之后习惯了这种姿势，也要注意别堵住宝宝的鼻子。

结束喂奶的技巧

喂奶结束后要马上抽离

在宝宝吃奶时突然拔出乳头很可能对乳头造成伤害，要注意观察宝宝的状态，看准时机结束喂奶。让宝宝吮吸的时间过长也会伤害乳头，喂 5~10 分钟最合适。喂奶结束后，要帮宝宝拍嗝。

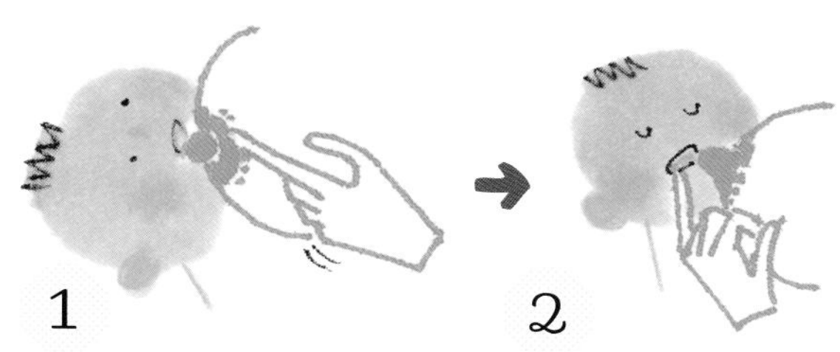

1 按压乳晕

用手指按。有时宝宝即使吃饱了也会继续吮吸，妈妈可以用这个动作告诉宝宝吃奶时间结束了。

2 让宝宝离开乳头

在第 1 步按下乳晕后，顺势向宝宝的嘴里插入妈妈的手指，逐渐增大这个间隙，让宝宝离开乳头。

突然拔出会让乳头受伤

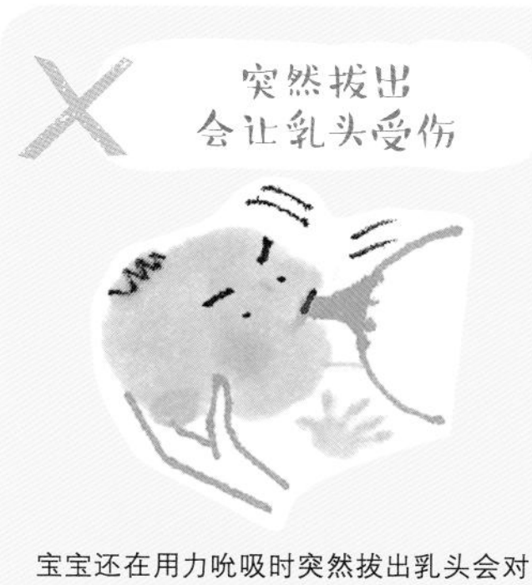

宝宝还在用力吮吸时突然拔出乳头会对乳头造成伤害。妈妈不要太着急，可以先放入手指，再拔出乳头。

为宝宝拍嗝的方法

为防止宝宝吐奶，喂完奶要轻拍宝宝后背

宝宝吃奶时会吸入空气，如果喝完奶直接睡觉，很可能会吐奶。喂奶后，可以轻拍宝宝后背，让宝宝打嗝。如果没有打嗝，可以在宝宝睡觉时将其头部稍稍垫高，并让宝宝侧睡。

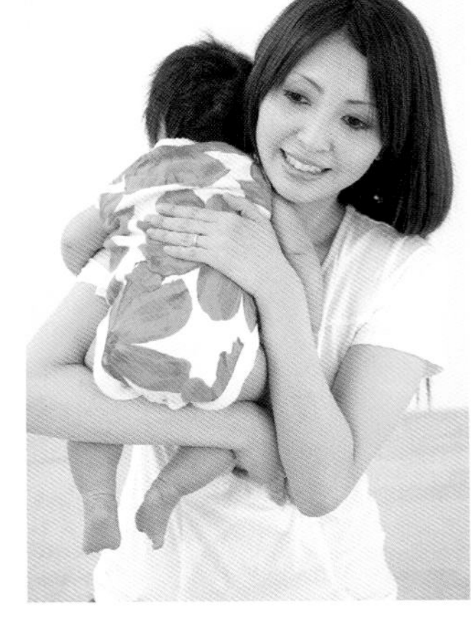

方法 1 让宝宝靠在妈妈肩上

最普遍、最有效的拍嗝

竖抱宝宝，让宝宝的头靠在妈妈肩上，用手轻轻地上下抚摸宝宝的后背。妈妈肩上可以垫上手绢，以防宝宝吐奶。

方法 2 坐在妈妈膝上

让宝宝坐在妈妈膝盖上，轻拍宝宝后背

让宝宝的上半身靠在妈妈的臂弯里，轻拍宝宝后背，让宝宝打出嗝。

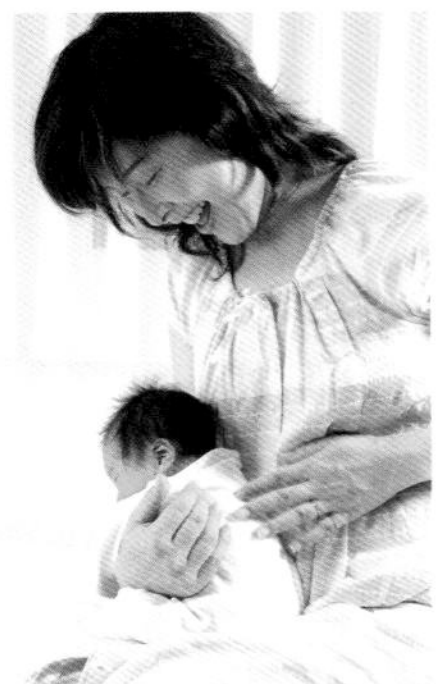

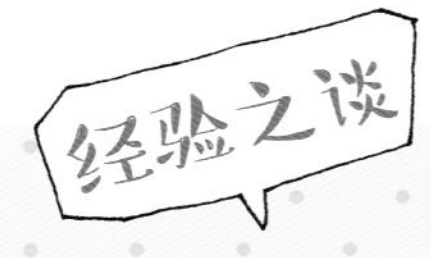

方法 3 竖抱宝宝

适合还不太会拍嗝的妈妈

和宝宝面对面，让宝宝坐在妈妈的腿上并竖抱宝宝，一只手支撑宝宝的头部，另一只手轻抚宝宝的背部。这能使宝宝的胃保持竖直，较容易打出嗝。

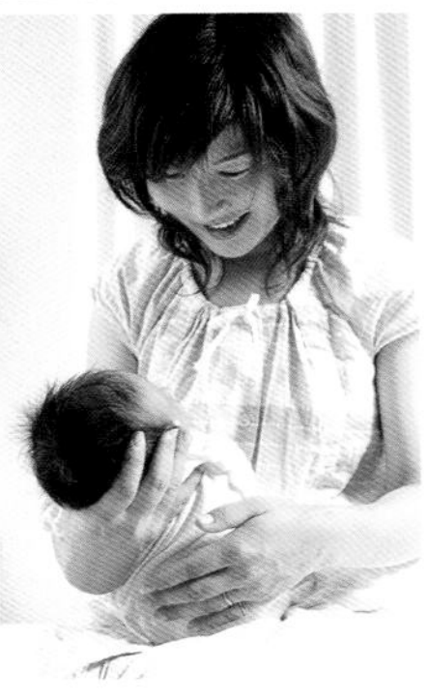

关于母乳的Q & A

Q 自己的母乳够不够？

A 如果能听到宝宝咕咚咕咚吃奶的声音，而且宝宝在吃奶后也睡得很安稳，就不用担心。如果宝宝的体重逐渐增加，就说明哺乳正常；反之，可以在出院后首次体检时咨询医生护士。

Q 总感觉宝宝含不到乳头

A 由于妈妈乳头的形状和大小各异，宝宝有时确实不太容易衔乳。乳头较小或扁平的妈妈可以试着按摩乳房，乳房较大的妈妈可以尽量让乳头变得柔软。如果乳头凹陷，还可以使用乳头矫正器。

Q 如果宝宝在吃奶时睡着了怎么办？

A 给宝宝喂一次奶约需 10 分钟。如果宝宝在 10 分钟内睡着了，妈妈可以揉揉宝宝的嘴或脚心，叫醒宝宝继续吃。在吃奶 5 分钟后，宝宝通常已经吃了六成饱，到 10 分钟时妈妈就可以试着抽出乳头。尽量别让宝宝在一侧吸太久，宝宝吮吸两个乳房的时间要保持均衡。

Q 感觉喂奶时间不太规律

A 不用执着于哺乳时间，只要宝宝哭了就可以喂。但宝宝不一定是肚子饿了才哭，可以先检查一下尿不湿。轻触宝宝嘴巴四周，如果宝宝立刻做出吮吸的动作，就该喂奶了。妈妈在反复喂奶的过程中，会慢慢找到规律。

经验之谈 我是这样喂奶的

给刚出生的宝宝喂奶，痛并快乐着

宝宝刚出生后，我每隔约 2 小时喂一次奶。我的母乳很多，乳房经常涨得硬邦邦的，在宝宝咕咚咕咚地吃过奶后，我就会很舒服。宝宝用力吃奶的样子真是太可爱了，但一想到哺乳的时间其实很短，我又会不由自主地失落。

坂本薰女士 沙南的妈妈

夜里喂奶注意保暖，混合喂养更轻松

我是在冬天生的宝宝，夜里起来喂奶简直太冷了。除了在枕边放件外衣，每次起来时还一定要打开电暖气。宝宝每次吃奶时都昏昏欲睡，但如果把乳头拿出来又会开始哭。我实在太困，无奈地开始给宝宝加奶粉，之后才轻松了很多。

天野敦子女士 真珠的妈妈

患上乳腺炎，靠改善饮食和按摩才痊愈

宝宝出生后很快养成了 2 小时吃一次奶的习惯，可没想到 2 周后我却患上了乳腺炎，每次哺乳时都疼痛难忍。出院后首次体检时，护士为我按摩了乳房，并建议我尽量少吃甜食、多吃清淡的食物。后来我一直坚持按摩，最后终于痊愈。

一树的妈妈

奶粉喂养 准备充足的奶粉

由于妈妈的身体状态、工作情况及宝宝的发育情况等原因，我们也常需要用奶粉喂养。即使想完全母乳喂养，也应准备奶粉、奶瓶等以备不时之需。调制奶粉要严格定量、水温适中，太热的水会破坏奶粉的营养。另外，喝剩的奶中会有细菌繁殖，一定要倒掉。通常要每隔 2~3 小时喂一次奶粉。

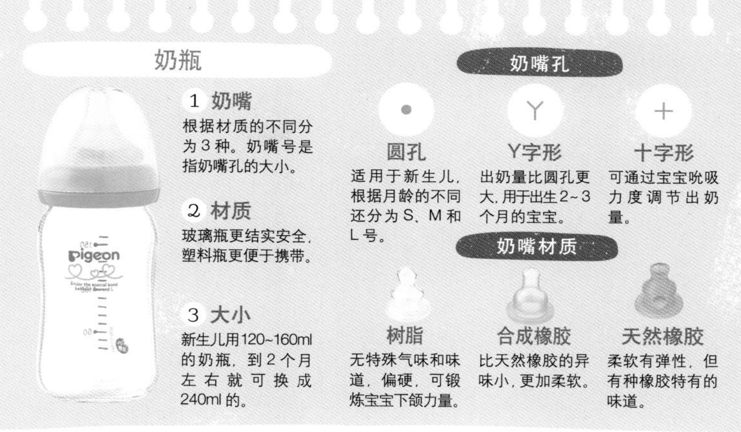

奶瓶
1 奶嘴
根据材质的不同分为 3 种。奶嘴号是指奶嘴孔的大小。
2 材质
玻璃瓶更结实安全，塑料瓶更便于携带。
3 大小
新生儿用120~160ml 的奶瓶，到 2 个月左右就可换成 240ml 的。
奶嘴孔
圆孔
适用于新生儿，根据月龄的不同还分为 S、M 和 L 号。
Y字形
出奶量比圆孔更大，用于出生2~3个月的宝宝。
十字形
可通过宝宝吮吸力度调节出奶量。
奶嘴材质
树脂
无特殊气味和味道，偏硬，可锻炼宝宝下颌力量。
合成橡胶
比天然橡胶的异味小，更加柔软。
天然橡胶
柔软有弹性，但有种橡胶特有的味道。

冲泡奶粉的方法

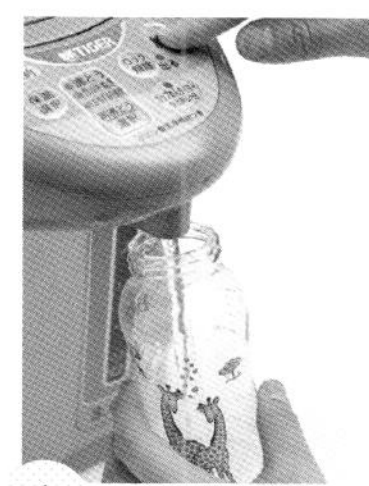

1 先放入占冲泡量1/3的热水

要用 70℃ 以上的开水，先倒入 1/3 的水量。

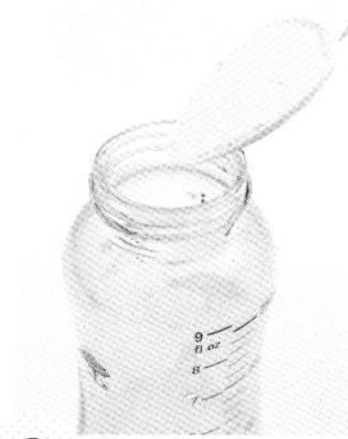

2 放入奶粉

使用专用勺，严格按照定量倒入奶粉。

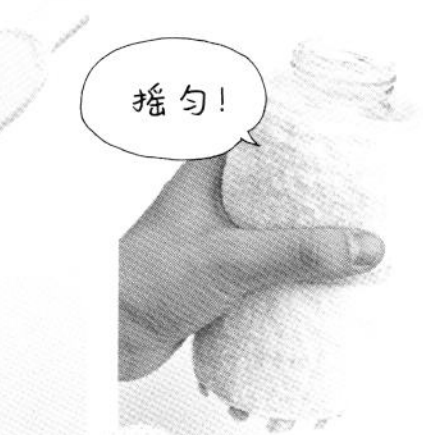

3 晃动奶瓶，让奶粉充分溶解

用毛巾包裹住奶瓶轻轻晃动，注意别烫到手。

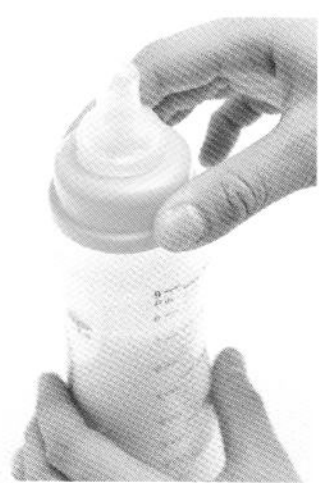

4 注入热水，让奶粉充分溶解

注入 70℃ 以上的开水直至所需量，盖好瓶盖防止侧漏，让奶粉充分溶解。

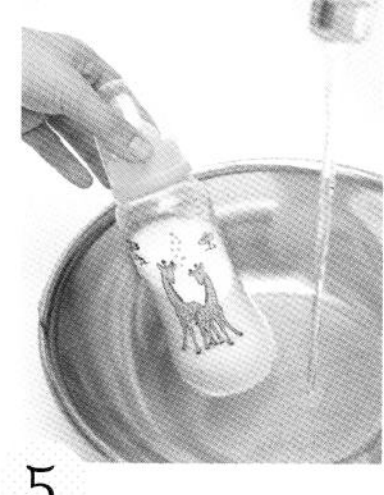

5 用冷水降温

用流动的自来水或盆中的冷水将奶降温至体温。可以滴几滴在手腕上，不觉得烫即可。

调制奶粉必需品

奶瓶清洗用具

奶瓶刷能清洗干净且不会损坏奶瓶。奶嘴也要清洗。

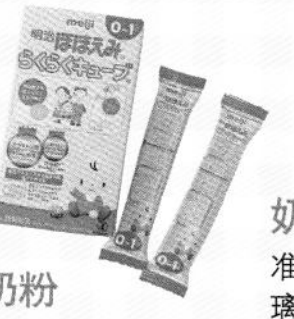

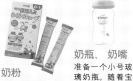

奶粉

有罐装奶粉、小袋分装奶粉和液态奶。

奶瓶、奶嘴

准备一个小号玻璃奶瓶。随着宝宝食量增加随时更换奶瓶。

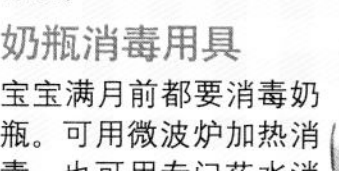

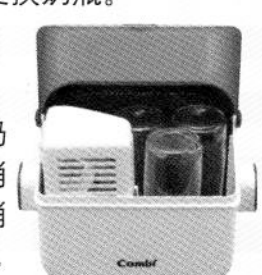

奶瓶消毒用具

宝宝满月前都要消毒奶瓶。可用微波炉加热消毒，也可用专门药水消毒，或购买奶瓶消毒器。

喂奶方法

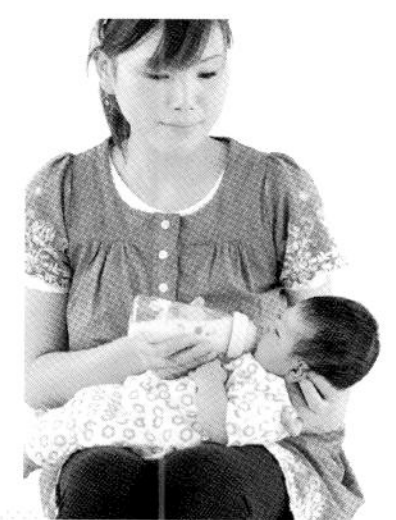

1 横抱宝宝，边和宝宝说话边喂奶

和母乳喂养的姿势相同，父母可以一边和宝宝聊天，一边给宝宝喂奶。

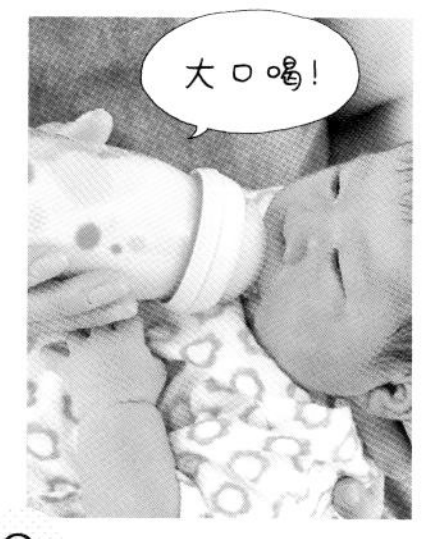

2 让宝宝张大嘴后紧紧衔住奶嘴

等宝宝的嘴张大到双唇分开后，让宝宝用力衔住奶嘴。

奶瓶的清洗

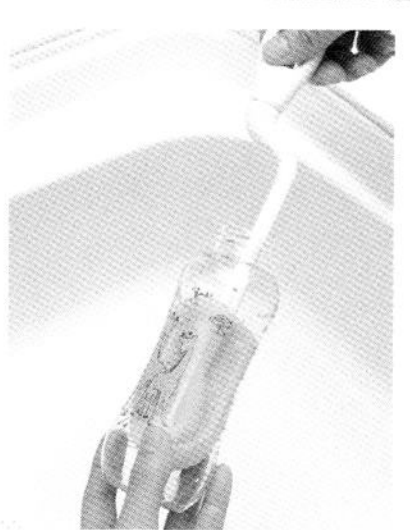

1 不同材质的奶瓶要用不同的刷子

玻璃瓶要用尼龙树脂刷，塑料瓶要用海绵刷。

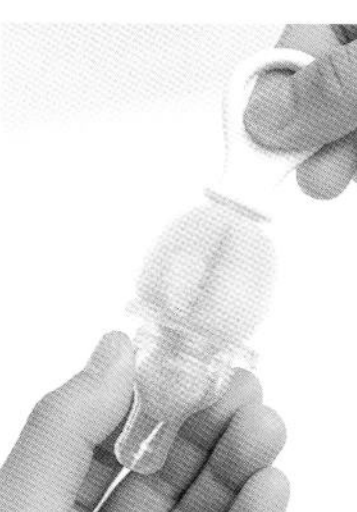

2 用专用奶嘴刷仔细清洗

要用清洗奶嘴的专用细刷仔细清洗，将污垢洗净。

方便喂奶的用具

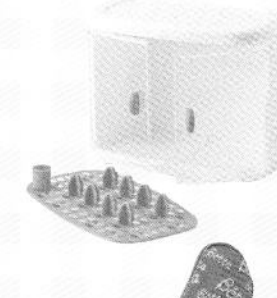

奶瓶收纳盒

能更卫生地存放奶瓶。有些盒子可直接装着奶瓶用微波炉一并加热消毒。

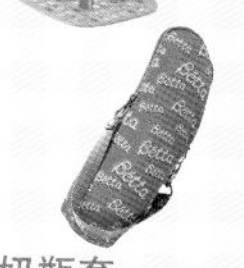

奶瓶套

可以保护奶瓶不受撞击；有些奶瓶套还能保温。

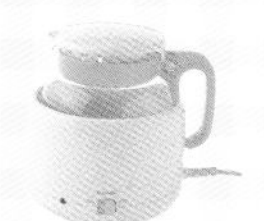

保温水壶

可以给冲泡奶粉的热水保温，免去了每次都要烧水的麻烦，夜里尤为方便。

随时更换
尿不湿！

照顾篇 3 换尿不湿

新生儿的膀胱很小，小便的次数较多，大便也很软。一般每天要给宝宝更换尿不湿 10 次以上。

尿不湿 用后直接扔掉，省时省力

尿不湿可以直接裹在宝宝屁股上，而且用后即扔。大部分妈妈用的都是尿不湿，特别是还没习惯照顾宝宝的妈妈们，纸质尿不湿能帮上大忙。

尿不湿的型号和质地多种多样，家长可以挑一款最适合宝宝的。用过的尿不湿可以和擦屁纸一起卷成小卷扔进专门的垃圾桶，使用有盖或密封的垃圾桶还能防止异味。外出时，可以带上更换尿不湿的小垫子和装尿不湿的专用包。

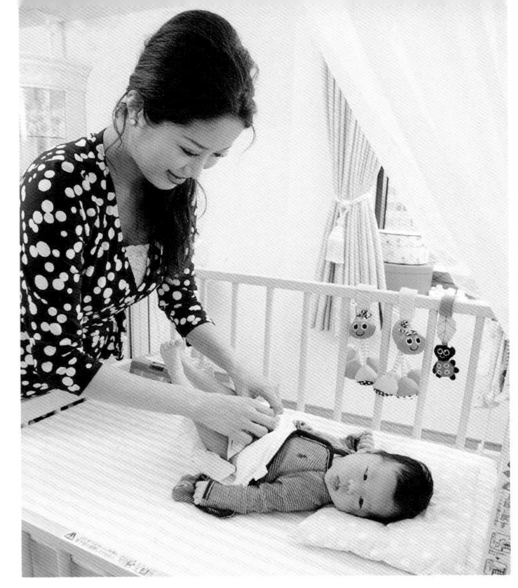

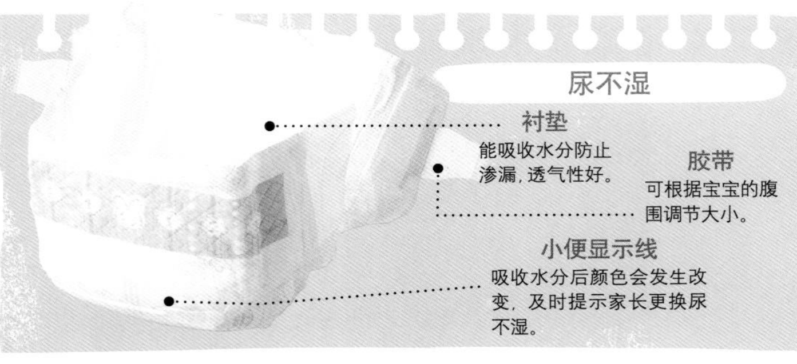

尿不湿

衬垫 能吸收水分防止渗漏，透气性好。

胶带 可根据宝宝的腹围调节大小。

小便显示线 吸收水分后颜色会发生改变，及时提示家长更换尿不湿。

如何给宝宝换尿不湿

1 将新的尿不湿垫在最下面
抬起宝宝的双脚和屁股，将新的尿不湿垫在下面；注意不能只抬起双脚。

2 先将小屁股擦洗干净
无论宝宝之前是大便还是小便，都要将宝宝的小屁股擦干净。男孩子要注意擦拭细微处，女孩子要从前到后擦拭。

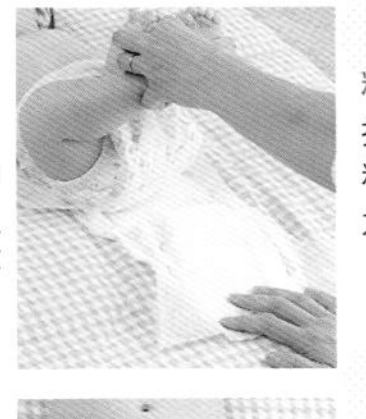

干净啦！

3 别碰宝宝的肚脐
给宝宝换上干净的尿不湿，注意别碰到宝宝的肚脐。

4 粘好胶带
揭开两侧胶带粘好。别粘得太紧，能放入一根大人的手指为宜。

5 整理好尿不湿的边缘以防止侧漏
将臀部附近的尿不湿翻出，防止大小便侧漏。

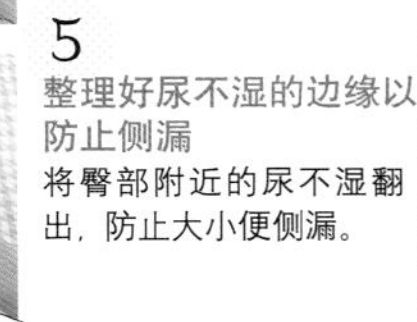

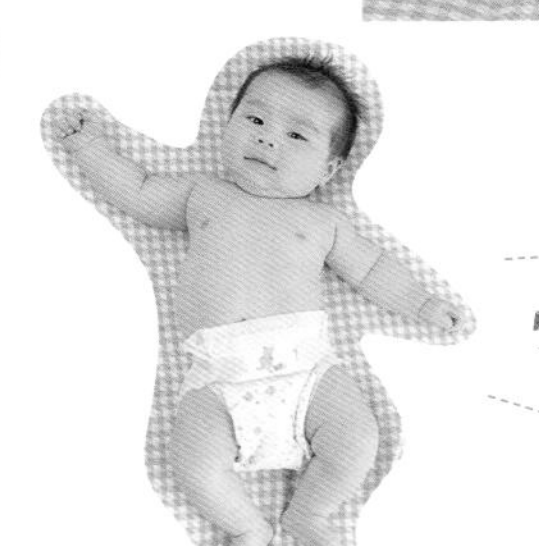

完成

尿不湿及配套用品

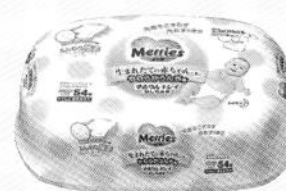

纸巾
可用湿巾和棉柔巾，要买适合宝宝的产品。

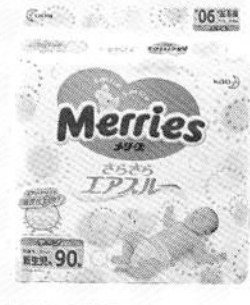

尿不湿
新生儿型号的尿不湿别买太多，因为宝宝长得很快。

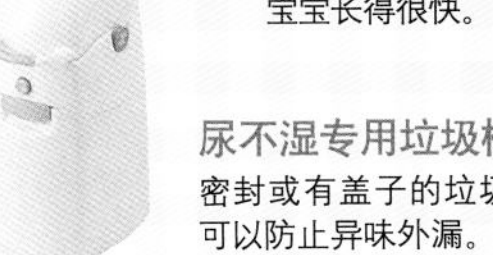

尿不湿专用垃圾桶
密封或有盖子的垃圾桶可以防止异味外漏。

辅助用品

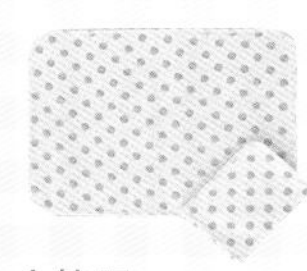

小垫子
外出时不用担心把周围弄脏，在较硬的地方换尿不湿也不用担心宝宝会疼。

清洁瓶
装上温水。随时清洗宝宝脏了的小屁股，节约湿巾，也能让宝宝更舒服。

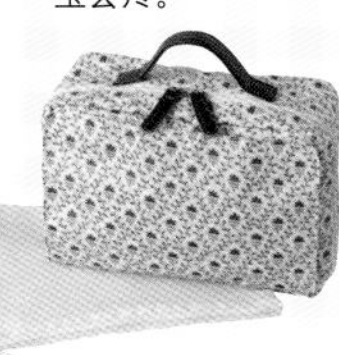

尿不湿收纳包
外出时装入尿不湿等物品，非常便利。

尿布 白天在家用尿布，外出和夜里用尿不湿

为了减少浪费，越来越多的妈妈选择尿布。不少妈妈白天在家给宝宝用尿布，外出和夜里使用尿不湿。

尽管尿布需要经常洗涤，大小便也很容易粘到宝宝的屁股上，但由于方便清洗、成本较低，因此也越来越受欢迎。

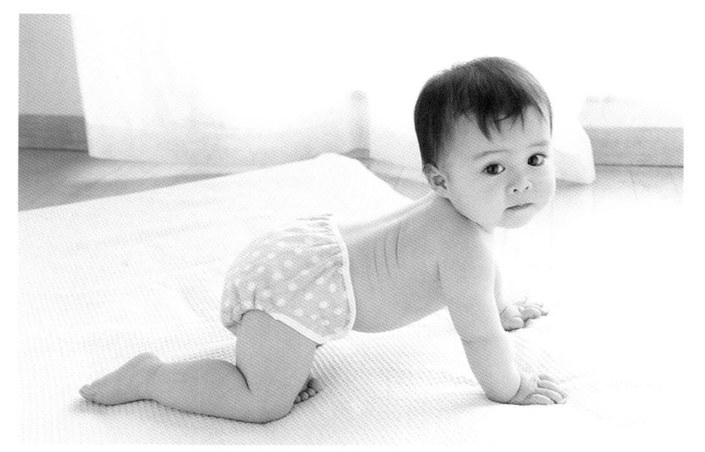

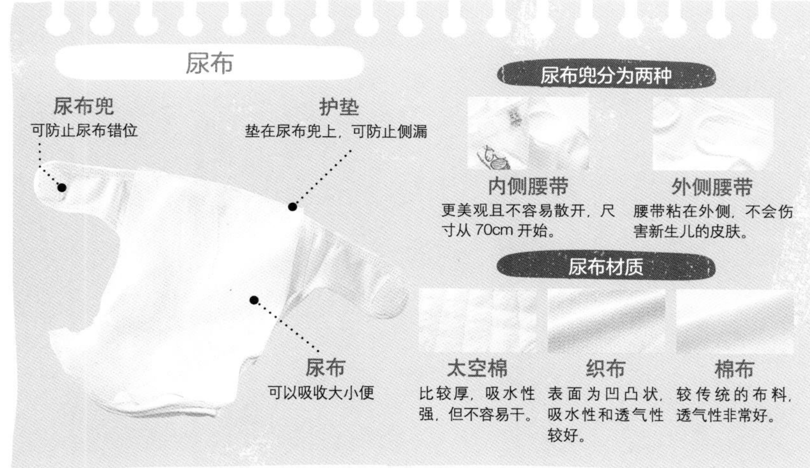
尿布
尿布兜
可防止尿布错位
护垫
垫在尿布兜上，可防止侧漏
尿布
可以吸收大小便
尿布兜分为两种
内侧腰带
更美观且不容易散开，尺寸从 70cm 开始。
外侧腰带
腰带粘在外侧，不会伤害新生儿的皮肤。
尿布材质
太空棉
比较厚，吸水性强，但不容易干。
织布
表面为凹凸状，吸水性和透气性较好。
棉布
较传统的布料，透气性非常好。

尿布及配套用品

尿布兜
有棉、毛或混纺材质，应根据季节选择。

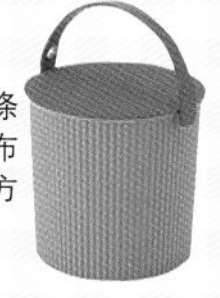

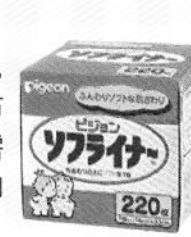

尿布
初次使用的妈妈们最好选择不需要自己缝纫的现成尿布。

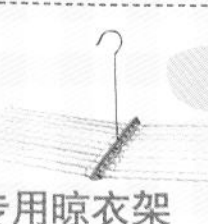

泡衣桶
在用洗衣机洗涤前，可先将尿布浸泡一下，更方便清洗。

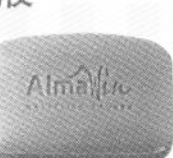
ソフライナー
220

隔尿垫巾
可减少洗涤负担。如果宝宝换尿布时大便了，只需扔掉隔尿垫巾即可。

辅助用品

专用晾衣架
可以等距离晾晒尿布，非常方便。

专用肥皂和洗涤液
可以先用肥皂洗掉沾染的大便，再用洗涤液清洗。

尿布使用方法

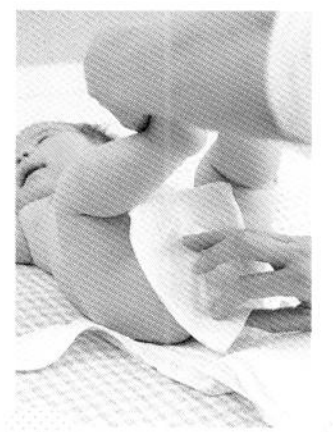

1 在尿布兜上放好尿布
擦完屁股后，将干净的尿布垫在宝宝屁股下。

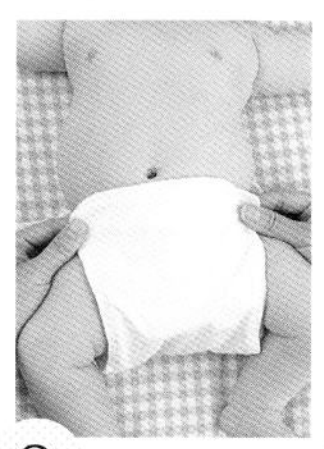

2 让宝宝双腿自然分开，裹上尿布
为了方便宝宝腿部的活动，应让宝宝的双腿自然分开再裹上尿布。

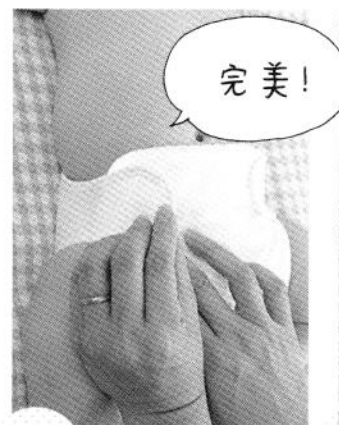
完美！

3 露出肚脐，粘好腰带部分
换上新尿布时要将宝宝的肚脐留在外面，再粘紧腰带部分。

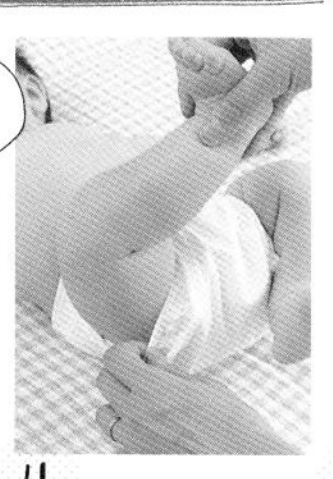

4 整理边缘
将露在外面的尿布塞到尿布兜里，再将尿布兜的边缘拉出。

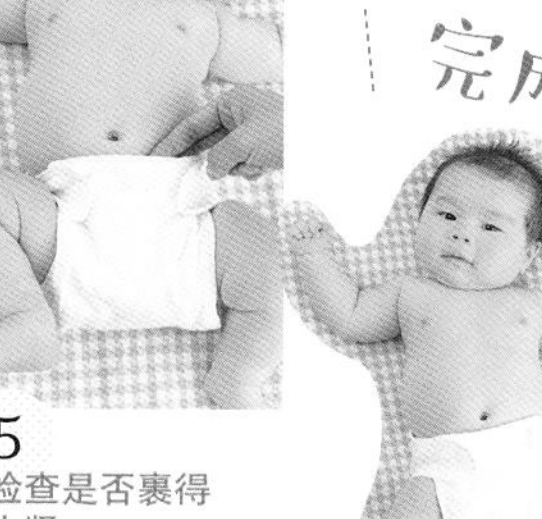

5 检查是否裹得太紧
检查肚子周围的松紧度，应以能放进2根手指为宜。

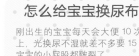

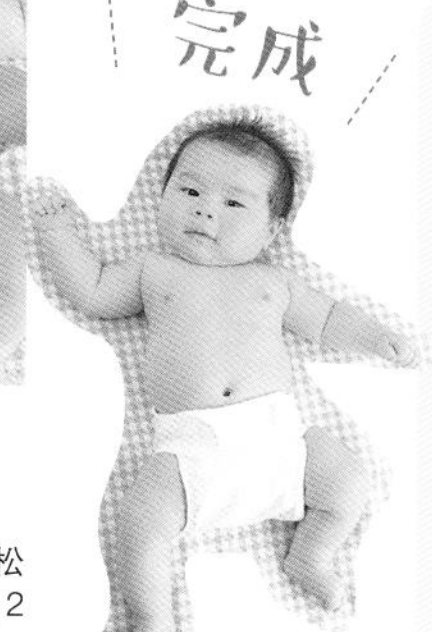
完成

怎么给宝宝换尿布

经验之谈

刚出生的宝宝每天会大便 10 次以上，光换尿不湿就差不多要 15 次，宝宝的小屁股都皲裂了。

（和已的妈妈）

宝宝常常在我打开尿布兜的瞬间大小便。有经验后，我会先垫好新的尿布再去解尿布兜。

（小林妙子女士 希希歌的妈妈）

宝宝很喜欢蹬腿，每次换尿布都像打仗一样，只能边哄边换。

（名仓幸子女士 阳那的妈妈）

给小宝贝
洗个澡!

照顾篇4

洗澡&身体护理

新生儿的新陈代谢旺盛，每天都要认真洗澡，洗完澡还要好好做护理！

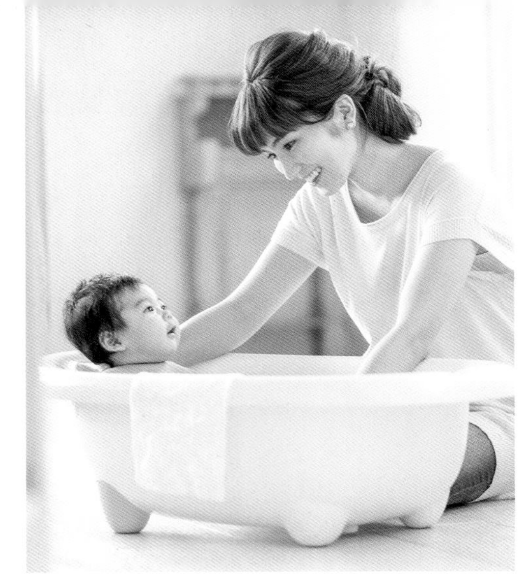

洗澡会让宝宝有个好心情

为了防止交叉感染，宝宝在第一个月最好使用单独的浴盆。新生儿的新陈代谢和皮脂分泌非常旺盛，因此在洗澡时最好用纱布仔细擦拭宝宝的脖颈下面和皮肤皱褶处。洗澡时间过长会让宝宝疲劳，应控制在10分钟左右。洗澡时间最好避开喂奶前后和深夜，可选在两次喂奶之间或宝宝容易哭闹的傍晚。

洗澡方法

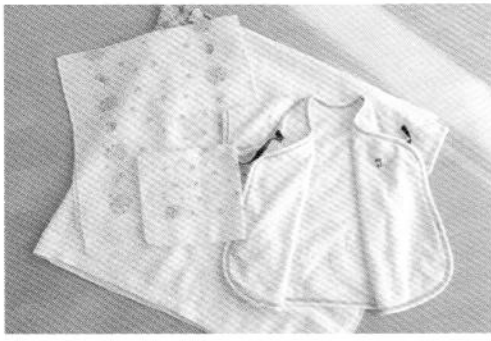

1 准备好物品

准备好浴巾、换的衣服后，再给宝宝脱衣服。

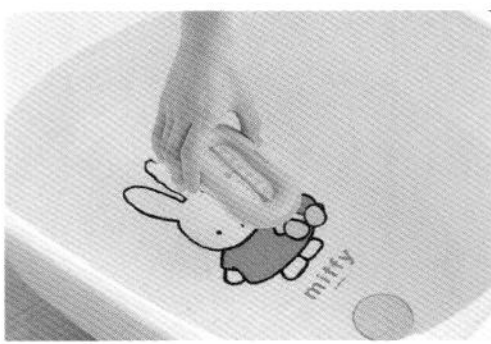

2 准备水温计，温水较适宜

用水温计测好水温。水温在38℃～40℃为宜。可以同时准备好冲洗用的清水。

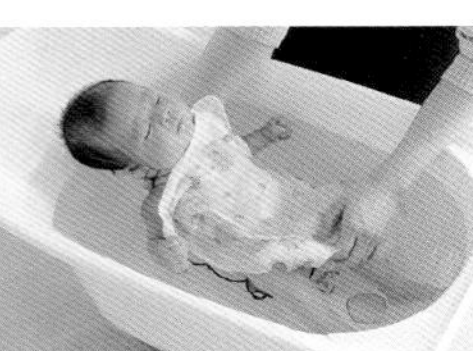

3 给宝宝盖上洗澡巾，从脚开始将宝宝放入浴盆

单手支撑宝宝的头部，从脚开始将宝宝放入浴盆。给宝宝盖上一块洗澡巾可让宝宝更有安全感。

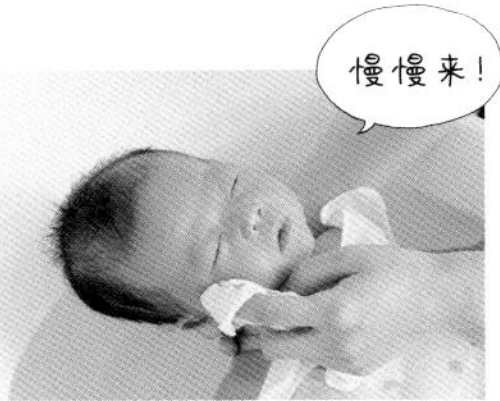

4 用纱布手绢为宝宝擦脸

用湿布按眼睛—鼻子—嘴的顺序轻轻擦拭；眼睛要按从内到外的顺序擦拭。

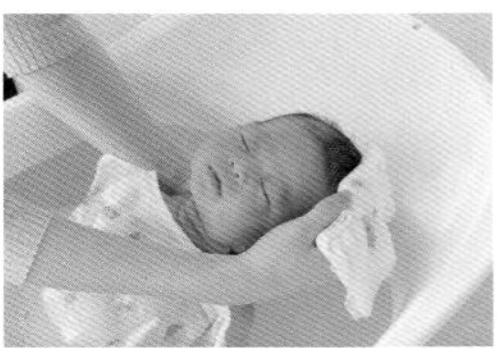

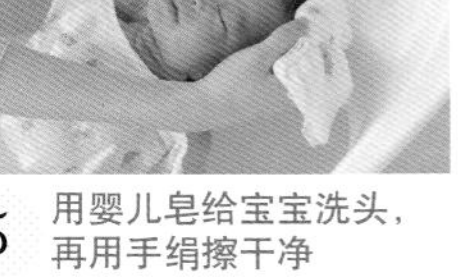

5 用婴儿皂给宝宝洗头，再用手绢擦干净

用婴儿皂轻柔地给宝宝洗头，冲干净后再用纱布手绢擦干。

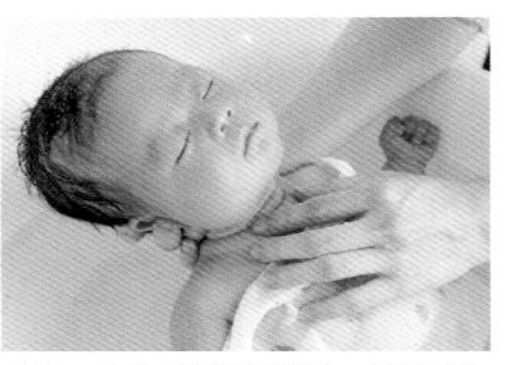

6 从头到脚仔细洗，脖颈部分要留意

将宝宝的胸部、腹部和手脚洗干净后，再仔细清洗脖颈、腋下等容易堆积污垢的地方。

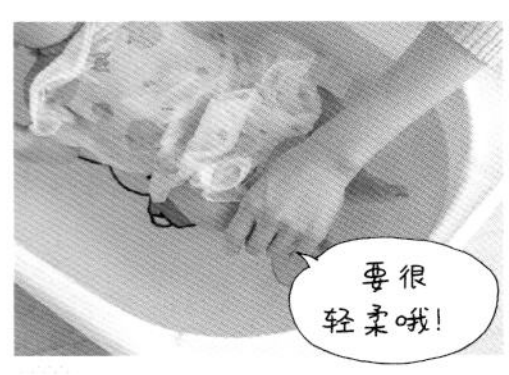

7 洗脚和屁股

仔细清洗宝宝的臀部、阴部等部位。

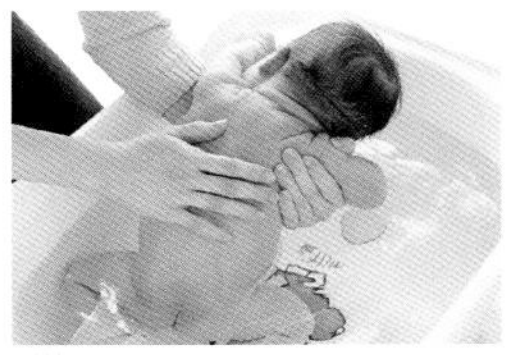

8 翻转身子洗后背

伸手到宝宝腋下让宝宝翻身，另一只手以画圆的方式轻轻擦拭宝宝的后背。

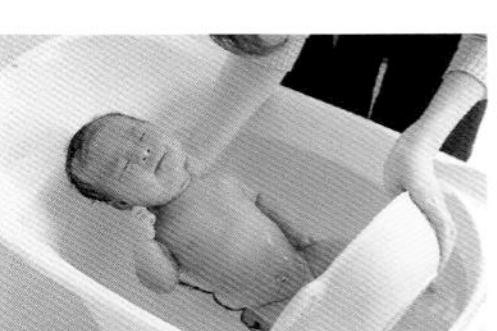

9 清水冲洗身体，洗澡结束

拿掉洗澡巾，用事先准备好的清水将宝宝的身体冲洗干净，结束洗澡。

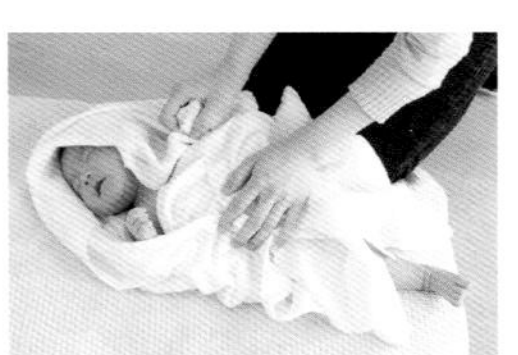

10 用浴巾轻轻擦干宝宝

用干净的浴巾擦干宝宝的身体，尤其注意擦干脖颈部位。

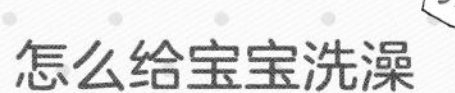

经验之谈

怎么给宝宝洗澡

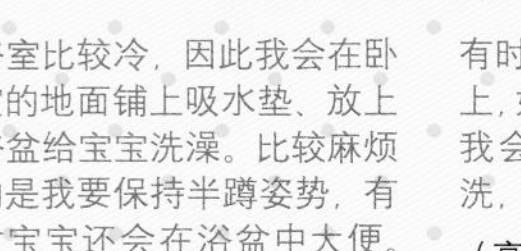

浴室比较冷，因此我会在卧室的地面铺上吸水垫、放上浴盆给宝宝洗澡。比较麻烦的是我要保持半蹲姿势，有时宝宝还会在浴盆中大便。不过在浴盆中大便后，宝宝好像很舒服。

（真理的妈妈）

有时宝宝吐的奶会粘在脖子上，如果不洗干净就会发红。我会抬起宝宝的头仔细清洗，也会清洗宝宝的手掌。

（高岛真矢女士 理央的妈妈）

护理时观察宝宝的健康状态

洗澡后，要护理宝宝的眼睛、肚脐等部位，耳朵和鼻子的清洁一周一次即可。此外，指甲长了要剪指甲，换季时还要给宝宝抹润肤霜保湿。护理是个观察宝宝健康状态的好机会，应检查宝宝的全身，看看是否有湿疹等。

护理用品要选择适合宝宝的产品，最好同时准备专用收纳箱或收纳包。

洗澡必需品

婴儿沐浴露
选择适合婴儿娇嫩肌肤、刺激小的产品，最好能够全身使用。

婴儿浴盆
有充气浴盆、塑料浴盆等很多种。

水温计
可以飘在浴盆上测量水温。有的可以计时，有的可以同时测室温，种类极多。

浴巾
可将宝宝完全包裹的方形浴巾或纱质浴巾都是不错的选择。

洗澡巾＆纱布手绢
盖在宝宝身上的洗澡巾和擦拭身体用的纱布手绢都是必备的。

洗澡推荐用品

沐浴剂
可直接溶在水里使用，无需再用肥皂，也无需再次冲洗。

大浴勺
沐浴后用来给宝宝冲洗，非常便利；最好选择带手柄的。

各部位护理方法

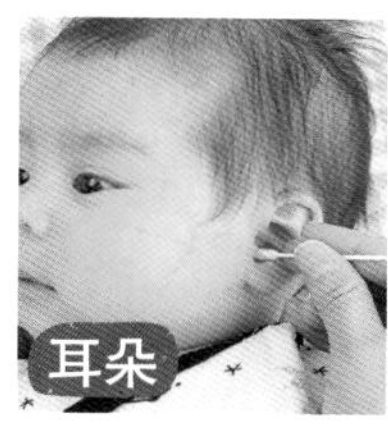

专用棉签擦拭耳朵
用婴儿专用细棉签在耳朵入口处将水分擦拭干净，但不可伸入耳中擦拭。

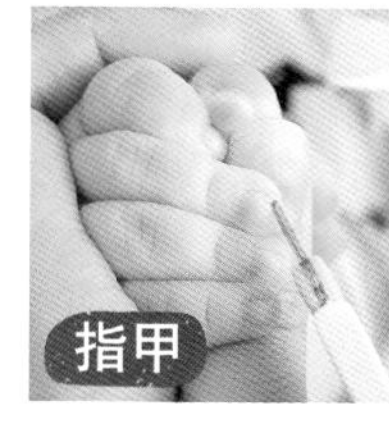

长出约1mm就要剪掉
手指甲可能会挠到脸，因此要经常检查宝宝的指甲，长出约1mm就要剪掉。沐浴后指甲会变软，这时较容易剪。

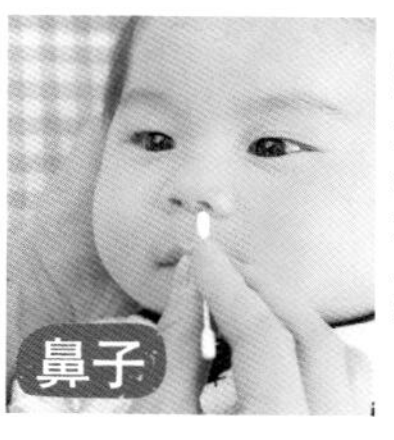

用棉签或小镊子清理鼻屎
将棉签稍稍伸入鼻孔，擦拭变软的鼻屎和鼻涕；如果有较大的鼻屎，可以用小镊子轻轻夹出。

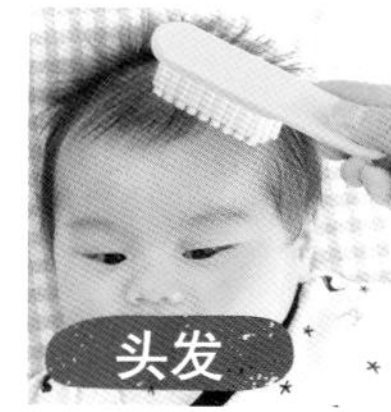

专用梳子轻轻梳通
新生儿时期可以用纱布手帕轻轻擦拭宝宝的头发；如果宝宝的头发较多，可以用婴儿专用梳来理顺。

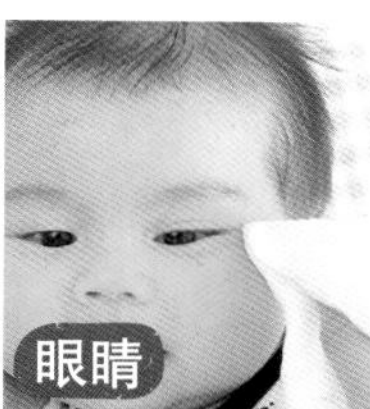

从内到外擦拭
用温水泡湿的手帕或清洁棉从内到外擦拭宝宝眼部。如果没有眼屎，在浴盆里擦拭干净即可。

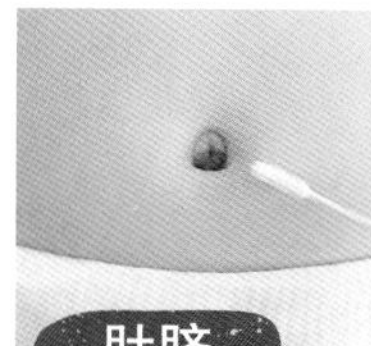

在完全干燥前必须认真消毒
在宝宝肚脐完全干燥前，每次给宝宝洗完澡都要用棉签蘸上医用酒精给肚脐消毒，尿不湿也别盖到肚脐。如果肚脐一直出血，就要到小儿科就诊。

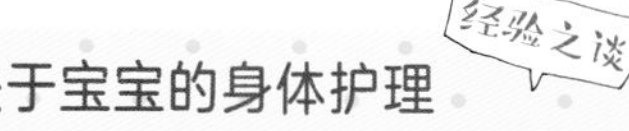

关于宝宝的身体护理

我总是掌握不好剪指甲的度，有一次还因为剪得太多让宝宝流血了。宝宝醒着剪指甲时总会号啕大哭，我一般都趁宝宝睡着时剪。
（藤原绘美女士 空来的妈妈）

出院前宝宝的脐带就已脱落，但肚脐总是黏黏糊糊的，每次洗澡后都要消毒。宝宝特别爱动，经常在消毒时动个不停，有几次棉签差点扎到肚子。
（武井雅子女士 元希的妈妈）

身体护理必需品

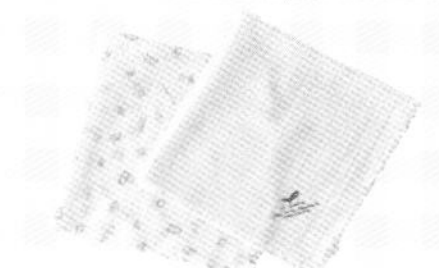

纱布手绢
除洗澡外，日常生活中也常会派上用场，如擦嘴、擦脸等。

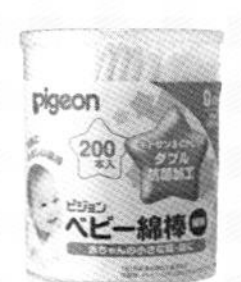

棉签
用于护理耳朵、鼻子、肚脐等部位。建议使用婴儿专用细棉签。

指甲剪
新生儿的指甲非常软，可选择专用圆头指甲剪。

梳子
软毛梳能更好地梳理宝宝柔软的头发。

身体护理推荐用品

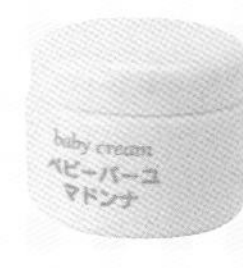

护肤用品
宝宝皮肤干燥时，可以使用马油等保湿霜。

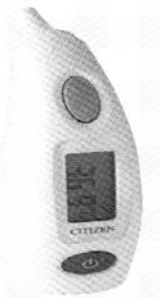

婴儿体温计
有耳用和腋下用两种。宝宝总是动来动去，最好选择测量时间较短的产品。

吸鼻器
用吸鼻器吸出鼻涕，让宝宝的呼吸更加畅通。秋冬季出生的宝宝家里更应准备。

宝宝应该穿多少？

为宝宝选衣服也是爸爸妈妈的乐趣之一，但最重要的还是宝宝穿衣的舒适度。

照顾篇5 换衣服

贴身衣物

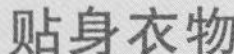

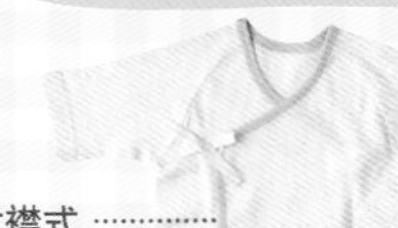

短款和尚服 解开绳子就能脱下，且商标或针脚都在衣服外侧。

包屁衣 能包到臀部，穿起来比较利落；套头款最好等宝宝脖子挺起来以后再穿。

长款和尚服 长款内衣可以系到臀部，即使宝宝蹬踹双腿也不会使衣服松开。

外衣

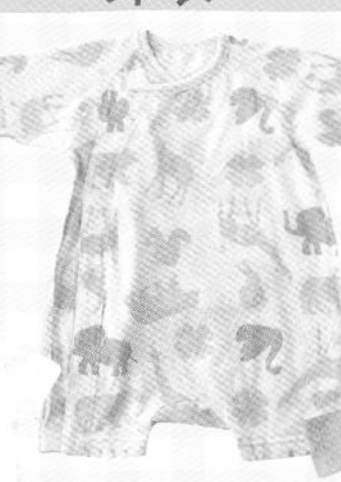

两用外衣 可以盖到宝宝臀部，能当成普通外衣和裙式外衣两穿。

普通外衣 可盖住宝宝的手脚。夏天可选择短袖薄款，冬天可选择长袖厚款。

裙式外衣 下摆较宽松，方便更换尿不湿。

宝宝穿衣组合

0~2个月

新生儿的体温调节机制尚不成熟，应比成年人多穿1件。春夏可穿双层内衣，秋冬可穿内衣+外衣，夏天最热时可穿单件内衣。裙式和两用外衣更便于穿脱。

穿法1

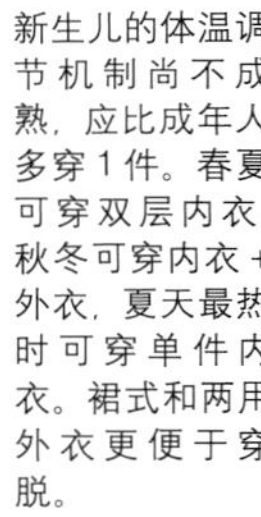

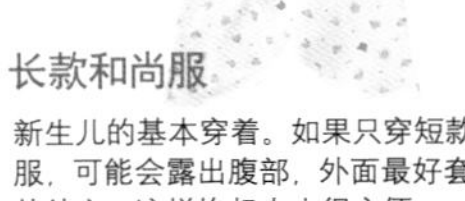

短款和尚服 + 长款和尚服

新生儿的基本穿着。如果只穿短款和尚服，可能会露出腹部，外面最好套上长款外衣，这样抱起来也很方便。

穿法2

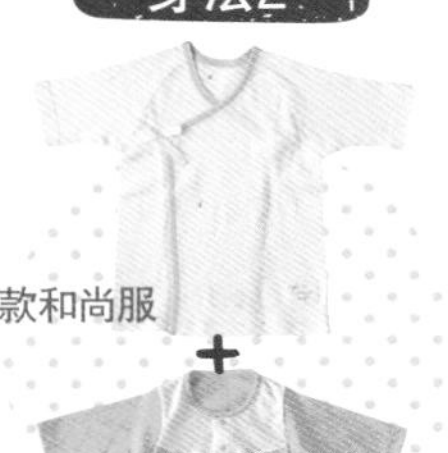

短款和尚服 + 裙式外衣

短款和尚服可以保护腹部，裙式外衣可以为手脚保暖。裙式外衣的臀部无需系扣，也方便更换尿不湿。

穿法3

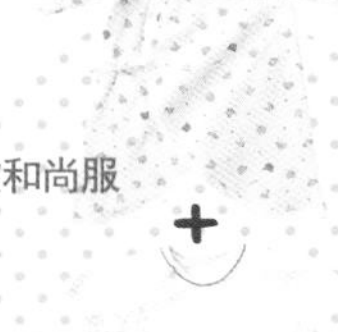

长款和尚服 + 两用外衣

在寒冷的季节给宝宝穿上长款和尚服可以防寒。外面再套上两用外衣，将其当成裙式外衣来穿。

3个月后

从2~3个月起，宝宝更加好动，应和成年人穿得一样多、甚至少一件。应选方便宝宝活动的款式。如果天气寒冷，室内可加一件小背心，外出可加一件连体衣。

样式1

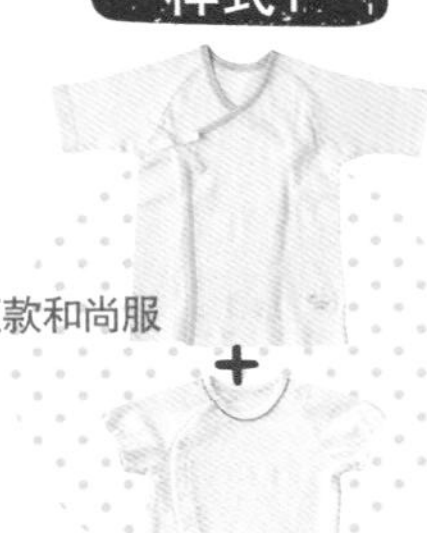

短款和尚服 + 两用外衣

天热时内衣可以吸汗，因此必须要穿。外面可以套上两用外衣，也可以穿能让腿自由活动的短裤。

样式2

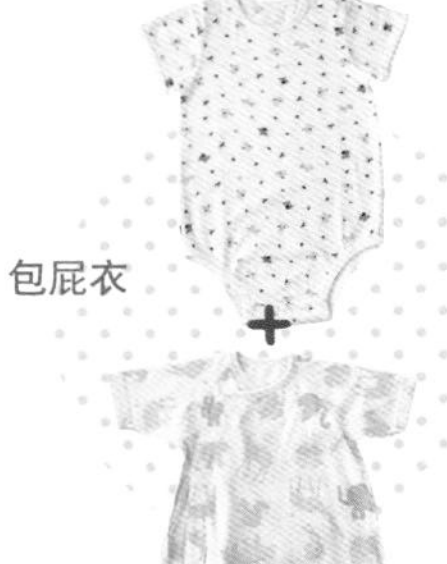

包屁衣 + 普通外衣

较冷时可以给宝宝穿上包屁衣为腹部保暖，再根据气温选择合适的外衣即可。

样式3

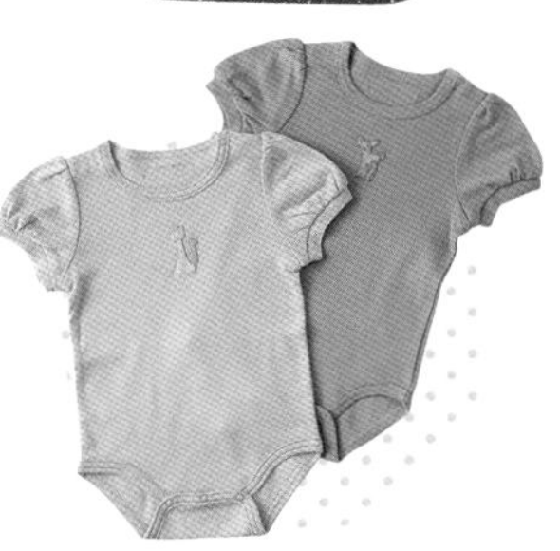

包屁衣

夏天只给宝宝穿一件包屁衣即可。可以选些可爱的款式，既能在家穿、又能出门穿，宝宝出汗后也很方便更换。

给宝宝换衣服

为了能更快地给宝宝换衣服，可以将要穿的衣服从内到外按顺序事先套好并整理好袖子。

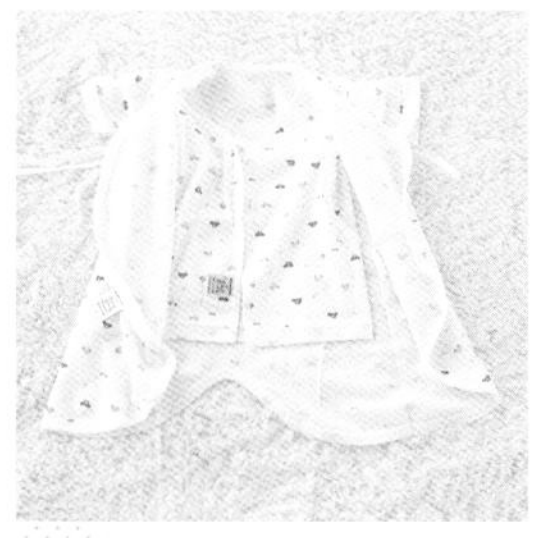

1 套好衣服、理好袖子

为了帮宝宝把衣服一次穿好，要把内外衣的扣子、系带全部解开。先铺外衣，再铺内衣并把袖子套好。这个准备工作可在叠衣服时完成。

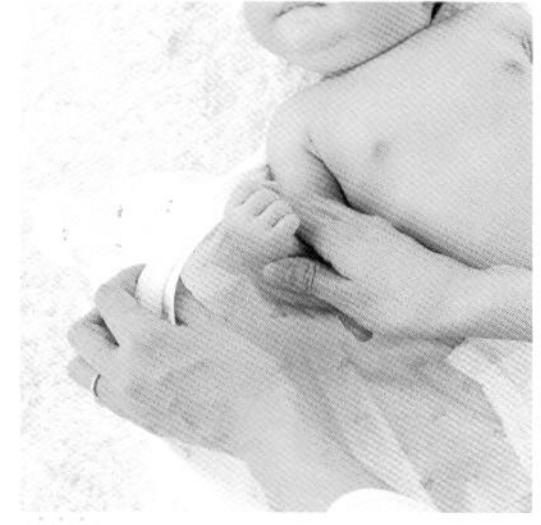

2 将宝宝的手套进袖子

将宝宝放在铺好的衣服上，把宝宝的一只手套进袖子。大人可以一手拉开袖子，一手握住宝宝的手穿进去。

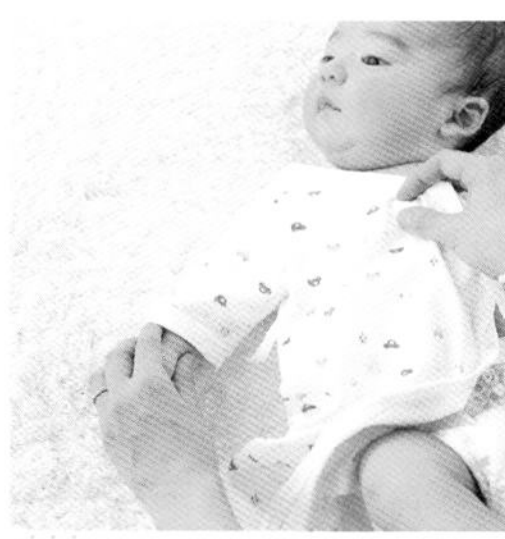

3 从袖口处拉出宝宝的手

将宝宝的手放入袖子后，再从袖口中接住小手并拉出袖口外。

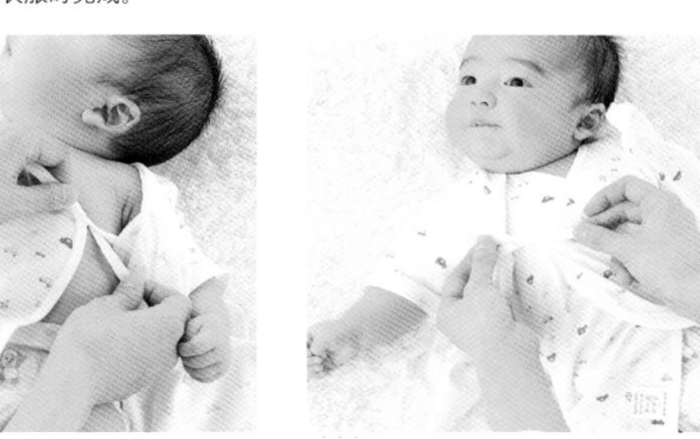

4 系上内衣带

两只胳膊都穿好后，先系上内衣内侧的带子，注意不要系得太紧。

5 整理领口

系上外侧系带。动作应尽量麻利些，因为宝宝会动来动去。

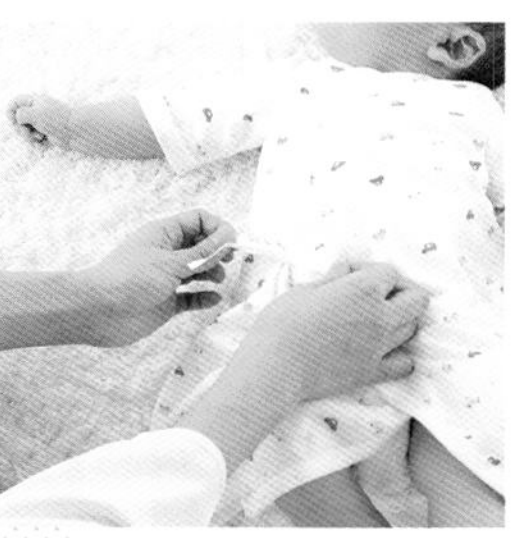

6 系好外衣，完成！

外衣也用同样方法系好，再检查一下是否有不平顺的地方即可。

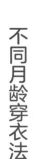

保暖衣物推荐

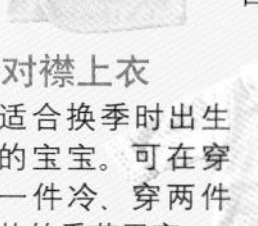

马甲

方便穿脱，可为宝宝的肚子、肩膀保暖。单色的小马甲很百搭。

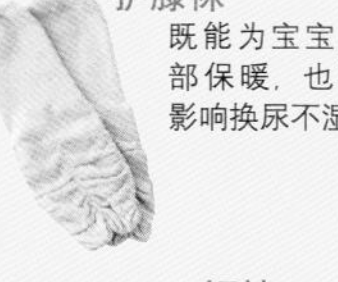

护膝袜

既能为宝宝脚部保暖，也不影响换尿不湿。

对襟上衣

适合换季时出生的宝宝。可在穿一件冷、穿两件热的季节里穿。

短袜

觉得宝宝脚尖凉时可以给宝宝穿上。新生儿的脚长得很快，短袜别买太多。

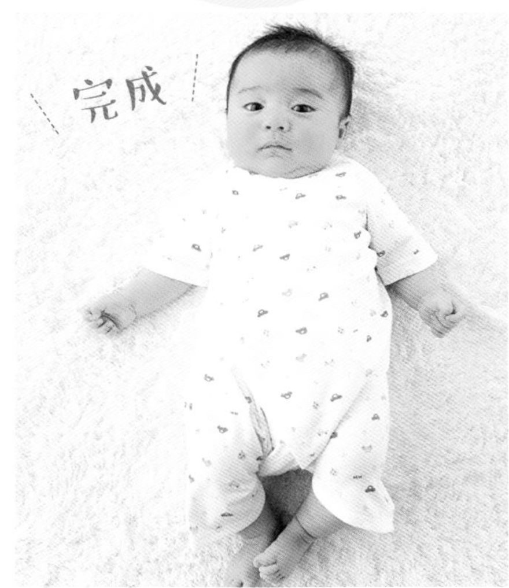

不同月龄穿衣法

0个月 出院庆祝 › 0个月 在家的装束 › 1个月 出院后首次体检 › 2个月 在家的装束 › 3个月 接种疫苗 › 6个月 半岁生日

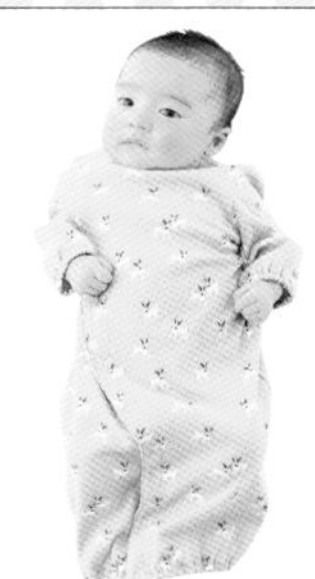

纯白礼服+帽子

出院时如果想举行小小的庆祝仪式或拍照留念，可以给宝宝穿上纯白的礼服。多层礼服方便穿脱，值得推荐。

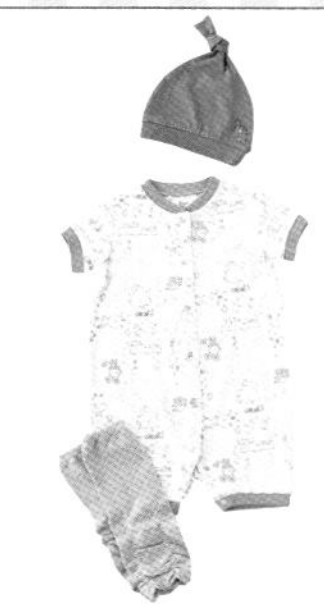

睡觉时也能穿的连体衣

宝宝的一天基本都在睡觉，而连体衣穿脱方便，也不影响换尿不湿。

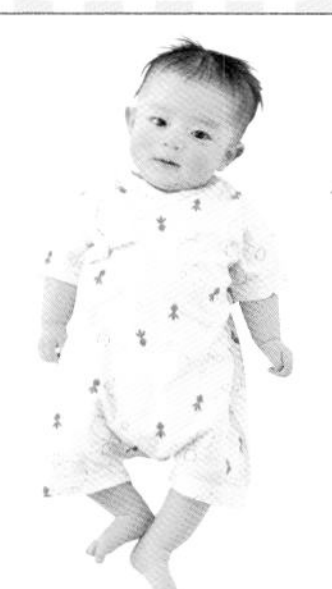

开襟连体衣+适度增减

最好给宝宝穿件连体外衣再去体检。因为要测量身高体重，还要做内科检查，开襟款式比较方便。如果较冷还可以适当添些衣物，如给宝宝穿上护膝袜。

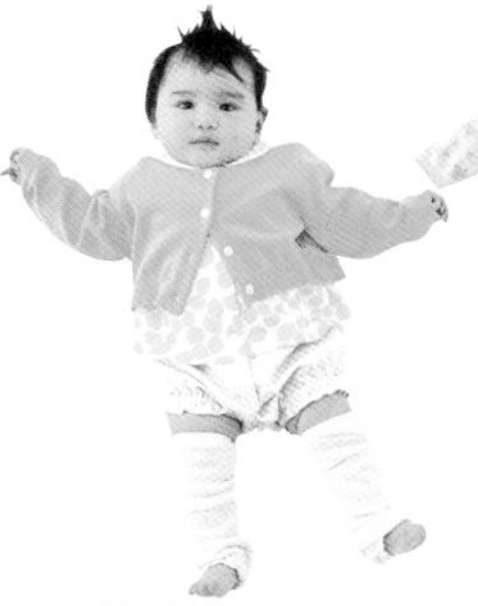

臀部、腿部带扣的衣服

为方便宝宝腿部活动并为腹部保暖，可以给宝宝穿上在臀部和腿部有扣子的衣服——这类衣服也有很多可爱的款式。

开衫+外套

接种疫苗时也需要测量体温、做内科检查等，开衫会更方便。如果有些冷还可以带上一件薄外套。

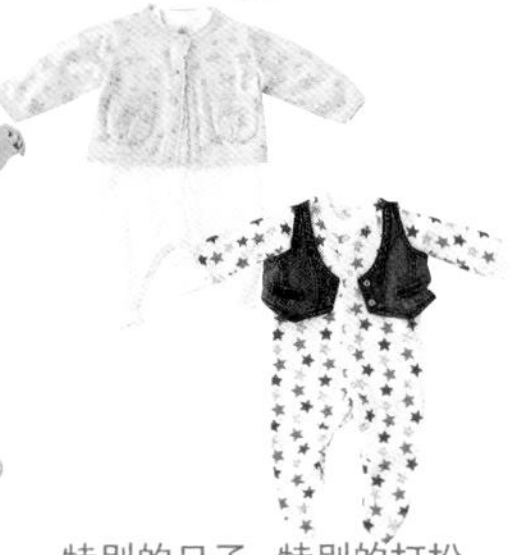

特别的日子，特别的打扮

可以选些款式时髦、材质舒适的衣物，给宝宝好好打扮一下；女孩子还可以戴上可爱的发卡。

对新手爸妈来说，哄宝宝睡觉、安抚哭泣的宝宝都是艰巨的任务。我们将介绍一些窍门，希望对你有所帮助。

哄睡　哭泣是宝宝的“工作”，哄睡要循序渐进

新生儿的睡眠周期很短。宝宝不好好睡觉，大人就无法保证自己的睡眠质量。大人的不安情绪会传递给宝宝，让他/她更难入睡，由此形成恶性循环。哄睡前可以给宝宝洗个澡或出去散散步、透透气，转换一下心情。别忘了哭泣就是宝宝的“工作”，也不必太焦虑。

出生约2个月的宝宝已经可以分辨白天和夜晚；到4个月左右，大多数宝宝都可以在晚上睡个整觉了。不过这会因人而异，爸爸妈妈不能心急。

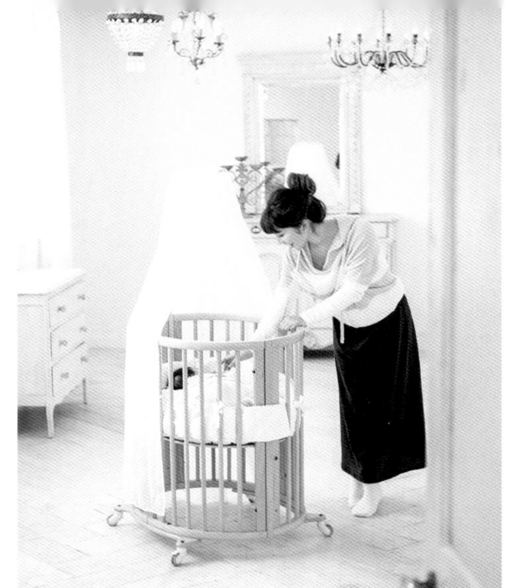

哄宝宝睡觉的好方法

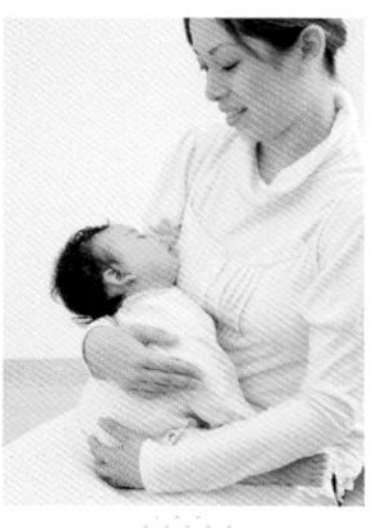

1

消耗宝宝的精力

宝宝被抱着时会很舒服、很想睡，可一旦被放到床上，很多宝宝就会立刻清醒。应尽量延长在臂弯里哄宝宝的时间，直到宝宝开始疲惫、完全放松，再轻轻地按屁股—背部—头的顺序将宝宝放到床上。

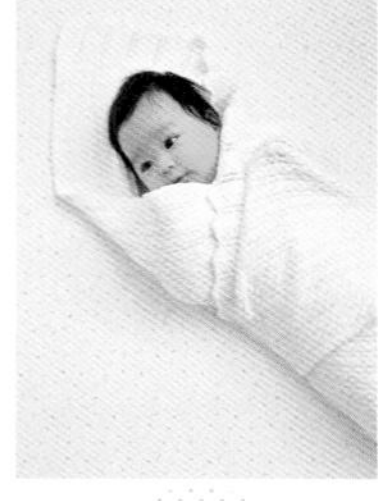

2

将宝宝包裹起来

就像在妈妈肚子里一样，被紧紧包裹会增加宝宝的安全感。大人可以用浴巾等将宝宝裹得紧些，再抱起宝宝哄睡。

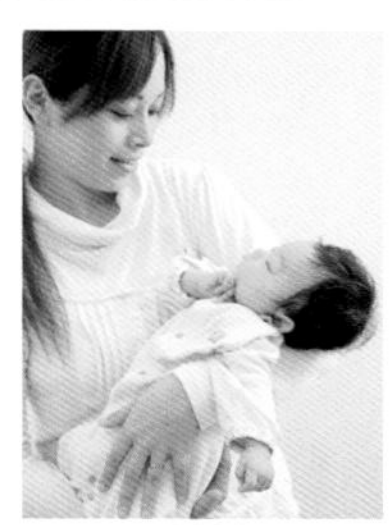

3

唱些胎教时唱过的歌

唱些宝宝比较熟悉的歌曲也能增加宝宝的安全感。

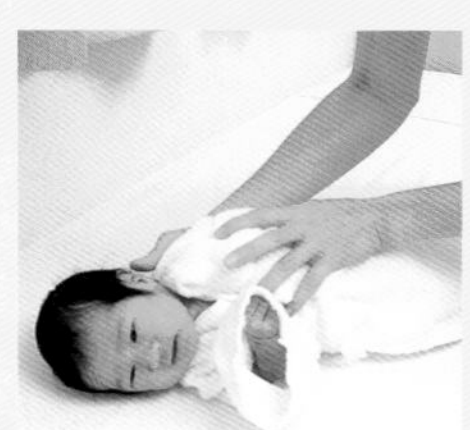

Point　让宝宝仰卧或侧躺

仰卧能让宝宝的呼吸更加顺畅。但新生儿有时容易吐奶，因此也可以试着让宝宝的头部稍稍侧倾。趴着睡可能会导致婴儿猝死综合征（SIDS），最好不要采用这种睡姿。

宝宝睡眠必需品

宝宝专用被褥

每天都会用到，至少要准备一套。

床单

垫在床上方便换洗，可以选择防水床单。

哄宝宝入睡的推荐用品

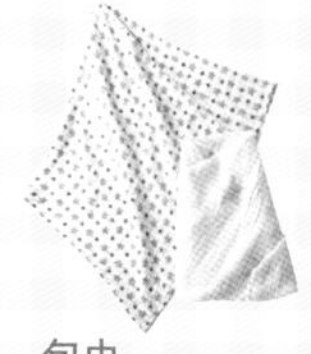

包巾

可以包住宝宝增加其安全感，利于宝宝入睡。最好选择手感较好的布料。

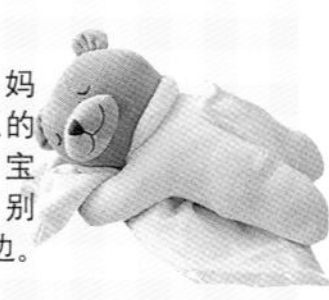

胎音玩具

能发出和妈妈肚子里相似的声音，利于宝宝入睡。但别放在宝宝枕边。

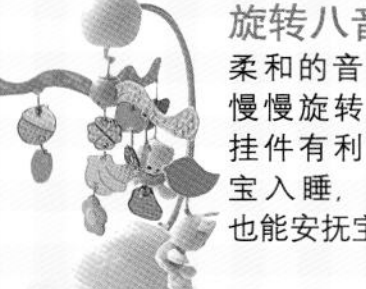

旋转八音盒

柔和的音乐和慢慢旋转的小挂件有利于宝宝入睡，同时也能安抚宝宝。

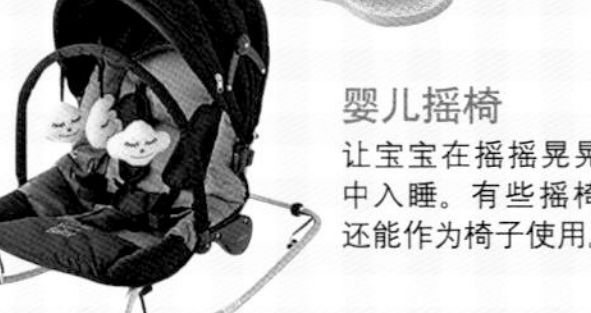

婴儿摇椅

让宝宝在摇摇晃晃中入睡。有些摇椅还能作为椅子使用。

哄宝宝 宝宝很喜欢爸爸妈妈的声音和怀抱

爸爸妈妈要多和宝宝培养感情，宝宝会因为你们温暖的怀抱和温柔的话语感到安心。这没有固定的模式，也不需要特别的道具，简单地让宝宝听听声音、刺激一下宝宝的感官就是很好的互动。

照顾宝宝时，多和宝宝说些“让妈妈抱一抱”或“我们要吃奶啦”的话。新生儿已经可以分辨声音，父母可以和宝宝沟通。

另外，也可以多和宝宝说些“早上好”“晚安”，或是在宝宝困倦时唱首童谣哄睡。爸爸妈妈与宝宝的亲情，会在日常生活的点点滴滴中自然建立。

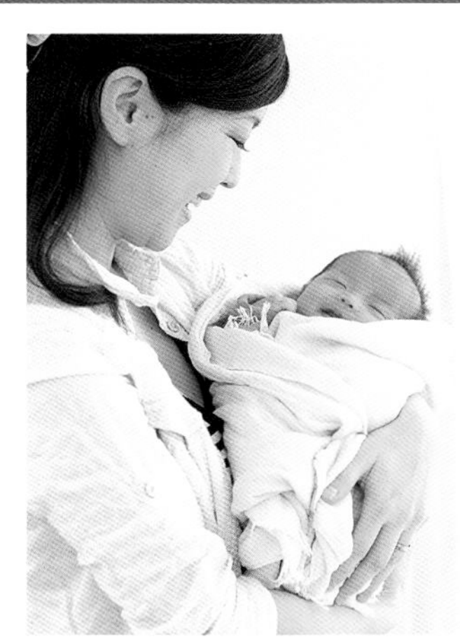

与宝宝互动

竖抱宝宝

贴近父母胸前会让宝宝更有安全感。大人可以边摇宝宝，边给宝宝唱唱歌、讲讲故事。

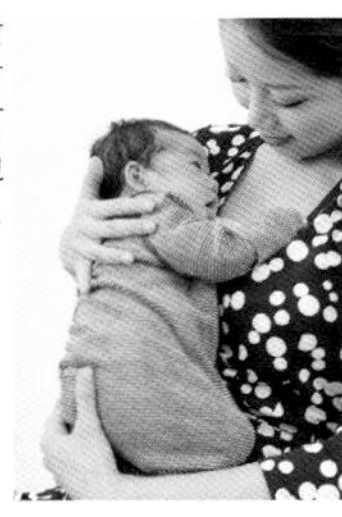

轻拍宝宝后背

单手撑住宝宝的小屁股保持拍嗝的姿势，再用另一只手轻轻拍打宝宝的后背。如果边拍边唱歌，还能轻松哄宝宝入睡。

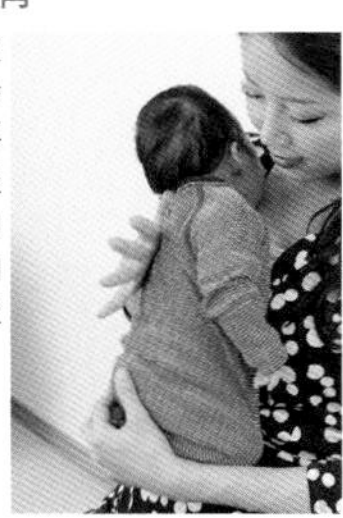

抚摸头部

无论横抱或竖抱，大人可以找个让宝宝舒服的姿势，一边抚摸宝宝的头一边和宝宝说说话，如“你真可爱”“宝宝真棒”。

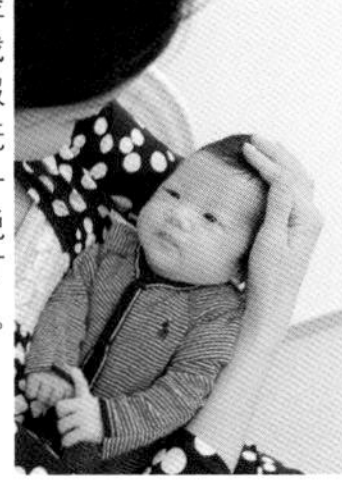

横抱宝宝

将宝宝抱在一侧臂弯里，另一只手轻抚宝宝的腿或膝盖。父母和宝宝的亲密接触还能让哭闹的宝宝尽快安静下来。

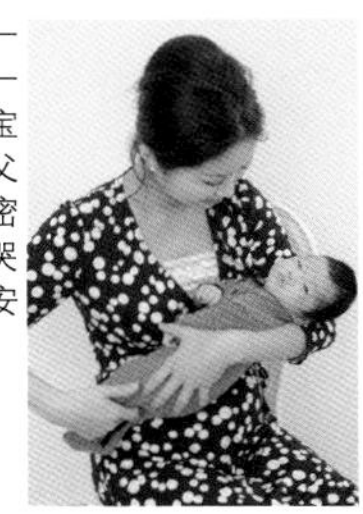

耳边悄悄话

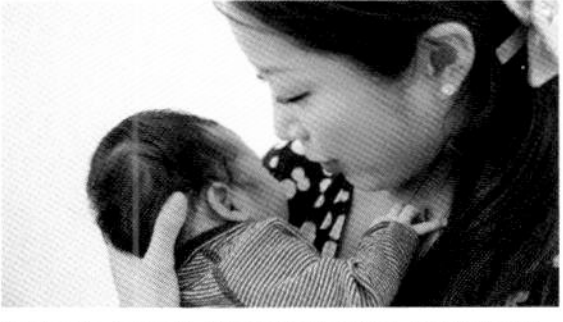

竖抱宝宝并贴近宝宝的耳边说悄悄话，也可以亲亲宝宝的小耳朵。

竖抱宝宝聊聊天

竖抱，支撑住宝宝的头部和腰部，让宝宝和自己面对面，跟宝宝说说话、叫叫宝宝的名字。

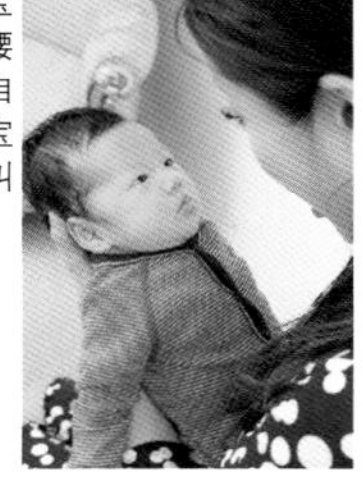

哄宝宝的关键

1 宝宝喜欢重复的语言

宝宝喜欢有节奏感的语言，可以说些简单易懂的重复性语言，如“啊～啊～”“啦～啦～”。

2 看着宝宝的眼睛

直视对方的眼睛更有利于沟通。在和宝宝说话时看着宝宝的眼睛，你会发现宝宝不一样的反应。

3 利用发声玩具

和宝宝玩发声玩具的同时可以对宝宝说，“听啊，这个声音是不是很好听？”也可以跟着节奏给宝宝唱唱歌。

4 和躺着的宝宝说说话

和宝宝玩累以后，可以把宝宝放在床上或摇篮里，一边轻摇一边轻抚宝宝，也可以给宝宝做些按摩。

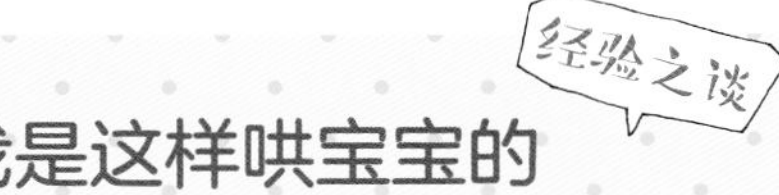

我是这样哄宝宝的

●我常用浴巾裹着宝宝边走边晃，这样哄宝宝睡觉非常省事。不知道宝宝会不会像在妈妈肚子里时一样安心。宝宝现在已经 10 个月了，我一直用这个方法。

安藤 midori 女士　佑真的妈妈

●从宝宝出生起，我们就总习惯看着宝宝的眼睛说话。有时我会抚摸宝宝的手脚，像做体操一样和宝宝做游戏。

石川有里女士　悠乃的妈妈

●我会拉着宝宝的小手拍一拍，再拉着脚丫做做拉伸运动，还会一边和宝宝说话一边触摸宝宝的身体。

西川千绘女士　温人的妈妈

图书在版编目（CIP）数据

怀孕全放心 /（日）安达知子编；张冬梅译．-- 海口：南海出版公司，2020.5
ISBN 978-7-5442-9904-6

Ⅰ．①怀… Ⅱ．①安… ②张… Ⅲ．①妊娠期－妇幼保健－基本知识②分娩－基本知识③婴幼儿－哺育－基本知识 Ⅳ．①R715.3 ②R714 ③TS976.31

中国版本图书馆 CIP 数据核字（2020）第 060461 号

著作权合同登记号　图字：30-2019-076

怀孕全放心
〔日〕安达知子 编
张冬梅 译

出　版　南海出版公司　(0898)66568511
　　　　海口市海秀中路51号星华大厦五楼　邮编 570206
发　行　新经典发行有限公司
　　　　电话(010)68423599　邮箱 editor@readinglife.com
经　销　新华书店

责任编辑　侯明明　陈梓莹
装帧设计　王小喆
内文制作　博远文化

印　刷　北京奇良海德印刷股份有限公司
开　本　700毫米×990毫米　1/16
印　张　13.75
字　数　220千
版　次　2020年5月第1版
印　次　2020年5月第1次印刷
书　号　ISBN 978-7-5442-9904-6
定　价　88.00元